中医理论传承丛书

沈绍功

学术传承

文集

主编◎杨金生
韩学杰
沈 宁

全国百佳图书出版单位

中国中医药出版社

·北 京·

图书在版编目（CIP）数据

沈绍功学术传承文集 / 杨金生，韩学杰，沈宁主编 . — 北京：
中国中医药出版社，2023.2（2023.6重印）
（中医理论传承丛书）
ISBN 978 – 7 – 5132 – 7903 – 1

Ⅰ . ①沈… Ⅱ . ①杨… ②韩… ③沈… Ⅲ . ①中医学—文集
Ⅳ . ① R2–53

中国版本图书馆 CIP 数据核字（2022）第 212999 号

中国中医药出版社出版

北京经济技术开发区科创十三街 31 号院二区 8 号楼
邮政编码　100176
传真　010–64405721
鑫艺佳利（天津）印刷有限公司印刷
各地新华书店经销

开本 889×1194　1/16　印张 24.5　字数 649 千字
2023 年 2 月第 1 版　2023 年 6 月第 2 次印刷
书号　ISBN 978 – 7 – 5132 – 7903 – 1

定价　112.00 元
网址　www.cptcm.com

服 务 热 线　010–64405510
购 书 热 线　010–89535836
维 权 打 假　010–64405753

微信服务号　zgzyycbs
微商城网址　https://kdt.im/LIdUGr
官 方 微 博　http://e.weibo.com/cptcm
天猫旗舰店网址　https://zgzyycbs.tmall.com

王 序

　　中医药学是具有中国特色的生命科学，具有科学与人文有机融合、互补互动的学科特点，其学术发展与基业常青，得益于始终坚持理论指导下的临床实践，坚持在临床实践中丰富完善与发展中医理论，坚持理论与实践结合的守正传承进而包容创新。

　　既往中医传承重视对一方一药一病等的经验继承，这只是传承工作的第一步，由临床经验上升到系统理论并升华的传承工作还有很长的路要走。中医学是理论医学而非单纯的经验积累，理论医学的特点就在于能把临床实践中得到的正面成功的经验与反面失败的教训加以总结提炼，逐渐上升为知识与证据，令后学知所趋避。因之可知中医传承始于经验，继之于理论的提炼升华，最终形成具有普适性规律价值的知识证据，这应该是学术传承的目标与归宿。

　　中医药学蕴藏着丰富的哲学、史学、逻辑、心理等学科的本底并体现在理法方药中，而思想观念与思维方法的传承是跬步千里，探赜索隐，钩深致远的发轫。传承仁心是灵魂，仁术是根本；传承是基础，创新是归宿的核心思想；弘扬"继往圣，开来学，利众生""大医精诚"的价值标准；崇尚"勤求古训，博采众方""博极医源，精勤不倦"的治学方法，以彰显传承精华、守正创新的真谛，堪称中医学术发展的"不二法门"。

　　中医治学与人才培养当遵循"心悟者上达之机，言传者下学之要"之古训，传承必须重视言传身教的行为示范与心灵心智的启迪养成，此乃登堂入室的阶梯。如此方能使学问与技术得以升华，理论与实践融会贯通，中医的知识体系方趋完备；如此方能使临床个体诊疗经验上升为完整的学术体系，进而具备完整的理论框架结构、普适的实用价值和永续的发展动力。而"心悟"是臻此境界的有效路径之一，且古往今来，概莫能外。金元大家刘河间自述"法之与术，悉出《内经》之玄机"，倡导"六气皆从火化"，阐发火热病症脉治，创立脏腑六气病机、玄府气液理论，是深谙经典、勤于临证、发皇古义、心悟新知、传承创新的典范，值得我们景仰与膜拜。

　　理论传承譬如"传灯"，有"薪尽而火传"之意，所谓"为令法不灭，当教化弟子，弟子展转教，如灯燃余灯"。由是观之，浩如烟海、汗牛充栋的中医典籍就是往圣先贤传给我们的"薪"与"灯"，循此路径方可登堂入室。我多年来一直倡导"读经典，做临床，参名师，悟妙道"的治学原则意蕴诸此。

　　守正传承是保持中医药学术长盛不衰的关键。高尚的思想与道德情操的养成，圆融的智慧与精湛技艺的培育，均需要传承以开启留存。小至一门技术、一个学科，大到一个国家、一个民族，如果忘记历史，忽视守正，轻慢传承，前景堪忧。王闿运所言"见传灯之欲灭，感大宅之先坏"绝非危言耸听，而是"盛世危言"！中医学人当有危机意识，传承与发展并重，崇尚国故，追思前贤，立德修身，精进技艺，慎思明辨，融汇新知，凝练理论内涵，提高临床疗效，成为新一代明医再图创新。

　　"道门深远，传承不易。"对于具有独特认识论、方法论与实践论知识体系的中医药学，做好其传承工作并非一蹴而就之事，还需吾侪同人付出艰苦卓绝的努力，以筚路蓝缕之力，期投石问路之功，方能探微索赜，触类旁通，精勤修学，证法实性，求真创新，悟道导航。

中国中医科学院中医基础理论研究所作为专门从事理论研究的机构，名家众多，领衔基础理论研究。诸位名家不惟有扎实的理论功底，还具有独到的临床经验和识证组方遣药的心法秘诀，更具甘为人梯之德、淡定清雅之性、精进沉潜之功，志笃岐黄，熟谙经典，堪为师表，在中医理论体系和防病治病关键科学问题研究方面做了大量工作，取得了丰硕成果，对此从理论传承角度加以整理，庶几为后学可资借鉴。

所长金生博士从事中医科研、教学、临床、管理工作 30 余年，敏思善行，潜心于道，学验俱丰，在中医药诸多领域多所建树而颇多成就。作为首批全国中医药著名专家的传承博士后，对中医理论和名家学术传承多所感悟，深感传承特别是理论传承之于中医学术发展的重要性，奈何理论内涵博大精深，业内人士尚有"戛戛乎其难哉"之叹！因念"求木之长者，必固其根本；欲流之远者，必浚其泉源"，中医守正传承创新发展同样应该遵循此规律。遂发编纂之心，奋掉摩之志，沉潜良久，构思经年。他就任中医基础理论研究所所长伊始，遂组织所内外青年学人，对建所以来的学术成果进行整理，编写了《中医理论传承丛书》，这实在是一件功德无量的大好事！

余观本丛书，编者系统梳理了陆广莘、孟庆云、周超凡、沈绍功、阎孝诚、李维贤、孔令诩七位专家的学术思想，并对每位专家自身学术历程及其学术思想传承脉络加以阐发，概述其代表性科研学术成果，整理其临床实践经验，宣传其良好的医德医风和敬业精神，气脉神韵跃然纸上。本丛书通过展现七位名家的学术思想，进而揭示基于中医理论与临床实践的普适价值与发展规律，体现的是继承，传承的是学术，突出的是创新。该丛书既具有理论与实践的回顾性，又兼顾学术发展的前瞻性；既是对该所既往研究工作的全面总结回顾，也对未来加快推进中医药科研和创新具有指导与借鉴意义，是以实际行动对守正传承创新的践行。

学术研究要保持学术的独立性与纯洁性，坚持理论与实践的统一性，这既是我一贯的主张，也是我工作的指导原则。世界开新逢进化，贤师受道喜传薪。中医药学欣逢良好的发展机遇，以科学求中医之真，以人文弘中医之善，以艺术彰中医之美，促进科学、人文、艺术的和合共进。亦希望以此项工作为契机，弘医道，造福祉，利众生，将国学、国医、国药发扬光大，彰显薪火相传之效力，为新时代培养出更多的中医药名家。

总之，《中医理论传承丛书》是一套较为深刻、系统、全面回顾与展望中医理论传承的学术著作，其中凝聚着所长金生主编及其团队成员的心血。这是志同道合之士同心协力办大事的典范，也是"为自己工作，为他人着想，为社会作贡献"精神的体现，在主张个性张扬的今天，这精神仍然是值得提倡发扬的。

在本丛书即将杀青付梓之际，金生所长邀余作序。体编者之仁心，念传承之迫切；愿中医同人澄怀以观道，积学以储宝，在中医学领域大展宏图。欣喜之余，聊志数语，乐观厥成，爰为之序。

中央文史馆馆员
中国工程院院士　王永炎
中国中医科学院名誉院长
2022 年 7 月 8 日于北京

前　言

中医药学是中华民族的伟大创造，是中国古代科学的瑰宝，也是打开中华文明宝库的钥匙，为中华民族繁衍生息作出了巨大贡献。在传承前人理论研究和实践经验基础上，发现新问题，总结新经验，形成新理论，从而不断发展、完善，这是中医药学延续千年，经世不衰、历久弥新的关键所在。实践证明，没有全面的继承，就没有持续的发展，没有不断的创新，就没有美好的未来。继承、创新成为中医药理论和实践的源头活水。名老中医药专家对中医药理论有着深刻的认识，在长期的实践过程中，形成了独特的学术思想和临床经验，是中医药学特有的宝贵资源，所以全面继承当代名老中医药专家的学术思想和临床诊疗经验是中医药传承工作的重要组成部分。

党和政府历来高度重视中医药工作，特别是党的十八大以来，以习近平同志为核心的党中央把中医药传承发展工作摆在更加突出的位置，习总书记在致中国中医科学院成立60周年贺信中提出"切实把中医药这一祖先留给我们的宝贵财富继承好、发展好、利用好"。《中共中央国务院关于促进中医药传承创新发展的意见》中明确指出要"挖掘和传承中医药宝库中的精华精髓"，特别强调了要"加快推进活态传承，完善学术传承制度，加强名老中医学术经验、老药工传统技艺传承"。在这样一些国家战略引领下，国家中医药管理局、中国中医科学院相继开展了"全国老中医药专家学术经验继承工作""国家科技支撑计划名老中医传承系列项目""中国中医科学院名医名家传承项目"等一系列关于名老中医药专家的学术继承工作，扎实推进了名老中医药专家学术经验的系统整理与抢救挖掘，有力推动了中医药人才的培养和水平提高。

中国中医科学院中医基础理论研究所的前身是1980年成立的中国中医研究院中心实验室，至今已经走过40余年的奋斗历程。40余年来，经过几代人的不懈努力，中医基础理论研究所在深入、系统地开展中医理论体系研究和中医药防病治病的关键科学问题研究方面做了大量工作，取得了丰硕成果，也涌现出一批学验俱丰、誉满杏林的专家学者。既往，依托国家中医药管理局、中国中医科学院相关研究项目，已经部分开展了一些名老中医专家的学术传承与学术思想研究工作，取得了一些成果和成功的经验。为系统梳理建所以来名老中医专家的学术成就与思想，推动以传承精华为主体的中医理论原创性研究，落实中医基础理论研究所"十四五"发展规划中"进一步深化名医大家的学术思想及诊疗经验研究，编著具有标志性的大型学术专著"的要求，2021年初启动了"基础所名老专家学术思想整理与传承研究"工作，系统开展对陆广莘、孟庆云、周超凡、沈绍功、阎孝诚、李维贤、孔令诩7位建所以来著名中医药专家的学术思想研究工作，并于2021年5月正式设立为中医基础理论研究所自主选题重点支撑项目，投入人力物力，确保研究工作顺利开展。

《中医理论传承丛书》正是依托这一研究项目与背景，在全体课题组成员的共同努力之下，对陆广莘、孟庆云等7位建所以来著名中医专家的学术论文、学术著作的系统整理及其学术思想初步研究所取得的成果。丛书包括以下5个分册。

《陆广莘学术传承文集》收集了国医大师陆广莘先生生前发表的各类论文、序评、报告、访谈、信件、建言等，从基础理论阐发、中医临证思考、中医科研思路、中医特色阐明、中医发展探索、访谈及报告、序评、建言献策 8 个方面进行分类编排。该书整体呈现了陆老从医近 70 年在中医理论和临床实践方面探索的成就，展示了对中医学术发展方向和道路提出的一系列重要主张，尤对其健康医学思想进行了系统阐发。

《孟庆云学术传承文集》收集了孟庆云研究员 50 余年来发表的各类文章和著述，将精华汇编成文集，分为中医经典理论探讨、中医药研究方法及其方法论、《中国中医基础医学杂志》卷首语汇集、中医流派与学派研究、序评、医案与医话、古典医籍孤本提要、思考中医和论著概述 9 个部分。该书有理论探讨，有临证经验，有客观评述，有深入思考，也有研究展望，较为系统地反映了孟老的研究成果和时代思考，对于提高科研水平、助力临床实践均具有重要指导作用。

《周超凡学术传承文集》收集了周超凡研究员发表的论文、出版论著的提要、为中医著作撰写的序言、参加全国政协工作所做的提案及相关报道等，从医药圆融、大医医国、著作概述、采访报道及学术思想与诊疗经验研究 5 个方面进行分类编排。该书不仅全面介绍了周老在中药研究和中医治则治法研究领域取得的成绩和贡献，而且系统展示了其对编制《中国药典》的建议、参加政协工作的建言献策及对中医药传承与发展的思考，体现了其大医医国的情怀与担当。

《沈绍功学术传承文集》收集了沈绍功研究员生前发表的论文以及弟子后学整理沈老学术思想的文章，从理论探讨、临床研究、实验研究三个方面进行了编排整理；同时收集了沈老主编或参编著作及后学整理沈老学术思想著作，撰写了论著提要。该书充分体现了沈老在中医急症救治、冠心病与肿瘤诊疗理论研究，以及沈氏女科学术思想继承创新等方面所取得的成就与学术思想。

《阎孝诚 李维贤 孔令诩学术传承文集》是阎孝诚研究员、李维贤研究员、孔令诩研究员学术传承文集的合编。阎孝诚部分收集了阎老发表的学术论文及出版的论著提要，分理论探讨、临证心得、临床研究、论著提要 4 个部分进行分类编排，充分展示了阎老在中医理论研究及临床实践中的学术成就。李维贤部分收集了李老正式发表的论文、学术传承人撰写的相关论文及期刊相关报道，从学术历程与主要工作成绩、主要学术观点、临证经验简述、医德、论文论著发表与带徒情况 5 个方面，全面介绍了李老从事医、教、研各个方面工作的成就。孔令诩部分收集了孔老生前正式发表的论文及其学术传承人撰写的相关论文，从医家小传、学术思想与经验、学术传承、论文论著 4 个方面，介绍了孔老一生从事中医药临床、科研取得的成绩，以及孔门学术传承的情况。

参与课题研究和本丛书编撰的人员，主要是名老专家的学术继承人、弟子及相关科研人员，特别需要指出的是，孟老、周老和阎老不顾年事已高，对分册内容进行了认真审阅，亲自修改，其严谨的治学精神和工作态度令所有参编人员感动！系统研究整理他们的学术思想与临床经验的过程，也是所有参编人员学习、感受诸位老专家质疑问难、皓首穷经的为学之道的过程，同时也是对我所既往研究工作的一次总结回顾，也必将对未来加快推进我所中医药科研和创新具有指导与借鉴意义。在此，谨以此套丛书向为我所中医理论研究发展作出重要贡献的老专家们，致以崇高的敬意！

在课题研究和本丛书编撰过程中，王永炎院士提出了宝贵的指导意见，并拨冗赐序，对我们的工作既是肯定，也是鞭策与鼓励；中医基础理论研究所的领导全过程参与了丛书编写、出版事项，部署落实、亲力亲为，相关职能处室的领导和老师们提供了大力的支持和帮助；诸位老专家的家人、弟子为丛书的出版不辞辛劳，鼎力相助；中国中医药出版社的编辑同人们不顾出版周期紧、任务重，工作保质保量、兢兢业业。在丛书即将付梓之际，向所有为了丛书出版提供协助、指导的领导、老师、同人们，表示衷心感谢！

由于时间、能力所限，我们对诸位专家学术思想研究还不够深入，错误和不当之处在所难免，恳请业界同人和读者朋友不吝指正。

《中医理论传承丛书》编委会

2022 年 7 月

编写说明

　　《中医理论传承丛书》是依托中国中医科学院中医基础理论研究所2021年度自主选题重点支撑项目"基础所名老专家学术思想整理与传承研究"，旨在对建所以来的名老专家学术论文、论著进行全面编纂、整理的一部丛书。第一期工作包括《陆广莘学术传承文集》《孟庆云学术传承文集》《周超凡学术传承文集》《沈绍功学术传承文集》《阎孝诚 李维贤 孔令诩学术传承文集》5个分册，本分册是沈绍功名老专家的文集合编。

　　本书共收集沈老学术论文58篇、沈氏女科及后学发挥相关论文13篇、学术著作提要28篇，从医家小传、第一作者及通讯作者学术论文、参与撰写的学术论文、沈氏女科及后学发挥、学术著作提要5个方面进行分类编排，充分展示了沈老在中医理论研究及临床实践的成绩和贡献。本书各部分内容独立成编，又交相呼应，沈老的学术思想蕴含其中，对于广大中医药院校师生、中医药科研人员及中医药爱好者当有一定的启迪。

　　在本书编撰过程中，沈老家人和学术传承人提供了大力支持，在此一并致以诚挚的谢意！

《沈绍功学术传承文集》编委会
2022年9月

目录

医家小传

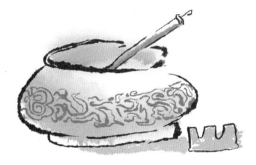

沈绍功（1939—2017），主任医师，博士研究生导师，上海大场枸橘篱沈氏女科第19代传人，原人事部、原卫生部、国家中医药管理局指定的全国老中医药专家学术经验继承工作指导老师。历任中国中医科学院广安门医院急诊科主任、肿瘤病房负责人、国家中医药管理局全国胸痹（冠心病）协作组组长、中国中医科学院中医基础理论研究所副所长、中医临床基础医学研究所科技学术委员。曾任中华中医药学会心病分会首届主任委员，中华中医药学会急诊分会副主任委员、内科分会常委，世界中医药联合会内科分会常委，原国家食品药品监督管理局药品评价中心专家，国家基本药物评审专家，国家发改委药品价格评价委员，中华医学会医疗事故鉴定专家。

一、学术历程

（一）家传师授，执着中医事业

沈绍功出生于中医世家，自幼异常聪颖，他一有时间就翻看家藏的医书，以各种草药为自己的玩具，年仅10岁已能背诵《药性赋》及《汤头歌诀》。沈绍功1952年小学毕业后便一边升读中学，一边侍奉祖父、父亲临证抄方，并开始系统地研读中医典籍，仅仅四五年间便熟读了《黄帝内经》《伤寒杂病论》《医宗金鉴》等数部医著，并写下10万余字的读书心得，深得父辈们的赞赏和鼓励。

沈绍功1957年高中毕业后，参加国家统一高考，在数千名考生中脱颖而出，以优异成绩考入上海中医学院（现更名为上海中医药大学）六年制医疗系，成为首批高中毕业考入中医学院的统考生。开学的前一天，父亲为他写下"学有所成，务必勤奋刻苦；悬壶行医，首当注重医德"的家训。几十年来，这20个字的家训，沈绍功一直谨记在心，并成为他毕生行医、做人的准则。

在长达6年的大学生涯中，沈绍功在120名同学中担任学习科研委员。由于学校图书馆的座位少，看书的人多，他经常利用午休时间，带着干粮让管理员把自己反锁在阅览室里埋头苦读。正是因为这份勤奋与坚韧，为他日后的科研与临床打下了较为扎实的理论基础。每逢考试前，他所在的四班同学把他关在宿舍整整3天。他先熟读老师给出的复习提纲，然后在教室一角集中同学们按提纲提问，由他熟练回答。同学们读几遍不如听他说一遍印象深刻，全都记在脑海中。因此，考试答题时，四班总是名列前茅。以后由他记题、同学集体听读竟成为当时提高学习成绩的一种好方法，在全年级得到推广。

不仅如此，沈绍功每年寒暑假也从未休息过。借助父辈们的医友关系，他每年都会到医院跟随程门雪、黄文东、秦伯未、金寿山、陈耀堂、陆瘦燕、陈大年、朱小南等名老中医临证，就像海绵一样汲取前辈们的丰富经验和奇方妙药，这又为他打下了较为扎实的临床功底。

1963年的中秋，沈绍功告别了家人，带着长辈的嘱托，怀着一颗为人民服务的仁心，风尘仆仆地来到北京，由国家统一分配到中国中医研究院（现中国中医科学院）参加工作。整整12年间，他先后在中国中医科学院针灸研究所和广安门医院担任住院医师、主治医师、副主任医师、主任医师，并在此期间拜四川名医叶心清老中医为师。叶老擅长针药并施，思路独特，处方新奇，曾担任数位国家领导人的保健医生，深得赞誉。沈绍功刚出学堂大门即得名师指点，为日后的行医生涯又打下了坚实的临床基础。

1964～1965年，也就是毕业后的第二、三年，沈绍功由组织委派到北京郊区顺义县（现顺义区）及山东沂蒙老区进行巡回医疗，培养农村卫生员。在农村的广阔天地里，沈绍功广泛收治各科病患，用书本上学到的知识为患者服务，同村民实行同吃、同住、同劳动的"三同"。由于沈绍功白天到各村巡诊，晚间编写培训教材直到深夜，连续数月，十分疲劳，以致多次白天在骑车时竟能在车上睡着，好几次掉到浅沟里才醒来。当时沈绍功在村里已经小有名气，村民除了患病找他诊治，甚至连猪、鸡腹泻也都到他门前，请求给予诊治办法。这两年的艰苦磨炼让他终身受益：一是精神上的收获，强化了奋发图强、拼搏上进的毅力及同患者的深情厚谊，是一次医德医风的再教育；二是医疗技能上的明显提升，是一次从"书呆子"到"实践者"的有效转化。

（二）不囿陈规，创新诊治思路

20世纪70年代初，沈绍功负责广安门医院的糖尿病门诊。中医学对糖尿病的认识历来以"阴虚燥热"为病机，治疗上大都从"养阴清热"入手。这种观点自宋代以后基本已成定论。沈绍功并未拘泥于前人说法，在长期治疗糖尿病的过程中，经仔细观察发现2型糖尿病"三多"症状并不明显，而以气短乏力、心悸消瘦为主症，且苔多薄白、质淡，脉象沉细而弱，中医辨证属"气阴两虚"。于是他提出治疗2型糖尿病的新思路：从传统的"养阴清热"法则转换到"补气养阴"上来，创制了补气为主、养阴为辅、气阴双补的立方原则，在治疗上收到了很好的效果。这是令一位治疗糖尿病的西医最高权威折服的故事：20世纪70年代末的一个周四下午，有位老人突然闯进沈绍功的糖尿病专科诊室请求合作。原来这位老人是北京某大医院治疗糖尿病的最高权威，他每周四下午都会带一批患者到专科门诊来，在本医院检查指标，观察中医的疗效已达半年之久。他发现中医治疗糖尿病的新思路可以确定有3种疗效：一是改善症状，二是降低血糖，三是治疗某些糖尿病的并发症，故而向沈绍功提出合作。之后每周四这位老人都会送患者到广安门医院专科门诊，周五请沈绍功到医院共同查房，指导中医治疗。合作数年后，两人共同出版了著作《糖尿病知识问答》，由沈绍功编写中医部分，使这个治疗糖尿病的新思路获得了推广。

另外，沈绍功经临床观察2型糖尿病近千例，创制了补气为主，重用生黄芪，养阴为辅，配用生地黄，气阴双补的"降糖甲片"方剂，广泛用于糖尿病专病门诊。在586例2型糖尿病患者使用过程中，总有效率达89.8%。

1976年，敬爱的周恩来总理患癌症病逝。医务界怀着悲恸的情感，掀起了攻克癌症的科研热潮。同年5月，沈绍功被指派到广安门医院肿瘤科筹建肺部肿瘤病房，并被任命为"猪苓多糖治疗原发性肺癌"科研课题组组长。在此后的5年期间，沈绍功根据传统中医药理论提出了治疗恶性肿瘤的新思路。对待肿瘤中医学常以清热解毒、以毒攻毒、软坚散结为治疗原则，虽有一定疗效，但同时也大大地损伤了患者自身的正气，难以达到理想的效果。沈绍功根据传统中医药理论并结合多年的临床研究，主张肿瘤局部与整体相结合、扶正与祛邪相结合、中医与西医相配合的三大防治原则，提出"扶正培本为主，保护胃气为先"的理论。通过调整肾的阴阳、扶助脾胃正气，采取药物药膳、心理治疗双管齐下的综合疗法，增强患者的免疫功能，提高自身抗癌机能，既改善了生存质量，又有效控制和消除癌细胞，争取做到"人瘤同在，人在瘤消"，从而达到扶正以祛邪的目的。保护胃气需先振奋食欲，分两类：舌苔腻者治以芳香护胃，以温胆汤、保和丸为主方；舌苔薄者治以养阴护胃，以养胃汤为主方。同时，沈绍功提出了药疗与食疗、意疗、体疗互相配合的综合方案。

（三）救人水火，重振中医急诊

1983年2月，广安门医院重新开办急诊科，沈绍功被任命为急诊科主任，提出中西医配合，发挥中医药治疗急症的特色和优势，以救死扶伤为最高准则，开展中医诊治急性高热、脑中风、冠心病、急性痛证以及急性中毒等疾病的科研工作。沈绍功认为中医急诊是中医学的重要内涵，也是体现中医学价值的重要方面之一。中医急诊有过辉煌的历史，两次学术的突破都跟急诊密切相关。张仲景创建中医学的辨证论治体系是从《伤寒论》外感病上起步的；明清时期"卫气营血"和"三焦"辨证体系的出现也是以"温病"学说为基础的。所以中医急诊，无论是理论或临床、疗效或学术，都是必须充分重视并努力振兴的学科。

在3年半的时间里，沈绍功领导的广安门医院急诊科累计抢救63位服毒者，无1人死亡。由于中医药的参与，竟创造了百分之百的抢救成功率，这一事实证明：中医药抢救急症，中西医药互相配合，优势互补，常常可以创造生命的"奇迹"！

（四）独辟蹊径，心病从痰论治

1984年4月，原卫生部中医司组建全国中医急症协作组，沈绍功被任命为胸痹（冠心病）急症协作组组长，确立协作攻关的目标是冠心病的急重危症。沈绍功在担任组长期间，经组织全国19个主要省市的调研及近90种省级以上杂志的检索，总结了20世纪70年代以来中医药诊治冠心病的经验，提出了"辨证序列方药诊治冠心病"和"冠心病宜从痰论治"的新思路，在冠心病临床治疗上收到了显著疗效。2004年10月14日，沈绍功获国家标准化管理委员会颁发的"从事标准化工作二十年以上工作者"荣誉证书。

二、学术思想

（一）急症

沈绍功提出中西医配合，发挥中医药治疗急症的特色和优势，以救死扶伤为最高准则，开展中医诊治急性高热、脑中风、冠心病、急性痛证以及急性中毒等疾病的科研工作。20世纪80年代，在担任广安门医院急诊科主任期间，沈绍功组织急诊科制订并印制了《广安门医院单病种中医急症诊疗常规》，并自制"清解合剂""温解合剂""清暑合剂""复方地丁注射液""石韦注射液"等近20种医院内部制剂，使中医急症工作扎扎实实地开展起来。

（二）冠心病

1. 提倡辨证序列化

沈绍功提出"辨证序列方药诊治冠心病"和"冠心病宜从痰论治"的新思路。在担任全国中医胸痹（冠心病）急症协作组组长时，他总结了20世纪70年代以来中医药诊治冠心病的经验，提出病名规范化、辨证实用化、证候计量化、治疗系列化和实验同步化，强调辨证序列、整体方案、从痰论治和分辨虚实，从而开辟了一条中医药治疗冠心病的新途径。

2. 提倡病名规范化

中医学没有冠心病的病名，以往笼统地命名为"厥心痛""真心痛""心痛""胸痹"等，没有统一的病名。1986年沈绍功首次以《金匮要略》为准，把冠心病病名与中医病名一一对应：胸痹病（冠心病）、胸痹心痛（冠心病心绞痛）、胸痹心悸（冠心病心律失常）、胸痹心衰（冠心病心力衰竭）、胸痹心厥（冠心病心肌梗死）等。这套冠心病规范化的中医创新病名，被收入国家中医药管理局1990年编印的《中医内科急症诊疗规范第一辑（试行）》的"中医心痛（冠心病心绞痛）急症诊疗规范"中，以医政（1990）13 号文下发，自 1990 年 7 月 1 日起在全国各级各类中医院中施行。经过临床多年的验证，切实可行，已被中医药行业标准和国家标准所采纳，促进了学科的发展和学术的交流。

3. 创建单元组合辨证法

沈绍功创建了"病证相配单元组合式分类辨证诊断法"，即将冠心病的中医证类分成 6 个单元，即"心气虚损""心阴不足""心阳不振""痰浊闭塞""心血瘀阻""寒凝气滞"。根据临证实际加以单元组合更切合实际，达到"辨证准"的目的，并针对不同的证类进行治疗。

4. 提出冠心病从痰论治

对冠心病的治疗，沈绍功认为：随着人们生活水平的提高，饮食结构的改变，以及竞争的日益激烈，空气环境的日渐污染，使冠心病的中医证候谱发生重大变化。传统的气虚血瘀或气滞血瘀证类已较少见，而痰浊闭塞证类却大量增加。因此，应当大力提倡冠心病从痰论治，以疗效确切、安全稳定为目标。其立法应当从"补气活血"转到"补气祛痰"，从"理气活血"转到"痰瘀同治"上来。沈绍功从传统方剂入手，首创了温胆汤合三参饮化裁组方。由于该组方切中临床证类，在冠心病的治疗中收到了明显的效果。

（三）肿瘤

沈绍功提出肿瘤病治疗以"扶正培本为主，保护胃气为先"的理论。对于肿瘤病的治疗，沈绍功主张遵循肿瘤局部与整体相结合、扶正与祛邪相结合、中医与西医相配合的三大防治原则。通过调整肾的阴阳、扶助脾胃正气，采取药物药膳、心理治疗双管齐下的综合疗法，增强患者的免疫功能，提高自身抗癌机能，既改善了生存质量，又有效控制和消除癌细胞，争取做到"人瘤同在，人在瘤消"，从而达到扶正以祛邪的治疗目的。同时沈绍功提出药疗与食疗、意疗、体疗互相配合的综合方案。这些新思路、新方法突破了中医治疗恶性肿瘤不顾胃纳，一味投以清热解毒、活血化瘀、软坚散结、以毒攻毒等传统框框，创制了"平瘤建功散"新方，明显缓解了患者症状，延长了生存期，提高了生存质量，减轻了放、化疗的毒副反应。

（四）沈氏女科

沈氏女科传承 600 余年的秘诀是崇德重效，坚持中医的原生态，强调辨证论治和整体观念。临床诊病时，除望、闻、问、切四诊合参，沈绍功教授更注重舌脉，提出舌脉是中医的金标准，其中舌诊最为客观，可以"一锤定音"。沈绍功围绕"单元组合辨证论治法"，将烦琐的诊病思路简单化、实用化，临床中易学可行，收效甚佳。沈氏女科的治疗特色主要归纳为妇科温阳八法、不孕症家传五法、分期调治月经病、分色论治带下病、痛经不宜一味止痛、不孕不能一味种嗣、体胖不孕应投平胃散、补中益气汤提举可定胎漏、胎前产后一清一温、女子以肝为先天和调肝八法、十二种妇女病家传秘方。

三、临证经验

沈绍功经过 50 年的临床磨炼，积累了丰富的临证经验，在学术上不断突破和升华，既传承于中医的基本理论，又充分吸取沈氏女科的宝贵经验，不断创新，独具一格，具有可靠的疗效，为中医学术的发展、中医疗效的提高贡献了力量。现将其主要临证经验介绍如下。

（一）冠心病临证经验

沈绍功大力提倡冠心病从痰论治，以疗效确切、安全稳定为目标，其立法从"补气活血"转到"补气祛痰"，从"理气活血"转到"痰瘀同治"上来，从传统方剂入手，首创了温胆汤合三参饮化裁组方。由于该组方切中临床证类，在冠心病的治疗中收到了明显的效果。

1. 首辨虚实

冠心病从痰论治首先要分辨虚实，再据证立法。虚痰补气祛痰或益肾祛痰；实痰理气祛痰或化瘀祛痰。这也是提高疗效不可疏忽的环节。冠心病辨痰之虚实，大都是指广义之痰。辨证的关键是看舌苔，苔薄为虚，苔腻为实。虚者伴心悸气短，神疲腰酸；实者伴憋闷纳呆，尿黄便干。

虚者以气虚为主，或见肾亏。属气虚生痰者，症见胸憋气短，胸痛隐隐，心悸乏力，眩晕肢软，纳谷不馨，舌质淡暗，苔薄腻，脉沉细。治宜补气祛痰，以香砂六君子汤为主方合温胆汤，主药有参类、生黄芪、白术、仙鹤草，再佐竹茹、枳壳、茯苓、陈皮。若心气亏虚、血糖不高者可用党参，血糖高者用太子参、仙鹤草、扁豆衣；心阴不足者加银柴胡、知母、黄精；心阳不振者加鹿角霜、淫羊藿、桂枝；心悸者加川芎、党参、丹参、苦参、羌活；失眠者加酸枣仁、夜交藤、生龙骨；舌紫者加赤芍、红花、鸡血藤；脉细者加生杜仲、枸杞子、黄精、制首乌。属肾亏生痰者，多见于中老年冠心病患者，症见胸闷隐痛，腰膝酸软，心悸神疲，眩晕形寒，舌质淡胖，苔薄白，脉沉细。治宜益肾祛痰，以杞菊地黄汤为主方合温胆汤，主药有枸杞子、生地黄、生杜仲、桑寄生、泽泻，再佐竹茹、枳壳、茯苓、陈皮、桑白皮、野菊花。稳定期予西洋参、三七、生黄芪、茯苓、水蛭、瓜蒌、石菖蒲、郁金、浙贝母、黄连、肉桂、川芎、决明子、葛根为丸以巩固疗效。

实者以瘀血为主，或有气滞。属气滞生痰者宜理气祛痰，以保和丸为主方合四逆散，主药有莱菔子、茯苓、陈皮、连翘、全瓜蒌、薤白，再佐柴胡、枳壳、川楝子、延胡索、香附；属痰瘀互结者，症见胸闷胸痛，口黏有痰，纳呆脘胀。兼症：头重身困，恶心呕吐，心悸心慌，痰多体胖，舌质紫暗，或见紫斑，或舌下脉络紫胀，苔腻，脉滑或数。治宜祛痰化瘀，以导痰汤为主方合血府逐瘀汤，主药有胆南星、天竺黄、全瓜蒌、薤白、莱菔子，再佐丹参、地龙、桃仁、牡丹皮、苏木。

2. 痰瘀同治

沈绍功认为"痰瘀互结、毒损心络"是冠心病、高血压病的主要病因病机。毒系脏腑功能和气血运行失常使体内的生理或病理产物不能及时排出，蕴积体内而成。络病是指邪入十五别络、孙络、浮络而发生的病变，是以络脉阻滞为特征的一类疾病，即叶天士"久病入络"、王清任"久病入络为瘀"之论，而冠心病多起病隐匿，病程较长，二者发病特点相似。

冠心病在临床上常表现为胸闷胸痛、头痛头重、舌暗苔腻等上盛之证，同时多伴有气短乏力、腰膝酸软等下虚之证。正如《灵枢·刺节真邪》中所述，"一经上实下虚而不通者，此必有横络盛加于大经"。结合络病"络脉痹阻"的病理机制，此处的络脉"盛"实指邪气之盛。由于络脉是营卫气血津液输布贯通的枢纽，且络体细小，分布广泛，分支众多，功能独特，所以一旦邪客络脉则容易影响络中气血的运行及津液的输布，致使络失通畅或渗灌失常，导致痰浊瘀血滞络，继而形成络病。其病理演变是由于病久不愈，正气亏虚，或情志郁怒，或外邪入侵，邪气由气及血，终致津停血滞，蕴而化浊生毒，痰瘀、浊毒痹阻络脉而发为络病，病变主要在心络。其络"盛"，究其本质，属"痰"属"瘀"，日久蕴"毒"，故"痰瘀互结，毒损心络"是心血管疾病发生和发展的重要病机。换言之，久病所产生的高血脂、高血糖等在体内停留沉积，在中医学范畴之内均属"痰、瘀、毒"之属，日久蕴积痹阻于络脉，导致机体阴阳失衡，最终发生本病。

辨证要抓住"痰浊闭塞"的6个主症：胸闷满痛、口黏纳呆、头重肢困、形胖痰多、苔腻、脉滑，患者常有"三高"（高血脂、高血糖、高血压），其中尤以苔腻为重，但见苔腻便是，他证不必悉具。主方为温胆汤合三参饮化裁。主药有7味：竹茹10g，枳壳10g，茯苓10g，陈皮10g，党参10g，丹参30g，苦参10g。

为提高疗效有三点要注意。

其一，分辨寒热，痰性立法。热痰苔黄痰黏，选加黄连10g，天竺黄10g，浙贝母10g；寒痰苔白痰稀，选加桂枝10g，半夏10g，生姜3g。狭义痰重在消导，选加莱菔子10g，葶苈子10g，生山楂15g，海藻10g；广义痰重在透豁，选加石菖蒲10g，郁金10g，桔梗5g，蝉蜕5g。

其二，根据痰性，伍用四法。气虚必生痰浊，伍选补气药：仙鹤草10g，扁豆衣5g，生黄芪15g；气滞必凝痰浊，伍选理气药：柴胡10g，延胡索10g，佛手10g；寒凝必结痰浊，伍选温通药：桂枝10g，川椒1g，鹿角霜10g；痰瘀必见互阻，伍选化瘀药：三七3g，苏木10g，泽兰10g。

其三，给痰出路，分利两便。利尿选加石韦10g，车前草30g，白花蛇舌草30g；润肠选加决明子30g，白菊花10g，当归10g。

以上诸法均要遵仲景古训：加入全瓜蒌30g，薤白10g，再用酒类20mL浸泡饮片1小时以上。

3. 通腑渗毒

冠心病的论治还有一个有效的辅助，即"通腑渗毒"法，也就是分利两便法。通腑是排毒祛邪的主要途径，特别在心病中，无论虚实均属首要，在抢救心梗患者时是提高成功率、减少复发率的关键。通腑不能峻下，以润肠为要，其选药有决明子10g，全瓜蒌30g，莱菔子10g，桃仁10g，生栀子10g；虚者可选肉苁蓉10g，何首乌10g，白菊花10g，全当归10g。渗毒即利尿法，以排邪毒，常投淡渗利湿的茯苓10g，生薏苡仁10g，泽泻10g，泽兰10g，车前草30g，白花蛇舌草30g，桑白皮10g，王不留行10g。

（二）肿瘤临证经验

沈绍功提出肿瘤病治疗以"扶正培本为主，保护胃气为先"的理论。对于肿瘤病的治疗，沈绍功主张遵循肿瘤局部与整体相结合、扶正与祛邪相结合、中医与西医相配合的三大防治原则。通过调整肾的阴阳、扶助脾胃正气，采取药物药膳、心理治疗双管齐下的综合疗法，增强患者的免疫功能，提高自身抗癌机能，既改善了生存质量，又有效控制和消除癌细胞，争取做到"人瘤同在，人在瘤消"，从而达到扶正以祛邪的治疗目的。

肿瘤难治，但并非不治，其巧治归结为"先开胃口，后调阴阳"。开胃口者视舌苔而论，舌苔腻者投芳香护胃，以温胆汤、保和丸为主方；舌苔薄者投养阴护胃，以养胃汤为主方。调阴阳者投杞菊地黄汤化裁，再佐"阳中求阴"。选择抗瘤中药要注意苦寒伤胃，应选能苦寒抗瘤，但又少伤胃纳或健胃之品，如蒲公英、连翘、白花蛇舌草、金钱草、板蓝根、黄柏等。

1. 肿瘤通用方（加味犀黄丸）

贵重药：麝香、牛黄、西洋参、三七、羚羊角、海马、熊胆、灵芝、冬虫夏草、琥珀。

一般药：生黄芪、当归、生杜仲、桑寄生、茯苓、生薏苡仁、山药、仙鹤草、丹参、焦三仙、生鸡内金、炙乳香、炙没药、白花蛇舌草、葛根、蒲公英。

2. 酌加药

肝癌：鳖甲、川楝子、苦参、薄荷、莪术。

胃癌：白术、白扁豆、香附、高良姜、生牡蛎。

食道癌：生赭石、全瓜蒌、川牛膝、山慈菇、莱菔子。

肠癌：生地榆、马齿苋、苦参、生黄芪、当归。

肺癌：芦根、鱼腥草、桔梗、北沙参、莱菔子、葶苈子、紫菀、川贝母。

乳腺癌：山慈菇、炒橘核、夏枯草、浙贝母。

贵重药单独研末，一般药和酌加药共研细末，两者和匀，装入 1 号胶囊，每日 2 次，每次 10 粒。

（三）妇科病临证经验

1. 月经病临证经验

月经病有四大治法。

第一，必先理气。"调经而不理气，非其治也"。理气有行气、破气、补气之分。行气多选用柴胡、香附、木香、乌药、佛手、陈皮、炒橘核。破气多选用青皮、枳壳、大腹皮、川厚朴、沉香。补气多选用生黄芪、党参、白术、黄精、仙鹤草、太子参、山药、扁豆衣。

第二，调养脾胃。"脾气一旺，胃气自兴，新血化生，月经自调"。调养脾胃有健脾、醒脾二法。健脾多选用党参、白术、茯苓、白扁豆、干姜。醒脾多选用木香、砂仁、生鸡内金、山楂、神曲。

第三，固本培精。"肾气为天癸之本"。固本培精有滋阴、填精二法。滋阴多选用生地黄、枸杞子、女贞子、黄精、玄参、首乌。填精多选用阿胶、龟甲、鳖甲、紫河车粉。

第四，兼养心血。"妇人百病，皆自心生"。兼养心血有补气、养心、宁神三法。补气多选用莲子、茯苓、山药、生黄芪、仙鹤草。养心多选用炒枣仁、远志、大枣、龙眼肉、柏子仁、当归、桑椹、鸡血藤。宁神多选用琥珀、川芎、夜交藤、五味子、生龙骨、生牡蛎、灵磁石。

月经病需分期论治。经前调气——肝郁疏肝，主方为丹栀逍遥散，选用柴胡、白术、赤白芍、当归、鸡血藤、石菖蒲、郁金、益母草、蒲公英、川楝子、牡丹皮、生栀子，再选加调整内分泌的泽兰、茜草、龟甲、鳖甲、川续断、女贞子。宫寒暖宫，主方为温经汤，选用党参、阿胶、当归、白芍、桂枝、炮姜、炒橘核、乌药，再选加调整内分泌的枸杞子、蛇床子、菟丝子、淫羊藿、紫河车粉、鹿角霜、补骨脂。经期调血，有三个原则：问量定向（量多补摄，量少通利），问凉定性（寒者温之，热者凉之），必须调肝（宜加香附、柴胡、炒橘核）。

2. 带下病临证经验

（1）止带先辨虚实

①实者多见湿热下注，治以清热利湿。燥湿选用炒苍术、黄柏、苦参、茯苓、椿根皮。渗湿选用生薏苡仁、车前草、萆薢、桑白皮、白鲜皮、泽泻、白花蛇舌草。

②虚者多见脾虚下陷，治以健脾举陷。健脾选用党参、白术、山药、扁豆、茯苓、生薏苡仁。举陷选用升麻炭、荆芥炭、竹柴胡、蝉蜕、生黄芪。

（2）止带要抓住风、寒、湿三邪

①散风者用炒苍耳子（现用葶苈子代），祛寒者用蛇床子，化湿者用地肤子。

②久带宜涩，选用乌贼骨、煅龙骨、煅牡蛎、补骨脂、芡实、金樱子、莲子、白果。

（3）带下病分色论治可以增效

①白带为脾虚偏湿，治疗重在化湿，以山药、生薏苡仁、白扁豆为主。

②黄带为湿热化火，治疗重在泻火，以黄柏、生栀子、制大黄为主。

③赤带为热甚入血，治疗重在凉血，以牡丹皮、茜草、水牛角粉为主。

④黑带为阴虚内热，治疗重在滋肾，以生地黄、女贞子、知母为主。

3. 更年期综合征临证经验

更年期综合征属中医学的脏躁和狐惑病范畴，可以分为5个证类进行论治。

（1）肝郁化火　宜清肝泻火，方选丹栀逍遥散。主要药物为生栀子、牡丹皮、夏枯草、制大黄、薄荷、当归、白芍、柴胡、茯苓、川楝子、夏枯草。

（2）阴虚火旺　宜滋阴降火，方选知柏地黄汤。主要药物为知母、黄柏、生地黄、野菊花、泽泻、牡丹皮、肉桂、川牛膝、白花蛇舌草、决明子。

（3）营卫不和　宜调和营卫，方选桂枝加龙骨牡蛎汤。主要药物为桂枝、白芍、生龙骨、生牡蛎、百合、葛根、浮小麦、桑白皮、鸡血藤、生黄芪、炒白术、防风。

（4）痰湿中阻　宜豁痰利湿，方选温胆汤。主要药物为竹茹、枳壳、茯苓、陈皮、生牡蛎、蒲公英、莱菔子、丹参、全瓜蒌、决明子、车前草。

（5）瘀血阻宫　宜活血调经，方选少腹逐瘀汤。主要药物为当归、赤芍、川芎、丹参、牡丹皮、香附、益母草、红花、木香、炒橘核、鸡血藤。

还有两个辅助治法：调整大脑皮层中枢，选加石菖蒲、郁金；调整内分泌功能，选加蛇床子、女贞子、菟丝子、川续断、补骨脂、肉苁蓉、龟甲。

四、学术传承

沈氏女科的全称是上海大场枸橘篱沈氏女科，从明朝初期至现在，世代悬壶济世，传承21代，至今已有600余年的历史。从第18代传人沈祥之先生起，沈氏女科在保持治疗女子疾病这一强项之外，扩大了治疗范围，男女均治，涵盖儿科、外科、肿瘤、皮肤、骨科、肛肠、五官等各科，已发展成为全科中医。

沈绍功教授作为上海大场枸橘篱沈氏女科第19代传人，抛弃门户偏见，打破"传男不传女、传内不传外"的家规，通过家族传承、硕博培养和师带徒等形式大力培养传承人才，打造沈氏女科流派人才群体，形成了"老中青"三代"传、帮、带"的合理人才梯队，使有600余年历史的沈氏女科在祖国大江南北皆有了传薪火种，为更多的百姓提供健康服务。传承人中有来自中国中医科学院和北京中医药大学的博士11人、硕士4人，另有本科学历传承人10余人，成为沈氏女科的中坚力量。同时传承人中的博士生导师和硕士生导师招收的博士和硕士构成了沈氏女科的后备人才队伍。这些高学历人才将为沈氏女科的进一步传承创新提供坚实的基础。

（一）学术经验继承人

2002年，沈绍功教授被原人事部、原卫生部、国家中医药管理局指定为第三批全国老中医药专家学术经验继承工作指导老师，沈宁（沈绍功教授之子）、韩学杰被指定为学术经验继承人。沈氏女科世代由民间传承，首次被政府承认，列入官方名册，首传异姓传人。

（二）硕博培养

沈绍功教授1992年起在中国中医科学院招收硕士研究生和博士研究生，共培养硕士3人（高峰、韩学杰、张页）、博士1人（韩学杰）。

（三）师徒传授

沈绍功教授全国收徒30余位（韩学杰、沈宁、杨金生、张印生、罗增刚、高峰、丁京生、李成卫、贾海骅、李海玉、连智华、陈忠辉等），现其20代弟子通过硕博士研究生培养、师带徒等方式招收21代传承人百余人。同时，积极通过传承弟子扩展学术思想，传承示范基地遍及包头、沈阳、北京、石家庄、鹤岗、霸州、长春等地共22处。

五、论文论著

沈绍功教授精于临证，勤于笔耕，共编专著20余部，撰写论文近百篇。其中《沈绍功中医方略论》是在其祖传珍贵效方的基础上，融入自己近半个世纪的业医经验，在医理、临证、方药3个主体里阐述中医之道，总结临证之得，发挥医疗之新。此后沈教授结合临床体悟，凝练沈氏家传心得，吸收、传承古今中医药发展成果，编撰出版《上海沈氏女科全科临证方略》，系统总结了沈氏女科的学术成就和临证经验，保持了沈氏女科的完整性和实践性。其他主要著作有：《补心气、滋心阴口服液扩大验证学术论文集》，1994年4月由中国医药科技出版社出版发行；《现代中医心病学》，1997年8月由北京科学技术出版社出版发行；中西医结合临床诊疗丛书《心血管病诊疗手册》，2001年6月由中医古籍出版社出版发行；《中医心病诊断疗效标准与用药规范》，2001年9月由北京出版社出版发行；《中医心病治法大全》，2005年10月由中国中医药出版社出版发行。

六、医德医风

沈绍功教授行医50余年，在学术上追求创新，事业上追求精品，成果上追求效益，学风上追求实干，处事上追求真诚。他为了民众健康，曾两次专讲养生，反响强烈。2012年11月，沈绍功教授做客北京卫视《养生堂》栏目，主讲《600年的养生秘诀》，专讲沈氏女科三大养生法宝：开胃、养肝、调肾。2013年7月，沈绍功教授做客江苏卫视《万家灯火》栏目，主讲《沈氏祖传养生秘方》，专讲春、夏、秋、冬、长夏五季养生要点，毫无保留地把家传秘方、秘法公之于众。他先后到美国、德国、泰国、新加坡等国家和我国香港等地区讲学、会诊，受到普遍赞誉。1992年起，沈绍功教授连续3年以大陆著名专家身份访问宝岛台湾，曾为国民党元老诊治心脑血管病，因疗效显著而得到"仁术济世"的墨宝。沈绍功教授的人生格言是"为了临床，疗效是硬道理"，其座右铭为"全身心地投入，一切为了患者的康复，一切为了民众的保健"。他被国医大师路志正教授赞为"深得患者信赖的临床医学家"，被中国工程院院士王永炎教授誉为"中医临床家"。

第一篇

第一作者及通讯作者学术论文

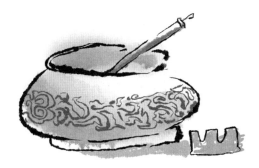

第一章 心病诊治研究

第一节 理论探讨

提高中医诊治心病临床疗效水平的设想

一、心病疗效水平的现状

心血管疾病主要是冠心病，其发病率和死亡率均在逐年递增，是新世纪中危害人群 9 大病种中的"罪魁"，成为国内外医界、中西医同仁研究的热点和攻关的难题。

在治疗上应当客观评估中西医疗法上的"利"和"弊"。中医学和西医学在理论体系、学术思想、诊治途径及规律都是截然不同的两个系统，但治疗冠心病皆有相当的疗效，并且显示出各自的特点。

1. 中医疗法的特点

中医学以整体观和重视个体特征为医疗指导思想，对病因、病机、病位和病情做出综合判断（辨证），且重视疾病阶段性"证"的变化，注意全身病理生理反应的特点，治疗着重调节疾病累及或相关的脏腑气血功能，纠正因气、血、痰、虚等导致的盛衰变化，调整机体内外环境以达成新的平衡。中药治疗胸痹心痛，药势相对缓和，副作用少，中药配伍常具有多方面的调节功能，并且往往表现出双向调节的特征，有利于病情趋于稳定和康复。

2. 西医疗法的特点

西医学在研究人体各系统疾病时，侧重病因分析、局部病理形态及病理生理反应。因此，治疗胸痹心痛时，比较重视如何解除冠状血管痉挛或使病变的冠状血管再通或降低心肌耗氧量及减轻心脏负荷，抗心绞痛药物的作用正是解决上述问题，而且其疗效迅速可靠。西医对危重患者监护及各种抢救措施，以及新兴的外科冠脉再造手术，均反映出诊治冠心病心绞痛的优势。然而，在治疗过程中，也显示出各自的不足之处。

3. 中医疗法的不足

中医学辨证论治对控制病情有较好的疗效，但远期疗效不定，心绞痛仍可反复发作，心绞痛缓解及心电图缺血性改善的显效率尚不高，对病机认识侧重点不一致，对证的本质未能深入阐明，又无明确的客观量化标准，辨证分型不统一，急症研究手段较少等。

4. 西医疗法的不足

西医学尽管有较多的抗心绞痛药物和抗血小板聚集性药物，控制冠心病心绞痛有肯定的疗效并有利于降低冠心病的死亡率，但是，其远期疗效同样未定，且治疗中仍存有许多课题，如：久服会产生耐药性以及不同程度的毒副反应；目前尚缺乏有效纠正血小板聚集性过高和血液流变性异常的药物，以及调节心血管本身 PGI_2/TXA_2、$cAMP/cGMP$ 等比例失调的药物来保护血管内膜损害不致加重，并阻遏冠状血管粥样硬化进展；也缺乏促进心脏血管侧支循环的有效措施；严重劳累型心绞痛和不稳定型心绞痛经药物治疗仍有可能发展为急性心肌梗死或猝死。

二、冠心病之中西医结合治疗

中西医结合将有希望成为解决防治胸痹心痛时所碰到问题的突破口。自 20 世纪 70 年代以来，越来越多的地区开展了有关冠心病诊治方面的中西医结合的研究工作。中医辨证与西医辨病结合，即把中医侧重全身病理生理反应的论治与西医侧重病因、局部病理及病理生理的诊治有机结合起来，并且运用各种经临床研究中摸索出的对中医辨证有辅助价值的客观指标，对疾病的本质及发展程度有了更进一步了解，较全面作出反映病情动态变化及个体性的综合判断，正确地解决治疗和估计预后。在诊断上充分发挥西医检测的优势，结合中医四诊的特色，力求胸痹心痛诊断的指标化、客观化、规范化和整体化；在治疗上充分发挥中医学辨证论治的优势，吸取西医学对症对因的长处，力争胸痹心痛治疗的高效化和安全性。

中医诊治"胸痹心痛"有理论体系，亦有临床经验，但随着现代科技的迅猛发展，对疾病的认识已引向纵深，非但知其然，还要知其所以然。中医决不能等闲视之，故步自封，应当引进并吸取现代科技之精华，创建中医实验科学，以提高包括"胸痹心痛"在内的众多疾病之防治水平。

当前心病疗效水平的状况有喜也有忧。"喜"的方面是中西医都有众多新的突破，新法、新药、新技辈出。"忧"者至少有 5 个方面：①外科介入疗法的兴起，但仅是"改道""图标"，未能解决脂质代谢紊乱之本。②内科溶栓疗法的应用，但有特异选择性，有苛刻的适应证、严格的禁忌证。③中医治法限于补气活血，没有随证变法，疗效受限。④中西医结合的负面——重病轻证，废医存药。⑤商品化宣传的恶果——影响声誉，医患误导，市场混乱。笔者认为，只有"善喜思忧"方能提高中医诊治心病之水准，由此萌生了 3 条设想，作为抛砖引玉。

1. 中西医配合，优势互补

中西医两门科学同时存于国土，虽然难于结合，但也不能"火并"。现实的归途应当是"中西医配合，优势互补"。微观辨证要"三定"，定位、定性、定量。如心电图类（静息、动态、等电位体表标测），无创伤心功能检测（超声心动图、心阻抗血流图），放射性核素检查（心肌扫描图、CT 扫描、核磁共振显像）。宏观辨证要"三识"，识症、识脉、识舌。识症要准而精，抓住主要矛盾，如胸憋、气短、心悸。识脉要粗而简，抓住主要脉象，如弦滑、沉细、结代促。识舌要全而细，要提倡"舍症从舌"。

（1）要辨病定名　中西医病名互参，实施规范化，反映特色。如胸痹病——冠心病，胸痹心痛——冠心病心绞痛，胸痹心悸——冠心病心律失常，胸痹心衰——冠心病心力衰竭，胸痹心厥——冠心病心肌梗死。

（2）要辨证定性　中医辨证要实用化，发挥优势。心病"病证相配组合式分类辨证诊断法"，分为心气虚损、心阴不足、心阳不振、痰浊闭塞、心血瘀阻、寒凝气滞 6 个证类单元。每个单元确立必备的主症和参考的兼症以及舌象、脉象，再由临床灵活多变的实际表现进行组合分类。

（3）要辨证定量　中医辨证要定量化，规范辨证。按照证候的程度不同，根据出现的状态，是否用药能缓解，以及是否影响生活和工作等，从0分到4分，评分5级。再按公式：（疗前积分－疗后积分）/疗前积分×100%=疗效分。

计量后4级评定疗效：显效为70%，有效为50%～70%，无效为<50%，加重为疗后增分。

2. 辨证综合，从痰论治

要以辨证为核心，以论治作为手段。重于证而轻于病，不能因病定证，应当随证而辨。

（1）综合优势，"四疗"并驾（药疗、食疗、体疗、意疗）

从痰论治的依据：证类变化——1260例，痰浊63%，瘀血17%。中医病机——痰浊夹瘀，痹阻心络，不通则痛。西医病理——脂质代谢紊乱，冠脉血管内皮细胞破损。实践验证——临床与实验同步：痰浊－脂质－祛痰。

痰浊主症：胸闷胀痛，头重肢困，口黏纳呆，形胖痰多，苔腻脉滑。

主方：温胆汤合三参饮。

主药：竹茹、枳壳、茯苓、陈皮、党参、丹参、苦参。

祛痰配伍：遵古、透窍、消导、剔络、分利。祛顽痰四步法。提倡组方新思路：补气祛痰，滋阴化瘀，痰瘀同治。

（2）介入疗法术后的中药应用　优势——利于修复，防止复发，巩固疗效，缓和症状，提高生活质量。

虚证：补气祛痰调肾，杞菊地黄汤合瓜蒌薤白汤。①枸杞子、野菊花、生黄芪、黄精、生杜仲、桑寄生、麦冬、全瓜蒌、薤白。②西洋参、三七、葛根、茯苓、薤白研末装入胶囊，每日3g。③补心气口服液，每日2支，或正心泰胶囊，每日8粒，或诺迪康胶囊，每日8粒。

实证：化瘀祛痰调气，温胆汤合血府逐瘀汤。①竹茹、枳壳、茯苓、陈皮、菖蒲、郁金、莱菔子、丹参、生山楂。②水蛭、莱菔子、茯苓、川楝子研末装入胶囊，每日3g。③复方丹参滴丸，每日20粒，或通心络胶囊，每日8粒，或安脑丸，每日2丸。

（3）创建中医实验医学　第四医学的兴起，实验医学的热门：医疗、康复、预防、保健、基因、网络。实验是假设上升到理论的媒体，实验是阐明机制的手段。脉案的价值及其不足：纪实、分析、互补；缺乏整体综合、没有数理统计。动物实验的必需及其局限：病理上的模拟性、生理上的差异性、治疗上的特殊性。现代科技的引进及其利弊：临床试验研究中的片面性，动物实验中的依赖性，药物筛选中的个体性。

中医治疗心病特别是其急重危症颇具疗效优势，只要搞好"辨证准""论治活"并努力创建中医心病的实验医学以便"知其所以然"，再加上大胆吸收西医诊疗上的优势，"西为中用"，那么提高其诊治水平就不会成为一句空话。开创中医诊治心病及其急重危症的疗效新局面指日可待！

（本文收入中华中医药学会学术年会创新优秀论文集，2002年，沈绍功）

心病与祛痰

"中医心病学"是一门研究心系病证的临床学科，既古老又新兴。古老者，自《黄帝内经》始，历代医家对心病积累了丰富的理论和经验，是中医学优势和特色的充分展示。新兴者，历代诸家均未将心病系统整理、科学规范，形成一门完善的独立的临床学科。对其命名、定义、基本概念、内容特点、诊疗规范以及学术渊源，均应严格"三定"（定性、定位、定量）。古老者要继承光大，新兴者应规范创新。

"中医心病学"概论应当是心系病证的病名沿革、病因病机、诊断鉴别、辨证论治、转归预后、护理康复、预防保健的各种诊疗措施。

中医心病包含三部分：一是主血脉的心血管系统病变，如冠心病、高血压病、心肌病、血栓性脉管炎、静脉炎、雷诺病等。二是心藏神明的某些神经系统病变，如眩晕、痫病、癫病、狂病、郁病、痴呆、痿病、神衰等。三是心与其他脏腑相关的口腔病、泌尿生殖病变，如口疮、淋病、阳痿等。总之心病的范畴以心脏为中心，联系脏腑经络以及精神活动的病证，除主血脉、藏神明以外的隶属其他脏腑而跟心脏有密切相关的病证，以及从心论治而能奏效的病证。

"痰浊"必然是心病的病因病机，早在《素问·至真要大论》就记有"民病饮积心痛"。《黄帝内经》一书痰饮不分，直到《景岳全书》才首次区分痰和饮，说明《黄帝内经》已经认识到痰浊是心病的病因。《金匮要略心典》更明确："阳痹之处，必有痰浊居其间。"《医宗必读》分析心病的病机："舍空则郁而停痰，惟乘心位。"

"痰浊"引发心病，以闭塞心窍为病机。"痰浊"之生，多因过食肥甘厚腻，既助阳化火，灼津成痰，又生阴储浊，留滞成饮。亦因肺、脾、肾、三焦功能失调，水液代谢紊乱而停滞成痰浊之邪。"痰浊"阻于心窍清旷之区，闭阻心之阳气，造成心脉不畅而为心病。

随着人们生活水平的提高和饮食结构的改变，特别是只图"口福"，动物和高脂食品的过量摄取和生活起居的好逸少动，违背"起居有常"的养生之道，以及气候环境的污染恶化，使冠心病的中医证候谱发生了变化，痰浊证候比例日见增高。笔者曾对1260例冠心病做过中医证候分类的调研，结果血瘀证类只占17%，而痰浊证类却高达63%。临床还发现中医痰浊证类的冠心病与西医病因病理学相吻合：这类冠心病出现脂质代谢的紊乱，造成血清胆固醇、甘油三酯、低密度脂蛋白的含量增高，而高密度脂蛋白含量降低，脂质沉积，损伤血管内皮细胞，以致内膜增厚硬化，加之血液成分的改变，血液黏稠、冠脉不畅、变窄，甚至堵塞，轻则供血不足，重则心肌梗死。临床投以中医祛痰法，常能提升高密度脂蛋白含量，降低胆固醇、甘油三酯，尤其是低密度脂蛋白的含量，改善紊乱的脂质代谢，而对冠心病产生效应，出现临床疗效。这可以视为痰浊致冠心病的现代诠释。

心病临证，主症见闷痛痞满，口黏乏味，纳呆脘胀；兼症见头重身困，恶心呕吐，痰多体胖；舌脉见苔腻或黄或白滑，脉滑或数，尤其见苔腻一证，便可辨为痰浊闭塞证，投以"祛痰法"。

黄连温胆汤合三参饮为主方，主药有竹茹清化痰热，枳壳行气畅中，气行痰自去。脾胃为生痰之源，茯苓健脾，陈皮和胃，截断生痰之源。痰浊热化居多，黄连清化入心，系重要佐使。痰浊靠气的推动而祛，加重一味参类，补气而不恋痰。痰浊靠血的流通而祛，加用一味丹参，功同"四物"，化瘀祛痰，痰瘀同治。苦参清化祛痰，可助竹茹、黄连的清化之力，又有心血管效应，是一味特殊的佐使药。

一、心病祛痰的 6 条增效措施

遵古：心病从痰论治，始于张仲景的《金匮要略》，其所创瓜蒌薤白白酒汤类仍为效方，不可忽略。特别宜伍全瓜蒌和薤白两味。

透窍：闭窍之痰浊，一则要豁痰透窍，二则应行气活血，方能清除，故宜合石菖蒲和郁金。透窍药还有桔梗、蝉蜕。

剔络：虫类剔络利于痰消，可加水蛭、地龙、僵蚕、土鳖虫。

消导：消导利于从源头上祛痰，可加莱菔子、生山楂、鸡内金、神曲。

分利：痰浊为邪，当给出路，以分利两便而排出体外。利尿者选加车前草、石韦、泽兰、白花蛇舌草；润肠者选加决明子、桃仁、白菊花和当归。

序贯：苔腻不化，属顽痰不祛，序贯 5 步祛之。第 1 步分辨寒热，黄腻热化选加连翘、蒲公英、桑白皮，白腻寒化选加半夏、厚朴、木香。第 2 步"三竹换用"，竹茹清化，便干热盛换用天竺黄，痰多咳促换用竹沥水。第 3 步再加茵陈和泽泻以增利湿祛痰之力。第 4 步加入散结的海藻、昆布。第 5 步加入软坚的"三石"（生牡蛎、生龙骨、海蛤壳）。

以上为心病药疗祛痰术。同时还应发挥意疗、体疗、食疗以及非药物疗法的综合优势。

二、意疗

精神心理疗法的配合对防治心病均属必要。《杂病源流犀烛》云："七情之由作心痛。"情绪波动是心病重要的病因和诱因，特别对痰浊闭塞证类危害更大，所以意疗显得必不可少，要用克制或转移的方法调摄心理，舒畅情志，稳定情绪，尤其要"制怒"和"解忧"。

三、体疗

好逸懒动，养尊处优，常致体重超标，滋生痰浊，因此应适量运动，体育疗法可助心病痰浊之祛。常用导引、太极拳、健康娱乐 3 种形式。要强调适度，应根据个人差异和兴趣加以选择，以活动后不感劳累为度，并持之以恒。

四、食疗

要忌口易蕴湿生痰的油腻炙炸煎烤食品，以及动物脂肪、骨髓、内脏、蛋黄、贝类等，又要防止暴饮暴食，特别要节制晚餐。宵夜的习惯常能生痰致胖。提倡戒烟、少酒、饮茶，特别是菊花山楂乌龙茶利于祛痰。

对祛痰有辅助作用的食品如大蒜、洋葱、木耳、香菇、海藻、海带、海鱼、冬瓜、芹菜、茄子、菠菜、苦瓜、绿豆、玉米、薏米、黄豆及其制品、苹果、乌梅、梨。

五、非药物疗法

痰浊证类可针刺巨阙、膻中、郄门、太渊、丰隆，彻背引痛再加肺俞、心俞。

耳穴取交感、皮质下、脑、肺、胸。

拔罐取华佗夹脊、膻中。

推拿取前胸左侧、背部及左侧上肢内侧，用拇指揉法、搓法、掌根推法，然后点穴内关、通里、肺俞、膻中、丰隆。

刮痧法取督脉、膀胱经，重点是心俞、肺俞、肝俞、厥阴俞，前胸天突至膻中。

六、典型病例

侯某，女，39岁，已婚，会计。初诊：1998年6月12日。

主诉：胸部发憋胀痛近一年。患者近一年来因工作紧张，心绪不佳，用脑过度，经常出现胸膺部发憋胀痛，短则数秒，长则数分，延及脘腹，纳呆乏味，口黏发涩，头重且晕，夜梦纷纭，检查血脂偏高，心电图异常，被诊断为高脂血症、冠心病。发作时含1片硝酸甘油可以缓解，但发作不止，曾服中成药复方丹参滴丸、冠心丹参片等，皆未控制发作，经病友介绍而来门诊求治。

诊查：患者形体肥胖，候诊时胸膺部憋痛发作1次，测血压125/80mmHg，苔黄腻，质较暗，脉弦滑。

辨证：痰浊夹瘀，痹阻心络。

治法：祛痰化瘀，疏通心络。

处方：竹茹10g，枳壳10g，茯苓10g，陈皮10g，菖蒲10g，郁金10g，全瓜蒌30g，薤白10g，丹参30g，川芎10g，蒲公英10g，生山楂15g。

上方每日1剂，水煎分2次服，加补心气口服液，每日2次，每次1支（10mL），连服7剂。

二诊：6月19日。患者胸憋明显缓解，胸膺部胀痛发作次数减为每日1次，持续时间亦明显缩短，头晕见轻，夜梦已少，纳谷增加，苔转薄黄腻，质暗亦减，脉呈弦细。方药切证，守法续进。

处方：竹茹10g，枳壳10g，茯苓10g，陈皮10g，菖蒲10g，郁金10g，全瓜蒌30g，薤白10g，丹参30g，牡丹皮10g，泽泻10g，莱菔子10g。

上方加补心气口服液如法连服7剂。

三诊：6月26日。患者发憋胀痛已经解除，情绪好转，纳便正常，夜梦已稀，苔薄黄，质正常，脉弦细。嘱服补心气口服液，每日2次，每次1支，每日早晚各冲服三七粉3g。

1个月后复查，患者胸憋胀痛未复发，心电图大致正常。

按语：医者治疗冠心病均以活血化瘀、补气活血立法，殊不知近年随着生活节奏的加快、竞争力度的加大、饮食结构的改变以及环境污染的加剧，冠心病的中医证类发生了明显的改变，其痰浊证类的比例已急剧增加，而瘀血证类的数量明显下降，伴随证类的转化，治法必须更换，方能证治相应，发挥辨证论治的优势而提高疗效。

本案患者胸憋胀痛，头重且晕，口黏且涩，脘胀纳呆，苔黄腻，质较暗，脉弦滑，一派痰浊搏阻心络之征。痰浊为重，瘀血为轻，故治疗应以祛痰为主，化瘀为辅，投以温胆汤化裁并伍用菖蒲、郁金透窍解郁，利于心络之痰浊的祛除；再宗仲景之意，加入瓜蒌、薤白，更增祛痰之力；稍佐丹参、川芎之化瘀，此乃痰瘀互结，宜痰瘀同治矣。痰浊热化居多，证见苔黄梦多，故以蒲公英清其痰热又不伤胃；生山楂既活瘀又化滞，为痰瘀同治的最佳辅药。补心气口服液以黄芪为君，组方并非补气化瘀而是配薤白转成补气祛痰，最切气虚痰浊之证，是谓增效之配伍，仅投 7 剂，症情缓解。守法易药，改用牡丹皮增其清凉之性，莱菔子加大祛痰之力，泽泻淡渗，使邪有出路且能降脂，一举两得。最后以补心气合三七粉善后收功。中医诊治冠心病的优势在于辨证论治，切勿仅以补气化瘀一法而墨守成规，必须辨证方能论治。凡冠心病患者见苔腻者，应当以祛痰立法，稍佐化瘀。如见气虚表现，则略加补气之品，所谓"痰瘀同治""补气祛痰"，方能提高疗效。

（本文收入中华中医药学会第七届全国中医心病学术研讨会论文集，2004 年，沈绍功）

心病痰瘀互结证的创新性研究

一、心病痰瘀互结证的文献追踪

1. "痰瘀相关"学说

"痰瘀相关"学说源于中医学的"津血同源"理论。"津血同源"是同源于脾胃化生之水谷精微。津液与血，异名同类，均属阴精。而阴精为病，必然表现为津血的亏耗与留滞。津血留滞即为痰为瘀。痰饮和瘀血是阴精为病的两个不同方面的表现形式。

痰指"痰浊"，是津液代谢异常，水湿停聚，津液不归正途的病理产物。痰有广义和狭义之分。狭义之痰主要来源于肺胃，咳吐而出之痰。广义的痰是指脏腑功能失调，经络、三焦和营卫气血不利，导致津液运行障碍，蓄积体内蕴结而成的瘰疬、痰核等。瘀指"瘀血"，是人体血运不畅或离经之血着而不去的病理表征。瘀血的表现为血虚、血溢、癥瘕、水肿、郁证。痰和瘀是两种不同的物质和致病因素。二者源同而流异，既是病理产物，又是致病因子，在某种特定条件下有分有合，相互转化。对于痰瘀之间的内在联系，古代医籍早有论述。

《黄帝内经》虽然没有"痰"字的提法，但许多症状描述与痰有关。首先，在生理上，阐明了津血同源的相互关系。如《灵枢·痈疽》云："津液和调，变化而赤为血。"《灵枢·邪客》曰："营气者，泌其津液，注之于脉，化以为血，以荣四末，内注五脏六腑。"

病理上，也体现了痰浊与瘀血的相关性，痰瘀互结的论述已见雏形。《灵枢·百病始生》曰："凝血蕴里而不散，津液涩渗，著而不去而积成矣。"《灵枢·血络论》曰："阳气蓄积，久留而不泻者，其血黑以浊。"此处虽无"痰"，但"津液涩渗""著而不去而积成矣""血黑以浊"，实为"痰浊"，加之"凝血蕴里而不散"，终因"脉不利而血留之"，甚者有"心痹脉不通"（《素问·痹论》）之变，最终"邪在心，则病心痛"（《灵枢·五邪》），此为"瘀血"征象。

隋代巢元方的《诸病源候论》是我国最早的一部病因学专著，书中对痰瘀同病的论治比较精辟，完善了痰瘀互结的病因病机学说，在《诸痰候》中明确指出："诸痰者，此由血脉壅塞，饮水结聚而不散，故能痰也。或冷或热，或结食，或食不消，或胸腹痞满，或短气好眠，诸候非一，故云诸痰。"首先阐明了瘀血化痰的病理过程。

《血证论》明确了瘀血也可引发痰浊，如"瘀血既久，亦能化为痰水"。

元代朱丹溪首次提出了"痰夹瘀血，遂成窠囊"的理论。

明代《张氏医通·痰饮》把"痰积胸痹"分为实痰、虚痰两类，指出"痰瘀死血，随气上攻""一病二治"的观点。秦景明《症因脉治》云："心痹之因……痰凝血滞。"杨士瀛《仁斋直指方论》指出："真心痛，也可由气血痰水所犯而起。"龚信《古今医鉴·心痛》提出："心痹痛者，……素有顽痰死血。"

王纶《明医杂著》则评称，丹溪先生治病不出乎"气、血、痰"，可谓十分公允。罗赤诚师承丹溪，融会贯通，又有阐发，对痰夹瘀血和瘀血夹痰，从病因病机、症状体征及论治详加分析。

冉雪峰认为冠心病心绞痛辨证多为"痰热内阻，夹有瘀血"。董建华认为胸痹的基本病机是"胸阳不振，阴邪上乘"或痰浊痹阻导致气血运行不畅。

2. 痰瘀同治的历代论述

《素问·阴阳应象大论》提出"血实者宜决之"，《灵枢·五味》也有"心痛宜食薤"的建议。二者可谓胸痹心痛从痰、瘀治疗的思路雏形。

《伤寒论》总结秦汉以前的医学理论，创立了六经辨证和治疗法则，首次提出"痰与血"的关系。在"胸痹心痛短气病脉证治"中主治诸痰方中配以白酒畅达气血，可谓隐含了痰瘀同治的思路。

《华佗遗书》认为"心痛寸脉沉涩……真心痛，手足冷""心痛宜服使疏药"，载有当归、芍须活血，白术、橘皮、前胡健脾化痰；"治心痛不可忍者，木香、莪术、干漆"，方中莪术化瘀破坚积，干漆逐痰水，确属最早的痰瘀同治方。

唐代《备急千金要方》对猝发胸痹心痛治以大黄、鬼箭羽活血化瘀，鬼臼祛痰散结、破血，桔梗化痰；治久心痛，不过一时间还发，甚则数日不能食等，用犀角丸方：犀角、麝香、雄黄、桔梗、莽草、鬼臼、桂心、芫花、附子、甘遂、朱砂、赤足蜈蚣、贝齿、巴豆。方中集中体现了痰瘀同治思想。

宋代《圣济总录·胸痹门》治胸痹，四温散方中用枳实除痰结散痞积，用蓬莪术行血化瘀；治心痛，当归散方中以当归、赤芍活血，桔梗、槟榔化痰积；治心痛，大黄散方用大黄、赤芍、鬼箭羽、鬼臼除血结，桔梗、朴硝化痰等。

《太平圣惠方》治卒心痛，气闷欲绝，面色青，四肢逆冷，吴茱萸丸方中，以干漆、当归活血，槟榔、白术、桔梗化痰积；治心痛，满急刺痛，不可俯仰，气促，唾咳不利，方中前胡、桔梗、槟榔化痰结，赤芍、当归养血活血。

曹仁伯在《继志堂医案·痹气门》中则明确提出："胸痛彻背，是名胸痹……此痛不唯痰浊，且有瘀血，交阻膈间。方用全瓜蒌、薤白、桃仁、红花。"不仅认识到胸痹与痰瘀密切相关，而且采用了痰瘀同治的方法。

自此以后，历代医家医疗实践均体现出痰瘀同治的思想。明代以前，胸痹心痛的痰瘀同治法，是究其方药，以方测证，推测证乃"痰瘀同病"。明以后，诸家就明确提出了胸痹心痛之痰瘀致病学说。

以上文献研究表明，人们在认识的基础上，不仅理论治法更为完善，而且已将此理论应用于心病的痰瘀互结证。

二、心病痰瘀互结证的现代研究

1. 痰瘀互结证与脂质代谢紊乱及血液流变学的相关性

痰瘀互结证患者有突出的血液流变学改变，主要表现为血浆流动性降低、聚集性增高和成分异常。其进一步做了低切速下全血黏度与血浆黏度的相关分析，在排除红细胞比容影响因素后，二者呈正相关，提示痰瘀互结证患者的全血黏度随血浆黏度的增高而增高。血浆黏度增高可引起血液的黏滞性增加，使血流缓慢而产生瘀阻，从而支持了痰瘀互结证时血液浓稠性、黏滞性、聚集性和凝固性增高。

2. 痰瘀互结证与超氧化物歧化酶（SOD）活性和脂质过氧化物（丙二醛，MDA）的相关性

血清（血浆）过氧化脂质（LPO）能直接反映体内自由基损伤情况，MDA为LPO的代谢终产物。

SOD、谷胱甘肽过氧化物酶（GSH-Px）是与清除自由基有关的酶。当机体自由基动态平衡受损时，大量自由基通过氧化修饰低密度脂蛋白，最终形成动脉粥样硬化（AS）斑块病变。发生 AS 病变时，明显增高的 LPO 又损伤动脉内皮细胞，加剧了 AS 的形成。而 SOD 能够清除氧自由基，降低血 LPO 含量，从而发挥抗动脉粥样硬化病变的效应。

3. 痰瘀互结证与细胞凋亡的相关性

在 AS 患者中有 74.4% 的患者存在细胞凋亡失常现象。凋亡细胞主要见于血管内膜及 AS 斑块内，主要为平滑肌细胞（SMC），分散于粥样病灶的内皮下纤维部分。研究表明，许多基因如肿瘤抑制基因 P53、原癌基因 C-myc 和 Bcl-2 等在 AS 患者血管平滑肌细胞（VSMC）凋亡和增殖中起着重要的调节作用。肌动蛋白是诱导凋亡信号传递的重要因素。

实验用高脂血清 24h 造成内皮细胞凋亡，其程度与凋亡比例呈正相关。运用中药保护损伤的内皮细胞，在一定范围内减少凋亡的发生率。流式细胞仪检测显示，凋亡比例随高脂血清及中药量的增加而递增，表现为 DNA 峰前的荧光道上大量碎片，说明细胞损伤较重，造成细胞坏死。这与长时间严重缺氧缺血可使内皮细胞发生急性坏死有关。

4. 痰瘀互结证的胰岛素抵抗

AS 与胰岛素抵抗（insulin resistance，IR）是指机体组织或靶细胞对胰岛素作用缺乏正常反应，其敏感性或反应性降低的一种病理生理状态。它是 AS、高脂血症、糖尿病、高血压的共同病理基础，并认为 IR 是 AS 最根本的缺陷。采取综合措施改善胰岛素敏感性，降低高胰岛素血症是本病治疗的关键。IR 刺激脂肪合成酶，使肝合成低密度脂蛋白、甘油三酯增多，刺激 SMC 和单核细胞低密度脂蛋白活性，脂质沉积增多，诱导血管内膜 SMC 生长和增殖，并向内膜移行，抑制前列腺素 PGI_2 和 PGE_2 的产生，抑制纤维蛋白溶解作用，诱发心肌缺血。因此，IR 是多种心血管疾病的共同发病基础，也是 AS 防治的主攻目标。

5. 痰瘀互结证的相关基因

AS 与相关基因表达 VSMC 过度增殖中，C-myc 活化与血小板源性生长因子（PDGF）明显增加是其中心环节之一。C-myc 作为细胞核内调控基因，参与调节 VSMC 细胞的正常生长分化，受到刺激后可异常表达，促进细胞增殖。正常情况下，血管内膜 SMC 内 PDGF mRNA 的表达水平很低，但在 PDGF 的刺激下，则可大量产生和分泌 PDGF。在实验性 AS 动脉中，发现 c-fos、c-myc 等基因表达均有不同程度的增加，其中 c-fos、c-myc 表达量比正常动脉增加 3 倍，通过调节细胞内其他基因表达，产生和分泌多种生长因子，再通过内分泌和旁分泌作用，参与细胞增殖与分化的调控，促进 VSMC 的增生与迁移。血管中层向内膜下迁移增生的 SMC 和巨噬细胞，随着脂肪摄入量增加或脂质代谢障碍而吞噬过多脂肪，最终形成"泡沫细胞"。另外，增生的细胞产生大量细胞间质，最终形成 AS 斑块。

6. 痰瘀互结证的病理变化

以上研究表明痰瘀互结证的发生主要是高脂饮食诱发脂质代谢紊乱，引起血液流变学的改变，导致血管内皮损伤，氧自由基增加，抗氧化物质减少，脂质在血管壁沉积，造成血管内皮平滑肌过度增殖及细胞凋亡，而引发冠心病、高血压病、脑血管病等病变。从病理因素上均属痰、瘀、毒范畴，从发病机制上都属于血管病变。

三、心病痰瘀互结证的临证价值

经文献资料研究发现,前人对痰瘀互结病因病机的认识较为全面,症状的描述也较为具体,但药物的使用有一定的局限性。如干漆、芫花、雄黄、莽草、鬼臼、附子、甘遂、朱砂、赤足蜈蚣、巴豆等有一定的毒副作用,临床应用较少或不用。随着现代科学技术的进步,人们对痰、瘀及痰瘀互结有了进一步的了解。临证时发现痰证多兼瘀证,瘀证也兼痰证,痰瘀互相胶结,影响疾病的发展与转归。

1. 创建"毒损心络"的新观点

冠心病的产生主要是由于心络系统受到损害,自我调节功能发生紊乱所致。其中,痰瘀互结、毒损心络是冠心病发生的主要病理基础。毒,何谓也?王永炎院士明确指出:"主要是邪气亢盛,败坏形体即转化为毒。毒系脏腑功能和气血运行失常使体内的生理或病理产物不能及时排出,蕴积体内过多而生成。"络病是指邪入十五别络、孙络、浮络而发生的病变,是以络脉阻滞为特征的一类疾病,即叶天士"久病入络"、王清任"久病入络为瘀"之论。

冠心病多起病隐匿,病程较长,二者发病特点相似。冠心病在临床上常表现为胸闷胸痛、头痛头重、舌暗苔腻等上盛之证,同时多伴有气短乏力、腰膝酸软等下虚之证,正如《灵枢·刺节真邪》中所述,"一经上实下虚而不通者,此必有横络盛加于大经"。结合络病"络脉痹阻"的病理机制,此处的络脉"盛"实指邪气之盛。由于络脉是营卫气血津液输布贯通的枢纽,且络体细小,分布广泛,分支众多,功能独特,所以一旦邪客络脉则容易影响络中气血的运行及津液的输布,致使络失通畅或渗灌失常,导致痰浊瘀血滞络,继而形成络病。

其病理演变是由于病久不愈,正气亏虚,或情志郁怒,或外邪入侵,邪气由气及血,终致津停血滞,蕴而化浊生毒,痰瘀、浊毒痹阻络脉而发为络病。病变主要在心络,而又与脑络、肾络密切相关。其络"盛",究其本质,属"痰"属"瘀"。日久蕴"毒",故痰瘀互结,毒损心络是冠心病发生和发展的重要病机。换言之,久病所产生的高血脂、高血糖、高尿素等在体内的停留沉积,在中医学范畴之内均属"痰、瘀、毒"之属,不能正常通过络脉的渗注交换功能排出体外,而蕴积痹阻于络脉,导致机体阴阳失衡,最终发生本病。正因如此,对冠心病的治疗就应以祛痰化瘀、解毒通络为基本大法。

2. 痰瘀互结证的诊断标准

(1)诊断标准

主症:舌质紫暗或见紫斑,或舌下脉络紫胀,苔腻(白或黄),脉滑或数。胸闷胸痛,口黏有痰,纳呆脘胀。

兼症:头重身困,恶心呕吐,痰多体胖。参考"三高"(高血脂、高血糖、高血压),其中尤以苔腻质暗为主,但见苔腻质暗便是,他证不必悉具。

(2)证候计分定量标准

+++:证候明显,经常持续出现,影响工作和生活者,计4分。

++:证候明显,经常出现,不影响工作和生活者,计3分。

+:证候时轻时重,间断出现,不影响工作和生活者,计2分。

±:证候较轻,偶尔出现,不影响工作和生活者,计1分。

-:无证候或证候消失者,计0分。

3. 痰瘀互结证的治疗新方

祛痰化瘀，以温胆汤为主方合血府逐瘀汤，主药有竹茹、枳壳、茯苓、陈皮、胆南星、天竺黄、泽兰、丹参、地龙、水蛭、桃仁、生山楂、牡丹皮、苏木、制大黄。临证根据患者痰瘀的偏重选择用药，祛痰时勿忘化瘀，化瘀时勿忘祛痰。

4. 证候演变规律初探

中医证候是动态变化的。证候演变的一般规律：从实证到虚证、虚实错杂证，是由简单到复杂的过程。自然的（无治疗干预）的演变，结果是自然痊愈，或病情加重，直至死亡。施加治疗干预，则证候可由复杂到简单，由邪实渐去、正虚为主转变；经扶正善后治疗，正气恢复，疾病治疗痊愈，各证类均可消除。中医的证类演变是典型的从实证到虚证、由简单到复杂的过程。发病初期，证类以痰瘀互结为主，继则痰瘀互结与心肾虚证兼见，久则郁而化热，灼伤阴液，最终发展成为心肾阴虚之证。

证候是通过四诊（即望、闻、问、切）手段获取的机体在某一时空条件下对各种内外因素（包括机体生理功能及生物、化学、环境、精神、气候等各种致病因子）反应而呈现的生理、病理状态信息的综合判断的表述，具有整体性、时空性、传变性和个体差异性（即多样性）四大特征。影响证候发生发展的因素主要有先天禀赋、环境、精神及自我调养等。证候是体质在特定条件下的表达形式，是机体的一种反应状态（简称反应态）。先天禀赋通过体质状态决定了证候产生的可能性和趋向性，而环境等后天因素则决定了证候产生及变化的必然性。因此，在不同个体间构成同一病证的某些因素并不相同，这就给临床治疗带来差异。解决这一问题的关键是证候分类及诊断的标准化。这是当前推动中医现代化进程最为重要的环节之一。

（本文收入中华中医药学会心病学分会第二届国际中医心病学术研讨会论文集，

2005 年，韩学杰，沈绍功）

心病治疗取效之道

心病即心血管疾病，绝大多数为"冠心病"，其病死率和致残率均逐年递增，是民众关注的热点和医界攻关的难题。中医诊治冠心病及其危急重症具有优势，"应当努力发掘，加以提高"。本文首先从判断心病论治现状中的"盲点""优点"及"误点"入手，以探索3个"取效之道"。

一、西医治疗心病的盲点

西医学对冠心病的病理认识由"冠脉粥样硬化"到"缺血性心脏病"再到"冠脉内皮细胞的破损凋亡"，从"血栓论"到"脂质代谢失调论"，从"凝"到"稠"，有了较大的深化，但在治疗上的根本性突破却寥寥无几，依然存在众多盲点。

口服西药中仍缺乏有效纠正血小板聚集过高及血液流变性异常和调节心血管本身 PGI_2/TXA_2、$cAMP/cGMP$ 等比例失调的特效药，以维持血管内膜的损害不致加重，并阻挡冠脉硬化的进展，以及仍缺乏促进冠脉侧支循环建立的特效措施。西药久服，大多有耐药性和不同程度的毒副作用。对于不稳定型心绞痛，虽经药物治疗，仍有可能发展成心肌梗死或猝死，内科治疗的5年生存率仍未突破58.5%。溶栓疗法虽然是内科治疗的新法，但有苛刻的适应证、严格的禁忌证，使用不当时中老年患者容易发生出血。内科治疗失败的病例虽然可行冠脉再造等介入手术如支架和搭桥，但仍未能治疗脂质代谢紊乱之本，术后仍有1/3的病例重新出现冠状动脉狭窄，而且心功能差者手术死亡率很高，价格昂贵，普通患者难以承担。

西医治疗上的这些盲点，恰恰给中医发挥优势创造了机遇。

二、中医治疗心病的优点

中医学治疗心病的指导思想在于整体恒动观和重视个体特征。所谓望、闻、问、切四诊，多凭肉眼观察、耳闻手切、详细询问而获得临证资料，再进行分析，对病因、病机、病位、病势和病情做出综合判断。"辨证"重视疾病阶段性的"证"情变化，注重全身病理反应，所以诊断上既整体又动态，既见病，也见人，剖断比较全面、客观、精确。在治疗上则着重调节疾病累及或相关脏腑的气血功能，纠正因气、血、痰、寒、虚等导致的盛衰异常，调整机体的内外环境，以达到新的平衡，并且"防重于治"。

中医治疗上的这些优点，恰恰给心病疗效水准的提升带来了可能。

三、影响心病取效的误点

中西医对冠心病的防治研究都十分努力，而且有所作为，也可以说硕果累累。医界看好中医药的前景，寄予厚望，但是不冲破3个误点，其后果也必然是"纸上谈兵"。

1. 第一个误点：重于病而轻于证

"证"与"證"通，乃病之候也。时下有一个十分流行也很时尚的观点，即"辨病与辨证相结合"。这里的"辨病"有两种含义：一是按中医传统的病名来辨；二是按西医的病名来辨。如果单按中医的病名如"胸痹""心痛""心病"等来论治，如何立法组方遣药呢？应当在这些病名里辨别其证候分类才能据证论治。中医疗效的保证在于"辨证"之准，法不对证，药不得法，何谈疗效之有？如果按西医的病名，更使"辨证"无从着手。冠心病不辨虚实寒热，不论痰瘀正虚，一味以扩张冠脉的中药或一味补气活血，岂能有效？现今更大的误点在于，只辨西医的病，不辨中医的证。冠心病要确诊，中医证候学荡然全无。一见冠心病便"化瘀"，至于有无"瘀血"从不过问，这种"重病轻证"的误点，是妨碍取效之首害。

中医治病绝非万能，对有的病种确有疗效，对有的病种其疗效初现苗头，对有的病种确实无效。有疗效和有苗头的那部分还是辨证论治的结果。当然辨证论治的特色和优势也不是万能的，存在有时失灵、有时不全、有时模糊、有时矛盾、有时不能普遍适用、有时缺乏重复性、有时没有专属性等不尽如人意之处。辨证论治在理论上还有值得商榷和完善的部分。但是回到现实，在当今对"辨证论治"还没有发展、完善和创新的今天，离开了它又将是怎么样的结局呢？中医的疗效优势不是还要靠"辨证论治"来支撑吗？中医的"证"丢不得！

2. 第二个误点：专病专方而忽视整体综合

专病专方是西医治病的重要标识，对病有较好的针对性。但百病用一方、一方治百病，直接影响疗效的提高，是西医治病的一个误点。可偏偏让某些中医视为特色而仿效，真是"自投其误"。

整体综合是中医治疗的主要标识和模式。"整体观"就是强调人与自然、人与社会的密切关系，又强调人是一个统一的有机整体，注重局部与整体、病理与生理的联系，并突出个体的体质特征，以阴阳学说为基础，以脏腑经络学说为核心，以望、闻、问、切四诊为手段，以"八纲""六经"等方法为归纳，来辨别人体发生疾病的病因病机、证候分类、演变转归，并确立相应的治则治法，也就是常说的"辨证论治"。

"综合论"有3个内涵：一是治疗思想上的综合，二是组方法则上的综合，三是治疗手段上的综合。治疗思想上强调"因人、因时、因地制宜"。组方法则上强调"君臣佐使"。治疗手段上强调"三多"（多方法、多途径、多剂型）和"六综"（辨证论治、护理调摄、康复体疗、食疗意疗、养生预防、保健强体综合齐上）。

3. 第三个误点：追求药理而不讲君臣佐使

中药现代药理学的研究是中药效应明显提高和重要进步的体现，使中药的应用更具针对性，从而明显地提高了疗效，但是也产生了负面作用。不少医者只顾其药理，不顾辨证论治，不论理法方药，不讲君臣佐使。人们常说，中医的疗效优势还在于"轻药重方"。在确立治法后要遵循配方原则，巧思配伍组成，精选药物并酌定剂量，也就是"君臣佐使"：君者为主药，针对主要病证，解除主要病因，起主要治疗作用的药物；臣者为辅助药，协同君药发挥作用，或针对主症以外的兼症而设；佐者为矫正药，纠正某些君、臣药的偏性，或缓解消除其毒烈之性，防止副作用的发生；使者为引经药，引导诸药直达病所，发挥组方的针对性。只有药理，没有"君臣佐使"，据何组方，凭何奏效？

四、中医心病治疗的3条"取效之道"

1. 辨证论治乃心病取效正道

中医学学术框架的优势主轴是辨证论治，它不是纯理论，更不是空理论，跟疗效息息相关。以冠心病心绞痛为例，中医镇痛方法很多，优势明显，疗效确切。根据临证实际，以3个证类统之为宜。

（1）痰瘀互结证 主症为闷胀刺痛、唇青口黏、纳呆怔忡，兼症为头重身困、呕恶痰多、发枯爪青，苔腻脉滑或舌紫脉涩。治以祛痰化瘀，方选温胆汤合通窍活血汤：竹茹10g，枳壳10g，茯苓15g，陈皮15g，丹参30g，川芎10g，莱菔子10g，水蛭粉3g（冲）。成药选心痛舒喷雾剂、愈风宁心片。

（2）气阴两虚证 主症为隐痛阵作、气短乏力、五心烦热，兼症为眩晕耳鸣、惊悸潮热、纳差脘胀，舌红少苔或舌淡苔薄，脉沉细或结代。治以益气养阴，方选生脉散合归脾汤：人参3g（另煎兑服），生黄芪15g，麦冬10g，黄精15g，仙鹤草10g，生白芍10g，当归10g，三七粉6g（冲）。成药选补心气口服液、滋心阴口服液。

（3）肾亏寒凝证 主症为胀痛时作、形寒心惕、彻背肢冷，兼症为畏寒面白、倦怠肿胀、胁胀自汗，舌淡胖，苔薄白腻，脉沉迟或沉细或结代。治以调肾散寒，方选杞菊地黄汤合瓜蒌薤白白酒汤：枸杞子10g，生地黄10g，全瓜蒌30g，薤白10g，桂枝10g，蛇床子10g，鹿角霜15g，槲寄生10g。成药选正心泰胶囊、养心氏片。除药疗外，针刺取穴膻中、间使、神门、内关透外关，耳针心、皮质下、交感区，华佗夹脊走罐，均有辅助镇痛作用；并可配合"意疗"（戒暴怒以养其性，少思虑以养其神，省语言以养其气，绝私欲以养其心）、"体疗"（适量运动）、"食疗"（有助于缓解疼痛的食品，如薤白、洋葱、萝卜、豆芽、扁豆、红枣、生姜、米醋、胡椒、茶叶、蜂蜜、木耳、莲子肉、桃仁、山楂、酸枣、柑橘、猕猴桃）。

另外，有30味止痛中药可以据证配合共研细末吞服，或醋调外敷穴位，可起到辅助镇痛作用：三七、丹参、乳香、没药、琥珀、水蛭、香附、乌药、蚕沙、五灵脂、蒲黄、徐长卿、血竭、细辛、制川乌、制草乌、牡丹皮、川芎、川楝子、延胡索、沉香、赤芍、白芍、薤白、甘松、制大黄、生山楂、苏木、桂枝、高良姜。

冠心病的辨证，首要是分清虚实，辨证的关键看舌苔，苔腻为实，苔薄为虚，实者常伴憋闷纳呆、尿黄便干，以痰浊、瘀血为主，或有气滞；虚者常伴气短心悸、腰酸腿软，以气虚、肾亏为主，或有脾虚。

冠心病的论治，实者从痰论治，祛痰化瘀，温胆汤为主方，主药有竹茹10g，枳壳10g，茯苓10g，陈皮10g，可选加全瓜蒌30g，薤白10g，葛根10g，丹参30g，莱菔子10g，生山楂15g，苏木10g，泽兰10g；虚者从肾论治，调肾阴阳，杞菊地黄汤为主方，主药有枸杞子10g，野菊花10g，生地黄10g，黄精10g，生杜仲10g，槲寄生10g，可选加鹿角霜15g，淫羊藿5g，蛇床子10g，菟丝子10g，生黄芪15g，麦冬10g，当归10g，生白芍10g。大凡中老年冠心病患者多见肾亏证类，用调肾法反比补气化瘀法有效。

冠心病的论治还有一个有效的辅助，即"通腑渗毒"法，也就是分利两便法。通腑是排毒祛邪的主要途径，在心病中无论虚实均属首要，特别在抢救心梗中是提高成功率、减少复发率的关键。通腑不能峻下，以润肠为要，其选药有决明子30g，全瓜蒌30g，莱菔子10g，桃仁10g，生栀子10g；虚者可选加肉苁蓉 10g，何首乌 10g，白菊花 10g，全当归 10g。渗毒即利尿法，以排邪毒，常投淡渗利湿之品，茯苓 10g，薏苡仁 10g，泽泻 10g，泽兰 10g，车前草 30g，白花蛇舌草 30g，桑白皮 10g，王不留行 10g。

坚信并坚持"辨证论治"这一法宝，心病取效完全可以确保。

2. 中西医"配合"比"结合"好

中医学、西医学是不同理论体系指导下的生命科学，都有自身发展的规律。"中西医结合"对中国医学起过促进和完善作用，但也被导入误区：一味追求实验指标，只图动物点头，没有证候学观察；诠释疗效机制只重现代理解，不讲或少讲传统医理，等等。这些误区对中医学的最大危害是丢失了中医学的特色和优势——整体观、辨证论治观和综合观。中医学的临床疗效不是提高了，而是滑坡了；中医学特色的治疗方法不是弘扬了，而是缩减了；中医学的治疗思路不是扩展了，而是狭窄了。

中西医配合，优势互补，建立中国医学模式的共同体，不但切实可行，而且收效更好。北京某大医院曾做回顾性统计，由于中西医配合，心梗的病死率由 40.2% 降为 12%。"心梗"中医学旧称"真心痛"，近称"胸痹心厥"，辨证分虚实两类，实者以痰瘀阻络为主，虚者以气阴两虚为主。三参饮是中医救治心梗的效方，由参类、丹参、苦参 3 味组成，实者选加胆南星、天竺黄、瓜蒌、薤白、莱菔子、丹参、泽兰、牡丹皮、苏木、川芎等，虚者选加仙鹤草、生黄芪、扁豆衣、黄精、麦冬、生白芍、槲寄生等。

心梗的三大并发症经中西医配合治疗可明显提高成功率。

心源性休克：治疗当分辨闭证与脱证。闭证属实，以痰瘀蒙窍为主，苔腻脉滑，可静滴清开灵、醒脑静注射液，针刺人中、内关、太冲，鼻饲竹沥水。脱证属虚，以气脱亡阳为主，舌淡脉微，可静滴参附注射液、参麦注射液，灸神阙、内关、足三里，鼻饲独参汤（单味人参 200g 以上浓煎）。

心律失常：快速型治疗重在滋阴宁神，调和营卫，酸枣仁汤合桂枝龙牡汤为主方，常投炒枣仁、黄连、桂枝、生龙骨、生牡蛎、麦冬、生白芍、当归等；缓慢型治疗重在温阳通络，调和气血，温胆汤合归脾汤为主方，常投淫羊藿、菟丝子、补骨脂、生黄芪、炮姜、鹿角霜、川芎、石韦等。

心力衰竭：治疗重在温阳利水，"开鬼门，洁净府"，苓桂术甘汤为主方，常投生黄芪、炒白术、茯苓、桂枝、鹿角霜、桑白皮、葶苈子、泽兰、王不留行、白花蛇舌草、车前草、桔梗、蝉蜕等。

时下兴起的冠心病"介入疗法"，若应用中西医配合至少可收 4 个效应：消除症状，加快康复，提高生活质量，预防再栓再梗。术后中医药的参与仍应辨证论治，证分两类：虚证，神疲腰酸，苔薄脉细，补气祛痰调肾为法，杞菊地黄汤合瓜蒌薤白白酒汤为主方，投以枸杞子、野菊花、生黄芪、黄精、生杜仲、槲寄生、麦冬、全瓜蒌、薤白等，并以西洋参 5g，三七 30g，茯苓 10g，薤白 15g，共研细末装入胶囊，每日服 3g；实证，胸憋，纳差，苔腻脉滑，化瘀祛痰调气为法，温胆汤合血府逐瘀汤为主方，投以竹茹、枳壳、茯苓、陈皮、菖蒲、郁金、莱菔子、丹参、生山楂等，并以水蛭 5g，莱菔子 10g，茯苓 30g，丹参 60g，川楝子 10g，共研细末装入胶囊，每日服 3g。

中医学、西医学均属科学，虽难"结合"，但也不能"火并"，现实的归途应当是"优势互补、相互配合"。中西医"配合"比"结合"好！

3. 创建中医心病学系当务之急

《素问·灵兰秘典论》云："心者，君主之官也"，心在五脏六腑中处于首位，是统领者。中医心病学是一门专事研究心系病证的临床学科，其命名涵义应当包括中医心的 3 个功能及与其他脏腑关联的各种病证。其基本概念应当是心系病证的病名沿革、病因病机、诊断鉴别、辨证论治、转归预后、护理康复、保健预防等。其内容有 3 个内涵：一是心主血脉的心血管系统病变，二是藏神明的某些高级神经系统病变，三是与其他脏腑相关的口腔病、泌尿生殖系病变等。

总之，中医心病学的创建与完善是对中医诊治心病的继承、发扬与创新，具有重大的临床意义。一门学科的创建势必对中医学术的发展和临床疗效的提升起到巨大的促进作用。

努力创建"中医心病学"，努力发展中医心病学术，努力发挥中医心病的疗效优势，是我们的责任！

（本文收入第二届国际中医心病学术研讨会论文集，2005 年，沈绍功）

中医心病学正名与标准化研究

中医心病的命名存有学术争鸣，其诊疗标准化的研究也日益成为热点。为此，浅谈个人窥见，冀能抛砖引玉。

一、中医心病学概要

中医心病学是一门专事研究心系病证的临床学科。它既古老，又新兴。言其古老，自《黄帝内经》始，历代医家对心病积累了丰富的理论和经验，是中医药学优势和特色的充分展示；言其新兴，是历代均未将心病系统整理、科学规范，形成一门临床学科。对心病学的命名、定义、基本概念、内容特点、诊疗规范以及学术渊源均应严格"三定"（定性、定位、定量）。古老者应继承、光大，新兴者应规范、创新。我辈的重任在于完善中医心病学概要。

中医心病学的命名涵义应当包括中医"心主血脉、司神明，开窍于舌"三个功能，以及与其他脏腑关联的各种病证。其基本概念应当是心系病证的病名沿革、病因病机、诊断鉴别、辨证论治、转归预后、护理康复、保健预防。其内容特点应当是以心病为中心，联系脏腑经络以及精神活动的病证，和从心论治而奏效的各类病证。心病的诊疗规范虽属首创，也应当建立并完善。我们曾制定并推广应用"胸痹心痛急症诊疗规范""胸痹心悸急症诊疗规范""胸痹心衰急症诊疗规范"及"胸痹心厥急症诊疗规范"，国家中医药管理局在全国颁布施行已有近20年的时间，对提高诊治心病的水平有较大的促进作用，今后应当进一步完善，以便使中医心病学的规范更加科学化、标准化、实用化。

二、心与脑的区分与关联

"心者，君主之官也，神明出焉。"语出《素问·灵兰秘典论》。《灵枢·邪客》又曰："心者，五脏六腑之大主，精神之所舍也。"说明心是五脏六腑之首，居统领地位，而且藏神明、司神明。实质上《黄帝内经》所描述的"心"的功能是现代"脑"及中枢神经系统的功能。《黄帝内经》对"脑"虽然也有论述，但不如"心"详尽，反而排斥在五脏六腑之外，列作"奇恒之府"中的一府，而且常常以"心"代"脑"，以"心"统"脑"。《黄帝内经》的这种"重心轻脑"说对后世中医学的理论和临床造成了影响。

1. 从现代解剖学来看

脑是中枢神经系统的主要部分，包括大脑、间脑、脑干和小脑。大脑分两个半球，主管思维、记忆、语言、情感等精神意识活动，中医称为"识神"。间脑包括丘脑、上下底后丘脑，位于大脑中间，被大脑包罩，状如泥丸，古称"泥丸宫""脑心"，是机体的生物钟所在地，掌握生命进程和生长衰老，调控体内的生理生化过程，对内脏既有固定程序的协调控制机制，并不随人的主观意志为转移的神明活动，故称"元神"，又有无意识的元神活动，是重要的生命中枢。脑干包括中脑、脑桥、延髓，主要司上下传导和主管意识、呼吸、调节体温等。小脑维持肢体平衡和肌张力，达成共济运动并出"技巧"。

2. 从现代生理学来看

脑是人体的精神、思维、意识、记忆、情绪、心理、学习、认知等高级神经活动的器官。人之所以区别于动物，主要在于人有高度进化、多维发达的大脑以及大脑支配下的种种高级复杂行为，所以说"脑"是五脏六腑之首，"脑藏神明""脑司神明"。

3. 从现代临床学来看

许多"脑系病证"用清心宁神法、清心开窍法等治疗而获效。如失眠投"交泰丸"，中风投"导痰汤"，癫痫投"礞石涤痰丸"，脑萎缩、痴呆投"归脾汤"，眩晕投"牛黄清心丸"等。因此，"心藏神明"的学术观点有其临床意义。

中西医两种医学有一个共同的观点，即心血与识神息息相关。心主血脉，为大脑的识神活动提供了充分且重要的物质基础，而大脑的供血不足或缺如，常常是失语、失读、失写、失聪、失用、失认、失觉等识神活动障碍或丧失的病理基础。近代不少研究还发现心脏具有分泌"心激素"的作用，而且可能具有判断及思维能力。心脏还具有磁场的磁力效应，也可产生一定的识神功能。可见在识神活动上，心脏和大脑可以连成一个统一的功能单元，共同主宰人体的精神意识活动，即"藏神明"的功能。

不少有见识、有创新的学者力主将"心藏神明"变革为"脑藏神明"，努力加强、完善、充实中医对"脑"的认识，并跟上全球"认识脑，保护脑，开发脑"的研究步伐，充分继承、发掘、发扬、发挥中医治疗脑病的疗效优势。这是对《黄帝内经》的修正完善，是对中医学术的弘扬和发展，可敬、可贺！

从临证实际出发，从"一切为了疗效"出发，以"心"的生理功能来理解识神活动，从"心"论治来纠正识神障碍的病证，也就是"脑主神明"从"心"认识，从"心"论治，仍然不可缺如。因此，既要识别"心"与"脑"的区分，又要重视"心"与"脑"的关联乃为上策。

三、心病正名

殷商甲骨文中就有象形文字"心"。"心病"一词始见于马王堆汉墓出土的帛书，如《足臂十一脉灸经》载："臂太阴脉……其病：心痛，心烦而噫。"《阴阳十一脉灸经》载："臂太阴脉……其所产病：胸痛、脘痛、心痛、四末痛、瘕，为五病。"正式定名"心病"并详而论述者则是《黄帝内经》。如《素问·脏气法时论》曰："心病者日中慧，夜半甚，平旦静。"《素问·标本病传论》曰："心病者，胸中痛。""夫病传者，心病先心痛，一日而咳，三日胁支痛，五日闭塞不通，身痛体重。"《黄帝内经》还论述了心系病证的诊治，特别是对心痛的描述，分为真心痛和厥心痛两类。真心痛的特征是"手足青至节，心痛甚，旦发夕死，夕发旦死"（《灵枢·厥病》），颇符合近代的心肌梗死表现及预后。厥心痛又分为肾心痛、脾心痛、肝心痛、胃心痛等，对近代诊治心绞痛很有启发。

中医病名虽具特色，但缺乏优势。由于病名内涵上的模糊和外延上的无限，造成命名的笼统和多义，常常难以确定，界限不准，给临证、科研、教学以及行业间的交流带来的困难是显而易见的。中医病名学如果不加以发展和改进，必将会影响其学术的发展及疗效的提升和评估。中医病名学的创新成了当务之急。

西医病名学比较精确，定位性强，并结合现代实际较紧密，这是西医病名学的特色所在。中医的优势往往在临床疗效上，而且比较重证轻病；西医的理化检查方法和手段是识别病变，是确立诊断的有效途径。充分发挥中西医两者的长处，优势互补，对中西医两门学科的完善、发展、创新都有双赢之利。因此中西医病名学上的"对号入座"，中医的病名限以西医的内涵，非但不会"姓西不姓中"，不会抹杀中医的特色，反而能促进中医学术的发展、中医优势的发挥和中医现代化的创新。

20世纪80年代初，我们曾对心病命名的规范化研究做过探索。原先都把冠心病心绞痛相当于"厥心痛"，把冠心病心肌梗死相当于"真心痛"。这样的"相当"既不确切，更不规范，因为厥心痛虽然包含心绞痛，但不一定单纯指冠心病心绞痛，其他病变如高血压心脏病、风湿性心脏病等引发的心绞痛，甚至消化道急性疼痛放射至胸臂也可包含其中，加之厥心痛的成因系五脏病变影响于心所致，所以对心系本身的扣题并不严谨。当时考证文献，《金匮要略》专有"胸痹心痛短气篇"，仲景将胸痹单指心痹，而肺痹则另有专篇论述，较《黄帝内经》将胸痛包含心痹和肺痹的混淆有了质的进步。故我们提出以《金匮要略》为准，提出了心病规范化的命名，即以胸痹病相当于冠心病，然后将冠心病的五个临床类型分别加以对应：胸痹心痛相当于冠心病心绞痛，胸痹心悸相当于冠心病心律失常，胸痹心衰相当于冠心病心力衰竭，胸痹心厥相当于冠心病心肌梗死，胸痹心脱相当于冠心病心脏骤停。这套心病病名的规范曾由国家中医药管理局颁文试行，并逐步纳入中医界的"行标"和"国标"之中。心病病名学的规范虽然粗糙，不太成熟，但毕竟是个起步，是创新的开端。只要在临床中不断实践、不断完善，心病病名学的规范化必将瓜熟蒂落。

四、心病诊断标准

中医的精髓是"辨证论治"，辨证的主要依据是靠四诊收集的第一手资料。由于四诊的内涵主要靠患者的主观感觉，具有较大的随意性，加之患者尊重医者的心态，以及医生主观臆想获得阳性资料的欲望，使其客观性大打折扣。另外，临证习惯于先行辨证分型或证候分类，再返回临床加以对应，而临床实际又十分复杂，患者的病变不受主观定型或分类的限制，可以多种兼夹，常常难以反映患者的临床实际，如果分型或分类过多过细，则偏差就更大，造成辨证的不规范、不确切、不客观。一则资料的较大随意性，二则证型分类的较大主观性，使辨证虽然重要，但辨准却十分困难。

我们曾倡导"单元组合辨证分类法"，即将心病先确立几个辨证的单元，虚实各3个单元：心气虚损、心阴不足、心阳不振、痰浊闭塞、心血瘀阻、寒凝气滞。每个单元以舌脉和1个必备主症为准加以区分，如心气虚损：苔薄白，舌质淡，脉沉细，心悸气短；心阴不足：苔净质红，脉象细数，五心烦热；心阳不振：苔薄白，质淡胖，脉沉细，尺部弱，形寒心悸；痰浊闭塞：苔腻脉滑，胸闷痞满；心血瘀阻：舌紫暗，脉涩结，怔忡心痛；寒凝气滞：苔薄白腻，脉弦紧代，遇寒心痛。然后根据临床出现的病变加以组合，做出证候分类就会比较符合临床实际。如"胸痹心痛，心气虚损、痰浊闭塞证""胸痹心悸，心阳不振、心血瘀阻、痰浊闭塞证"等。

单元组合辨证分类是心病诊断标准的核心，也是中医理论的原创，不可丢。但在中医学迈入现代化的当今，应当创新，更应当发展，要吸收现代高科技方法和手段，从生化、免疫、微量元素、基因、蛋白组学到形态学、影像学、计算机系统、声光电磁等，尤其是特异性指标的充实，也就是常说的宏观与微观相结合，功能与形态互引证，使心病的诊断标准，既有中医理论的传统原创，又有现代科技的先进体现，达到规范、客观、精确、定性、定位、定量的要求。

五、心病疗效评价体系

疗效评价必须客观无误，方能有置信度和重复性。评价不能单一局限，要全面综合形成体系。心病疗效的评价体系应当由中医证候学、心绞痛止痛率、西药停减率和各项客观指标共同组成。

中医证候学评定的疏忽，既丢失了中医学的特色和优势，又重创了疗效评定的客观性和可信度。我们曾试行"计量评分法"，即根据证候（包括症状和舌脉）出现状况，是否需要药物缓解以及对工作生活的影响程度，由 0 分到 4 分以 5 级计分，分别统计证候的疗前、疗后分值，再按分值评定疗效。根据临床实际分 4 级评定标准，显效包含痊愈，分值为 0 或分差 ≥ 70%；有效分差 50% ～ 70%；无效分差 ≤ 50%；加重疗后增分。

至于止痛率、停减率、客观指标，均可参照西医的评价标准，"拿来就用"即可。比如，止痛率要细分心绞痛发作次数、持续时间、疼痛程度、性质和部位。停减率要细分停用、减量 1/2、1/3。客观指标初步有 9 项：无创伤心功能降低（左心室功能减弱）；血流动力学变化（血液流量、血流速度低于正常）；血液流变学变化（全血及血浆黏度高于正常，血小板聚集，血液黏滞性增高）；免疫功能变化（淋巴细胞转化率、E- 玫瑰花环形等细胞免疫功能低于正常）；血液生化学变化（环核苷酸比值、核苷酸含量低于正常）；血浆激素含量变化（皮质醇、尿 17- 羟、17- 酮类固醇、性激素 E2、T 及其比值高于正常）；自主神经功能变化（血清多巴胺 -β- 羟化酶、酪氨酸升高，尿去甲肾上腺素、肾上腺素升高，指尖血管容积刺激后变化明显，交感神经兴奋性增高）；缺氧心肌细胞形态变化（电镜下肿胀）；红细胞膜形态变化（电镜下变形）。

在心病的疗效评价体系中，要注意 3 个问题：一是要有大样本、多中心的设置，力求客观化和真实化；二是要随机盲法对照，对照必须同病同证同类，注意可比性和重复性；三是必须统计学处理，注意精确度和可信度。

基于中医学的特色和优势，心病的疗效评价体系中要突出生活质量的评价。中医临床不仅是以"病"为研究对象，更以患者的"人"为研究载体，所以既要重视人体的整体机能状态，又要强调人体对社会和自然环境的适应能力，也就是"病"的康复和"人"的生活质量。生活质量的评价可以采用调查量表。

六、心病学正名与标准化研究是迈向现代化的要素

中医药的现代化，包括心病学的现代化，临床是检验的主要标准。所谓"临床"有 3 个含义。

一是病名。病名的确立，要精确，不可模糊，从疗效出发。心病学应当包含心主血脉为主，同中医心病学有关的、常见的而且中医治疗确实有效的某些神经系统、泌尿生殖系统和口腔疾病。

二是诊断疗效的标准化内涵，首先是传统的，然后是现代的。中医的传统精华是中医学科的重要内容，特别是辨证和论治，整体和综合。证候分类是辨证要点，中医的四诊中，舌脉较为客观，《景岳全书》有"舍证从脉"之说，然而脉诊常常"指下难明"，故应"舍症从舌"。证候分类首要是舌脉，其次是必备的主症，组成辨证的传统要素。论治的传统精华则是据证立法，依法遣药，君臣佐使组方，也可根据气血阴阳及脏腑关联实施间接治疗。论治中还应坚持整体方案和药物同非药物，药疗同食、体、意、艺疗互配的综合措施。这些传统精华丢了，何谈中医，何谈现代化？！现代化的各种科技方法和手段，将它融入传统精华之中，产生源于传统又能走出传统的效应，积极搭建技术和学术通融的平台，构建既保留传统又反映先进的中医现代临床诊断疗效评价方法和技术，形成规范的标准化，那么中医学的现代化便迎刃而解了。

三是诊疗水平的提升和完善为主要标识。诊疗水平的主要标识，当务是建立中医化、客观化、科学化的标准。既要体现"中医不能丢"的宗旨，又要实施"中医不能停"的原则，本着"西为中

用""洋为中用"的方针，全面地、尽力地、快速地汲取现代的微观指标，尤其是特异性的指标，客观和微观同态的、紧密的、相符的结合，这些必要的注入和完善，使中医诊疗标准产生了新意，出现了新态，组成了中医诊疗标准现代化的新模式，诊疗标准现代化的实现是一门学科成熟的重要标识。

病名学的规范化及诊疗学的标准化研究是基石。它能充分保证中医心病学迈向现代化，保证中医诊治心病临证疗效的提升，保证中医心病学走向世界！

（本文收入中华中医药学会心病学分会成立暨第八次全国学术年会论文精粹，2006 年，沈绍功）

冠心病中医取效误点及其对策

【摘要】提出影响心病取效的 3 个误点：重于病而轻于证；专病专方而忽略整体综合；追求药理而不讲君臣佐使。探讨取效对策：辨证论治乃取效正道；中西医配合比结合好；创建中医心病学系当务之急。

【关键词】中医心病取效对策；辨证论治；中西医配合；创建中医心病学。

中医诊治冠心病及其危急重证具有优势，"应当努力发掘，加以提高"。

一、影响心病取效的 3 个误点

近代中西医对冠心病的防治研究都十分努力，而且有所作为，也可以说硕果累累。千条万条，临床疗效是第一条的硬道理，医界已渐趋共识，看好中医药的前景，寄予厚望，但是不冲破 3 个误点，其后果也必然是"纸上谈兵"。

第 1 个误点：重于病而轻于证

"证"与"證"通，乃病之候也。时下有一个十分流行也很时尚的观点："辨病与辨证相结合"。这里的"辨病"有两种含义：一是按中医传统的病名来辨；二是按西医的病名来辨。如果单按中医的病名如"胸痹""心痛""心病"等来论治，如何立法组方遣药呢？还是应当在这些病名里辨别其证候分类才能据证论治。中医疗效的保证除在于"辨证"之准，法不对证，药不得法，何谈疗效之有。如果按西医的病名，更使"辨证"无从下手。冠心病不辨虚实寒热，不论痰瘀正虚，一味用扩张冠脉的中药或一味补气活血，能有显效吗？这不是还在吃"废医存药"的苦头吗？辨西医的病归根结底还是要辨中医的证。现今更大的误点在于只辨西医的病，不辨中医的证。冠心病要确诊，中医证候学荡然全无，一见冠心病便"化瘀"，至于有无"瘀血"绝不过问，这种"重病轻证"的误点，是取效之首害。

中医治疗西医的病绝非万能，有的病种确有疗效，有的病种出现疗效苗头，有的病种确实无效还要探索。确效和苗头的那部分还是辨证论治的结果。当然辨证论治的特色和优势也不是万能的，临证有时失灵，有时不全，有时模糊，有时矛盾，有时不能普遍适用，有时缺乏重复性，有时又没有专属性等不尽如人意之处。辨证论治在理论上还有值得商榷和不断完善的部分。但是回到现实，在当今对"辨证论治"还没有发展完善和创新的今天，离开了它又将是怎么样的结局呢？中医的疗效优势不是还要靠"辨证论治"来支撑吗？中医的"证"丢不得！

第 2 个误点：专病专方而忽视整体综合

专病专方是西医治病的重要标识，对病有较好的针对性，但百病用一方、一方治百病直接影响疗效的提高，是西医治病的一个误点。可偏偏让某些中医视为特色而仿效，真是"自投其误"。

整体综合是中医治疗的主要标识和模式。"整体观"就是强调人与自然、人与社会的密切关系，又强调人是一个统一的有机整体，注重局部与整体、病理与生理的联系，并突出个体的体质特征，以阴阳学说为基础，以脏腑经络学说为核心，以望闻问切四诊为手段，以"八纲""六经"等归纳为方法，来辨别人体发生疾病的病因病机、证候分类、演变转归，并确立相应的治则治法，也就是常说的"辨证论治"。

"综合论"有3个内涵：一是治疗思想上的综合；二是组方法则上的综合；三是治疗手段上的综合。治疗思想上强调"因人、因时、因地制宜"，组方法则上强调"君臣佐使"，治疗手段上强调"三多"（多方法、多途径、多剂型）和"六综"（辨证论治、护理调摄、康复体疗、食疗意疗、养生预防、保健强体、综合齐上）。

只仿西医的误点，忽视中医的优势，如何保持疗效？！

第3个误点：追求药理而不讲君臣佐使

中药现代药理学的研究是中药效应明显提高和重要进步的体现，使中药的应用更具针对性，从而明显地提高了疗效，但是也产生了负面作用：不少医者只顾其药理，不顾辨证论治，不论理法方药，不讲君臣佐使。人们常说，中医的疗效优势还在于"轻药重方"，也就是说单味药并非主要，主角是复方，俗称"汤头"，学名"方剂学"。在确立治法后要遵循配方原则，巧思配伍组成，精选药物并酌定剂量，也就是"君臣佐使"。君者主药，针对主要病证，解除主要病因，起主要治疗作用的药物；臣者辅助药，协同君药发挥作用，或针对主症以外的兼症而设；佐者矫正药，纠正某些君臣药的偏性，或缓解消除其毒烈之性，防止副作用的发生；使者引经药，引导诸药直达病所，发挥组方的针对性。

只有药理，没有"君臣佐使"，据何组方？凭何奏效？！

二、提出3条对策，抛砖引玉

第1条：辨证论治乃心病取效正道

中医学学术框架的主轴是辨证论治的优势，它不是纯理论，更不是空理论，跟疗效息息相关。以冠心病心绞痛为例，中医镇痛方法很多，优势明显，疗效确切。根据临证实际以3个证类统之为宜。

【痰瘀互结证】

主症：闷胀刺痛，唇青口黏，纳呆怔忡。

兼症：头重身困，呕恶痰多，发枯爪青。

舌脉：苔腻，脉滑，或舌紫、脉涩。

立法：祛痰化瘀。

方药：温胆汤合通窍活血汤。

竹茹10g，枳壳10g，茯苓15g，陈皮15g，丹参30g，川芎10g，莱菔子10g，水蛭粉3g（冲）。

成药：心痛舒喷雾剂、愈风宁心片。

【气阴两虚证】

主症：隐痛阵作，气短乏力，五心烦热。

兼症：眩晕耳鸣，惊悸潮热，纳差脘胀。

舌脉：舌红少苔或舌淡苔薄，脉沉细或结代。

立法：益气养阴。

方药：生脉散合归脾汤。

人参 3g（另煎兑服），生黄芪 15g，麦冬 10g，黄精 15g，仙鹤草 10g，生白芍 10g，当归 10g，三七粉 6g（冲）。

成药：补心气口服液、滋心阴口服液。

【肾亏寒凝证】

主症：胀痛时作，形寒心惕，彻背肢冷。

兼症：畏寒面白，倦怠肿胀，胁胀自汗。

舌脉：舌淡胖，苔薄白腻，脉沉迟或沉细或结代。

立法：调肾散寒。

方药：杞菊地黄合瓜蒌薤白白酒汤。

枸杞子 10g，生地黄 10g，全瓜蒌 30g，薤白 10g，桂枝 10g，蛇床子 10g，鹿角霜 15g，槲寄生 10g。

成药：正心泰胶囊、养心氏片。

除药疗外，针刺取穴膻中、间使、神门、内关透外关，耳针心、皮质下、交感区，华佗夹脊走罐，均有辅助镇痛作用。还可配合"意疗"（戒暴怒以养其性，少思虑以养其神，省语言以养其气，绝私欲以养其心）、"体疗"（适量运动）、"食疗"（有助于缓解疼痛的食品：薤白、洋葱、萝卜、豆芽、扁豆、红枣、生姜、米醋、胡椒、茶叶、蜂蜜、木耳、莲子、桃仁、山楂、酸枣、猕猴桃）。

另外共有 30 味止痛中药，可以据证配合共研细末吞服，或醋调外敷穴位，也有辅助镇痛作用：三七、丹参、乳香、没药、琥珀、水蛭、香附、乌药、蚕沙、五灵脂、蒲黄、徐长卿、血竭、细辛、制川乌、制草乌、牡丹皮、川芎、川楝子、延胡索、沉香、赤芍、白芍、薤白、甘松、制大黄、生山楂、苏木、桂枝、高良姜。

冠心病的辨证，首要是分清虚实。辨证的关键看舌苔，苔腻为实，苔薄为虚。实者常伴憋闷纳呆、尿黄便干，以痰浊、瘀血为主，或有气滞；虚者常伴气短心悸、腰酸腿软，以气虚、肾亏为主，或有脾虚。

冠心病的论治，实者从痰论治，祛痰化瘀，温胆汤为主方，主药有竹茹 10g，枳壳 10g，茯苓 10g，陈皮 10g，可选加全瓜蒌 30g，薤白 10g，葛根 10g，丹参 30g，莱菔子 10g，生山楂 15g，苏木 10g，泽兰 10g；虚者从肾论治，调肾阴阳，杞菊地黄汤为主方，主药有枸杞子 10g，野菊花 10g，生地黄 10g，黄精 10g，生杜仲 10g，槲寄生 10g，可选加鹿角霜 15g，淫羊藿 5g，蛇床子 10g，菟丝子 10g，生黄芪 15g，麦冬 10g，当归 10g，生白芍 10g。大凡中老年冠心病患者多见肾亏证类，用调肾法反比补气化瘀法有效。

冠心病的论治还有一个有效的辅助，即"通腑渗毒"法，也就是分利两便法。通腑是排毒祛邪的主要途径，特别在心病中，无论虚实均属首要，在抢救心梗患者时是提高成功率、减少复发率的关键。通腑不能峻下，以润肠为要，其选药有决明子 10g，全瓜蒌 30g，莱菔子 10g，桃仁 10g，生栀子 10g；虚者可选肉苁蓉 10g，何首乌 10g，白菊花 10g，全当归 10g。渗毒即利尿法，以排邪毒，常投淡渗利湿的茯苓 10g，生薏苡仁 10g，泽泻 10g，泽兰 10g，车前草 30g，白花蛇舌草 30g，桑白皮 10g，王不留行 10g。

坚信并坚持"辨证论治"的法宝，心病取效完全可以确保。

第 2 条：中西医配合比结合好

中医学、西医学是不同理论体系指导下的生命科学，都有自身发展的规律。"中西医结合"对中国医学起过促进和完善作用，但也被导入误区：一味追求实验指标，只图动物点头，没有证候学观察；诠释疗效机制只重现代理解，不讲或少讲传统医理，等等。这些误区对中医学的最大危害是丢失了中医学的特色和优势——整体观、辨证论治观和综合观。中医学的临床疗效不是提高了，而是滑坡了；中医学特色的治疗方法不是弘扬了，而是缩减了；中医学的治疗思路不是扩展了，而是狭窄了。

中西医配合，优势互补，建立中国医学模式的共同体，不但切实可行，而且收效更好。北京某大医院曾做回顾性统计，由于中西医配合，心梗的病死率由40.2%降为12%。"心梗"中医学旧称"真心痛"，近称"胸痹心厥"，辨证分虚实两类，实者以痰瘀阻络为主，虚者以气阴两虚为主。三参饮是中医救治心梗的效方，由参类、丹参、苦参3味组成，实者选加胆南星、天竺黄、瓜蒌、薤白、莱菔子、丹参、泽兰、牡丹皮、苏木、川芎等，虚者选加仙鹤草、生黄芪、扁豆衣、黄精、麦冬、生白芍、槲寄生等。

心梗的三大并发症经中西医配合治疗可明显提高成功率。

心源性休克：治疗当分辨闭证与脱证。闭证属实，以痰瘀蒙窍为主，苔腻脉滑，可静滴清开灵、醒脑静注射液，针刺人中、内关、太冲，鼻饲竹沥水。脱证属虚，以气脱亡阳为主，舌淡脉微，可静滴参附注射液、参麦注射液，灸神阙、内关、足三里，鼻饲独参汤（单味人参200g以上浓煎）。

心律失常：快速型治疗重在滋阴宁神，调和营卫，酸枣仁汤合桂枝龙牡汤为主方，常投炒枣仁、黄连、桂枝、生龙骨、生牡蛎、麦冬、生白芍、当归等；缓慢型治疗重在温阳通络，调和气血，温胆汤合归脾汤为主方，常投淫羊藿、菟丝子、补骨脂、生黄芪、炮姜、鹿角霜、川芎、石韦等。

心力衰竭：治疗重在温阳利水，"开鬼门，洁净府"，苓桂术甘汤为主方，常投生黄芪、炒白术、茯苓、桂枝、鹿角霜、桑白皮、葶苈子、泽兰、王不留行、白花蛇舌草、车前草、桔梗、蝉蜕等。

时下兴起的冠心病"介入疗法"，若应用中西医配合至少可收4个效应：消除症状，加快康复，提高生活质量，预防再栓再梗。术后中医药的参与仍应辨证论治，证分两类：虚证神疲腰酸，苔薄脉细，补气祛痰调肾为法，杞菊地黄汤合瓜蒌薤白白酒汤为主方，投以枸杞子、野菊花、生黄芪、黄精、生杜仲、槲寄生、麦冬、全瓜蒌、薤白等，并以西洋参5g，三七30g，茯苓10g，薤白15g，共研细末装入胶囊，每日服3g；实证胸憋纳差，苔腻脉滑，化瘀祛痰调气为法，温胆汤合血府逐瘀汤为主方，投以竹茹、枳壳、茯苓、陈皮、菖蒲、郁金、莱菔子、丹参、生山楂等，并以水蛭5g，莱菔子10g，茯苓30g，丹参60g，川楝子10g，共研细末装入胶囊，每日服3g。

中医学、西医学均属科学，虽难"结合"，但也不能"火并"，现实的归途应当是"优势互补、相互配合"。中西医"配合"比"结合"好！

第3条：创建中医心病学系当务之急

《素问·灵兰秘典论》云："心者，君主之官也"，心在五脏六腑中处于首位，是统领者。中医心病学是一门专事研究心系病证的临床学科，其命名涵义应当包括中医心的3个功能及与其他脏腑关联的各种病证。其基本概念应当是心系病证的病名沿革、病因病机、诊断鉴别、辨证论治、转归预后、护理康复、保健预防等。其内容有3个内涵：一是心主血脉的心血管系统病变，二是藏神明的某些高级神经系统病变，三是与其他脏腑相关的口腔病、泌尿生殖系病变等。

总之，中医心病学的创建与完善是对中医诊治心病的继承、发扬与创新，具有重大的临床意义。一门学科的创建势必对中医学术的发展和临床疗效的提升起到巨大的促进作用。

努力创建"中医心病学"，努力发展中医心病学术，努力发挥中医心病的疗效优势，是我们的责任！

（本文收入吉林省中医药学会心病专业委员会成立暨第一次学术研讨会论文集，2007年，沈绍功）

从毒损心络论治高血压病

中医学没有高血压的病名，根据其临床表现，主要相当于"眩晕"，部分包含"头痛"和"肝阳"。毒损心络是中医诊治高血压病的新思路。毒为何物？在高血压来说主要是痰瘀浊毒在体内的积累停留，不能通过络脉的渗注而排出体外。回首古训，朱震亨的"无痰不作眩"，虞抟的"死血迷闭心窍"瘀血致眩说，对当前高血压病的临证十分切中。

络脉附属于经脉系统，是由经脉横支别出的支系。经脉的功能主要通过络脉网络来实现。络脉是保障脏腑气血灌注、通畅气血津液输布的枢纽，是维持体内稳态的重要组成。其道细小，其布广泛，其支众多，其功重要，可以看作立体多能的网络系统。凡网络痹阻，气血津液运行不畅的一类病证，统称络病。络病的病机不外四端：络脉结滞的气郁、血滞；络脉蕴毒的痰瘀、湿浊；络脉空虚的不足、停瘀；络脉损伤的血溢、血结。

毒损心络观是高血压病从络病学说诠释的新视点、新角度、新途径。

首先，病机上的关联性：高血压常常起病隐匿，不少患者无症可见或在体检时方显血压升高，故病程较长，一般年老者体虚多见，年轻者痰浊为主，这种病机同络病的虚（络脉气血不足）和实（络中血瘀痰浊）实质上是相关联的。

其次，证候上的相似性：高血压病的证候学所见可概括为上盛下虚证。上盛者眩晕头重，口唇紫暗，舌下络脉青紫，舌质暗红，苔腻，脉滑；下虚者腰酸腿软，气短乏力。这些证候与络病表现极其相似。高血压病经治不愈，其发展常常累及心、脑、肾、眼底等，而这些正是血液丰富、络脉汇集之处。高血压病的证候演变大致经历两个阶段：初起以肝肾阴虚为主，表现为肝阳或肝风，与络脉空虚相似；继则痰瘀浊毒入络、阻络、损络，加重病情，变证丛生。

再次，治法上的一致性：基于高血压病毒损心络的新观点，其治法应当更新为"活络法"。无论痰瘀同治，无论补气祛痰或补气化瘀，均同络病治则"疏通络脉，透达络毒"相一致。

高血压病的西医学解释在于微血管与微循环的病理性异常。微循环的结构同络脉极为相似。血管内皮细胞的凋亡破损及其功能失调是高血压病发生的主要病理生理基础。我们在实验研究中发现，中医学的"血瘀证"在客观指标上的变化可以看到血流动力学和血液流变性的异常，微循环的障碍，内皮细胞的损伤，血小板功能的亢进以及凝血因子形成并激活，纤溶和抗纤溶系统的启动，红细胞变形性和凝聚性增强等，这些变化可以看作"毒损心络"的现代诠释。

基于"毒损心络"的新思路，我们曾以水蛭、莱菔子为主，由5味中药组成"络活胶囊"，试治 I、II 期痰瘀互结证类的高血压病，并与北京降压0号随机对照，降压显效率30.0%，总有效率85.0%，与对照组疗效相仿（$P > 0.05$），但对改善痰瘀互结证候有明显差异（$P < 0.01$）。络活胶囊还能改善患者血液流变性，降低血脂，提升血浆肾上腺髓质素水平，降低血浆组织因子途径抑制物水平，而且安全无毒。

综上可见，高血压病从毒损心络论治，既有理论依据，又有临床验证，可能是提高中医诊治高血压病的新思路、新途径。

（本文发表于《江苏中医药》，2007年，沈绍功）

中医心病的辨证特色及其取效对策

中医心病学是研究"心主血脉""心藏神明""开窍于舌""合于小肠"等心的生理功能紊乱及心与其他脏腑的病理关联所致的病理变化的规律、诊疗方案、用药特点、护理调摄、保健养生的新兴学科，是一门富有中医学特色和疗效优势的临床学科。

《素问·灵兰秘典论》云："心者，君主之官也。""主明则下安。"《灵枢·邪客》云："心者，五脏六腑之大主也。""主不明则十二官危。"以上说明心在五脏六腑中处于首位，是统领者。一旦心的功能紊乱，便会产生一系列血脉、神明、口舌、泌尿、生殖等病证，导致所谓的"心病"。

中医心病的辨证特色何在？从临证实际出发，要抓住三端。

首先，要把舌脉作为金标准，排在证候之首位

望闻问切四诊中，舌诊"一望而得"，比较直观，脉诊唯一接触肢体，比较客观。舌诊和脉诊应当实用化，使之便于操作。

舌诊宜简不宜杂。在舌苔、舌质、舌体三部分中，舌苔观其色，黄苔属热，白苔属寒；观其厚薄，厚苔属实，为痰湿或食阻，薄苔属正常、表证或虚证，有风寒、风热之表，或有气、血、阴、阳之虚；观其润燥，润者属正常、阴津不伤，燥者为伤阴亏津。舌质观其色，淡红属正常，淡白属气虚或阳虚，红属阴虚或实火，绛为热入营血，紫为寒盛或瘀血，紫斑为瘀血；观其胖瘦，胖者即齿痕舌，属阳虚证，瘦者属阴虚证。舌体变化大多为危重症，患者常伴神志症状，朦胧甚至昏迷，可以慢慢观察变化。

脉诊宜粗不宜细。三指切诊是中医诊病的标志。中医必须切脉，王叔和在《脉经》中说："胸中易了，指下难明"。要明脉法，宜粗不宜细。脉诊宜粗者，分清9种主脉，组合主要兼脉。

9种主脉如下。

浮脉——脉位浅表，轻手可得，主表证。

沉脉——脉位深在，重手乃见，主里证。

迟脉——脉率迟缓，一息不及四至，主寒证。

数脉——脉率数疾，一息五至以上，主热证。

滑脉——脉来流利，如盘滚珠，主痰浊或妊娠。

涩脉——脉来不畅，如刀刮竹，主瘀血。

弦脉——脉来有力，如按弓弦，主气滞。

细脉——脉体细小，如线如丝，主虚证。

结代促脉——脉律不整，均系急危重症。

脉迟，时有一止，没有常数为结；脉数，时有一止，没有常数为促；定数中止为代。

主要兼脉如下。

浮紧风寒，浮数风热，浮濡伤暑，浮而有力表实，浮而无力表虚。

沉迟里寒，沉数里热，沉滑痰浊、食阻，沉涩瘀血，沉细虚证。

弦迟气滞寒凝，弦数气滞热壅，弦滑气滞痰浊，弦涩气滞血瘀，弦细阴虚阳亢。

细数阴虚内热，结代痰浊、瘀血内阻、气虚不能运血、阳衰不能温血，代散脏气衰微，濒死之兆。

《景岳全书》云："凡治病之法，有当舍症从脉者，有当舍脉从症者。"当无症可辨或症脉分离不一致时，以脉为准进行辨证，确立证候分类，这便是"舍症从脉"。舌诊起源于《黄帝内经》，虽然没有专题论述，但对不同病证的舌象有多处描述，如表热传里舌苔变黄等。张仲景第一次将舌诊引入辨证论治体系，而且首次将舌苔与舌质区分开来，如燥舌主热、青舌主瘀、滑苔属阴证、黄苔主里热实证等。王叔和的《脉经》则第一次将舌诊与脉诊结合起来辨别病证。由于舌诊比脉诊更加直观，一目了然，所以在四诊中就更具客观性，而在定性上更起着至关重要的作用。因此在辨别证类时，特别是真假难辨、症情错杂时，应当"舍症从脉"，更应当"舍症从舌"。

其次，主症要精

主症必须是单一性，例如瘀血的刺痛定处、痰浊的口黏形胖、气虚的气短、阳虚的形寒、阴虚的五心烦热等。但是单一性的主症临证并不多见，为了弥补其不足，常以主症为核心加以兼症来辨别，如主症为失眠，兼见心悸健忘，乏力纳差，就可以辨为心脾两虚证类。有时多列几个主症配以兼症，如主症三项：胸闷痞满，口黏乏味，纳呆脘胀，兼症三项：恶心呕吐，头重身困，痰多且黏。以主症两项及以上加一项兼症来确立证类。当然主症加兼症不能太多，以3～4项为宜，否则必然繁杂，给证类的确立带来麻烦。

再次，倡导"单元组合辨证分类法"

先确立几个辨证的单元，然后根据临床出现的病证加以组合，见什么病证就组合什么证类，其排列按轻重主次的顺序，有一个算一个。这种组合式的辨证分类法可以客观反映临床病变的实际，比较符合错综复杂又多变的临床实际，相对做到辨证的准确性。

以冠心病为例，其本虚和标实都确立三个单元。

心气虚损证：

舌脉——苔薄白，舌质淡，脉沉细或代促。

主症——隐痛阵作，气短乏力，神疲自汗。

兼症——面色少华，纳差脘胀。

心阴不足证：

舌脉——苔净或少苔或苔薄黄，舌质红，脉细数或代促。

主症——隐痛忧思，五心烦热，口干梦多。

兼症——眩晕耳鸣，惊惕潮热。

心阳不振证：

舌脉——苔薄白，质淡胖，脉沉细或迟弱或结代，甚则脉微欲绝。

主症——闷痛时作，形寒心惕，面白肢凉。

兼症——精神倦怠，汗多肿胀。

痰浊闭塞证：

舌脉——苔腻或黄或白滑，脉滑数。

主症——闷痛痞满，口黏乏味，纳呆脘胀。

兼症——头重身困，恶心呕吐，痰多体胖。

心血瘀阻证：

舌脉——舌紫暗或紫斑或舌下脉络显露，脉涩或结代。

主症——刺痛固定，面晦唇青，怔忡不宁。

兼症——爪甲青紫，发枯肤糙。

寒凝气滞证：

舌脉——苔薄白腻，脉弦紧或代。

主症——遇寒胸痛，彻背掣肩，手足欠温。

兼症——胁胀急躁，畏寒口淡。

举例组合："胸痹心痛·心气虚损、痰浊闭塞证"；"胸痹心悸·心阴不足、心气虚损、寒凝气滞证"；"胸痹心衰·心气虚损、心阳不振、心血瘀阻证"。

弘扬中医心病辨证的3个特色，目的是做到辨证相对准确，这是取效的前提和基础。

中医心病的取效，愚设五策以抛砖引玉。

一策，论治宜活，间治取效

虽然以证立法，以法论治，是谓常规，但是为提高疗效，论治应灵活，切忌刻板。论治之活，重在间接治疗。

可以利用气血的互相关系，实际间治。比如气虚者，依据血为气母的关系，在补气药中佐以养血之品，如生地黄、当归、阿胶等，其补气之力常可倍增；血亏者依据气为血帅的关系，在养血药中佐以补气之品，如生黄芪、党参、白术等，其养血之力竟能骤增。还可利用脏腑的互相关系间接治疗。比如利用肝脾关系，见肝旺时投扶土药如白术、茯苓、薏苡仁等扶土以抑木，脾虚时投柔肝药，如当归、白芍、木香柔肝以健脾。利用肺合大肠关系，便秘时投清肺药如全瓜蒌、炙杷叶、葶苈子清肺以润肠，肺阴不足时投通便药如决明子、桃仁、莱菔子通便以润肺，还可投泻肝药如生栀子、黄芩、知母泻肝以润金。利用脾肾同本的关系，见脾虚时，投益火温肾药，如淫羊藿、生杜仲、桑寄生，益火以生土。利用肝脾同源的关系，当肝阴、肝血不足时，投滋肾药如枸杞子、黄精、女贞子滋肾以柔肝，还可宁心安神等。间接治疗可以开阔治法思路，丰富治法，行之有效。

二策，分清虚实，调肾祛痰

心病以分清虚实为要务，其关键在于舌象。大体上虚证苔薄，从肾论治，调肾阴阳；实证苔腻，从痰论治，痰瘀同治。

肾脏属下焦，在五脏六腑中唯独肾脏有双性，既阴又阳，既水又火，是人体生命活动的原动力。由于阴阳互根，阳衰可及阴，阴损可及阳，故补肾者必调阴阳，当遵景岳之训："善补阳者，必于阴中求阳，则阳得阴助而生化无穷；善补阴者，必于阳中求阴，则阴得阳升而泉源不竭。"也就是在温补肾阳时，稍配滋阴的枸杞子、女贞子、旱莲草、杜仲、桑寄生等；在滋补肾阴时，稍配温阳的蛇床子、淫羊藿、菟丝子、巴戟肉、补骨脂类。故所谓的补肾法，更宜称作"调肾法"。

心病调肾常以杞菊地黄汤为基本方，再佐几味温阳之品。其中生地黄滋肾阴为君；黄精易山萸肉伍枸杞子滋肝肾之阴、山药滋脾肾之阴为臣，3味相得益彰，肝、脾、肾阴俱滋；泽泻、茯苓淡渗利湿，滋而不滞为佐；牡丹皮、菊花清泄虚火，温而不炎为使；再伍蛇床子、淫羊藿以阳中求阴，然后再随病据证加味，成为治疗心病虚证的调肾基本方。

《素问·至真要大论》首次提出"民病饮积心痛"，说明心病同痰浊密切相关。《继志堂医案》更明确主张"此病不惟痰浊，且有瘀血交阻膈间"，首创痰瘀同治法。

心病痰瘀同治，以温胆汤合三参饮化裁为主方。主药7味：竹茹、枳壳、茯苓、陈皮、党参、丹参、苦参。为提升疗效，还需三助。

其一，遵守古训，分辨寒热。心病从痰论治始创于张仲景。《金匮要略》"痰饮"篇中有化痰温通方瓜蒌薤白白酒汤类6张，故要伍入全瓜蒌和薤白2味。热痰苔黄痰黏，选加黄连、天竺黄、浙贝母。寒痰苔白痰稀，选加桂枝、半夏、生姜。狭义之痰重在消导，选加莱菔子、葶苈子、海藻。广义之痰重在透豁，选加石菖蒲、郁金、桔梗。

其二，根据痰性，伍用三法。痰瘀必互结，伍化瘀的丹参、苏木、泽兰。气虚必生痰，伍补气的生黄芪、扁豆衣、仙鹤草。气滞必凝痰，伍理气的柴胡、香附、延胡索。

其三，给痰出路，分利两便。利尿选加车前草、石韦、白花蛇舌草。润肠选加决明子、桃仁、生栀子。

三策，虚实夹杂，扶正祛邪

《素问·通评虚实论》云："邪气盛则实，精气夺则虚。"虚实虽然较易区分，但临证常见夹杂。正虚邪实，除常用"攻补兼施""标本兼治"等法则外，更应当采用"先祛邪，后扶正，祛邪时防其伤正，扶正时防其恋邪"的原则，则更能合理地处置邪正关系而奏效。如阴虚常兼痰浊，此时先投温胆汤祛痰浊，再用六味地黄汤滋阴。祛痰时免用苍术、半夏、厚朴等燥湿伤阴药，滋阴时免用熟地黄、玄参、麦冬等滋腻助浊药，再佐醒脾的木香、砂仁、陈皮等。又如气虚常有停水，此时先投五皮饮利水，再用四君子补气。利水时免用攻伐伤气的黑白丑、芫花等，补气时佐以淡渗的生薏苡仁、泽泻、车前草等。

四策，特殊用药，随证加味

运用中药不能单纯追求药理效应，要严格按照功能主治并符合辨证配伍，否则会直接影响疗效。

心病有6味特殊用药可以辨证选用：仙鹤草补气强心、养血和营；鹿角霜温补肾阳、温通经脉；水蛭双向调节，小量止血，大量破血；泽兰活血通脉、利湿退肿；莱菔子祛痰降压、通便消导；制大黄泻热排毒、调理肠胃。

心病有10项随证加味如下。

疼痛——三七、蚕沙、琥珀、苏木、生山楂、徐长卿。

胸憋——生黄芪、仙鹤草、扁豆衣、葛根、槲寄生、鹿角霜。

心悸——川芎、石韦、羌活、苦参、黄连、麦冬。

浮肿——泽兰、白花蛇舌草、车前草、泽泻、王不留行、葶苈子。

痰盛——天竺黄、莱菔子、海藻、海蛤壳、生牡蛎、浙贝母。

纳呆——大腹皮、连翘、焦三仙、生鸡内金、芦根、砂仁。

失眠——黄连、肉桂、炒枣仁、夜交藤、茯苓、生龙骨。

舌紫——水蛭、生山楂、赤芍、红花、鸡血藤、土鳖虫。

苔腻——茵陈、泽泻、莱菔子、制大黄、生山楂、炒苍术。

脉细——枸杞子、黄精、首乌、灵芝、生杜仲、炒白术。

五策，综合优势，四疗并驾

中医治疗心病特别强调综合优势，不能单取药疗，应当配合食疗、体疗、意疗，四疗并驾，取效明显。

对心病有效的食品：薤白、洋葱、萝卜、豆芽、扁豆、红枣、生姜、米醋、胡椒、茶叶、蜂蜜、木耳、莲子、桃仁、山楂、猕猴桃等。

心病患者要适量活动，不可不动，不可大动，应以活动后不感疲乏为度。

心病患者的意疗原则：戒暴怒以养其性，少思虑以养其神，省语言以养其气，绝私欲以养其心。

中医治疗心病有优势，何以继承并发扬？关键是辨证准和论治活，坚持临床实践，坚持学术创新，坚持学术交流，其优势和特色必将发扬光大！

（本文收入中华中医药学会心病分会第十次全国中医心病学术年会暨吉林省中医药学会心病第二次学术会议论文精选，2008年，沈绍功、韩学杰）

胸痹的中医急诊辨治

【摘要】胸痹为急诊常见病、多发病。中医治疗胸痹具有较好疗效。笔者认为胸痹心痛辨证应提纲挈领，以中医舌脉为金指标定类，根据临证实际分为两虚一实三类，然后据证立法，依法遣药。胸痹心悸治标抓痰瘀，治本重阴阳；胸痹心衰治以温阳利水为主；胸痹心厥急者以痰瘀阻络为主，缓者以气阴两虚为主。中医辨证配合抢救可明显提高成功率，降低死亡率。

【关键词】胸痹心痛；胸痹心悸；胸痹心衰；胸痹心厥；中医急诊处置。

我们在临床实践中对胸痹的中医急诊处置略有心悟，敬请同仁教正。

一、胸痹心痛

本病证候分类十分关键，当今证类缺少客观指标，一则宜粗不宜细，更不能杂，二则应选用中医舌脉作为金指标以定类。这样不但便于临证遵循，而且易于分准证类。胸痹心痛依据仲景"阳微阴弦"之病机，其证类根据临证实际分为两虚一实三类为妥，即气阴两虚证、肾亏寒凝证和痰瘀互结证，然后据证立法，依法遣药。

1. 气阴两虚证

舌脉：舌淡苔薄或舌红少苔，脉沉细或数或结代。

主症：隐痛阵作，气短乏力，五心烦热。

兼症：眩晕耳鸣，惊悸潮热，纳差脘胀。

立法：益气养阴。

方药：生脉散、归脾汤。人参、红参、西洋参、黄芪、仙鹤草、扁豆衣、麦冬、黄精、白芍。

成药：参脉注射液、生脉注射液、补心气口服液、滋心阴口服液、通窍益心丸。

2. 肾亏寒凝证

舌脉：舌淡胖，苔薄白，脉沉迟细或结代。

主症：胀痛时作，形寒腰酸，心惕肢冷。

兼症：面白自汗，倦怠肿胀，遇寒痛作。

立法：调肾散寒。

方药：杞菊地黄丸方、瓜蒌薤白白酒汤。枸杞子、生地黄、山茱萸、全瓜蒌、薤白、桂枝、鹿角霜、蛇床子。

成药：参附注射液、正心泰胶囊、养心氏片。

3. 痰瘀互结证

舌脉：舌质暗或有瘀斑，苔腻，脉弦滑或涩。

主症：闷胀刺痛，唇青口黏，纳呆怔忡。

兼症：头重身困，呕恶痰多，形胖发枯。

立法：祛痰化瘀。

方药：温胆汤、通窍活血汤。竹茹、枳壳、茯苓、陈皮、石菖蒲、郁金、莱菔子、丹参、水蛭。

成药：复方丹参注射液、心痛舒喷雾剂、安脑丸。

整体综合治疗是中医学的优势，包括针刺、拔罐、食疗、体疗和意疗。

针刺：取穴膻中、间使、神门、内关透外关。得气后留针 30 分钟，每 10 分钟强化刺激 1 次，或加电针仪，中度频率效果更佳。梅花针叩刺华佗夹脊穴，自上而下 3 遍，每日 1 次，也可镇痛。指针取穴心俞、膈俞、厥阴俞及心区阿是穴、内关、间使，每穴按揉 5 分钟，每日 2 次。

拔罐：华佗夹脊穴走罐，自上至下 3 次，膻中留罐 10 分钟，每日 1 次。

耳针：取穴心、皮质下、交感区埋豆，自行按压数次，3 天更换 1 次。

意疗：戒暴怒以养其性，少思虑以养其神，省语言以养其气，绝私欲以养其心。

单验方和外治法的辅助在胸痹心痛的镇痛措施中必不可缺，行之有效。此外，胸痹心痛单味止痛药有 27 种：三七、丹参、乳香、没药、水蛭、香附、乌药、蚕沙、五灵脂、蒲黄、徐长卿、血竭、细辛、川乌、草乌、牡丹皮、川芎、川楝子、延胡索、沉香、赤白芍、制大黄、薤白、甘松、生山楂、桂枝、苏木。随证加味，以提高止痛疗效。

二、胸痹心悸

心悸之名未曾载于《黄帝内经》，但有类心悸的临床证候及脉象论述。《灵枢·经脉》曰："气不足则善恐，心惕惕如人将捕之。"虽然描述了心悸的表现和病机、预后，但没有确定治法。《伤寒论》指出"炙甘草汤主之"，以气虚血少论治。《金匮要略》指出"半夏加茯苓汤主之""半夏麻黄丸主之"，以痰饮内停论治。嗣后各家在止悸法上大加发挥，使中医止悸更具优势。如朱丹溪以虚和痰饮论治，气虚投小建中汤，血虚予朱砂安神丸，"气涩郁在心胆经，宜温胆汤"。王清任主张血脉痹阻致悸，认为投血府逐瘀汤"百发百中"。

我们认为止悸之法有治标治本之别。

治标抓痰瘀：因悸发之际与痰浊闭窍和瘀血阻络关系密切，故用祛痰化瘀法最能取效。常投加味温胆汤和血府逐瘀汤，其主药有参类、竹茹、枳壳、茯苓、陈皮、石菖蒲、郁金、川芎、丹参、桃仁、红花、赤芍、全瓜蒌、薤白、柴胡、海蛤壳、水蛭粉、三七粉等，也可静滴清开灵注射液、复方丹参注射液或川芎嗪注射液。

治本重阴阳：快速型心悸以阴血不足为主，治重在滋阴养心。投交泰丸合杞菊地黄丸方，其主药有黄连、肉桂、枸杞子、野菊花、生地黄、黄精、制何首乌、麦冬、芦根、当归、生白芍、琥珀粉，也可静滴参麦注射液、生脉注射液。慢速型心悸以阳气不振为主，治重温阳宁心。投参附汤合阳和汤，其主药有参类、制附片、桂枝、鹿角霜、淫羊藿、补骨脂、菟丝子、炮姜、生龙骨、生牡蛎、炙甘草，也可静滴参附注射液。

为提高止悸疗效，宜予"三个佐用"。一伍清心利尿。心与小肠相表里，心悸者常伴尿频、尿黄，故宜伍以导赤散、石韦散、小蓟饮子诸方化裁而清心，其主药有竹叶、石韦、小蓟、葶苈子、泽泻、车前草、连翘、冬瓜皮、白茅根、芦根、桑白皮、猪苓、玉米须。二伍宁心安神。心主神明，惊悸者常伴心神不宁，神不守舍而失眠健忘、怵惕，故宜伍以天王补心丹、朱砂安神丸、柏子养心丸、酸枣仁汤诸方化裁，其主药有炒酸枣仁、柏子仁、夜交藤、合欢皮、炙远志、灵磁石、生龙骨、生牡蛎、五味子。三伍散剂常服。为巩固止悸疗效，常用西洋参粉、三七粉、琥珀粉、冬虫夏草粉、黄芪、丹参、苦参、黄连、肉桂、川芎、石韦、茯苓、当归、羌活，根据病证偏重，调适剂量，共研细末装入胶囊，每次3g，每日2次，连服1～2个月。

针灸止悸效穴有太渊、通里、阴郄、神门、少府、少冲、厥阴俞、心俞、神堂、曲泽、郄门、间使、内关、大陵、神道、神庭、巨阙、膻中、安眠。针灸止悸配方，可取主穴巨阙、心俞、厥阴俞、内关、神门，然后辨证配穴：气血不足配脾俞、胃俞、血海、足三里；阴虚火旺配肾俞、太溪、太冲、间使；水饮内停配内关、水分、阴陵泉、丰隆；心神不宁配通里、丘墟、神庭、大陵。针法原则为虚补实泻。快速型心悸宜用针刺，慢速型心悸宜用艾灸。

三、胸痹心衰

运用"开鬼门，洁净府"法，投"苓桂术甘汤"为主方，主药有黄芪、炒白术、茯苓、桂枝、桑白皮、葶苈子、泽兰、王不留行、鹿角霜、北五加皮、白花蛇舌草、车前草、桔梗、蝉蜕、川牛膝。

胸痹心衰辅以针灸疗法可以提高强心退肿疗效。取穴分两组：宣肺利水取列缺、合谷、尺泽、阴陵泉、肺俞、三焦俞，采用针刺法；温阳利水取足三里、三阴交、复溜、水分、脾俞、肾俞，采用艾灸法。

四、胸痹心厥

中西医结合可明显提高成功率，降低死亡率。胸痹心厥急者以痰瘀阻络为主，缓者以气阴两虚为主，可投"三参饮"加味。补气用参类，最好选用西洋参或生晒参10g，另煎兑服，嚼渣，也可用党参30g，血糖高者换太子参60g。祛痰用苦参，因其苦寒碍胃，用量控制在10g以下。化瘀用丹参30g。急者选加祛痰的全瓜蒌30g，薤白10g，胆南星10g，莱菔子15g，天竺黄10g或竹茹10g；选加化瘀之牡丹皮、赤芍、红花、川芎、泽兰、苏木各10g，水蛭5g。缓者选加补气之黄芪30g，仙鹤草15g，白扁豆20g，黄精、炒白术、山药各15g；选加滋阴之麦冬15g，当归、白芍、制何首乌、槲寄生、北沙参各10g。

胸痹心厥以止痛为要务，也是稳定患者情绪的有力措施。止痛力强的中药有苏木、三七、云南白药、徐长卿、川楝子、延胡索、生白芍、乌药、香附、沉香、细辛，可以据证酌加。另外可服蛭沙定痛散：水蛭、琥珀粉、郁金、石菖蒲各5g，蚕沙15g，三七粉10g，共研细末和匀，装入1号胶囊，每次5粒。止痛还可用针刺膻中、神门、三阴交辅助。

对于胸痹心厥，通腑是取效的保证，可投润肠药，保持大便通畅。据证选用菊花、当归各15g，肉苁蓉、桃仁、莱菔子、大腹皮、制大黄各10g，决明子、全瓜蒌各30g。

伴有心源性休克者务必分清虚实，即脱证或闭证。脱证应以气脱亡阳为主，急用参附注射液静滴，并灸神阙、内关、足三里，汤剂重用独参汤或四逆汤，参类用200g以上浓煎液鼻饲或灌肠给药。闭证属实，以痰瘀蒙窍为主，急用清开灵注射液静滴，并针刺人中、内关、太冲，汤剂重用导痰汤，以胆南星、天竺黄、竹沥、全瓜蒌、莱菔子、石菖蒲、制大黄、牛黄为主。胸痹心脱也照此辅助治疗。

（本文发表于《中国中医急症》，2009年，沈绍功、韩学杰）

胸痹病中医急诊辨识

中医病名颇具特色，但少优势。中医病名的规范化乃是发展中医学术的当务之急。20 世纪 80 年代初，国家中医药管理局医政司胸痹急诊协作组曾经立题探索研究，从文献考证、临证实际和临床验证三个方面着手，以西医病名冠心病为切入点，采用中西医病名"对号入座"的方式，严格限定中医病名的内涵，做了中医病名规范化的尝试。即以胸痹病相当于冠心病，再根据冠心病的五个临床类型分别对应相当的中医病名：胸痹心痛相当于冠心病心绞痛，胸痹心悸相当于冠心病心律失常，胸痹心衰相当于冠心病心力衰竭，胸痹心厥相当于冠心病心肌梗死，胸痹心脱相当于冠心病心脏骤停。这套较全面而确切的中医命名给中医治疗冠心病的临证带来了较大的便利，促进了疗效的提高，一改以往称"厥心痛"和"真心痛"的不足，达到了中医病名规范化的目的，已经开始逐渐被中医行业的"行标"和"国标"所采纳。

余行医四十六载，在中国中医科学院广安门医院急诊科任主任十个春秋，对胸痹病的中医急诊处置略有心悟，广有收获，现陈述如下，敬请同仁教正。

一、胸痹心痛

（一）取效正道依然是辨证论治，证候分类十分关键

当今证类尚缺乏客观指标，一则宜粗不宜细，更不能杂，二则要选用中医舌脉作为金指标来定类，这样才便于临证遵循，而且易于分准。胸痹心痛依据张仲景"阳微阴弦"的病机，其证类根据临证实际分为两虚一实三类为妥，即气阴两虚证、肾亏寒凝证和痰瘀互结证，然后据证立法，依法遣药。

1. 气阴两虚证

舌脉——舌淡苔薄或舌红少苔，脉沉细或数或结代。

主症——隐痛阵作，气短乏力，五心烦热。

兼症——眩晕耳鸣，惊悸潮热，纳差脘胀。

立法——益气养阴。

方药——生脉散、归脾汤。

参类、生黄芪、仙鹤草、扁豆衣、麦冬、黄精、白芍。

成药——参脉注射液或生脉注射液，10 ~ 60mL，稀释后静滴，每日 1 次。

补心气口服液、滋心阴口服液，每次 2 支，每日 2 次。

通窍益心丸，每次 10 粒，每日 2 次。

2. 肾亏寒凝证

舌脉——舌淡胖，苔薄白，脉沉迟细或结代。

主症——胀痛时作，形寒腰酸，心惕肢冷。

兼症——面白自汗，倦怠肿胀，遇寒痛作。

立法——调肾散寒。

方药——杞菊地黄汤、瓜蒌薤白白酒汤。

枸杞子、生地黄、山茱萸、全瓜蒌、薤白、桂枝、鹿角霜、蛇床子。

成药——参附注射液，10 ～ 60mL，稀释后静滴，每日 1 次。

正心泰胶囊，每次 5 粒，每日 2 次。

养心氏片，每次 5 片，每日 2 次。

3. 痰瘀互结证

舌脉——苔腻质暗或有瘀斑，脉弦滑或涩。

主症——闷胀刺痛，唇青口黏，纳呆怔忡。

兼症——头重身困，呕恶痰多，形胖发枯。

立法——祛痰化瘀。

方药——温胆汤、通窍活血汤。

竹茹、枳壳、茯苓、陈皮、石菖蒲、郁金、莱菔子、丹参、水蛭。

成药——复方丹参注射液，10 ～ 40mL，稀释后静滴，每日 1 次。

心痛舒喷雾剂，舌下按压 3 下，每日 2 次。

安脑丸，每次 2 丸，每日 2 次。

（二）整体综合也是中医的优势

特别是在胸痹心痛的镇痛措施中发挥这个优势，有利于提高镇痛疗效。整体综合包括针刺、拔罐、食疗、体疗和意疗。

1. 针刺

取穴膻中、间使、神门、内关透外关。得气后留针半小时，每 10 分钟强化刺激 1 次，或加电针仪，中度频率效果更佳。

梅花针叩刺华佗夹脊穴，自上而下 3 遍，每日 1 次，也可镇痛。

指针取穴心俞、膈俞、厥阴俞、心区阿是穴、内关、间使，每穴按揉 5 分钟，每日 2 次。

2. 拔罐

华佗夹脊穴走罐，自上至下 3 次，膻中留罐 10 分钟。

3. 耳针

取穴心、皮质下、交感区埋豆，自行按压数次，3 天换豆。

4. 食疗

有利于缓解胸痹心痛的食品：薤白、洋葱、萝卜、豆芽、扁豆、红枣、莲子、木耳、蜂蜜、桃仁、生姜、米醋、胡椒、茶叶、猕猴桃、山楂、柑橘、香橼、酸枣。

5. 体疗

胸痹心痛配合体疗有助于镇痛，提倡适量运动（可做二十四式简化太极拳、各种体操），也可静卧导引或垂钓。

6. 意疗

戒暴怒以养其性，少思虑以养其神，省语言以养其气，绝私欲以养其心。

（三）单验方和外治法的辅助在胸痹心痛的镇痛措施中必不可缺，行之有效

1. 单验方

（1）三七、琥珀、血竭等分，装入 1 号胶囊，每次 5 粒，每日 2 次。

（2）水蛭粉、僵蚕粉、乳香、没药等分，装入 1 号胶囊，每次 5 粒，每日 2 次。

（3）晚蚕沙 15g（包），生白芍 10g，生甘草 5g，水煎，分两次服。

（4）人参 10g，麦冬 15g，五味子 5g，水煎，分两次服，宜于气阴两虚证。

（5）制附片 10g，肉桂 5g，乌药 10g，水煎，分两次服，宜于肾亏寒凝证。

（6）徐长卿 10g，川椒 10g，延胡索 5g，水煎，分两次服，宜于痰瘀互结证。

2. 外治法

（1）磁片贴于心俞、膈俞、厥阴俞。

（2）坎离砂醋拌后装入袋内，敷心前区。

（3）失笑散 30g，乳香、没药各 10g，醋调敷神阙、涌泉，晚敷晨除。

（4）制川乌、草乌各 5g，细辛 3g，冰片 1g，研末醋调敷膻中、心俞，晚敷晨除。

（5）姜汁、细辛、高粱酒反复浸泡棉花，晒干后制成马甲，穿于胸背部。

3. 止痛单味药

对胸痹心痛有效的单味止痛药有 27 味，临证可以随证加味，便于提高止痛疗效：三七、丹参、乳香、没药、水蛭、香附、乌药、蚕沙、五灵脂、蒲黄、徐长卿、血竭、细辛、川乌、草乌、牡丹皮、川芎、川楝子、延胡索、沉香、赤白芍、制大黄、薤白、甘松、生山楂、桂枝、苏木。

二、胸痹心悸

西医分类十分详尽，也很复杂，但疗效并不确切，中医证治有疗效优势。

复习古代文献，止悸积累了丰富的临证经验。心悸证治始载于《黄帝内经》，《素问·痹论》云："心痹者，脉不通，烦则心下鼓。"《黄帝内经》虽然描述了心悸的表现和病机、预后，但没有确定治法。张仲景的《伤寒论》方出"炙甘草汤主之"，以气虚血少论治。《金匮要略》出"半夏加茯苓汤主之""半夏麻黄丸主之"，以痰饮内停论治。嗣后各家在止悸法上大加发挥，使中医止悸更具优势。比如朱丹溪以虚和痰饮论治，气虚投"小建中主之"，"血虚宜朱砂安神丸"，"气涩郁在心胆经，宜温胆汤"；王清任主张血脉痹阻致悸，投血府逐瘀汤"百发百中"。

余以为止悸之法有治标治本之别。

治标抓痰瘀。因悸发之际与痰浊闭窍和瘀血阻络关系最密，故用祛痰化瘀法最能取效。常投加味温胆汤和血府逐瘀汤，其主药有参类、竹茹、枳壳、茯苓、陈皮、石菖蒲、郁金、川芎、丹参、桃仁、红花、赤芍、全瓜蒌、薤白、柴胡、海蛤壳、水蛭粉、三七粉等，也可静滴清开灵注射液、复方丹参注射液或川芎嗪注射液。

治本重阴阳。快速型心悸以阴血不足为主，治重在滋阴养心，投交泰丸合杞菊地黄汤。其主药有黄连、肉桂、枸杞子、野菊花、生地黄、黄精、首乌、麦冬、芦根、当归、生白芍、琥珀粉，也可静滴参麦注射液、生脉注射液。慢速型心悸以阳气不振为主，治重温阳宁心，投参附汤合阳和汤。其主药有参类、制附片、桂枝、鹿角霜、淫羊藿、补骨脂、菟丝子、炮姜、生龙牡、炙甘草，也可静滴参附注射液。

为提高止悸疗效，宜辅以3个佐用：一伍清心利尿。心与小肠相表里，心悸者常伴尿频、尿黄，故宜伍以导赤散、石韦散、小蓟饮子诸方化裁而清心利尿，其主药有竹叶、石韦、小蓟、葶苈子、泽泻、车前草、连翘、冬瓜皮、白茅根、芦根、桑白皮、猪苓、玉米须。二伍宁心安神。心主神明，惊悸者常伴心神不宁，神不守舍而失眠、健忘、怵惕，故宜伍以天王补心丹、朱砂安神丸、柏子养心丸、酸枣仁汤诸方化裁，其主药有炒枣仁、柏子仁、夜交藤、合欢皮、炙远志、灵磁石、生龙牡、五味子。三伍散剂常服。为巩固止悸疗效，常用西洋参粉、三七粉、琥珀粉、冬虫夏草粉、生黄芪、丹参、苦参、黄连、肉桂、川芎、石韦、茯苓、当归、羌活，根据病证偏重，调适剂量，共研细末装入胶囊，每次3g，每日2次，连服1～2个月。

针灸止悸效穴：太渊、通里、阴郄、神门、少府、少冲、厥阴俞、心俞、神堂、曲泽、郄门、间使、内关、大陵、神道、神庭、巨阙、膻中、安眠。

针灸止悸的配方，可取主穴巨阙、心俞、厥阴俞、内关、神门，然后辨证配穴：气血不足配脾俞、胃俞、血海、足三里；阴虚火旺配肾俞、太溪、太冲、间使；水饮内停配内关、水分、阴陵泉、丰隆；心神不宁配通里、丘墟、神庭、大陵。

针法原则为虚补实泻。快速型心悸宜用针刺，慢速型心悸宜用艾灸。

耳穴止悸也有效，可用埋豆法，轮换取穴心、胸、肺、肾、脾、胆、神门、皮质下。

辅助止悸的食品：小麦、龙眼肉、百合、黄精、大枣、酸枣仁、柏子仁、莲子、茯苓、人参、甘草、玫瑰花、动物心脏、生牡蛎，可以配膳选食。

三、胸痹心衰

治以温阳利水为主，运用"开鬼门，洁净府"法，投"苓桂术甘汤"为主方。主药有黄芪、炒白术、云苓、桂枝、桑白皮、葶苈子、泽兰、王不留行、鹿角霜、北五加皮、白花蛇舌草、车前草、桔梗、蝉蜕、川牛膝。

胸痹心衰辅以针灸疗法可以提高强心退肿疗效。取穴分两组：宣肺利水取列缺、合谷、尺泽、阴陵泉、肺俞、三焦俞，采用针刺法；温阳利水取足三里、三阴交、复溜、水分、脾俞、肾俞，采用艾灸法。

耳针埋豆也有效，取肺、脾、肾、膀胱、三焦、皮质下。

外敷神阙也可配用。用田螺6只，蒜瓣3个，生薏苡仁6g，车前子10g，葶苈子5g，共研末调成饼，晚敷晨除。

另外，还可食用乌鲤鱼汤。乌鲤鱼1条，洗净剖腹，腹中填入赤小豆、桑白皮、茯苓，煮汤喝并食鱼肉。

四、胸痹心厥

中医配合抢救可明显提高成功率，降低死亡率。胸痹心厥急者以痰瘀阻络为主，缓者以气阴两虚为主，可投"三参饮"加味。补气用参类，最好选用西洋参或生晒参10g，另煎兑服，咀渣。除血糖高者外，也可用党参30g，血糖高者换太子参60g。祛痰用苦参，因其苦寒碍胃，用量控制在10g以下。化瘀用丹参30g，功同"四物"。急者选加祛痰的全瓜蒌30g，薤白10g，胆南星10g，莱菔子

15g，天竺黄 10g 或竹茹 10g；选加化瘀的牡丹皮、赤芍、红花、川芎、泽兰、苏木各 10g，水蛭 5g。缓者选加补气的生黄芪 30g，仙鹤草 15g，白扁豆 20g，黄精、炒白术、山药各 15g；选加滋阴的麦冬 15g，当归、白芍、制首乌、槲寄生、北沙参各 10g。

胸痹心厥以止痛为要务，也是稳定患者情绪的有力措施。止痛力强的中药有苏木、三七、云南白药、徐长卿、川楝子、延胡索、生白芍、乌药、香附、沉香、细辛，可以据证酌加。另外可服蛭沙定痛散：水蛭、琥珀粉、郁金、石菖蒲各 5g，蚕沙 15g，三七粉 10g，共研细末和匀，装入 1 号胶囊，每服 5 粒。止痛还可用针刺膻中、神门、三阴交来辅助。

对于胸痹心厥，通腑是取效的保证，可投润肠药，保持大便通畅。据证选用菊花、当归各 15g，肉苁蓉、桃仁、莱菔子、大腹皮、制大黄各 10g，决明子、全瓜蒌各 30g。

伴有心源性休克者务必分清虚实，即脱证或闭证。脱证应以气脱亡阳为主，急用参附注射液静滴，并灸神阙、内关、足三里，汤剂重用独参汤或四逆汤，参类用 200g 以上浓煎液鼻饲或灌肠给药。闭证属实，以痰瘀蒙窍为主，急用清开灵注射液静滴，并针刺人中、内关、太冲，汤剂重用导痰汤，以胆南星、天竺黄、竹沥、全瓜蒌、莱菔子、石菖蒲、制大黄、牛黄为主。胸痹心脱也照此辅助治疗。

五、瘥后防复

胸痹病中医急诊处置后，进入恢复期要重视中医的六条"养生之道"，可以有效康复并预防复发。

第一条，养神为本。

道、佛、儒、医诸家都主张养生之本在于养神，即所谓"精神内守，病安从来"。养神要除"六害"，就是六种有害的精神污染，即名利、声色、货财、滋味、狂妄和嫉妒。要以理收心，以德养心，达到"遇事制怒"、"豁达明快"、无忧无虑的境界，胸痹病的发作就可明显减轻。所以神怡开朗、乐观知足是养生的第一要素。

第二条，膳食合理。

膳食合理就是讲究"三多三少"：蛋白质多，维生素多，纤维素多，糖类少，咸盐少，脂肪少。特别要多食苦瓜、黄瓜、冬瓜、西瓜、大蒜、洋葱、绿豆、黄豆及豆制品、鲜鱼、瘦肉、玉米油。还应掌握"早饭宜好，午饭宜饱，晚饭宜少"的原则。"好"就是以精细为主，注重早餐的质量，尤其吃清淡的鲜豆浆最适宜；"饱"就是适量但不过量；"少"就是清淡充饥，少动再睡。胸痹患者尤宜食粥，如木耳粥、绿豆薏米粥。

孔子在《论语》中提倡"食不语"，就是进食时要专心一致，排除各种烦心琐事，保持心情舒畅。切忌在看书报、思考时进食，否则心不在食，会大伤"食味"。

晋代"药王"孙思邈曾说："饱食即卧，乃生百病。"食后要养生，养生有三法：摩腹、散步和漱口。

第三条，起居有常。

如何"有常"，抓住"四环"。

"劳逸结合，规律作息"。要按"生物钟"顺序运转，"日入而息，充足睡眠"。提倡"子午觉"，子时即深夜 0 点至 4 点，午时即中午 12 点至 1 点，此时脏腑功能处于低谷，睡眠保养则可颐养天年。睡眠时间还应随季节而调整，一般春季宜晚睡早起，秋季宜早睡早起，冬季宜早睡晚起。睡眠姿势也有讲究，勿取头冲南卧姿，会增加发病概率。"头宜向东"，取右侧卧，"卧如弓"，这种卧姿心脏受压最小，能减轻心腹负担，增加心排血量。枕芯可选菊花、茶叶、决明子，以清心祛火。

"腑中常清，通利二便"。要养成定时排便的习惯，放在晨起最好。如有便秘，切勿强努，以防升高血压，诱发心肌梗死，可用菊花、决明子泡茶，多食香蕉、香油和腹部按摩通便。

"顺应四时，舒适置装"。要量体裁衣，柔软宽松，以棉麻衣质为好，利于血液流畅，可减轻心脏负担。

舒筋活血，勤于沐浴。水温低于25℃的冷水浴可增强血管弹性，提高心肌收缩能力，减少胆固醇在血管壁的沉积而防止动脉硬化，故十分适宜于胸痹病患者。可取面浴和足浴两种形式，安排在晨间进行，由夏季开始，坚持到冬季，不要间断。先将面部浸入冷水中，用鼻呼气，呼毕抬头吸气，反复10次，再用毛巾蘸冷水摩脸、耳、颈5次，擦干后用手掌摩擦面颈至发热为止。再把双足浸入冷水中，每次1分钟，反复10次，擦干后用手摩擦涌泉穴30次。

第四条，房事适度。

房事不节会折寿。据历史资料记载，历代能查出生卒年龄的皇帝共209位，其平均寿命仅39岁，而清代的乾隆皇帝却活到88岁，这与他"远房事，习武艺"的生活习惯有关，但是"禁欲"也有损健康，故胸痹患者的房事提倡适度。此"度"如何掌握？行房次数没有统一的标准和规定的限制。应根据年龄、体质灵活掌握，一般以第二天不觉疲劳，不加重症状，身心舒适，精神愉快为度。

第五条，运动养生。

生命在于运动，要活就要动。胸痹患者坚持运动很有益处，采用气功、太极和娱乐三种形式最佳。

气功古称导引，道家称吐纳，佛家称参禅，儒家称修身，医家称摄生。胸痹患者取卧功为宜，调心练意，意守丹田，排除杂念，逐渐入静。

太极拳又称内功拳，简便易学的为二十四式简化太极拳。其要领是神静意导，体松协调，气沉丹田，连绵自如，呼吸均匀。

娱乐首推琴棋书画，古人所称的四大雅趣，将艺术与情感交融一体，协调人们的生物节律，"寓乐于动，寓养于乐"。

第六条，中医保健。

中医保健是一种辅助的养生之道。胸痹患者采用中医保健要遵循5个原则，即"补不盲目""补勿过偏""盛者宜泻""泻不伤正""用药缓图"。

最佳的保健中药是西洋参，每日3g，煎水代饮，咀渣；最佳的茶饮是枸杞子10g，白菊花5g，稍加乌龙茶每日泡饮；最佳的中成药是杞菊地黄胶囊，每次5粒，每日2次；最佳的保健穴位是足三里，即膝眼下3寸，每次按摩30次，每日2次。它们都能强心健身。胸痹患者持之以恒，必有收益！

（本文收入中华中医药学会心病分会第十一届学术年会论文精选，2009年，沈绍功）

心病急诊取效误点及其对策

中医心病急诊属优势病种。辨证有特色，疗效有优势。但有三个误点，成为其提高疗效的瓶颈。

其一，重于病而轻于证。

只依病名而立法组方遣药，疏忽病名中的证候分类。常常法不对证，药不得法，何谈疗效之有？为确保疗效，应当倒过来，要重于证而轻于病，证候分类是首要的，只有证类明确，据证立法，依法组方，药证对应方能奏效。辨证是保证疗效的基础。

其二，追求药理，不讲君臣佐使。

中医组方讲究君臣佐使，这样不单是其特色，更是直接关系疗效。君者，主药，针对主要证候，是组方的主角。臣者，辅药，兼顾次证，用以增效，是重要的配角。佐者，矫正，纠偏缓剧，克服不良反应，是必要的组成。使者，引经，直达病所，关乎疗效，是增效的手段。

中药的现代药理研究，分清活性成分是一大进步和创新，对临证应用中药、提高药效很有帮助，要充分发挥它的不可忽视的作用，使投药知其所以然，做到心中有数。但是不能一味追求药理，只讲药理不讲君臣佐使的组方常常会走上"废医存药"的歧途，有时非但影响疗效，还会产生不良反应，此法实不可取。正确地应用中药现代药理研究成果的方法，应当以"辨证论治"为前提，以不违背"辨证论治"原则为基础，在辨证论治原则下使用中药药理，那么对提高疗效就非常有益了。比如治疗 2 型糖尿病，以补气养阴为治则，运用人参、生地黄、黄精、山药、茯苓等，这些既是补气养阴的中药，又含有降血糖活性成分的药理，就能大增其效。

其三，只用专病专方，忽视整体综合。

专病专方治疗有效应当肯定，但其疗效局限，只有对证者可以奏效，不对证者常常无效。中医治病的标识之一便是整体综合，中医的综合论有三个含义：一是治疗思想上的综合。未病保健，有病防变，治病防复，这种治疗思想上的综合，富有整体观，是一种先进的、全面的、有效的观念。二是组方原则上的综合，既有君臣佐使的巧配，又有现代药理的辅佐，还有脏腑关联上的组成，比如肝脾、肝胃的关联，柔肝健脾或疏肝和胃的组方无疑较单纯肝、脾、胃的组方更能提高疗效。三是治疗手段上的综合。所谓的"三多"，即多方法、多途径、多剂型。还有四疗"并驾"，即药疗、体疗、食疗、意疗的多用。中医的整体综合可以明显提高疗效，是专病专方所不能及的。

心病急诊的辨证特色何在？从临证实际出发，要抓住三端。

首先，要把舌脉列作金标准，应列在证候之首位。

望闻问切四诊中，舌诊"一目了然"，比较直观。脉诊是唯一接触肢体，比较客观，均较少主观臆断性。要充分发挥这个特色，但要实用化，使之便于操作。

舌象宜简不宜杂。在舌苔、舌质、舌体三部分中，舌苔观其色，黄苔属热，白苔属寒；观其厚薄，厚苔属实，如痰湿、食阻，薄苔属正常、表证或虚证。观其润燥，润者属正常，阴津未伤，燥者为阴伤津亏。舌质观其色，淡红属正常，淡白属气虚、阳衰，红属阴虚、实火，绛属热入营血，紫为寒盛、瘀血，紫斑属瘀血。舌质观胖瘦，胖者属阳虚，瘦者属阴虚。舌体变化大多为危重症，可以慢慢观察其变化。

脉诊宜粗不宜细。三指切脉是中医诊病的标志，不可丢，然王叔和在《脉经》中却有评说"在心易了，指下难明"，说明脉诊重要，但切准较难。脉诊宜粗不宜细者可以解此难题。宜粗者就是分清9种主脉，组合18种兼脉。

9种主脉如下。

浮脉——轻按可得，主表证；沉脉——重按乃见，主里证；迟脉——一息不及四至，主寒证；数脉——一息五至以上，主热证；滑脉——脉来流利，如盘滚珠，主痰浊、妊娠；涩脉——脉来不畅，如刀刮竹，主瘀血；弦脉——脉来有力，如按弓弦，主气滞；细脉——脉体无力，如线如丝，主虚证；结代促脉——脉律不整，主急危重症。脉数，时有一止，没有常数为促；定数中止为代；脉迟，时有一止，没有常数为结。

18种兼脉如下。

浮紧风寒，浮数风热，浮濡伤暑，浮而有力表实，浮而无力表虚，沉迟里寒，沉数里热，沉滑痰浊、食阻，沉涩瘀血，沉细虚证，弦迟气滞寒凝，弦数气滞热壅，弦滑气滞痰浊，弦涩气滞血瘀，弦细阴虚阳亢，细数阴虚内热，结代痰浊、瘀血内阻、气虚阳衰，代散濒死之兆。

《景岳全书》云："凡治病之法，有当舍症从脉者，有当舍脉从症者。"当无症可辨或症脉分离不一致时，以脉为准进行辨证分类，这便是"舍症从脉"。

舌诊学起源于《黄帝内经》。张仲景首次将舌诊引入辨证论治体系，而且首次将舌苔与舌质区分开来。《脉经》则第一次将舌象与脉诊结合起来辨别病证。由于舌象比脉诊更直观，所以在四诊中更具客观性，在定性上起着至关重要的作用。因此辨证时，特别是真假难辨、症情错杂时，应当"舍症从脉"，更应当"舍症从舌"。

舌脉在四诊中如此关键，因此需改变传统排位，要提前，作为金标准而列于证候的首位。

其次，主症要精，必须具有单一性。

比如瘀血的刺痛、痰浊的口黏憋闷、气虚的气短、阳虚的形寒、阴虚的五心烦热等。

再次，应倡导"单元组合辨证分类法"。

先确立几个辨证的单元，然后根据临证出现的病证加以组合，见什么病证就组合什么证类。其排列则按轻重主次的顺序，见一个算一个。这种组合式的辨证分类法，可以客观反映临床病变的实际，比较符合错综多变的临床实际，较少失真，可以相对地做到辨证的准确性。

以冠心病为例，可以确定虚实各3个单元，再据临床实际加以组合。

心气虚损证——苔薄白，舌质淡，脉沉细，气短。

心阳不振证——苔薄白，质淡胖，脉沉细，尺部弱，形寒。

心阴不足证——苔净质红，脉象细数，五心烦热。

痰浊闭塞证——苔腻，脉滑，憋闷，口黏。

瘀血内阻证——舌有紫斑或舌下脉络显露，脉涩，刺痛。

寒凝气滞证——苔薄白腻，脉弦紧，遇寒加重，胁满。

弘扬中医心病急诊辨证的3个特色，目的是做到辨证的相对准确，这是取效的前提和基础。

心病急诊取效的对策计五条。

其一，辨证论治乃取效正道。

辨证重要，辨证困难，因此证候分类不能繁杂，要最大限度地精简，主要分3个证类。

痰瘀互结证

舌脉——苔腻脉滑，舌紫脉涩。

主症——憋闷刺痛，口黏唇青。

兼症——头重身困，痰多形胖。

组方——祛痰化瘀。温胆汤、四物汤。

主药——竹茹、枳壳、茯苓、陈皮、莱菔子、丹参、川芎、水蛭。

气阴两虚证

舌脉——舌淡红，苔薄黄，脉沉细小数。

主症——气短乏力，五心烦热。

兼症——眩晕惊悸，纳差失眠。

组方——益气养阴。生脉散、归脾汤。

主药——参类、生黄芪、麦冬、黄精、仙鹤草、当归、白芍、三七。

肾亏寒凝证

舌脉——苔白舌胖，脉沉细而迟。

主症——形寒彻背，腰酸肢凉。

兼症——面白纳呆，乏力自汗。

组方——调肾温通。杞菊地黄汤、瓜蒌薤白汤。

主药——枸杞子、野菊花、生地黄、黄精、全瓜蒌、薤白、蛇床子、鹿角霜。

其二，论治宜活，间治取效。

虽然以证立法、以法论治是常规，但论治应灵活，切忌刻板。论治之活，宜重间接治疗，可以利用气血的关系实施间治。比如气虚者，依据血为气之母的关系，在补气药中佐以养血之品，如生地黄、当归、阿胶珠，其补气之力常可倍增；反过来血亏者，依据气为血之帅的关系，在养血药中佐以补气之品，如生黄芪、参类、白术等，其养血之力能骤增。再如利用阴阳互根关系，变补肾法为调肾法，也属有效的间接治疗。"善补阳者，必于阴中求阳，则阳得阴助而生化无穷"，在温肾方中稍佐滋阴的枸杞子、女贞子、旱莲草、黄精、山茱萸、生杜仲、桑寄生等。"善补阴者，必于阳中求阴，则阴得阳升而泉源不竭"，在滋肾方中稍配温润的淫羊藿、蛇床子、补骨脂、菟丝子、巴戟天等。还可利用脏腑的互相关系来间治，比如柔肝以健脾、清肺以润肠、通便以润肺、泻肝以润金、滋肾以柔肝等。

其三，虚实夹杂，扶正祛邪。

《素问·通评虚实论》云："邪气盛则实，精气夺则虚。"虚实虽然较易区分，但临证常见夹杂。正虚邪实，除常用"攻补兼施""标本兼治"等法则外，更应当采用"先祛邪，后扶正，祛邪时防其伤正，扶正时防其恋邪"的原则，常常更能合理处置邪正错杂而奏效。比如阴虚常兼痰浊，此时先投温胆汤祛痰浊，并免用苍术、半夏、厚朴等温燥伤阴药，再用地黄汤类滋阴，并免用熟地黄、玄参、玉竹等滋腻助浊药，再佐醒脾的木香、砂仁、陈皮等。又如气虚常有停水，此时先投五皮饮利水，并免用攻伐伤气的黑白丑、大戟、芫花等，再用四君子汤补气，并佐淡渗的生薏苡仁、泽泻、车前草等。

其四，特殊用药，随证加味。

心病有 10 味特殊用药，可以辨证选用。

仙鹤草——补气强心，养血和营。

扁豆衣——补气健脾，调胃止泻。

泽兰——活血通脉，利湿退肿。

苏木——行气活血，止痛疗伤。

水蛭——小量止血，大量破血。

莱菔子——祛痰降压，消导通便。

制大黄——泄热排毒，调理肠胃。

生山楂——化瘀消积，开胃降脂。

蛇床子——温补肾阳，祛湿止痒。

鹿角霜——温补肾阳，温通经脉。

心病有 10 项随症加味，利于增效。

疼痛——三七、蚕沙、徐长卿、琥珀、刘寄奴。

憋闷——葛根、生黄芪、槲寄生、生薏苡仁、丹参。

心悸——川芎、石韦、苦参、羌活、黄连、麦冬。

浮肿——泽泻、葶苈子、白花蛇舌草、车前草、生薏苡仁。

痰盛——海藻、生龙牡、海蛤壳、天竺黄、胆南星。

纳呆——连翘、木香、砂仁、芦根、生鸡内金。

失眠——炒枣仁、夜交藤、生龙骨、茯苓、合欢皮。

苔腻——茵陈、泽泻、炒苍术、海藻、昆布。

舌紫——红花、桃仁、赤芍、鸡血藤、土鳖虫。

脉细——黄精、首乌、灵芝、枸杞子、炒白术。

其五，综合优势，四疗并驾。

治疗心病急诊还应发挥中医的综合优势，不能单靠药效，应当配合食疗、体疗、意疗，四疗并驾，则取效更显。

功能食品——薤白、洋葱、萝卜、豆芽、扁豆、红枣、生姜、米醋、胡椒、木耳、蜂蜜、茶叶、莲子、桃仁、山楂、猕猴桃等。

体疗——不可不动，也不可大动，适量活动，应以不感疲乏为度。

意疗——戒暴怒以养其性，少思虑以养其神，省语言以养其气，绝私欲以养其心。

1. 心律失常

要分快速型和缓慢型两类论治。

（1）快速型——滋阴宁神，调和营卫。

主药：麦冬、黄连、生黄芪、丹参、桂枝、白芍、生龙骨、生牡蛎。

（2）缓慢型——温阳通络，调和气血。

主药：淫羊藿、蛇床子、菟丝子、鹿角霜、川芎、香附、地龙、炮姜。

2. 心力衰竭

温阳利水——开鬼门，洁净府。

主药：生黄芪、白术、茯苓、桂枝、葶苈子、泽兰、桔梗、王不留行、白扁豆、桑白皮、泽泻、白花蛇舌草。

3. 心肌梗死

分辨虚实：苔腻为实，痰瘀同治，苔薄为虚，调肾阴阳。

（1）实证——温胆汤、瓜蒌薤白汤。

主药：胆南星、天竺黄、枳壳、茯苓、陈皮、全瓜蒌、薤白、莱菔子、丹参、苏木、泽兰、水蛭。

（2）虚证——杞菊地黄汤、生脉饮。

主药：参类、生黄芪、仙鹤草、白扁豆、枸杞子、野菊花、生地黄、黄精、麦冬、槲寄生、生杜仲、补骨脂。

4. 心源性休克

分清闭证、脱证，发挥综合优势。

（1）闭证——静滴清开灵、醒脑静注射液。

鼻饲竹沥水。针刺人中、内关、太冲。

（2）脱证——静滴参附注射液、参麦注射液。

鼻饲重量独参汤。艾灸神阙、关元、足三里。

5. 介入术后中医再通

从苔脉分辨虚实，分别组方遣药。

（1）虚证——补气、调肾、祛痰。

主药：枸杞子、野菊花、生地黄、黄精、生黄芪、仙鹤草、白扁豆、麦冬、全瓜蒌、薤白、莱菔子、丹参。

（2）实证——祛痰、调气、化瘀。

主药：竹茹、枳壳、茯苓、陈皮、石菖蒲、葛根、生薏苡仁、蒲公英、三七粉。

中医心病急诊有疗效优势，何以传承并发扬？关键在辨证论治上下功夫，做到辨证准和论治活。应当坚持临证实践，坚持学术创新，坚持学术交流，一切为了临床，疗效是硬道理，那么其优势和特色必将会发扬光大，造福于民！

（本文发表于《中国中医药现代远程教育》，2010年，沈绍功）

心病治法探索

中医心病主要是心主血脉的心血管病。中医治疗心病疗效独特，所以探索心病中医效法对提高心病疗效水平、发展心病学术、创建中医心病学都具有现实意义。心病治法可概括为两类：一是心病治心的直接治法，二是心病治他的间接治法。所谓"治他"是利用心与他脏的关系，病在心而治在他脏的中医特色治法，也是取效的新途径。心病治心的治法有祛痰化瘀、益气养血和温心宁神；心病治他的治法有交通心肾、导赤清心和润金益心。我们从临证实际出发，对这6个治法进行粗浅探索，以期抛砖引玉。

一、祛痰化瘀法

心病之治历来重瘀，常以活血化瘀、补气活血、温通化瘀立法。20世纪80年代，由于中医证候谱的改变，痰浊增多，瘀血减少，我们主张祛痰为主，痰瘀同治，祛痰化瘀。近三十年的临床实际显示这是提升心病疗效的新思路、新方法。心病痰瘀同治，祛痰化瘀法，采用2个主方化裁：祛痰的温胆汤、化瘀的桃红四物汤。临证应用指标：苔腻质紫，脉滑或涩或结代。胸闷刺痛，头重口黏，脘胀纳差，或形胖唇青，痰多肢困。临证时要分清痰和瘀的偏重，痰为主以祛痰为主，伍以化瘀，反过来瘀为主以化瘀为主，伍以祛痰。温胆汤主用竹茹、枳壳、茯苓、陈皮，还应有3个辅佐：一辅透窍，选用石菖蒲、郁金、桔梗、蝉蜕；二辅消导，选用莱菔子、焦三仙、鸡内金；三辅补气，选用生黄芪、扁豆衣、棉花根。桃红四物汤主用桃仁、红花、当归、川芎、赤芍，还应有3个辅佐：一辅和血，选用丹参、血藤、泽兰；二辅剔络，选用水蛭、土鳖虫、地龙；三辅行气，选用香附、木香、橘核。痰和瘀均为实邪，要给出路，分利两便，从尿和便中排出体外。利尿者选用车前草、白花蛇舌草、桑白皮、冬瓜皮，润肠者选用白菊花、当归、决明子、全瓜蒌、生栀子。

二、益气养血法

"心主血""气为血之帅"，所以益气养血也是心病效法。益气用补中益气汤，养血用四物汤，其中主药是生黄芪和当归，也就是常用的"当归补血汤"。气虚，苔薄白，舌质淡，脉沉细，主症气短。血虚，苔薄白或薄黄，舌质淡或淡红，脉沉细数，主症心悸。气虚血亏还可见心烦失眠，面㿠乏力，健忘纳差。补中益气汤以补气健脾为立法，可用生黄芪、党参、炒白术。另外，补气力宏的还有扁豆衣、仙鹤草和灵芝。气和阴相关，略佐养阴以利于补气，最适合者是黄精，既可健脾补气，又能养阴助气，还可用麦冬，既可养心阴，又补心气。脾和肾同本，略佐补肾以利于健脾，最适合者为生杜仲、桑寄生、淮山药、蛇床子、菟丝子。气和血相生，略佐养血以利于补气，最适合者为全当归、生地黄、阿胶。四物汤以养血柔肝为立法，可用生地黄、当归，加白芍以柔肝，肝藏血，柔肝可以藏血，加川芎引入心经，引经增加益血。养血力专者还有桑椹、大枣、龙眼肉、何首乌。气阴同源，略佐养阴以利于养血，可选枸杞子、山茱萸。气血相生，略佐补气以利于养血，可选党参、白术。肝肾相滋，略佐滋肾以柔肝生血，可选女贞子、墨旱莲。

三、温心宁神法

心阳不振是心病的重要病机之一。临证可见苔薄白，舌质淡胖，脉沉细而缓，主症是心悸形寒，遇寒加重，怔忡肢冷。为了振奋心阳，传统常用附桂。附桂温燥，虽能温阳，但易伤阴，使肾之阴阳失去平衡，故改投"二仙汤"。二仙汤妙在用知母、黄柏降相火而滋阴保津，用二仙（仙茅、淫羊藿）温阳散寒，但仙茅也属温燥，当去之，淫羊藿控制用量，5g以内可用。配补骨脂温润，当归和血，起到调肾阴的功效而治心病的心阳不振证类。二仙汤旨在调肾，借用温心要有3个辅佐：一是引入心经，选加远志、薤白、柏子仁；二是重镇宁神，选加生龙骨、磁石、琥珀；三是养血安神，选加炒酸枣仁、夜交藤、龙眼肉。心阳不振患者常见四肢不温，食纳不振，表明与脾阳不足密切相关，应当佐以温中健脾药，可选用肉桂、川椒、高良姜、砂仁、白蔻仁。心阳不振患者常见心悸怔忡，表明与神不守舍密切相关，除重镇安神外，应当佐加川芎、石韦、生黄芪、丹参、苦参、羌活。

四、交通心肾法

心主火，肾主水，肾水上济于心，心火下降于肾，水火相成，心神可宁。如果肾水不足，难以上济，则心火独亢，出现舌红苔黄、脉象细数、尺部沉弱、心烦潮热、失眠多梦、腰酸腿软等表现。可以采用交通心肾法，即补肾水、清心火。其主方是交泰丸，由黄连、肉桂2味组成，配比为3∶1，临证常用黄连10g，肉桂3g。黄连为清心火效药，肉桂引火归原，引心火下归于肾而宁。交通心肾法要辅助3个配伍方能奏效。一伍滋肾，选加麦冬、黄精、山茱萸、生地黄、阿胶。滋肾还要"从阳求阴"，选加生杜仲、桑寄生、菟丝子、金樱子。二伍清心，选加柏子仁、炒酸枣仁、赤芍、牡丹皮。三伍潜降，选加知母、黄柏、龙骨、牛膝。知母、黄柏专降相火，君相之火齐降于肾，更效于宁心滋肾，是2个巧妙的间治法。交通心肾法还可配合指针，睡前15～30分钟，平卧，放松心神，伴以轻音乐，选指腹揉单侧三阴交（男左女右）10分钟，再指揉单侧神门10分钟，便可安然入睡。

五、导赤清心法

心与小肠相表里，心火常移至小肠，而见舌尖红，苔黄，脉滑数，尿频尿急，重者尿痛，口苦心烦，梦多遗精的表现。此时用导赤清心法常可获效。投滋肾通关丸加味，由3味药组成：知母、黄柏和肉桂，3∶3∶1配比，知母、黄柏10g，肉桂3g，知柏降相火而滋肾，肉桂引君火归肾而清心。导赤清心法应有3个辅助：一是利尿导赤，也就是让心火经小便而出。常伍四竹换用：尿深为主选竹叶，痰火为主选天竺黄，痰盛为主选竹沥，湿痰为主选竹茹。也可伍用淡渗之品，选用车前草、白花蛇舌草、泽兰、茯苓、生薏苡仁、冬瓜仁。二是清心降火。心烦选用黄连、磁石、远志；遗滑选用龙骨、女贞子、墨旱莲。三是清肝泻火。常见心肝火旺，并兼互炽，清肝利于清心，选用牡丹皮、栀子、赤芍、薄荷、夏枯草。清肝还可配柔肝之品，如生白芍、当归。泻火可选制大黄、决明子。大黄有双重性，大黄素通腑泄热，要后下；大黄鞣酸止泻造成便秘，用大黄通便常常更加便秘。制大黄不通腑即可泄热，是泻火良药。泻火也可选清金药，如野菊花、桑白皮、炙杷叶、全瓜蒌、黄芩。

六、润金益心法

肺属金，心属火，根据五行相克的理论，心火常克肺金，造成肺阴不足，而见苔黄舌红，脉象细数，干咳带血，咽燥胸闷，入夜潮热等，这也是心病多见的临证表现，所以润金之法也是心病益心的效法。润金益心法常投百合固金汤化裁。润肺和养心同用，阴和血同源。润肺者选用沙参、麦冬、百合、芦根、紫菀；养血者选用生地黄、当归、阿胶、炒酸枣仁、大枣。润金养心法也要用 3 个辅助以提高疗效。一伍滋肾。金生水，肺肾互动，滋肾可以润金。滋肾常选枸杞子、女贞子、生杜仲、桑寄生、黄精、山茱萸。二伍补气。气血互根，心脾相长，补气常选西洋参、党参、太子参、白扁豆、生黄芪、仙鹤草。三伍引经。引入心经，润金方可养心，常选黄连、远志、柏子仁、连翘。润金益心法还可采用泡饮法，用麦冬 10g，白菊花 5g，薄荷 5g，芦根 5g，生甘草 5g，胖大海 10g，每日 1 剂，泡茶代饮。

中医诊治心病颇具疗效优势，6 个疗法的应用关键一是对证，法不对证，难以奏效，二是在中医理论指导下活用巧配。

（本文发表于《世界中医药》杂志，2011 年，沈绍功、韩学杰）

第二节　临床研究

心痛气雾剂治疗胸痹心痛临床速效观察

胸痹心痛作为中医病名，始见于《金匮要略》，主要指胸膺刺痛、隐痛、窜痛、灼痛、憋闷痛而兼有心悸者，相当于西医学的冠心病心绞痛。全国胸痹心痛协作组于 1984 年 6 月设计了寒证、热证心痛气雾剂，由北京中药总厂制剂供药，应用于临床近一年，共累积 372 例（724 例次），取得较为满意的疗效。现将临床速效观察结果报告如下。

一、临床资料

共观察 372 例，其中男 221 例，女 151 例；年龄最大 83 岁，最小 31 岁，41～60 岁者占 64.5%；病程最长 25 年，最短 2 小时，病程在 5 年以内者占 75.5%；发作次数最多每日 20 次，最少每日 1 次，以每日 1～3 次为多，占 57.3%；每次发作时间最长 30 分钟，最短 1 分钟，发作时间大多在 7 分钟以上，占 75.5%；疼痛部位以左胸部最多见，占 59.7%；疼痛性质以闷痛发憋为主，占 56.2%。按 1979 年冠心病、心绞痛诊断标准（至少有心电图作为诊断依据），在本组 372 例中，稳定型 304 例，占 81.7%；不稳定型 56 例，占 15.1%；变异型 12 例，占 3.2%。

参照 1980 年全国冠心病辨证论治研究座谈会所订《冠心病（心绞痛、心肌梗死）中医辨证试行标准》，结合本组病例的临床实际，归纳为四个基本型。①气阴两虚：气短乏力，五心烦热，苔薄或净，质红或淡胖，脉沉细、细数或结代，共 119 例，占 32.0%。②寒凝：胸痛较甚，遇寒即发，手足欠温，苔白、质淡胖，脉沉迟，共 94 例，占 25.3%。③血瘀：定处刺痛，舌质暗紫，脉弦涩或结、代、促，共 81 例，占 21.8%。④痰浊偏热：胸脘痞满，纳呆痰多，苔腻，脉弦滑，共 78 例，占 21.0%。

二、观察方法

凡苔白、舌质淡者给予寒证心痛气雾剂（以川芎、肉桂为主），凡苔黄、舌质红者给予热证心痛气雾剂（以川芎、牡丹皮为主）。用法为在咽部或舌下黏膜喷雾 1～5 下。疼痛消失时间以分钟计算，全部患者均住院或急诊留观，由专人负责观察。

三、止痛效果

本组 372 例共观察 724 例次。用药后 5 分钟内疼痛消失，评为显效者 380 例次，占 52.5%；用药后 6～10 分钟疼痛消失，评为有效者 256 例次，占 35.4%；用药后 10 分钟以上疼痛缓解或消失，或疼痛仍不消失，经加服已知止痛剂（如硝酸甘油、消心痛等）后有效者，均评为无效，共88例次，占12.2%。总有效率为87.9%。治疗期间除少数患者有辛苦辣味感外，未发现有其他的局部或全身毒副反应。

四、疗效分析

1. 两种心痛气雾剂的止痛疗效与中医辨证的关系

按照中医辨证，分别使用寒证或热证心痛气雾剂，发现其临床止痛疗效的高低与中医辨证有显著关系。如表1-1所示，寒证心痛气雾剂治疗寒凝型心痛，显效率为53%，总有效率高达97.7%；而治疗痰浊偏热型心痛则全无效。两者疗效相比较，差异非常显著（$P < 0.001$）。又如表1-2所示，热证心痛气雾剂治疗痰浊偏热型心痛，显效率为55.3%，总有效率为95%；而用治寒凝型心痛9例，却无一例显效。两者疗效相比较，差异也非常显著（$P < 0.001$）。初步表明疗效的高低与是否辨证用药有着明显关系。

表1-1　寒证心痛气雾剂治疗387例次的止痛效果

疗效	总例次	气阴两虚例次（%）	寒凝例次（%）	血瘀例次（%）	痰浊偏热例次（%）
显效	203	69（63.9）	115（53.0）	19（37.3）	0
有效	144	23（21.3）	97（44.7）	24（47.0）	0
无效	40	16（14.8）	5（2.3）	8（15.7）	11（100）
合计	387	108（100）	217（100）	51（100）	11（100）

表1-2　热证心痛气雾剂治疗337例次的止痛效果

疗效	总例次	气阴两虚例次（%）	寒凝例次（%）	血瘀例次（%）	痰浊偏热例次（%）
显效	177	68（56.7）	0	20（42.6）	89（55.3）
有效	112	28（23.3）	5（55.6）	15（31.9）	64（39.7）
无效	48	24（20.0）	4（44.4）	12（25.5）	8（5.0）
合计	337	120（100）	9（100）	47（100）	161（100）

对血瘀型心痛，两种心痛气雾剂的显效率相近，但寒证心痛气雾剂的总有效率（84.3%）高于热证心痛气雾剂（74.5%），可能与寒证心痛气雾剂的"温通祛瘀"作用有关。对气阴两虚型心痛，两种心痛气雾剂显效率和总有效率均较高且相近。

2. 止痛疗效与心绞痛发作程度的关系

依据心绞痛发作的程度分为轻度、中度和重度三级，其划分标准如下。

稳定型心绞痛以痛级划分，1～2级属轻度，3级属中度，4级属重度。

不稳定型和变异型心绞痛以绞痛的发作情况划分。每日发作次数≤6次、每次持续时间≤6分钟属轻度；每日发作7～10次、每次持续7～10分钟属中度；每日发作次数≥11次、每次持续时间≥11分钟属重度。

如表1-3所示，心痛气雾剂的速效作用与心绞痛发作程度关系密切。例如轻度心绞痛总有效率为 95.4%（显效率 61.3%），中度心绞痛总有效率为 86.1%（显效率 44.4%），重度心绞痛总有效率为 50.6%（显效率 22.9%）。说明心痛气雾剂对轻度绞痛发作者疗效好，而对重度绞痛发作者疗效差。

表 1-3　心痛气雾剂治疗不同性质疼痛的止痛效果

疗效	总例次	轻度例次（%）	中度例次（%）	重度例次（%）
显效	380	278（61.3）	83（44.4）	19（22.9）
有效	256	155（34.1）	78（41.7）	23（27.7）
无效	88	21（4.6）	26（13.9）	41（49.4）
合计	724	454（100）	187（100）	83（100）

3. 止痛疗效与西医分型的关系

西医分型与止痛疗效关系不明显，各型间疗效无显著差异。（资料略）

4. 止痛疗效与舌脉关系

在应用心痛气雾剂治疗的 724 例次中，用药前后未见到舌、脉有明显改变，其速效作用与舌脉关系不大。舌诊和脉诊是中医辨证分型的主要依据，但尚不能作为判断心痛气雾剂疗效的客观指标。

5. 心痛气雾剂与硝酸甘油的止痛疗效比较

本组部分病例作了硝酸甘油治疗的自身对照。表 1-4 表明两种气雾剂的止痛效果与硝酸甘油治疗者接近。

表 1-4　心痛气雾剂与硝酸甘油自身对照治疗的比较

疗效	寒证心痛气雾剂例次（%）	热证心痛气雾剂例次（%）	硝酸甘油例次（%）
显效	203（52.5）	177（52.5）	60（50.4）
有效	144（37.2）	112（33.2）	48（40.3）
无效	40（10.3）	48（14.2）	11（9.2）
合计	387（100）	337（100）	119（100）

6. 无效原因分析

本组有无效病例 88 例次，占 12.2%。究其原因有两个：一是心痛气雾剂质量欠佳，有的喷出雾柱太大，造成患者恶心，有的雾柱太小，用量不够；或因药味太苦而不能接受治疗。二是年龄偏高（70 岁以上），发作次数过频（每日 20 次），或疼痛程度属重型者，效果不好。

五、典型病例

赵某，男，48 岁，采购员。胸痛 10 余天，加重 2 天。10 天来因劳致胸痛，呈刺痛或闷痛并放射至左上胸内侧，3 天前因感寒前症加剧。每日发作 6～7 次，每次约 15 分钟，伴心悸、气短、乏力、失眠、头重，咳痰色白，颜面暗青少泽，善太息，口中和，四肢不温，舌淡边有齿痕，苔白，脉沉细。心电图：慢性冠状动脉供血不足。中医诊断为胸痹（心阳虚兼寒凝型）。西医诊断为冠心病（初发劳力型心绞痛）。治以温通心阳，散寒宣痹止痛，予寒证心痛气雾剂，1 次，连喷 3 下。患者吸入气雾剂后，胸痛、心悸、气短 2 分钟缓解，5 分钟消失，头重、四肢不温亦减，舌淡、边有齿痕、苔白，脉沉细。药后无不适感觉，10 分钟后复查心电图同疗前。

六、小结

气雾剂临床使用没有耐药性，无明显局部或全身反应，且药源不缺，使用方便，疗效尚好，值得进一步研究改进和推广。

（本文发表于《中医杂志》，1986 年，沈绍功）

心痛气雾剂临床与实验研究

【摘要】本文报道全国胸痹心痛协作组研究的心痛气雾剂，分为寒证、热证两种，经对胸痹心痛（冠心病心绞痛）540例、851例次重复验证，其3分钟内止痛率为50.55%～54.02%，与美国硝酸甘油相仿（$P > 0.3$），经统计学处理确定其有可靠的速效止痛作用，且经毒理学试验为安全制剂。

【关键词】胸痹/中医药疗法；活血祛瘀药/治疗运用；心痛气雾剂。

以中国中医研究院（现中国中医科学院）牵头，全国共16个单位于1984年6月在北京成立了全国胸痹心痛协作组。两年多来，协作组研制了心痛气雾剂，分寒证（由肉桂、香附为主组成）、热证（由牡丹皮、冰片为主组成）两种治疗胸痹心痛（冠心病心绞痛），取得满意疗效，并进行了实验研究，现报道如下。

一、临床应用

1. 病例选择

根据第七届国际心脏病会议提出的冠心病心绞痛诊断标准，以休息时心电图有明显缺血表现者为依据，选择确诊且心绞痛自行缓解时间在3分钟以上的患者为观察对象，共540例、851例次。

2. 临床资料

男性305例，女性235例。年龄最小者34岁，最大者86岁，41～60岁者占57.1%。病程最短者3天，最长者20年，3年以内者占53.6%。发作次数以每日1～3次居多，占64.6%。每次发作时间大多在5分钟以上，占78.5%。发作程度轻度占49.8%，中度占43.7%，重度占6.5%。

3. 观察方法

苔白、舌淡者给寒证心痛气雾剂，苔黄、舌红者给热证心痛气雾剂。二者均在舌下黏膜按压喷雾1～3下，药量0.30～0.90mL，相当于生药0.10～0.30g。心绞痛消失时间以分钟计算：3分钟以内止痛者为显效，3～5分钟止痛者为有效，5分钟以上止痛或加服其他药物后止痛者为无效，疗前有一周内心电图作为诊断指标，疗后有半小时和1小时心电图作为动态观察，按照1979年9月全国冠心病会议修订标准，以利于判断即刻心电图疗效。

4. 结果

本文病例分布，寒证组237例、366例次，热证组303例、485例次，疗效见表1-5、表1-6。

分析讨论：心痛气雾剂的速效止痛作用与心绞痛程度关系密切，有显著差异（$P < 0.05$），轻、中度疗效高，重度疗效较差，见表1-7。

表 1-5　寒证组 366 例次疗效

疗效	心绞痛缓解例次（%）	心电图疗效例（%）
显效	186（60.55）	7（4.0）
有效	80（21.86）	43（24.6）
无效	101（27.69）	125（71.4）
合计	366（100）	175（100）

表 1-6　热证组 485 例次疗效

疗效	心绞痛缓解例次（%）	心电图疗效例（%）
显效	262（54.02）	15（6.9）
有效	96（19.79）	64（29.6）
无效	127（26.19）	137（63.5）
合计	485（100）	216（100）

表 1-7　对不同程度心绞痛的止痛效果

疗效	总例次	轻度例次（%）	中度例次（%）	重度例次（%）	χ^2P 值
显效	447	242（56）	187（62.8）	18（27.7）	χ^2=44.053
有效	176	110（25.5）	54（15.3）	12（18.6）	
无效	228	80（18.5）	113（31.9）	35（53.8）	$0.05 > P$=0.02
合计	851	432（100）	354（100）	65（100）	

　　心痛气雾剂的速效止痛作用同西医分型的关系不大，各型间的止痛疗效无显著差异（χ^2=0.207，$P > 0.05$），表明它不但对稳定型劳累性心绞痛有效，而且对不稳定型和变异型心绞痛同样有效。

　　为了进一步判断心痛气雾剂的速效止痛作用，我们还观察了 60 例（68 例次）与美国 Nirostat 硝酸甘油片之自身疗效对照，以及 47 例心痛气雾剂、美国硝酸甘油、空白气雾剂（仅含有氟利昂）三者之间自身疗效对照，其结果见表 1-8、1-9。

表 1-8　60 例（68 例次）心痛气雾剂与美国硝酸甘油片疗效对比

对比	心绞痛缓解				心电图疗效			
	显效	有效	无效	总有效	显效	有效	无效	总有效
心痛气雾剂	39	13	6	52	3	23	34	26
美国硝酸甘油	27	15	26	42	1	23	36	24
t^2	1.7			0.919	2.226			0.1648
P	> 1.0			> 0.3	> 0.1			> 0.6

表 1-9　47 例心痛气雾剂、美国硝酸甘油片、空白气雾剂三者疗效对比

对比	心绞痛缓解				心电图疗效			
	显效	有效	无效	总有效	显效	有效	无效	总有效
心痛气雾剂 *	20	14	13	34	2	22	23	24
美国硝酸甘油 △	15	13	19	28	0	21	26	21
空白气雾剂 *	2	1	44	3	1	11	35	12
$P^{* \triangle}$	> 0.3			> 0.4	> 0.1			> 0.5
P^{**}	< 0.01			< 0.01	> 0.1			> 0.5

上述结果表明：心痛气雾剂与美国硝酸甘油速效止痛及对心电图的疗效相仿（$P > 0.3$）。心痛气雾剂与空白气雾剂有非常显著差异（$P < 0.01$），证实是中药奏效。

二、实验研究

1. 毒性实验

雄性 17～20g 小白鼠 30 只，均分三组。剂量按几何级数排列，相邻高低剂量之比为 1：0.7，按体重皮下和静脉给药（热证心痛气雾剂因稀释后有沉淀析出，故未作静脉给药），以简化概率单位法计算出半数致死量 LD_{50}。试验结果：以皮下注射为准，寒证心痛气雾剂的 LD_{50}=8.40 ± 1.12g/kg（P=0.95）；热证心痛气雾剂的 LD_{50}=10.78 ± 1.71g/kg（P=0.95）。

在此基础上，又对心痛气雾剂的长期毒性进行了实验研究。分两类动物进行：

一类选用 Wester 大白鼠 182 只，年龄 6 周，体重 140g 左右，雌雄各半，分成 10 组。其中寒证心痛气雾剂 3 组，剂量分别为 0.20g/kg、0.56g/kg、1.40g/kg；热证心痛气雾剂 3 组，剂量分别为 0.20g/kg、0.74g/kg、1.85g/kg，氟利昂酒精 3 组，剂量相当于热证心痛气雾剂各组置；对照 1 组，喷蒸馏水量相当于热证心痛气雾剂大剂量组量。将大白鼠放入特制的密盒中，各组每日喷药一次，喷药后维持 20 分钟，连续 14 天。每日观察其活动情况和行为变化等，每周称重 2 次，14 天后处死，解剖观察全身各脏器的肉眼及病理学变化。

另一类选用家犬 18 条，体重 12kg 左右，雌雄均有，分成 7 组，其中寒证、热证心痛气雾剂各 2 组，剂量分别为 0.04g/kg 和 0.4g/kg，氟利昂组喷雾量与上述相当，对照组喷蒸馏水，剂量相当于上述大剂量组。每天舌下喷药 1 次，连续 14 天。每日观察其活动情况和行为变化，实验前后各称重一次，同时描记 II 导联心电图，并从前肢皮下静脉取血，送检血红蛋白、白细胞、转氨酶、尿素氮。实验结束立即处死，解剖观察全身各脏器的肉眼及病理学变化。

2. 实验结果

结果表明，心痛气雾剂对大白鼠活动、行为和生长均无明显影响，病理解剖肉眼及组织学观察与对照组无明显差别。对犬的活动、行为、体重、心电图、周围血常规及肝、肾功能均无明显影响。病理组织学检查结果，给药组与对照组也无明显差别，两组动物的舌下黏膜、气管、支气管、细支气管黏膜上皮完整，管壁内未见炎性细胞浸润，肺泡腔内未见渗出液及炎性细胞，肺泡壁上皮亦无增生，肺间质及肺泡腔内未见肉芽肿；心、肝、肾实质脏器未见颗粒变性、脂肪变性，未见有中毒性病变。心痛气雾剂急性和长期毒性试验结果证实了它的安全性。

3. 对家兔实验性急性心肌缺血的影响

取家兔 5 组，每组 5 只，雌雄均有。背位固定，描记 Ⅱ 导联心电图后，舌下喷药，各组药物分别为寒证心痛气雾剂（1051mg/kg）、热证心痛气雾剂（1386mg/kg）、硝酸甘油（0.5mg/kg）及相当量的氟利昂酒精和蒸馏水，均在 1 分钟左右喷完，5 分钟后即从耳缘后静脉注入垂体后叶素（1.5U/kg），30 秒钟注完，记录即刻至 30 秒、45 秒、1 分、1 分 30 秒、2 分、2 分 30 秒、3 分、4 分、5 分、6 分、7 分、8 分、9 分、10 分、15 分、20 分、25 分及 30 分的心电图，以测定 T 波变化，作为判断心肌缺血的标准。给药前 T 波值作为基数（100%），计算给垂体后叶素后 30 秒钟 T 波升高的百分数，作为判断药物预防效果的指标，进行组间比较，并用 t 检验判断其差异的显著性。结果给药组 T 波升高百分率明显低于对照组（$P < 0.05 \sim 0.001$），与硝酸甘油一致，而氟利昂酒精组则与对照组无明显差异（$P > 0.05$）。再以同样方法观察静脉给药，结果同上。表明心痛气雾剂对垂体后叶素引起的家兔急性心肌缺血有明显的预防作用，且与硝酸甘油相近。这一实验结果同临床应用相一致。

4. 对犬实验性心肌缺血的影响

取家犬 17 条，分成 4 组，即寒证组、热证组、硝酸甘油组和酒精对照组。采用戊巴比妥钠 30mg/kg 静脉麻醉，气管插管，连接 SC-2 型电动呼吸机行人工呼吸。然后开胸并分离冠状动脉左前降支，于上 1/3 处备结扎线，放置"多点式固定式"心外膜电极，连接于 RM-6000 型多导生理记录仪，描记 30 个标测点的心外膜电图。自一侧颈总动脉插管，通过 MPU-0.5 型压力换能器连接于上述多导生理记录仪，记录血压，并用该仪器记录 Ⅱ 导联心电图。在描记各项指标正常值后，半扎冠状动脉 5 分钟，接着全扎，至 15 分钟时静脉给药，记录各项指标，至给药后 1 小时。以给药前后进行自身和组间比较，用 t 检验判断其差异的显著性。

5. 实验结果

结果表明，心痛气雾剂对于结扎冠状动脉引起的犬心肌大面积严重缺血虽无明显改善作用，但能使心外膜电图 Σ-ST 趋于减少，优于对照组，与硝酸甘油相近，而显示其部分缓解作用。

对犬心肌耗氧量及冠状动脉流量的影响：取家犬 12 条，分 3 组，即寒证组、热证组及酒精对照组。采用戊巴比妥钠 30mg/kg 静脉麻醉，气管插管，连接 SC-2 型电动呼吸机，行人工呼吸。开胸并分离冠状动脉左回旋支，套上 MFV-1200 型电磁流量计钩型探头，以记录冠脉血流量。自右侧颈外静脉插入导管至冠状静脉窦及一侧颈总动脉插管，连接 XO-1 型心肌耗氧量连续测定仪。自一侧股动脉插管通过 MPU-0.5 型压力传感器，连接 RM-6000 型多导生理记录仪记录血压，并记录 Ⅱ 导联心电图。以给药后立即至 1 分钟和给药后 15 分钟心肌耗氧量和冠脉流量变化百分率与给药前进行自身比较，用 t 检验判断其差异的显著性。结果表明心痛气雾剂能使犬心肌耗氧量明显减少，给药后 15 分钟 $P < 0.05 \sim 0.01$。冠脉流量在给药后立即至 1 分钟均稍增加，给药后 15 分钟均减少，$P < 0.05$，并使心率减慢，血压下降与减少心肌耗氧量有一定的平行关系，而酒精对照组无上述结果。

6. 结论

从结果推测，心痛气雾剂改善心肌对氧的供求关系，对改善心肌缺血有一定意义。

对心痛气雾剂质量标准的监测：采用紫外分光光度计、薄层层析、薄层扫描、气相色谱和高效液相色谱等现代分析技术和方法对心痛气雾剂的质量标准进行了监测。

（1）在 UV254nm 和 UV365nm 紫外灯下观察到薄层层析行为分别见表 1-10、表 1-11。

表 1-10　寒证心痛气雾剂原液薄层层析行为观察结果

斑点号	1	2	3	4	5	6
斑点 Rf 值	0.71	0.65	0.51	0.39	0.33	0.10
斑点颜色	暗紫	亮浅蓝	暗棕	暗褐	暗褐	暗棕
波长（nm）	254	365	254	254	254	264

表 1-11　热证心痛气雾剂原液的薄层层析行为观察结果

斑点号	1	2	3	4	5
斑点 Rf 值	0.71	0.66	0.55	0.40	0.28
斑点颜色	暗紫	浅蓝	暗紫	红紫	红紫
波长（nm）	254	365	254	可见光	可见光

以上层析行为作为心痛气雾剂的定性鉴别。

（2）寒证、热证心痛气雾剂原液和药液的 pH 值限度均为 4.6 ～ 5.7。

（3）紫外吸收光谱特征峰　寒证 1 个，为 285nm，热证 2 个，分别为 74nm 和 213nm。

（4）药液装置和喷量　装量规格标准为 9.0 ～ 11.0g，单次喷量不少于 0.3g，喷次不少于 50 次。

（5）雾粒测定　寒证心痛气雾剂，喷出次数在 55 次以内，雾粒直径小于 30μm 者占 64%；热证心痛气雾剂，喷出次数在 55 次以内，雾粒直径小于 30μm 者占 83.9%。结果表明雾粒直径均符合规定标准。

（6）含量测定　寒证心痛气雾剂原液中桂皮醛含量不少于 0.1mg/mL，乙醇含量限度为 0.27 ～ 0.33mL/mL。热证心痛气雾剂原液中丹皮酚含量不少于 1.45mg/mL，龙脑含量限度为 20 ～ 25mg/mL，乙醇含量限度为 0.38 ～ 0.46mL/mL。

以上监测表明，对其君药活性成分桂皮醛、丹皮酚进行含量测定作为内在质量控制的标准是可行的。

7. 对心痛气雾剂稳定性的考察

采用三批药物先后进行了药物稳定性实验研究，结果如下。

（1）外观性状　室内常温下，经 1 年 7 个月观察，寒证剂呈棕黄色澄明液无改变，热证剂呈棕红色澄明液亦无变化。

（2）pH 值　原液和成品均在 45℃恒温水浴中加热 4 小时，前后 pH 值均属稳定。

（3）紫外吸收光谱　分别测定三批心痛气雾剂原液、成品及其加热前后的紫外吸收光谱，特征峰没有变化。

（4）薄层层析　在 UV254nm 和 UV365nm 紫外光灯下观察心痛气雾剂三批原液薄层层析谱，结果基本相同。采用岛津 CS-910 薄层扫描仪和 C-EIB 数据微处理机，对三批原液和成品加热前后的图谱变化进行观察，结果基本相同。

（5）装量　心痛气雾剂装有定量杯以控制给药量。三批成品及其加热前后的药液量、抛射剂装量及总装量变化均不大，符合产品规格标准。

（6）君药活性成分含量　加热前后含量没有变化。

以上表明心痛气雾剂产品质量比较稳定。

（本文发表于《中国医药学报》，1987 年，沈绍功）

心痛口服液的临床与实验研究

【摘要】本文报道为治疗胸痹心痛（冠心病心绞痛）研制的心痛口服液，分补心和养心两种制剂。经协作组临床验证 818 例，其中治疗组 662 例，其止痛总有效率为 84.87%；对心悸等主要伴随症状的总缓解率为 86.60%；318 例使用硝酸甘油患者的停减率为 82.95%，心电图总改善率为 44.92%。随机双盲对照组 299 例中，中药组 156 例，其止痛疗效、心悸等主要伴随症状缓解率均明显优于消心痛（$P < 0.005$）。其中，补心口服液组的硝酸甘油停减率明显优于消心痛（$P < 0.05$），对心电图疗效相仿（$P > 0.05$）；养心口服液组的硝酸甘油停减率两者相仿（$P > 0.1$），而心电图疗效则明显优于消心痛（$P < 0.025$）。又经动物急性和长期毒性试验，均未发现毒副作用，证明心痛口服液是安全制剂。

【关键词】冠状动脉疾病 / 中医药疗法；心绞痛 / 中医药疗法；心痛口服液；心气虚 / 中医药疗法；补气药 / 治疗应用。

本组研制的心痛口服液，针对胸痹心痛（冠心病心绞痛）本虚为主的心气虚和心阴虚进行辨证论治。分补心口服液和养心口服液两种制剂，以便同本组研制的速效止痛制剂心痛气雾剂配套。自 1987 年 7 月起，在协作组全国 15 个中医单位临床验证，共 818 例，其中治疗组 662 例，随机双盲对照组 299 例（中药组 156 例），同时开展实验研究，均取得满意结果，现报道如下。

一、临床研究

1.病例选择

按照 1980 年广州第一届全国内科学术会议的心血管专业组依据 WHO 所通过的冠心病心绞痛命名及诊断标准，选择休息时心电图有明显缺血表现的确诊病例为观察对象。病例分布有南北东西中的地区差异，病例来源有中央、省市和基层医疗单位的层次差异。

2.临床资料

（1）治疗组　662 例中，男 292 例，女 370 例。年龄 41～60 岁者占 66.19%。病程 3 年以上者占 57.79%。心绞痛部位以左胸部最多见，占 53.68%。疼痛性质以隐痛发憋为主，占 70.47%。发作次数以每日发作 1～5 次者居多，占 79.01%。发作持续时间大多在 6 分钟以上，占 60.08%。西医分型，稳定型 494 例，占 74.62%，不稳定型 163 例，占 24.62%，变异型 5 例，占 0.76%。心绞痛发作程度，轻度 325 例，占 49.09%，中度 272 例，占 41.09%，重度 65 例，占 9.82%。中医辨证，符合心气虚损型标准者 345 例，其中兼夹痰浊者 35 例，占 10.15%，兼夹瘀血者 72 例，占 20.87%；符合心阴不足型标准者 317 例，其中兼夹痰浊者 26 例，占 8.20%，兼夹瘀血者 62 例，占 19.56%。

（2）随机双盲对照组　299 例中，中药组 156 例，对照组 143 例。两组性别、年龄、病程、心绞痛部位、性质、发作情况、分型、分级和中医辨证等基本相似，具有可比性。

3. 研究方法

（1）辨证分组　中医辨证参照 1985 年全国冠心病辨证论治研究座谈会修订的《冠心病心绞痛中医辨证试行标准》。胸痹心痛患者兼见气短乏力，面色少华，纳差腹胀，形寒肢踡，苔薄白质淡，脉沉细或结代，辨证为心气虚损型；兼见五心烦热，汗多口干，惊悸潮热，腰酸腿软，苔净质红，脉细数或结代，辨证为心阴不足型。由协作组内中国中医研究院西苑医院等 11 个单位负责治疗组的临床观察，由中国中医研究院广安门医院等 4 个单位负责随机双盲对照组的临床观察。

（2）给药方法

①治疗组：属心气虚损型者给服补心口服液，每次 1 支（10mL，含生药 11.32g），属心阴不足型者给服养心口服液，每次 1 支（10mL，含生药 12g），均每日 3 次，4 周为 1 个疗程。

②对照组：选用西药消心痛，为达到双盲法要求，每组由片剂与口服液构成，分别编为补心 Ⅰ号和Ⅱ号，养心Ⅰ号和Ⅱ号，两者外观一致。Ⅰ号组片剂为消心痛（每片 10mg），口服液为空白安慰剂；Ⅱ号组片剂为空白安慰剂，口服液分别为补心口服液或养心口服液。服法为心气虚损型给补心组，心阴不足型给养心组，均同时每次服 1 片加 1 支（10mL），每日 3 次，4 周为 1 个疗程。

③药物：补心口服液以黄芪为君药，人参为臣药，辅佐以菖蒲和薤白。养心口服液以麦冬为君药，北沙参为臣药，辅佐以赤芍和三七。连同安慰剂的片剂和口服液，均由湖北省咸宁制药厂试制。消心痛由山东省博山制药厂出品，批号为 861227。

（3）观察指标　选用中医症状、舌诊、脉诊及心脏听诊、心率、血压、血尿常规、肝功能、血糖、血脂分析（以上各项治疗前后各查 1 次）、心电图（疗前和用药后每周复查 1 次），制定统一观察表格，由专人负责观察。大部分住院，小部分家庭病床观察，验证结果由专人汇总。

（4）疗效标准　心绞痛和心电图疗效标定依据 1980 年广州第一届全国内科学术会议心血管专业组修订的标准。中医症状采用简化标准判定，如疗前症状为（＋），疗后消失为（－），减轻为（±），不变为（＋），加重为（＋＋）。

4. 治疗效果

治疗组 662 例中，心绞痛止痛疗效的总有效率为 84.87%；心悸等主要伴随症状的总有效率为 86.60%；心电图改善的总有效率为 44.92%，见表 1-12。硝酸甘油（服用者）停减率为 82.95%。止痛作用与心绞痛程度关系密切，有显著性差异（$\chi^2 = 44.063$，$P < 0.05$），即轻、中度疗效佳，重度疗效差。止痛作用与西医分型无显著差异（$\chi^2 = 0.104$，$P > 0.05$），表明其对不稳定型同样有效。

表 1-12　治疗组心绞痛止痛、心悸等主症及心电图疗效

组别	例数	心绞痛止痛疗效				心悸等主要症状疗效				心电图疗效			
		显效例（%）	改善例（%）	无效例（%）	加重例（%）	显效例（%）	改善例（%）	无效例（%）	加重例（%）	显效例（%）	改善例（%）	无效例（%）	加重例（%）
补心组	345	157（45.51）	138（40.00）	49（14.20）	1（0.29）	167（48.41）	141（40.87）	33（9.57）	4（1.15）	36（10.43）	114（33.04）	188（54.49）	7（2.04）
养心组	317	131（41.32）	136（42.90）	47（14.83）	3（0.95）	142（44.79）	124（39.12）	49（15.46）	2（0.63）	42（13.25）	105（33.12）	165（52.05）	5（1.58）

随机双盲对照组 299 例中，补心中药组 90 例，对照组 76 例；养心中药组 66 例，对照组 67 例。心绞痛止痛疗效中药组与对照组相比，有显著性差异。补心组有效率为 85.6%，对照组为 57.9%

（$P < 0.05$）；养心组有效率为 89.4%，对照组为 70.1%（$P < 0.05$）。心悸等主要伴随症状疗效也有显著性差异，补心组有效率为 86.5%，对照组为 56.3%（$P < 0.025$）；养心组有效率为 92.4%，对照组为 65.5%（$P < 0.005$）。硝酸甘油停减率，补心组为 90.6%，对照组为 72.7%（$P < 0.05$）；养心组为 80.7%，对照组为 77.2%（$P > 0.1$）。心电图疗效对比，补心组与对照组无显著差异（有效率分别为 38.9% 与 30.3%，$P > 0.05$），养心组有效率为 50.0%，对照组为 28.4%（$P < 0.025$）。

二、实验研究

1. 毒性试验

（1）急性毒性试验　将心痛口服液浓缩 1 倍后，给小白鼠口服灌胃，其剂量补心口服液为 170g/kg，养心口服液为 180g/kg，在一日之内分为 3 次给予，连续观察 7 天。结果：小鼠饮食饮水、排便及活动等均正常，未见任何毒性反应，亦无 1 只小鼠死亡。上述给药量相当于临床用量的 250 倍。

（2）长期毒性试验　选用健康大白鼠，将浓缩的心痛口服液给予口服灌胃，其剂量补心口服液分别为 68g/kg、34g/kg 及 17g/kg，养心口服液分别为 72g/kg、36g/kg 及 18g/kg，每日 1 次，连续 3 个月。结果：心痛口服液包括补心口服液和养心口服液对大鼠的行为、体重、血常规及肝肾功能均无明显影响，病理组织学检查结果与对照组比亦无明显差异。

以上结果充分说明心痛口服液安全无毒。

2. 对豚鼠离体心脏灌流的影响

按 Sangendorff 氏法进行豚鼠离体心脏灌流，灌流液为 K-H 液，灌流速度为 5mL/min，灌流液温度为 37℃，观察心痛口服液对动物离体心脏冠状动脉灌注压、心肌收缩力和心率等的影响。结果心痛口服液（补心口服液 0.3g/L，养心口服液 0.1 ～ 0.3g/L）能使冠脉灌注压下降（$P < 0.01$），冠脉扩张，而对心肌收缩力无明显影响；在灌流液中加入垂体后叶素（8U/L）时，心痛口服液（0.03g/L、0.1g/L、0.3g/L）对垂体后叶素引起的冠脉灌注压升高、冠脉收缩有明显的对抗作用（与冠心 Ⅱ 号作用相似峰值时，$P < 0.01$），且是依剂量性的。同时对垂体后叶素引起的心肌收缩力减弱也有一定的对抗作用，进一步说明该药对冠状动脉有明显的扩张作用。此外，还具有减慢心率的作用。

3. 对家兔实验性急性心肌缺血的作用

用垂体后叶素（1.5U/kg）静脉注射，造成家兔急性心肌缺血，描记 Ⅱ 导联心电图，测定 T 波的变化，以此作为判断心肌缺血的标准，同时观察 ST 段的变化及心律失常出现情况。结果：心痛口服液腹腔注射（补心口服液 5.7 ～ 11.3g/kg，养心口服液 6.0 ～ 12.0g/kg）对垂体后叶素所致家兔急性心肌缺血的心电图 T 波改变有明显的对抗作用（$P < 0.01 ～ 0.001$），对 ST 段的改变及心律失常（主要为室性早搏）的发生也有影响，与硝酸甘油作用相似，且上述效果与药物剂量有关。给家兔灌胃心痛口服液（补心液 17.3g/kg，养心液 18.0g/kg），同样具有上述效应。说明心痛口服液对垂体后叶素引起的家兔冠状动脉血管痉挛及心肌缺血乏氧有明显的保护作用。

4. 对大鼠实验性心肌缺血性损伤的作用

用异丙肾上腺素（2mg/kg）皮下注射，造成大鼠心肌缺血性损伤，取心脏做病理切片检查，用 HE 及 Mallory 磷钨酸苏木素染色，光镜下观察。结果：心痛口服液口服灌胃（补心液 8.9、17.9、35.7g/kg，养心口服液 9.5、18.9、37.8g/kg），均能缩小心肌梗死范围，与心得安作用相似。说明心痛口服液能对抗异丙肾上腺素使心肌耗氧增加而导致的大鼠心肌缺血性损伤，即具有保护作用。

5. 对犬实验性心肌缺血的作用

按常规方法将麻醉犬开胸，切开心包，分离并结扎（为半结扎，即部分狭窄）冠状动脉左前降支，形成犬心肌缺血，描记 30 个标测点的心外膜电图，以 ST 段升高值的总和（Σ-ST）和 ST 段升高的导联数（N-ST）的变化，作为判断心肌缺血的标准。结果：心痛口服液口服（经胃管）给药（补心液 11.3g/kg，养心液 12.0g/kg）能使 Σ-ST 明显减少（$P < 0.05 \sim 0.01$），N-ST 也趋于减少。即使犬心肌缺血程度明显减轻，缺血范围也有所缩小，与消心痛作用基本相似，且稍优于消心痛。说明心痛口服液对结扎冠脉引起的犬心肌缺血有显著的对抗作用，即对冠状动脉狭窄所致的心肌缺血有明显的作用。

6. 对犬心肌耗氧量的影响

用前述冠状动脉部分狭窄，即半扎冠状动脉的方法造成犬心肌缺血，以动静脉氧差（$A-VO_2$）的变化及心肌耗氧指数（MVO_2I）间接判断心肌耗氧量的变化，而推测心痛口服液对心肌耗氧量的影响。结果：心痛口服液口服（经胃管）给药（补心 11.3g/kg，养心 12.0g/kg），能使动、静脉氧差减小（$P < 0.1 \sim 0.001$），心肌耗氧指数降低（$P < 0.1 \sim 0.05$），与消心痛一致。说明心痛口服液有降低心肌耗氧量的作用，为其治疗胸痹心痛（冠心病心绞痛）提供了一定的依据。

（本文发表于《中国医药学报》，1991 年，沈绍功、齐鸣、温天明等）

补心气、滋心阴口服液治疗冠心病心绞痛 1037 例疗效总结

【摘要】本文报道了以补心气和滋心阴口服液治疗冠心病心绞痛 1037 例，其心绞痛缓解率为 84.87%，症状缓解率为 86.60%，硝酸甘油停减率为 82.95%，心电图缺血改善率为 44.92%。通过相应实验研究，临床疗效获得药效学证实。

【关键词】冠心病心绞痛；中医药治疗；补心气、滋心阴口服液；治疗应用。

全国胸痹急症协作组于 1987 年起以黄芪为君药的补心气口服液用于冠心病心绞痛心气虚损型，以麦冬为君药的滋心阴口服液用于心阴不足型，临床观察 662 例；采用西药消心痛进行随机双盲对照共 299 例；中医辨证分五型（气虚、阴虚、痰浊、血瘀、寒凝）进行辨证分型对照观察共 219 例；合计临床试验 1037 例。现将其疗效总结报告如下。

一、诊疗标准

全部病例均按照 1980 年广州第一届全国内科学术会议的心血管病专业组依据 WHO 所通过的冠心病心绞痛命名及诊断标准，选择静息时或运动试验时心电图有明显缺血表现的确诊病例。

中医辨证分型标准依据本协作组制订的心痛（冠心病心绞痛）中医急症诊疗规范（由国家中医药管理局医政司下文 1990 年起在全国各级各类中医单位试行）。

疗效评定项目有心绞痛缓解率、心悸等主要症状缓解率、硝酸甘油停减率、心电图缺血改善率。评定标准依据上述广州会议及本组的诊疗规范。

二、病例概况

治疗组 662 例中：男 292 例，女 370 例，男女 ≈ 1 ：1.3。年龄最大 82 岁，最小 24 岁，41 ～ 60 岁占 66.19%。西医分型：稳定型 494 例，占 74.62%；不稳定型 163 例，占 24.63%；变异型 5 例，占 0.75%。心绞痛发作程度：轻度 325 例，占 49.09%；中度 272 例，占 41.09%；重度 65 例，占 9.82%。中医辨证：662 例中符合心气虚损型标准者 345 例，符合心阴不足标准者 317 例。

随机双盲对照组 299 例中：对照组 143 例，中药组 156 例。辨证分型对照组 219 例中：心气虚损型 62 例，心阴不足型 63 例，痰浊闭塞型 32 例，心血瘀阻型 32 例，寒凝气滞型 30 例。两组性别、年龄、病程、心绞痛部位、性质、发作情况、分型、分级和中医辨证等临床资料基本相似，具有可比性。

三、观察方法

单位分工：协作组内中国中医研究院西苑医院、唐山市中医医院等 11 个单位负责治疗组的临床观察；中国中医研究院广安门医院、北京市中医医院等 4 个单位负责随机双盲对照组的临床观察；广

安门医院、西苑医院负责辨证分型对照组的临床观察；中国中医研究院基础理论研究所负责毒理、药效、质量分析等实验研究。

给药方法：治疗组中属心气虚损型者给服补心气口服液，每次1支（10mL，含生药11.32g）；属心阴不足型者给服滋心阴口服液，每次1支（10mL，含生药12g）。两者均一日3次，4周为一疗程。此两种口服液均通过新药审批，由湖北省咸宁制药厂提供，批号分别为（91）卫药准字Z-77号和（91）卫药准字Z-76号。

对照组选用西药消心痛，为达到双盲法要求，每组由片剂和口服液构成，分别编为补心气Ⅰ号和Ⅱ号，滋心阴Ⅰ号和Ⅱ号，两者外观一致。Ⅰ号组片剂为消心痛（每片10mg），口服液为空白安慰剂；Ⅱ号组片剂为空白安慰剂，口服液分别为补心气口服液或滋心阴口服液。服法为按中医辨证分型，心气虚损型给补心气组，心阴不足型给滋心阴组，均同时每次服1片加1支（10mL），1日3次，4周为一疗程。

辨证分型对照组一分为二，每型每例分别给服补心气或滋心阴口服液，每次1支，1日3次，4周为一疗程。

以上各组在观察期间均停服中西医长效治疗冠心病心绞痛药物。原服速效止痛的硝酸甘油可以保留并观察对其的停减率。

观察指标：选用中医症状、舌诊、脉诊及心脏听诊、心率、血压、血尿常规、肝功、血糖、血脂分析（以上各项治疗前后各查1次）、心电图（治疗前和用药后每周复查1次）。制订统一观察表格，由专人负责观察。大部分住院，小部分家庭病床观察，验证结果由专人汇总。不入选病例，只以诊断不明，疗程不足或指标复查不全，无法判断为条件，不以疗效优劣为入选条件。

四、观察结果

（一）治疗组662例中

1. 心绞痛止痛疗效（表1-13）

表1-13　治疗组心绞痛止痛疗效

疗效	补心气组（%）	滋心阴组（%）
显效	157（45.51%）	131（41.32%）
改善	138（40.00%）	136（42.90%）
基本无效	49（14.20%）	47（14.83%）
加重	1（0.29%）	3（0.95%）
合计	345（100.00%）	317（100.00%）

2. 心悸等主要伴随症状疗效（表1-14）

表1-14　治疗组伴随症状疗效

疗效	补心气组（%）	滋心阴组（%）
显效	167（48.41%）	142（44.79%）
改善	141（40.87%）	124（39.12%）

疗效	补心气组（%）	滋心阴组（%）
基本无效	33（9.57%）	49（15.46%）
加重	4（1.15%）	2（0.63%）
合计	345（100.00%）	317（100.00%）

3. 硝酸甘油停减率（服用者）（表1-15）

表1-15　治疗组硝酸甘油停减率

停减率	补心气组（%）	滋心阴组（%）
停用	110（62.50%）	97（68.31%）
减半	37（21.01%）	20（14.08%）
减1/3	3（1.71%）	4（2.82%）
不变	23（13.07%）	18（12.68%）
加量	3（1.71%）	3（2.11%）
合计	176（100.00%）	142（100.00%）

4. 心电图疗效（表1-16）

表1-16　治疗组心电图疗效

疗效	补心气组（%）	滋心阴组（%）
显效	36（10.43%）	42（13.25%）
好转	114（33.04%）	105（33.12%）
无改变	188（54.49%）	165（52.05%）
加重	7（2.04%）	5（1.58%）
合计	345（100.00%）	317（100.00%）

5. 止痛作用

同心绞痛程度关系密切，有显著差异（χ^2=44.063，$P < 0.05$），即轻、中度疗效佳，重度疗效差。

6. 止痛作用

同西医分型无显著差异（χ^2=0.104，$P > 0.1$），表明其对不稳定型同样有效。

（二）随机双盲对照组 299 例中

1. 心绞痛止痛疗效对比

见表1-17，两组有显著差异。

表1-17　随机双盲对照组心绞痛疗效

分组	补心气组有效率（例）	滋心阴组有效率（例）
中药组	85.6%（77）	89.4%（59）

分组	补心气组有效率（例）	滋心阴组有效率（例）
对照组	57.9%（44）	70.1%（47）
P值	< 0.005	

2. 心悸等主要伴随症状疗效对比

见表 1-18，两组有显著差异。

表 1-18　随机双盲对照组伴随症状疗效

分组	补心气组有效率（例）	滋心阴组有效率（例）
中药组	86.5%（74）	92.4%（66）
对照组	56.3%（64）	65.5%（58）
P值	< 0.025	< 0.005

3. 硝酸甘油停减率对比（服用者）

见表 1-19，补心气组有显著差异，滋心阴组无显著差异。

表 1-19　随机双盲对照组硝酸甘油停减率

分组	补心气组停减率（例）	滋心阴组停减率（例）
中药组	90.6%（29）	80.7%（21）
对照组	72.7%（24）	77.2%（17）
P值	< 0.05	> 0.1

4. 心电图疗效对比

见表 1-20，补心气组疗效相仿，无显著差异，滋心阴组有显著差异。

表 1-20　随机双盲对照组心电图疗效

分组	补心气组有效率（例）	滋心阴组有效率（例）
中药组	38.9%（35）	50.0%（33）
对照组	30.3%（23）	28.4%（19）
P值	> 0.05	< 0.025

（三）辨证分型对照组 219 例中

补心气口服液对心气虚损型的疗效，包括心绞痛缓解率、症状缓解率、硝酸甘油停减率、心电图缺血改善率，均明显优于其他四型，统计学有显著差异（$P < 0.01 \sim 0.001$）。同样滋心阴口服液对心阴不足型的疗效均明显优于其他四型，统计学有显著差异（$P < 0.01 \sim 0.001$）。以心电图缺血改善率为例，分别见表 1-21、1-22。

表 1-21　补心气口服液对辨证分型心电图疗效

疗效	气虚（例）	阴虚（例）	痰浊（例）	血瘀（例）	寒凝（例）
显效	19/32	0	1/16	0	0
好转	11/32	6/30	4/16	1/16	1/15
无改变	2/32	24/30	11/16	15/16	14/15
加重	0	0	0	0	0
P 值		< 0.001	< 0.05	< 0.001	< 0.001

表 1-22　滋心阴口服液对辨证分型心电图疗效

疗效	阴虚（例）	气虚（例）	痰浊（例）	血瘀（例）	寒凝（例）
显效	10/33	0	0	0	0
好转	19/33	7/30	2/16	2/16	3/15
无改变	4/33	23/30	14/16	14/16	12/15
加重	0	0	0	0	0
P 值		< 0.001	< 0.001	< 0.001	< 0.001

五、安全考察

补心气、滋心阴口服液临床使用 1037 例，经血尿常规、肝功、心率、血压、心电图等检测，未发现毒副作用。

经 I 期临床观察正常人各 20 名，每次口服 1 支（10mL），一日 3 次，4 周为一疗程，以心电图、胸透、肝肾功能和血、尿、便常规检测，均未见异常改变。

急性毒性试验：给小鼠口服灌胃，补心气口服液 170g/kg，滋心阴口服液 180g/kg，即临床用量的 250 倍，未见任何毒性反应，亦无一只小鼠死亡。

长期毒性试验：给大鼠口服灌胃，补心气口服液剂量分别为 68g/kg、34g/kg 及 17g/kg，滋心阴口服液剂量分别为 72g/kg、36g/kg 及 18g/kg，连续 3 个月，对大鼠活动和行为、生长发育、血常规、肝肾功能及全身各脏器的病理学检查均无明显毒性。

上述考察充分证实补心气、滋心阴口服液为安全制剂。

六、药效研究

对豚鼠离体心脏灌注的影响。实验结果表明补心气、滋心阴口服液能使冠脉灌注压下降，对冠状动脉有明显的扩张作用。

对家兔实验性急性心肌缺血的作用。实验结果表明两种口服液对垂体后叶素所致家兔急性心肌缺血的心电图 T 波改变有明显的对抗作用，对 ST 段的改变及心律失常的发生也有影响，且效果与剂量有关。

对大鼠实验性心肌缺血性损伤的作用。实验结果表明两种口服液对异丙肾上腺素所致大鼠心肌缺血性损伤具有保护作用。

对犬实验性心肌缺血的作用。实验结果表明两种口服液对犬实验性心肌缺血具有保护作用。

对犬心肌耗氧量的影响。实验结果表明两种口服液能降低犬的心肌耗氧量。

药效研究表明其临床疗效获得药效学之证实。

七、质量分析

采用现代分析方法，对补心气、滋心阴口服液确定了药物规格，考察了性状，并采用活性成分对照的药物薄层层析的鉴别方法鉴别药物；还分别对药物的 pH 值、相对密度、卫生学及装量进行了检查；同时采用高效液相色谱法和比色法测定活性成分芍药苷、人参皂苷 Re 的含量；还对口服液中的铜、锌、镁等 16 种微量元素进行分析测定，作为药物内在质量控制的指标。

分别对三批药物的稳定性进行实验研究和考察，结果表明三批产品间无大变化，证明生产工艺稳定。经自然条件下，室温避光保存一年零六个月，考察结果表明产品质量稳定性好。

上述分析研究表明两种口服液工艺规范，质量可控，产品稳定。

八、疗效总结

补心气和滋心阴口服液经全国具有地区代表性的、由中国中医研究院牵头的 15 家中医单位临床试验，用于治疗 1037 例冠心病心绞痛，其心绞痛缓解率为 84.87%，症状缓解率为 86.60%，硝酸甘油停减率为 82.95%，心电图缺血改善率为 44.92%。

随机双盲对照 299 例。统计学处理表明，其止痛疗效、症状缓解率均明显优于西药消心痛（$P < 0.005$）。补心气口服液对硝酸甘油停减率亦明显优于消心痛（$P < 0.05$），对心电图疗效则两者相仿（$P > 0.05$）。滋心阴口服液对硝酸甘油停减率两者相仿（$P > 0.1$），对心电图疗效则明显优于消心痛（$P < 0.025$）。

辨证分型对照 219 例。统计学处理结果表明，补心气口服液对心气虚损型、滋心阴口服液对心阴不足型均比其余四型疗效佳（$P < 0.01 \sim 0.001$）。

实验研究结果：能降低豚鼠离体心脏冠脉灌注压，明显扩张冠脉；对家兔和犬急性心肌缺血有明显对抗作用；对大鼠心肌缺血性损伤有保护作用；能降低犬心肌耗氧量；临床疗效获得药效学证实。

临床使用，正常人观察和动物急性、长期毒性试验表明这两种口服液为安全制剂。现代方法分析，特别是活性成分的含量检测和微量元素的分析测定以及三批产品的稳定性考察，表明补心气、滋心阴口服液工艺规范，质量可控，产品稳定。

组方设计遵循中医药理论，突出辨证论治原则，药源普遍，剂型服用方便，是治疗冠心病心绞痛疗效确切、安全稳定的长效新药，同本协作组研制的速效心痛气雾剂配套，可形成辨证序列方药诊治冠心病心绞痛的整体方案，特具临床意义，值得推广应用。

（本文发表于《中国中医急症》，1992 年，沈绍功、刘小康）

华西牌生脉注射液治疗冠心病心绞痛 219 例临床疗效分析

【摘要】作者应用华西牌生脉注射液治疗冠心病心绞痛 219 例。结果：其抗心绞痛有效率为 95%，证候缓解率为 93.6%，硝酸酯类药停减率为 61.5%，心电图缺血改善率为 68.5%。疗效与疾病分度、证类、疗程、年龄有关，同分型、病程无关。临床检测未发现毒副反应，为安全制剂。作者认为，根据异病同治法则，凡见证气阴两虚或气阴两脱证类的病种，应用生脉注射液均可获得明显治疗效果，且无任何毒副作用，值得临床推广应用。

【关键词】生脉注射液；冠心病；心绞痛。

中医经典古方生脉散由人参、麦冬、五味子组成，具有益气养阴、敛汗固脱作用。经华西医科大学著名药学家廖工铁教授精心研制，改革剂型，成为生脉注射液，并以川卫药准字（83）–2598 号生产批文，由华西医科大学制药厂投产面市，1992 年被列入国家中医药管理局颁布的首批全国中医院急诊必备用药目录之中。为进一步评估其临床疗效，1994 年组织中国中医研究院广安门医院和西苑医院、上海中医药大学曙光医院和龙华医院、上海第一医科大学华山医院以及华西医科大学附一院扩大临床验证，共观察冠心病心绞痛 219 例。现将研究结果报告如下。

一、对象和方法

1. 一般资料

本组病例中，男 110 例，女 109 例，男：女为 1.01：1。年龄 41 ～ 89 岁，平均 57.6 ± 16.6 岁。病程最短 1 个月，最长 29 年，平均 6.8 年。其中稳定型劳累性心绞痛 182 例，不稳定型心绞痛 37 例；轻度 124 例，占 56.62%，中度 69 例，占 31.51%，重度 26 例，占 11.87%。

2. 诊疗标准

（1）诊断标准　本组 219 例冠心病心绞痛患者均按第一届全国内科学术会议根据 WHO《关于缺血性心脏病的命名和诊断标准》确诊。

（2）辨证标准　按照国家中医药管理局 1994 年颁布的《中医内科急症诊疗规范》"胸痹心痛"部分，本组 219 例均以气阴两虚证类为主。

（3）纳入病例标准　符合上述标准的确诊病例，心绞痛每周至少发作 2 次，年龄 40 岁以上，以及部分心肌梗死恢复期心绞痛患者。

（4）排除病例标准　急性心肌梗死，严重心、肝、肾功能不全，重度神经官能症，更年期综合征，血压 21.3/12.6kPa（160/95mmHg）以上，以及未按规定用药，资料不全者。

（5）疗效标准　按照国家中医药管理局 1994 年颁布的《中医内科急症诊疗规范》"胸痹心痛"部分。

3. 给药方法

生脉注射液 40mL 加入 5% 葡萄糖液或 0.9% 生理盐水 250～500mL 中静滴，每日 1 次，两周为一疗程。用药期间停用中西医成药及汤剂。原服硝酸甘油及消心痛者随病情好转而撤减，并以减量一半以上统计其停减率。

4. 观察指标

（1）心绞痛发作情况。

（2）中医证候。

（3）硝酸甘油、消心痛服用量。

（4）心电图、心率、血压。

（5）血液流变学、血脂、动态心电图、超声心动图、心功能。

（6）安全性考查（毒副反应、血尿常规、肝肾功能）。

二、结果

1. 止痛有效率

全组 219 例中，显效 62 例（28.3%），有效 146 例（66.7%），无效 11 例（5%），总有效率为95%。

2. 证候缓解率

治疗组 219 例中，显效 78 例（35.6%），有效 127 例（58%），无效 14 例（6.4%），总有效率为93.6%。

3. 硝酸酯类药停减率

本组 219 例中，服用硝酸酯类药者 104 例。使用生脉注射液一个疗程后停服硝酸酯类药者 39例，用量减半者 25 例，合计 64 例。其中 35 例治疗前后硝酸酯类药用量分别为 0.94 ± 0.47mg/d 和0.23 ± 0.28mg/d，有显著性差异（$P < 0.01$）。

4. 心电图缺血改善率

该 219 例中心电图缺血改善率为 68.5%，其中显效 38 例（17.4%），改善 112 例（51.1%），加重3 例（14%）。

5. 动态心电图缺血改善率

治疗组 219 例中有 42 例在治疗前后做了动态心电图检查，其中改善 21 例（50%），无改变 19 例（45.2%），加重 2 例（4.8%）。

6. 血液流变学

生脉注射液使用一个疗程后，219 例患者的血液流变学指标均较用药前有较好的改善（表 1-23）。

表 1-23　219 例患者应用生脉注射液前后的血液流变学改变（$\bar{x} \pm s$）

项目	治疗前（$\bar{x} \pm s$）	治疗后（$\bar{x} \pm s$）	P
全血黏度 9s^{-1}	6.21 ± 0.94	3.41 ± 0.46	< 0.05
45s^{-1}	3.31 ± 0.51	2.68 ± 0.41	< 0.05
150s^{-1}	3.30 ± 0.42	2.34 ± 0.32	< 0.05

项目	治疗前（$\bar{x} \pm s$）	治疗后（$\bar{x} \pm s$）	P
血浆黏度	2.10 ± 0.21	1.78 ± 0.11	< 0.05
血沉（m/h）	25.06 ± 9.45	18 ± 8.45	> 0.05
红细胞比容	52.80 ± 2.74	46.3 ± 2.12	< 0.05
纤维蛋白原（mg%）	560 ± 81	410 ± 25	< 0.05

7. 血脂分析

治疗前该 219 例患者血清总胆固醇和甘油三酯含量分别为 4.9657 ± 1.2856mmol/L 和 2.052 ± 1.8165mmol/L，治疗后分别为 4.8101 ± 1.1470mmol/L 和 1.8929 ± 1.3787mmol/L。可见应用生脉注射液后虽有下降趋势，但无显著性差异（$P > 0.05$），表明对血脂影响不大。

8. 射血分数

应用生脉注射液前后，该 219 例患者的射血分数无显著性差异（治疗前 0.49 ± 0.21，治疗后 0.50 ± 0.21），表明对射血分数影响不大。

9. 心肌耗氧量

该 219 例患者应用生脉注射液后，其心肌耗氧量为 88.87 ± 8.10mL/min，较治疗前（111.62 ± 11.17mL/min）显著下降（$P < 0.01$），表明能降低患者心肌耗氧量。

10. 心率

该 219 例患者经生脉注射液治疗后，其心率为 72.3 ± 4.2 次 / 分，较治疗前（78.5 ± 9.1 次 / 分）显著下降（$P < 0.05$），表明对增快的心率有显著的减慢作用。

11. 血压

该 219 例患者用生脉注射液治疗前后，其血压分别为 18.9/11.7kPa 和 16.1/9.6kPa，有显著性差异（$P < 0.05$），表明对合并高血压者有显著降压作用。

12. 毒副反应

全部患者的血尿常规、肝肾功能及心电图检查在用药后均正常。静脉给药后无一例出现发热、皮疹、黄疸、恶心、呕吐、腹泻及静脉炎等毒副反应，表明生脉注射液为安全制剂。

三、讨论

1. 疗效相关因素分析

（1）疾病程度与疗效　本组患者轻度、中度患者的疗效较重度者为佳（表 1-24），表明疗效与该病程度有密切关系。

表 1-24　疾病程度与疗效的关系

疾病程度	例数	显效（%）	有效（%）	无效（%）
轻度	38	6（16%）	32（84%）	0
中度	50	24（48%）	25（50%）	1（2%）
重度	4	0	2（50%）	2（50%）

（2）心绞痛类型与疗效　生脉注射液对稳定型和不稳定型心绞痛均有效，而且对难治的不稳定型心绞痛显示出疗效更佳的趋势（表1-25）。

表1-25　心绞痛类型与疗效的关系

心绞痛类型	例数	显效（%）	有效（%）	无效（%）
稳定型	36	2（5.6%）	32（88.8%）	2（5.6%）
不稳定型	16	4（25.0%）	12（75.0%）	0

（3）证类与疗效　生脉注射液中人参补肺益气为君药，麦冬清肺养阴为臣药，五味子敛肺生津为佐使药，三药合用，一补一清一敛，共奏益气养阴、敛汗固脱之效。其治冠心病心绞痛中气阴两虚证类与心血瘀阻证类的疗效比较，前者优于后者（表1-26）。

表1-26　证类与疗效的关系

证类	例数	显效（%）	有效（%）	无效（%）
气阴两虚	40	21（52.5%）	18（45.0%）	1（2.5%）
心血瘀阻	52	9（17.6%）	41（78.6%）	2（3.8%）

再从证候改善情况看，对胸闷隐痛、心悸气短、五心烦热、腰酸倦怠、面色少华等气阴两虚诸症的疗效更为显著（$P < 0.001 \sim 0.05$），表明生脉注射液更适合气阴两虚证类，理法方药完全符合中医理论。

（4）年龄与疗效　以60岁为界，年龄在60岁以下者疗效更佳，年龄在60岁以上者疗效较差（表1-27）。

表1-27　年龄与疗效的关系

年龄	例数	显效（%）	有效（%）	无效（%）
60岁以下	19	13（68.4%）	6（31.6%）	0
60岁以上	33	18（54.5%）	9（27.3%）	6（18.2%）

（5）病程与疗效　经5年以内、5～10年和10年以上三类病程统计，其疗效水平相仿，显示使用生脉注射液时，病程长短与疗效关系不大（表1-28）。

表1-28　病程与疗效的关系

病程	例数	显效（%）	有效（%）	无效（%）
5年以内	54	18（33.3%）	34（63.0%）	2（3.7%）
5～10年	22	6（27.3%）	15（68.2%）	1（4.5%）
10年以上	16	6（37.5%）	10（62.5%）	0

（6）疗程与疗效　以用药3天、1周和2周三类统计，38%～75%的患者3天内心绞痛缓解。疗程与疗效呈反比关系，疗程越短，抗心绞痛作用越强，表明生脉注射液为速效高效制剂，尤其对不稳定型心绞痛更显著（表1-29）。

表 1–29　疗程与疗效的关系

	例数	用药 3 天（%）	用药 1 周（%）	用药 2 周（%）	无效（%）
稳定型	36	14（38.8%）	11（30.6%）	9（25.0%）	2（5.6%）
不稳定型	16	12（75.0%）	2（12.5%）	2（12.5%）	0

以上疗效相关因素分析，因有些资料例数不足，统计不全，故仅对资料齐全例数做初步肤浅分析。有待进一步观察验证，补充例数，方能再做深层分析。

2. 扩大病种验证

生脉注射液还扩大应用于其他病种，也获得较好疗效，总有效率达 94.7%（表 1–30）。

以上病种分布中，12 例休克者属心源性休克 11 例，感染性休克 1 例；呼吸道感染 66 例中，阻塞性肺病伴感染 38 例，肺炎 20 例，肺结核伴感染 7 例，肺脓肿 1 例；其他病种 70 例，包括肿瘤、胃炎、胆囊炎、肝硬化、肾炎等。使用剂量以 40mL/d 最多（占 86.7%），用药时间以 6 ～ 20 天最多（占 72.9%），平均用药时间 12.7 ± 8.7 天。

表 1–30　生脉注射液扩大病种验证结果

疾病种类	例数	显效（%）	有效（%）	无效（%）
休克	12	4（33.3%）	5（41.7%）	3（25.0%）
急性胰腺炎	59	59（100%）	0	0
呼吸道感染	66	51（77.3%）	13（19.7%）	2（3.0%）
其他病种	70	29（41.4%）	35（50.0%）	6（8.6%）
合计	207	143（69.1%）	53（25.6%）	11（5.3%）

根据生脉注射液的方义为益气养阴，敛汗固脱，遵照中医异病同治的法则，各类病种凡具气阴两虚证类或气阴两脱危重急症时均可试用生脉注射液，以气阴双固之。

综上所述，本研究用华西牌生脉注射液治疗冠心病心绞痛 219 例，其抗心绞痛有效率 95.0%，证候缓解率 93.6%，硝酸酯类药停减率 61.5%，心电图缺血改善率 68.5%。疗效与疾病分度、证类、疗程、年龄有关，同分型、病程无关。根据异病同治法则，凡见气阴两虚或气阴两脱证类的病种，应用生脉注射液均可获效。试用表明其为安全制剂。

华西牌生脉注射液被列入国家中医药管理局首批急诊必备用药目录后，经临床与实验再验证，充分显示其疗效的可靠性、应用的广泛性、制剂的安全性和产品的稳定性。因此，1995 年度再次被列入全国中医院急诊必备用药目录之中，值得进一步推广应用和深化验证。

（本文发表于《华西医科大学学报》，1996 年，沈绍功）

补心气和滋心阴口服液治疗冠心病 3807 例疗效评估

由国家中医药管理局医政司胸痹急症协作组和湖北省咸宁制药厂共同研制开发，辨证治疗冠心病的准字号配套新药补心气和滋心阴口服液，因其疗效确切、安全可靠、质量稳定而连续两次被国家中医药管理局评为全国中医医院急诊科（室）必备用药。在协作组内，1988 年起临床试验 883 例，在随机双盲对照 299 例内中药组含 156 例，证候分类对照 219 例中，针对气虚或阴虚证投药者 65 例；1994 年组织临床验证 2612 例；1996 年为观察时效及量效关系再扩大验证 312 例，合计 3807 例。现从临床观察和实验研究两个方面，对其客观地做出如下疗效评估。

一、病例选择

全部病例均按照 1980 年广州第一届全国内科学术会议的心血管专业组依据 WHO 所通过的冠心病命名及诊断标准，选择静息时或运动试验时心电图有明显缺血表现的确诊病例。

中医证候分类根据国家中医药管理局颁发的"胸痹心痛（冠心病心绞痛）急症诊疗规范"。

二、临床资料

3807 例中，男性 1882 例，女性 1925 例，男：女 ≈ 1：1.1。年龄最小 24 岁，最大 82 岁，平均 58 岁。50～60 岁占 63.3%，男性 40 岁以下 6 例，女性 45 岁以下 19 例，两项合计 25 例，占 0.7%。病程最短 2 周，最长 30 年，3 年以上占 62.3%。心绞痛部位以左胸部最多见，占 56.8%。疼痛性质以隐痛发闷为主，占 89.6%。发作次数以每日 1～5 次居多，占 91.3%。发作时间大多在 5 分钟以上，占 83.7%，其中 2～3 分钟者仅 36 例，只占 0.9%。发作程度：轻度 1560 例，占 40.9%；中度 1862 例，占 48.9%；重度 385 例，占 10.2%。西医分类：稳定型 2923 例，占 76.8%；不稳定型 884 例，占 23.2%。中医证候分类：心气虚损证 1923 例，其中兼夹痰浊者 152 例，占 7.9%，兼夹瘀血者 36 例，占 1.9%；心阴不足证 1884 例，其中兼夹痰浊者 43 例，占 2.3%，兼夹瘀血者 176 例，占 9.3%。

三、观察方法

心气虚损证口服补心气口服液，每天 1 支（10mL，含生药 11.3g）；心阴不足证口服滋心阴口服液，每次 1 支（10mL，含生药 12g），两者均每日 3 次，4 周为一疗程。

观察期间，不加用中西医止心绞痛药物，原服硝酸甘油者，观察其停减率。

观察指标以心绞痛止痛率、症状缓解率、舌脉复常率、硝酸甘油停减率、心电图缺血改善率、运动耐量提高率以及血液流变学、心功能、免疫功能、超氧化物歧化酶变化来判断疗效。

选用服药后不良反应观察血尿常规、胸透、肝肾功能以及动物急性和长期性试验来考察其安全性。

疗效评判标准按照国家中医药管理局颁发的"胸痹心痛（冠心病心绞痛）急症诊疗规范"。

四、观察结果

1. 心绞痛止痛疗效（表1-31）

表1-31　心绞痛止痛疗效

组别	显效例（%）	改善例（%）	基本无效例（%）	加重例（%）	合计例（%）
补心气组	864（44.9）	787（40.9）	271（14.1）	1（0.1）	1923（100）
滋心阴组	849（45.1）	772（41.0）	260（13.7）	3（0.2）	1884（100）

2. 症状缓解情况（表1-32）

表1-32　症状缓解情况

组别	显效例（%）	改善例（%）	基本无效例（%）	加重例（%）	合计例（%）
补心气组	926（48.2）	769（40.0）	224（11.6）	4（0.2）	1923（100）
滋心阴组	885（46.9）	791（42.1）	206（10.9）	2（0.1）	1884（100）

3. 舌脉复常率

心气虚损证1923例，疗前舌诊苔薄白质淡者1735例，另152例为薄黄腻或黄腻苔，36例见舌质紫斑；疗后舌诊转薄白苔、质淡红者1828例，舌诊复常率为95.1%，有0.2%仍有薄黄腻苔，4.7%仍有舌质紫斑。

心阴不足证1884例，疗前苔净质红者1665例，另43例为薄黄腻或黄腻苔，176例见舌质紫斑；疗后舌诊转薄白苔质淡红者1739例，舌诊复常率为92.3%，有5.7%仍有薄黄腻苔，2.0%仍有舌质紫斑。

心气虚损证疗前脉象沉细1735例，另152例为滑或弦滑数，36例见涩脉；疗后脉象转弦细或小弦者1788例，脉象复常率为92.9%，1.3%仍有滑脉，5.8%仍见涩脉。

心阴不足证疗前脉象细数者1665例，另43例为滑或滑数脉，176例见涩脉；疗后脉象转小弦或弦细者1739例，脉象复常率为92.3%，5.9%仍有滑脉，1.8%仍见涩脉。

4. 服用硝酸甘油者停减率情况（表1-33）

表1-33　用硝酸甘油者停减率

组别	停用例（%）	减半例（%）	基本不变例（%）	加重例（%）	合计例（%）
补心气组	608（63.2）	199（20.7）	152（15.8）	3（0.3）	962（100）
滋心阴组	612（68.1）	144（16.0）	140（15.6）	3（0.3）	899（100）

5. 心电图缺血改善率情况（表1-34）

表1-34　心电图缺血改善率

组别	显效例（%）	改善例（%）	基本无效例（%）	加重例（%）	合计例（%）
补心气组	247（12.8）	652（33.9）	1017（52.9）	7（0.4）	1923（100）
滋心阴组	265（14.1）	604（32.1）	1010（53.6）	5（0.2）	1884（100）

6. 运动耐量提高

服一个疗程的补心气和滋心阴口服液，有近半患者可以提高运动耐量，表现在活动范围或距离增加2倍，夜间和晨起活动时不再发作，骑车或乘车就诊前含药可以停用，可以操持一般家务。

7. 血液流变学改善情况（$\bar{x} \pm s$）（表1-35）、体外血栓形成改善情况（$\bar{x} \pm s$）（表1-36）

表1-35　血液流变学改善情况

项目	补心气组		滋心阴组		P 值
	疗前	疗后	疗前	疗后	
血高切黏度	7.87 ± 2.07	4.62 ± 1.14	7.34 ± 2.11	4.68 ± 1.11	
全血低切黏度	9.47 ± 2.16	6.15 ± 1.14	9.52 ± 2.14	6.28 ± 1.07	< 0.05
血浆黏度	1.92 ± 0.62	1.43 ± 0.36	1.87 ± 0.51	1.44 ± 0.36	
红细胞聚集	1.66 ± 0.12	1.27 ± 0.14	1.56 ± 0.13	1.28 ± 0.14	< 0.01
红细胞比容	49.35 ± 5.11	40.29 ± 4.23	49.01 ± 5.01	40.34 ± 4.32	
红细胞电泳	23.98 ± 4.11	21.32 ± 3.12	24.8 ± 4.15	21.69 ± 3.22	
血沉	15.76 ± 12.21	12.47 ± 11.20	15.66 ± 12.11	12.66 ± 11.28	< 0.05
纤维蛋白原	276.6 ± 27.81	237.6 ± 20.31	275.91 ± 27.68	237.44 ± 20.25	

表1-36　体外血栓形成改善情况

项目	补心气组		滋心阴组		P 值
	疗前	疗后	疗前	疗后	
长度	29.03 ± 12.15	22.23 ± 11.05	28.96 ± 12.06	22.47 ± 10.95	
湿重	91.31 ± 26.04	52.32 ± 23.86	90.87 ± 26.19	52.26 ± 24.51	< 0.01
干重	24.85 ± 9.12	15.85 ± 9.01	24.23 ± 9.14	15.86 ± 9.02	

8. 心功能改善情况（$\bar{x} \pm s$）（表1-37）

表1-37　心功能改善情况

项目	补心气组		滋心阴组		P 值
	疗前	疗后	疗前	疗后	
P/L	0.47 ± 0.14	0.53 ± 0.15	0.45 ± 0.13	0.51 ± 0.14	
EF	52.12 ± 10.3	57.4 ± 9.6	51.96 ± 10.2	56.9 ± 9.4	< 0.05
CI	2.29 ± 0.8	2.71 ± 1.02	2.27 ± 0.9	2.92 ± 1.03	
PAWP	20.7 ± 5.8	19.2 ± 6.3	20.4 ± 5.3	19.2 ± 6.2	> 0.05
TPR	1829 ± 642	1774 ± 645	1830 ± 671	1772 ± 646	

9. 免疫功能改善情况（$\bar{x} \pm s$）（表1-38）

表1-38　免疫功能改善情况

项目	补心气组		滋心阴组		P值
	疗前	疗后	疗前	疗后	
IgG	10.89 ± 0.62	13.92 ± 0.51	11.03 ± 0.63	14.34 ± 0.60	< 0.01
IgA	2.42 ± 0.26	2.38 ± 0.19	2.51 ± 0.27	2.62 ± 0.18	> 0.05
IgM	1.28 ± 0.14	1.17 ± 0.18	1.30 ± 0.16	1.21 ± 0.16	
CH_{50}	169.4 ± 19.2	204.21 ± 18.03	164.5 ± 19.1	214.11 ± 18.12	
LBT	45.82 ± 1.8	57.73 ± 1.76	46.13 ± 1.7	59.12 ± 1.66	< 0.01
C_3	100.4 ± 4.48	134.46 ± 5.06	101.6 ± 4.37	136.26 ± 5.09	
E_1	42.14 ± 1.65	53.06 ± 2.00	41.26 ± 1.72	53.01 ± 2.13	

10. 超氧化物歧化酶活性提高情况（$\bar{x} \pm s$）（表1-39）

表1-39　超氧化物歧化酶活性提高情况

项目	补心气组		滋心阴组		P值
	疗前	疗后	疗前	疗后	
SOD	15.73 ± 0.84	31.68 ± 0.97	16.95 ± 0.95	33.12 ± 0.86	< 0.05

五、分析评估

1. 疗效确切性（表1-40）

补心气和滋心阴口服液1988年起申报新药，观察治疗冠心病共临床试验883例，1992年获得准字号生产批文后临床验证2612例，1995年临床扩大验证312例，前后历经7年，共三次观察，其疗效水平相仿，重复性较强，充分显示其疗效的确切性。

表1-40　疗效确切性相关试验数据

组别	止痛有效（%）	症状缓解（%）	舌脉复常（%）	硝甘停减（%）	心电改善（%）
试验组	84.8	86.6	/	82.9	44.9
验证组	86.9	91.1	93.2	85.2	48.8
再验证组	85.4	87.4	93.7	84.5	45.3

2. 疗效相关性

止痛作用同病程呈负相关，有显著差异性（$\chi^2=44.102$，$P < 0.05$），即病程越长疗效越差；同心绞痛程度呈负相关，有显著差异性（$\chi^2=44.063$，$P < 0.05$），即轻、中度疗效佳，重度疗效差；同西医分类无显著差异性（$\chi^2=0.104$，$P > 0.01$），表明其对难治的不稳定型冠心病同样有效。

3. 制剂安全性

Ⅰ期临床观察正常人各 20 名及临床使用 3807 例，经血尿常规、胸透、心电图、肝肾功能检测，均未见不良反应和毒副作用。

小鼠灌胃，补心气 170g/kg，滋心阴 180g/kg，即临床用量的 250 倍，连续 7 天进行急性毒性试验，无一只小鼠死亡，亦未见毒性反应。大鼠灌胃补心气分别 68g/kg、34g/kg 及 17g/kg，滋心阴分别为 72g/kg、36g/kg 及 18g/kg，连续 3 个月，对其活动、行为、体重、生长发育、血常规、肝肾功能及全身各脏器病理学检验均无明显毒性。

上述考察充分证实补心气和滋心阴口服液为安全制剂。

4. 质量稳定性

采用现代分析方法，对补心气和滋心阴口服液确定了药物规格，考察了性状，并采用活性成分对照的药物薄层层析的鉴别方法做药物的定性检测；还分别对制剂的 pH 值、相对密度、卫生学及装量进行了检查；同时采用高效液相色谱法和比色法测定活性成分芍药苷、人参皂苷 Re 的含量；还对口服液中的铜、锌、镁等 16 种微量元素进行分析测定，作为制剂内在质量控制的指标。

分别对三批产品的稳定性进行实验研究和考察，结果显示三批产品间无明显差异，证明生产工艺稳定。经自然条件下，室温避光保质两年，考察结果质量稳定性良好。投产面市已逾 5 年，除西藏和台湾地区外，全国 3000 多家医院临床使用，未曾因质量问题退货或出现不良反应。

上述分析研究表明，补心气和滋心阴口服液工艺规范，质量可控，产品稳定。

5. 药效实验研究

两种口服液能明显降低豚鼠离体心脏的灌注压，能扩张冠状动脉，能明显对抗垂体后叶素所致家兔急性心肌缺血的 T 波改变，对 ST 段的改变及心律失常的发生也有影响，且效果与剂量有关；对异丙肾上腺素所致大鼠心肌缺血性损伤有保护作用，能对抗犬结扎冠脉引发的实验性心肌缺血；能明显降低犬的心肌耗氧量。药效实验研究结果使其临床疗效完全获得药效学的证实。表明补心气和滋心阴口服液的疗效机制在于扩张冠状动脉，增加其血流量，对抗心肌缺血，保护心肌损伤和降低心肌耗氧量。

6. 扩大病种同样获效

临床验证中还发现，扩大病种也可奏效，如观察风心病 47 例，有效率 85.4%；肺心病 54 例，有效率 86.9%；心肌炎 58 例，有效率 87.5%；更年期综合征 50 例，有效率 90.0% 等。扩大病种应遵循中医辨证论治原则，凡属心气虚损证或心阴不足证者方能有效，这也是中医"异病同治"法则的体现。

六、小结

1. 补心气和滋心阴口服液为辨证治疗冠心病的准字号配套新药，疗效确切，重复性强，其心绞痛止痛率 85.8%，症状缓解率 88.2%，舌脉复常率 93.2%，硝酸甘油停减率 83.9%，心电图缺血改善率 46.2%，运动耐量提高率 44.6%，而且能明显改善患者血液流变性和心功能，提高免疫功能和超氧化物歧化酶活性。其止痛疗效同病程呈负相关，病程越长疗效越差；同心绞痛程度呈负相关，轻、中度佳，重度差；同西医分类无关，对难治的不稳定型冠心病同样有效。

2. 经严格考察，无不良反应和毒副作用，系安全制剂且工艺规范、质量可控、产品稳定。

3. 药效实验表明，其疗效机制在于扩张冠状动脉，增加其血流量，对抗心肌缺血，保护心肌损伤及降低心肌耗氧量。

补心气口服液以生黄芪为君药，滋心阴口服液以麦冬为君药，组方切合中医药理论，是具有中医辨证论治、序列配套特色的新药，在治疗冠心病上能充分发挥中医药的疗效优势。根据"异病同治"的法则，凡属心气虚损证或心阴不足证者均可试用，临床推广应用有广阔前景。

（本文收入中华中医药学会内科学会第三届学术年会论文集，1997年，沈绍功）

从痰瘀论治冠心病心绞痛的临床与实验研究

目的：探讨从痰瘀论治冠心病心绞痛临床疗效及机理。

方法：临床采用单盲随机的方法，应用痰瘀同治方和冠心Ⅱ号方对照治疗冠心病心绞痛痰瘀互结证共60例（两组各30例）。实验采用家兔先造高脂血症模型，随机分为3组（正常组、模型组、痰瘀同治组），再以垂体后叶素诱发血管痉挛，致使心肌缺血。体外实验以高脂血清损伤培养的内皮细胞，后用痰瘀同治方、冠心Ⅱ号方治疗，观察生化指标、细胞凋亡及血管内皮和心肌形态改变。

结果：心绞痛显效率分别为53.3%、26.7%，总有效率93.3%、56.7%。心电图显效率23%、13.3%，总有效率53%、37%。胸闷胸痛、纳呆脘胀等6组主要症状改善均明显好于活血化瘀的冠心Ⅱ号方（$P < 0.05 \sim 0.01$）。痰瘀同治方有显著降低TC、TG、低密度脂蛋白，升高高密度脂蛋白的作用，血液流变学的改善与冠心Ⅱ号方对照有显著差异（$P < 0.05 \sim 0.01$）。高脂血症家兔造模2周后血脂明显升高，6周血脂各项指标均达到最高点，血液黏稠度增加，MDA、ET含量升高，NO、TNF、SOD含量降低。经痰瘀同治方治疗发现，此方可降低全血黏度、血浆黏度、红细胞比容、纤维蛋白原，并降低TC、TG、LDL-C含量，升高HDL-C含量，同时抑制脂质过氧化反应，降低血清MDA含量，对抗急性心肌缺血，因而对冠心病动脉粥样硬化的防治有积极作用。此方可显著调节NO含量，防止血管痉挛和血小板的凝聚，并能降低血浆内皮素ET的含量，从而达到缓解冠心病急性发作和加重的目的。实验中发现痰瘀同治方对体外培养的细胞液中NO、MDA、ET、SOD、TNF含量具有调节作用且明显优于冠心Ⅱ号方（$P < 0.05 \sim 0.01$），并且抑制细胞凋亡，对细胞损伤有明显的保护作用，亦优于单纯化瘀的冠心Ⅱ号方（$P < 0.05 \sim 0.01$）。

结论：说明痰瘀同治方组有较好的治疗心绞痛，改善临床症状和心电图的作用，有调节脂质代谢和改善血液流变性的效应。高脂血症时（痰瘀互结证），血液黏稠，微循环障碍，MDA、ET含量升高，NO、TNF、SOD含量降低。痰瘀同治方对冠心病心绞痛痰瘀互结证的疗效明显优于单纯的化瘀法。说明痰瘀互结是冠心病的始动和诱发因素，痰瘀同治是其有效的治疗法则，临床突出其证候学的计量观察，再次证实中医学的优势及精华在于"辨证论治"。高脂血症（痰瘀互结证）可以导致内皮损伤，诱发血管痉挛，引起冠心病心绞痛的发作。痰瘀同治方的疗效机制在于能多层次、多方位、多途径地对机体产生各种调节作用，对防治冠心病心绞痛有积极的临床效应。

（本文收入第三届国际传统医药大会文集，2004年，韩学杰、沈绍功）

正心泰胶囊治疗冠心病心绞痛对照观察及疗效评估

正心泰胶囊系国家基本药物和医保药物目录用药。2000 年投产面市以来，深受好评和欢迎。为进一步验证其疗效的可靠性及产品的稳定性、安全性，原国家中医药管理局医政司胸痹急症协作组、上海中医药大学附属曙光医院及龙华医院、上海第一医科大学附属华山医院等对冠心病心绞痛采用对照观察的方法对其进行临床验证，现报告如下。

一、病例选择

根据北京出版社《中医心病诊断疗效标准与用药规范》进行中医病名诊断，西医诊断均属劳累性稳定型心绞痛，中医辨证属肾亏兼气虚血瘀证类。

二、观察方法

分两组对照观察。一组阳性对照药采用消心痛，每次 5mg，压碎后加淀粉填充剂制成 0 号胶囊 4 粒，编为 2 号方。治疗采用正心泰 0 号胶囊，每粒装 0.46g，编为 1 号方。两者外观完全一致，包装上只显示 1 号方及 2 号方，并对实验者保密。每次均服 4 粒，每日 3 次，4 周为 1 个疗程。另一组药性对照组采用参麦口服液。正心泰胶囊每次服 4 粒，参麦口服液每次服 1 支（10mL），均为每日 3 次，4 周为 1 个疗程。

观察期间停用扩张血管、降压、降脂、抗血小板聚集、抗心绞痛及同证类的中成药。

观察指标分两类如下。

（1）安全性考察　采用症状、体征、血压、呼吸、脉搏、心率、心肺听诊、肝脾触诊以及血尿常规化验、肝功（GPT）、肾功（BUN）检查，治疗前后各检测 1 次，如疑有不良反应时随时检测。观察胃肠道反应、头痛、皮疹等。

（2）疗效性观测　心绞痛发作时间、次数和程度；中医证候学计量评分（0～4 分）；硝酸甘油停减率；常规 9 导心电图；血脂、血液流变学、心功能、超氧化物歧化酶测定。

三、统计学处理

计量资料采用成对数据平均数 T 检验，计数资料采用卡方检验；等级资料采用 Ridit 分析。

四、观察结果

表 1-41、1-42 结果显示，两组缓解冠心病心绞痛及改善缺血性心电图疗效相仿（$P > 0.05$）；对中医辨证属肾亏兼有气虚血瘀证类，无论药效起效时间、药效持续时间、证候积分或证候综合疗效，正心泰胶囊的作用均优于消心痛（$P < 0.001$）；两组患者血脂水平、血液流变学、心功能均改善，患者超氧化物歧化酶含量升高，从而有利于纠正患者紊乱的脂质代谢，但正心泰胶囊的作用更优于消心

痛（$P < 0.05 \sim 0.01$）；服消心痛约 1/3 的患者出现头胀、头痛，而服正心泰胶囊患者未见不良反应，表明正心泰胶囊是安全制剂，并可代替消心痛治疗冠心病心绞痛。

表 1-41 心绞痛疗效对照

分组	n	显效	有效	无效	加重	总有效率
1 号正心泰	30	12	13	5	0	25（83.3%）
2 号消心痛	30	11	13	6	0	24（80.0%）

表 1-42 心电图疗效对照

分组	n	显效	好转	无改变	加重	总有效
1 号正心泰	30	10	9	7	0	19（63.3%）
2 号消心痛	30	9	11	6	0	20（66.6%）

表 1-43、1-44 结果显示，在心绞痛止痛疗效、减少发作次数、缩短持续时间和中医证候疗效方面，正心泰胶囊均优于参麦口服液（$P < 0.05 \sim 0.01$），对于硝酸甘油停减率、缺血心电图改善率两者相仿（$P > 0.05$），两者均能减慢心率、降低血压、降低心肌耗氧量和改善血液流变学。治疗前后有显著差异（$P < 0.01$），组间相仿（$P > 0.05$），服药期间两组均未见不良反应。表明对肾亏气虚血瘀证类的冠心病心绞痛，由于正心泰含有补肾的槲寄生，较单纯补气的参麦口服液疗效更显著。

表 1-43 心绞痛疗效对照

分组	n	显效	有效	无效	加重	总有效率
正心泰	105	16	69	20	0	85（80.95%）
参麦	45	5	24	16	0	29（64.44%）

表 1-44 中医证候疗效对照

分组	n	显效	有效	无效	加重	总有效率
正心泰	105	16	70	19	0	86（81.90%）
参麦	45	5	22	18	0	27（60.00%）

五、疗效评估

正心泰胶囊主要药物组成为槲寄生、黄芪、葛根、丹参等。槲寄生和桑寄生为同科植物，性味均为苦甘平，同归肝肾经，均能补肝肾、强筋骨、祛风湿，并可安胎。但槲寄生富含黄酮类化合物，如槲皮素、槲皮苷等，故对心血管系统的药理作用更明显，能明显增加冠脉流量，减慢心律，增强心肌收缩力，而显著降低缺血心肌的耗氧量和 cAMP 的含量而保护缺血心肌，具有抗心律失常和降压作用，改善微循环障碍，既可加速微血管流速，又使闭锁的毛细血管再通而有利于心肌供血。槲寄生还能对抗血小板聚集而抑制血栓形成，具有抗脂质过氧化作用而有利于血管内皮细胞的修复。

正心泰胶囊投入临床后，经同西药消心痛及中药参麦口服液盲法随机对照观察，提示其治疗冠心病心绞痛的疗效确切，重复性强，特别能改善患者肾亏兼气虚血瘀证候。经临床与动物急性毒性试验，未测出小鼠灌胃给药的最小致死量，其最大耐受量达临床用药的 217.4 倍，表明为稳定安全制剂。经人体及动物的药效学实验，其治疗冠心病心绞痛的疗效获得药效学证实。

正心泰胶囊组方独特，在常规补气化瘀的组方中加入补益肝肾的槲寄生，填补了中成药治疗冠心病心绞痛肾亏证的空白，中老年冠心病患者多见肾亏证类。正心泰胶囊有利于临床疗效的提高。

（本文收入中华中医药学会心病学分会第二届国际中医心病学术研讨会论文集，2005 年，吴楷、罗辉、何健、沈绍功）

横向寸、关、尺多维诊疗体系对 137 例冠心病心绞痛中医证类鉴别诊断的临床观察

冠心病心绞痛属中医学"胸痹心痛"范畴。中医学认为其病机为本虚标实，本虚为心之阴阳气血不足，标实系气滞、血瘀、痰凝为患。常见证类有肺气不足、肝郁血瘀和肾阳不足等。横向寸、关、尺多维诊疗体系以浩兴手穴诊疗仪在鱼际穴、劳宫穴和少府穴上采用电感反应比较法诊断这三个证类。

本课题从 2004 年 12 月起至 2005 年 4 月止，由中国中医研究院基础所、望京医院、安阳市中医院、芜湖市中医院和中科院阜外医院五家单位共完成 137 例冠心病心绞痛患者的临床观察，并对采用浩兴手穴诊疗仪确定的中医证类诊断与传统四诊方法诊断的中医证类进行相关性统计学分析，现总结报告如下。

一、资料

1. 一般资料

本研究观察冠心病心绞痛患者共 137 例，年龄最大 79 岁，最小 35 岁，平均 56.92±7.25 岁；病程最长 30 年，最短 2 小时，平均 3.15±2.38 年；男性 95 例，占 69.34%，女性 42 例，占 30.66%。其中合并轻、中度高血压者 53 例，糖尿病者 10 例，陈旧性心肌梗死者 10 例，心肌炎者 1 例，风心病者 1 例，高脂血症者 3 例，甲亢者 1 例，室壁瘤者 1 例。

2. 诊断标准

西医诊断符合 WHO 确定的冠心病心绞痛的标准。中医证类诊断标准参照 2001 年 9 月北京出版社出版的《中医心病诊断疗效标准与用药规范》。

肺气不足证：舌淡苔薄，脉象沉细，胸部隐痛，乏力气短。

肝郁血瘀证：唇舌紫暗，舌苔薄腻，脉象弦涩，胸痛明显，两胁胀满。

肾阳不足证：舌淡胖苔薄，脉沉细尺弱，胸部隐痛，腰酸形寒。

3. 纳入病例标准

符合冠心病心绞痛诊断标准（稳定型劳累性心绞痛）及中医证候诊断标准（肺气不足证、肝郁血瘀证、肾阳不足证），年龄 30 岁以上；心绞痛发作持续时间 3 分钟以上，10 分钟以下；疗前中医证候计分不低于 6 分。

4. 排除病例标准

经检查非心绞痛而致胸痛者；合并重度高血压、心肺功能不全、心律失常等严重原发性疾病患者；妊娠期及哺乳期妇女；测试刺激恐惧者。

二、方法

1. 分组方法

按照随机分层原则进行单盲法临床试验，将进入病例编号，根据冠心病心绞痛程度（轻度、中度、重度）分层及分组。

2. 临床观察及指标检测

中医证候计量评分观察：症状、舌苔、脉象（轻度1分、中度2分、重度3分）。检测12导心电图确定诊断。手穴诊疗仪检测三个穴位的生物电参数。

3. 操作方法

由研究单位主治医师职称以上人员按操作规范（SOP）执行；再由手穴诊疗仪确定标准电流，根据鱼际穴（寸）、劳宫穴（关）、少府穴（尺）各穴的反应情况，按轻度（微麻感）、中度（明显麻）、重度（强烈麻）标定并记录于"病例报告表"；最后分辨肺气不足证、肝郁血瘀证、肾阳不足证。

4. 观察目的

依据三个经络荥穴检测轻、中、重三个反应强度，测定三个中医证候分类的符合率。

三、结果

1. 中医证类测定结果

137例中肺气不足证33例，占24.09%；肝郁血瘀证38例，占27.74%；肾阳不足证27例，占19.71%；肺气不足证为主合并肝郁血瘀证19例，占13.87%；肺气不足证为主合并肾阳不足证11例，占8.03%；肝郁血瘀证为主合并肾阳不足证8例，占5.83%；三证均有者1例，占0.73%。

2. 证类诊断符合率

137例中，符合者115例，不符合者22例，符合率83.94%。

3. 不良反应

无明显不良反应。

四、讨论

冠心病心绞痛属中医学"胸痹心痛"范畴，不但心脉痹阻可引发此病，他脏功能失调亦可传于心，正如《杂病源流犀烛·卷六·心病源流》云："十二经皆听命于心……十二经之气皆感而应心，十二经之精皆贡而养心。"

十二经中肺经、肝经、肾经三条经脉与心经关系尤为密切。肺主气，司呼吸；心主血，贯心脉，气对血有运行、统藏、调摄等功能，另一方面，肺又朝百脉，故肺气与心血常相互影响。《圣济总录·针灸门·手太阴肺经》云："太阴肺之经，起于中焦……循鱼际……是动则病，肺胀满膨膨而喘咳，缺盆中痛……胸满，臑臂内前廉痛厥。"肝藏血，主疏泄，可以调畅气血，通利经脉，肝失调达，常引起心血不通，《备急千金要方·肝脏总论》曰："肝中寒者……其人两臂不举，胸中痛，不得转侧……肝主胸中，喘，怒骂，其脉沉，胸中又窒。其脉……下颊车，下颈合缺盆以下胸中，贯膈。"肾藏精，为元气之根，精血同源，肾精不足引起心胸背痛，《证治汇补·心痛》曰："素虚之人，挟肾经阴气上攻，神昏卒倒，痛则引背。"《针灸聚英·卷一下》曰："足少阴之脉，其支者，从肺出络心，注胸中。"《杂病源流犀烛·卷六·心病源流》曰:"心与肾连……肾水不足,必至心火上炎,而心与肾百病蜂起矣。"《素问》曰:"肾传之心。"

鱼际穴、劳宫穴、少府穴分别为手太阴、手厥阴、手少阴之荥穴,《灵枢》云:"所溜为荥。""病变于色者,取之荥。"因手厥阴心包经与足厥阴肝经相表里,手少阴心经与足少阴肾经相表里,故心病与肺、肝、肾相关。因此,此三穴与心病密切相关。

《备急千金要方·卷三十 针灸下·胸胁病》曰:"鱼际主痹走胸背,不得息。"《针灸甲乙经·卷九》曰:"短气心痹……鱼际主之。"《普济方·针灸·卷十二》曰:"治心痹悲恐,穴鱼际。……治心痹,穴鱼际。"《针灸资生经·胸胁痛》曰:"鱼际主痹走胸,不得息。"

《备急千金要方·心脏脉论第一》曰:"心病其色赤,心痛短气,手掌烦热,或啼笑骂詈,悲思愁虑,面赤身热,其脉实大而数,此为可治,宜服(阙宜服者药)。……夏刺劳宫。"

《圣济总录·针灸门》曰:"少府二穴,火也,在小指本节后陷中,直劳宫,手少阴脉之所流也,为荥。治烦满少气……胸中痛。"

通过文献研究,可见本课题选择太阴荥鱼际穴、厥阴荥劳宫穴、少阴荥少府穴,通过手穴诊疗仪分别检测肺气不足证、肝郁血瘀证、肾阳不足证,以及肺、肝、肾三脏同心经的密切关系,从而选择冠心病心绞痛患者作为观察对象均有理论和文献依据,立题的思路和方法具有可靠性。经中华人民共和国成立以来文献检索,未发现采用鱼际、劳宫、少府三穴诊疗冠心病心绞痛的文献报道。

常州手穴诊疗研究所所长刘浩兴教授探索 10 余年,绘成了人体内脏与手穴相对应的新图谱——浩兴手穴图,发明了浩兴手穴诊疗仪(注册号:苏药管械准字 2002 第 2270412 号,国家发明专利号:ZL97106912.3)。经临床研究他发现,心绞痛的发生不仅与心脏密切相关,而且与肺、肝、肾三脏相关联,同时演绎和延伸了中医脉诊。传统脉诊以寸口为主,寸关尺三部纵向排列。他提出要探索横向"寸、关、尺"的存在,故以浩兴诊疗仪为手段,以冠心病心绞痛患者为观察对象,选择手太阴肺经(鱼际穴)、手厥阴心包经(劳宫穴)、手少阴心经(少府穴)三条经络上的荥穴(属火),采用电感反应比较法,检测脏腑对应手穴的生物电场,以鉴别肺气不足、肝郁血瘀、肾阳不足三个中医证类,作为中医证候分类的客观辅助诊断。

手穴诊疗仪并非罕见,常有报道,然而刘浩兴教授在中医理论的指导下,以整体观念为指导,以阴阳学说为总纲,以经络学说为核心,以藏象理论为内容,辨证演绎,并借鉴西医的微观优势,通过对人体"寸、关、尺"横向多维诊疗体系的基础研究,建立创新的横向"寸、关、尺"多维诊疗体系,以阐明经络穴位与五脏的相关性,探讨寸(心、肺)、关(肝、胆、脾)、尺(双肾)在全身的规律性分布,更全面地反映身体气血经脉的变化,确定发病部位及病变性质,揭示经络生命活动的本质,充分发挥中医脉诊的特色和优势。手穴诊疗仪是在继承古人经验,借鉴西医学研究,在临床实践的基础上发展起来的。它揭示了中医辨证规律,提高了中医多维诊疗体系,延伸了脉诊,并探索应用于中医证候分类的鉴别诊断上,使中医诊断更具客观性和标准化,为中医学诊疗技术发展提供了科学依据,这是刘浩兴教授的创新思路、创新方法和创新实践。

五、展望

刘氏横向寸、关、尺多维诊疗体系在 137 例冠心病心绞痛患者中作为中医证类的鉴别诊断取得了 83.94% 的符合率,显示出其创新成果和可喜苗头,为拓展符合率、精度量化、达到标准化的目的,提出 3 点建议。

1. 探针应当数字化，使操作者可以采用同一个"量"，并规定探针点穴的上下左右范围，克服操作上的异量而影响精度（力度、温度、湿度）。

2. 证上的金指标。设定中医证候分类的金指标，特别应以舌象为准，尽量减少证候分类上的人为差异，使证候分类更加精确。

3. 设计横向寸、关、尺体系与证候分类及不同病种间的盲法对照观察，使浩兴手穴诊疗仪在鉴别中医证候分类中剔除假阳性，提高正确符合率，向证类鉴别的标准化迈进。

（本文收入中国针灸学会第七届全国中青年针灸推拿学术研讨会论文汇编，2006 年，韩学杰、刘浩兴、朱妍、沈绍功等）

第二章　急症诊治研究

第一节　理论探讨

中医急诊学和证候学的关联与互动

辨证论治是中医学最明显的优势之一，更是提高临床疗效的核心。由于实施辨证，所以必定会有证候。

最早应用"证"的概念系《黄帝内经》，常把"证"看作疾病的征象，如《素问·至真要大论》云："病有远近，证有内外，治有轻重。"到了张仲景的《伤寒论》则更多使用"证"的概念，但其仍然是指疾病的征象，如"伤寒中风，有柴胡证，但见一证便是，不必悉具。"

最早应用"候"的概念也系《黄帝内经》，但其只是阐述五运六气，如《素问·五运行大论》曰："夫候之所始，道之所生，不可不通也。"真正把"候"的概念用作疾病的征象，要算隋代巢元方的《诸病源候论》。而将"证"与"候"组合起来应用，最早的是晋代王叔和的《脉经》，他在序中就有"声色证候"一说。嗣后陶弘景、朱震亨等不少医家都沿用了"证候"一词。可见"证候"是中医学特有的概念，它既代表着"疾病的征象"，又反映了"疾病的演变"。具体来说，它较确切地揭示了疾病发生的部位、病邪的性质、机体的功能状态、邪正相争的态势、演变发展规律，以及疾病的临床特征，也就是反映了疾病的本质。可见中医的"辨证学"最关键的组成仍是"证候学"，发挥中医的辨证优势，最根本的就是发挥"证候学"的优势。

中医急诊学就是运用中医理论和现代科技手段，紧急快速、准确无误地为急诊伤病员诊察诊断，确立救治法则，遣方选药，采取救护措施，促使危重病情转危为安，更有效地抢救生命。中医急诊学是专业性研究急重危症发生、发展、变化规律及急救技术的一门跨学科的临床医学，是救死扶伤的前沿阵地。中医急诊学是制高点上的疗效显示，是学术发展的突破口。中医急诊学的特色决定着它同证候学的必然联系和互动，就此浅述窥见。

一、中医急诊学的关键内涵是证候学

中医急诊学有 6 个显著的临床特点：病因繁多，证候复杂；病证危急，错综兼夹；变化急剧，预后不良；四诊合参，辨证论治；有效应急，综合救治；预防为主，重视调护。中医急诊大致可分为前后两期：前期救命，应急抢救，转危为安；后期治病，防变康复，预防为主。虽然期分前后，证候学

却应贯穿始终。后期固本，可以说没有证候学就会影响高效的获取。比如急性心梗后，如果不分冠心病的痰浊闭塞、心血瘀阻、肾亏气虚诸类证候，一味投以专病专方，一病一方，高效就难以确保。前期急救更应讲究证候学，如果不快速确立急诊的病位、病因、病性、病势、病症等，光急而乱，非但急救成功率低下，甚至失治、误治，岂不草菅人命！

20世纪70年代笔者在广安门医院急诊科曾救治50余名服农药中毒者，遵循"救死"的最高准则，一方面急救洗胃，阿托品化整套措施全上。另一方面迅速辨证，至少分清虚实两类。其中关键是辨舌，苔腻者属实，祛痰化瘀，投以天竺黄、枳壳、茯苓、陈皮、蒲公英、莱菔子、生薏苡仁、丹参之类；苔薄者属虚，调肾补气，投以生黄芪、当归、白术、枸杞子、野菊花、山药、杜仲、寄生之属，用鼻饲或灌肠滴入。由于辨证用药，中西医配合，大大提高了抢救成功率，也为减少农药对机体的损害及日后身体的康复创造了有利条件。

中医急诊学虽然危急多变，但无论急救、防变，还是康复，均离不开辨证，所以证候学应当是其关键内涵。

二、证候学使中医急诊学凸显特色，展示优势

根据中医急诊学的临床特点，急诊的辨证主要是八纲，可见其证候学就是表里、寒热、虚实和阴阳八端。

外感表证中医治疗颇具优势。主要分辨"伤寒"和"温病"，其争由来已久。"伤寒"派认定伤寒是外感病的总纲，张仲景《伤寒论》是外感时病的专著，温病已属其中，特别是阳明病的证治完全可以用于温病的辨证，故温病不必自成体系；"温病"派则认为《伤寒论》"详于寒而略于温"，虽然太阳篇提及温病，但未论证治，阳明病可应用而治温病，但不适于温病辨治的全过程，故温病应创立新论，以资补充。

分析"伤寒""温病"有4同3异。同者：太阳病兼燥相当于凉燥；少阳病同伏暑有类似辨证；阳明经证、腑证相当于部分的气分证；少阴热化证相当于部分的营分、血分证。异者：从病因讲，"伤寒"属寒，温病系温，属暑、火、燥邪。从表证讲，"伤寒"为风寒，"温病"乃风热。从传变讲，"伤寒"化热较慢，初起郁遏卫阳而见风寒，到寒郁化热，方可传里而见里热证。"伤寒"乃伤阳气，还有虚寒亡阳诸变。"温病"为阳邪，初起在卫便是风热，传变较慢，但可逆传心包。"温病"易化燥伤阴，动血生风，入里成虚热、亡阴、斑疹、血证、痉厥诸变。"伤寒"夹湿，易成寒湿，病在太阴脾经；"温病"夹湿，易成湿热，病在中焦肠胃。"伤寒"传经，由三阳到三阴，由实致虚，系实热到虚寒；"温病"传变，卫气营血和上中下三焦，系实热到虚热。"温病"还有疠气致病，发病急，变化快，有季节性和传染性，比"伤寒"更符合热性传染病和感染性疾病。

"伤寒""温病"对外感时病皆功不可没。《伤寒论》对外感时病的贡献在于风寒证类和少阳病，但其所列经方对内伤杂病则更具临床价值，更富临床疗效。"温病"是对外感时病辨治的全面而关键的补充。"伤寒""温病"不必争论不休，一切从临床实际出发，可取4条加以鉴别：①舌脉，苔薄白、脉浮紧为风寒，苔薄黄、脉浮数属风热。②寒热，恶寒重、发热轻为风寒，恶寒轻、发热重属风热。③咳痰，咳痰稀薄为风寒，咳痰稠黏属风热。④汗痛，无汗、头痛节楚为风寒，有汗、咽痛属风热。风寒者以六经定位，风热者以卫气营血或三焦定位。外感时病的论治：风寒者辛温解表，近代以荆防败毒散为主方；风热者辛凉解表，仍以银翘散、桑菊饮为主方。临证时要注意兼夹，尤其是夹湿、化燥、兼痰和停食。为了提高解表之效，还应透豁，辨证应用桔梗、川芎、蝉蜕、薄荷；外邪要

分利，辨证应用车前草、白花蛇舌草、决明子、莱菔子；重视扶正以祛邪，单用生黄芪。

急诊证候学中的寒热之辨，首要是"去伪存真"。如高热患者出现四肢厥冷的寒象，甚至厥冷已逾腕踝，此时应诊察心腹肌肤，如果切之灼手，加之苔黄质红，则可断定厥冷系假象，内热是本质，所谓"热深厥深"；又如不少老年胸痹患者，心绞痛发作时常见烦躁面红的症状，此时应询问其发作是否以寒冷为诱因，再见苔白脉沉，则可判定烦躁面红系假象，内寒是本质，即"真寒假热"。

急诊证候学中的虚实之别也需识别假象。如老人腹泻大多属脾虚肾亏，常法当补虚止泻。经问诊，如伴腹痛，便带黏冻，甚至脓血，苔腻脉滑者系湿热下注，肠中积滞所致，无虚象可言，仍当清利导滞，所谓"痢无止法"。又如一见血证，大多止血为先，投补气摄血、温阳敛血或清热凉血之剂。经望诊，如果出血瘀块紫暗，舌晦脉涩者系瘀血阻络，血运离经所致，仍当活血化瘀，所谓"瘀血不去，血不归经"矣。

阴阳两纲对急诊的救治更加至关重要。亡阴亡阳均属脱证，如救治不当，常可置于死地。脏真衰耗，元阳脱竭，神志昏蒙，面色苍白，冷汗如油，四肢厥逆，两便失禁，脉微欲绝，系亡阳脱证，应当回阳救逆，独参汤、参附注射液、灸神阙系效方；失血伤津，耗精损液，神蒙烦热，气粗难续，汗出不黏，渴喜冷饮，舌干质绛，脉数无力，系亡阴脱证，急当敛阴救逆，生脉注射液、刺三阴交系效法。

由于证候学的构筑，使中医急诊学凸显学科特色并充分展示疗效优势。

三、证候学的难点是中医急诊学发展的瓶颈

证候学的难点有两个：一是至今仍缺乏客观指标，缺乏规范，更少定量化。证类间常常难以鉴别，所以临证观察的难度较大，精确度也不够，实施起来很感棘手。二是临证常常遇到"无证可辨"的疾病，有时症状和体征尚未显现，依靠四诊的方法不可能获取临床资料，而用西医的理化方法很容易检测到病变，如早期的糖尿病、早期的高脂血症、早期的动脉硬化、乙肝病毒携带者、镜下的血尿、蛋白尿等。临证还有"证同治不同"的验案，此时证候学的观察就更加难上加难了！

证候学的临证难点成了中医急诊学发展的学术瓶颈，不可回避！

四、中医急诊学的取效之道在于证候学的保障

矛盾已经产生：一方面证候学的疗效优势不容置疑，另一方面临证操作相当困难。出路何在？20世纪80年代笔者曾提倡试行"单元组合辨证分类法"和"计量评分观察法"。

辨证主要依靠四诊收集第一手资料，而四诊的内涵主要靠患者的主观感觉，具有较大的随意性。另外，临证时习惯于先定辨证分型或证候分类，再返回临床加以对应，而临床实际又十分复杂，患者的病变不受主观分型或分类的限制，可以多种兼夹。因此难以反映临床实际，如果分型或分类过多、过细则差异就更大，造成辨证的不规范、不确切、不客观。一则临床资料的较大随意性，二则定型分类的较大主观性，使辨证虽然重要，但辨准却十分困难。受物质由化学元素组成的启发，先确立几个辨证单元，再根据临床出现的病变加以组合，做出证候分类，就能比较符合临床实际。

以冠心病为例，其本虚和标实分别确立三个单元。

1.心气虚损证

舌脉：苔薄白，舌质淡，脉沉细或结代。

主症：隐痛阵作，气短乏力，神疲自汗。

兼症：面色少华，纳差脘胀。

2. 心阴不足证

舌脉：苔净质红，脉象细数或结代。

主症：隐痛思忧，五心烦热，口干梦多。

兼症：眩晕耳鸣，惊惕潮热。

3. 心阳不振证

舌脉：苔薄白，质淡胖，脉沉细，尺部弱或迟弱或结代，甚则脉微欲绝。

主症：闷痛时作，形寒心惕，面白肢凉。

兼症：精神倦怠，汗多肿胀。

4. 痰浊闭塞证

舌脉：苔黄腻或白腻，脉滑数。

主症：闷痛痞满，口黏乏味，纳呆脘胀。

兼症：头重身困，恶心呕吐，痰多体胖。

5. 心血瘀阻证

舌脉：舌紫暗或瘀斑，舌下脉络显露，脉涩或结代。

主症：刺痛或绞痛，面晦唇青，怔忡不宁。

兼症：爪甲青紫，发枯肤燥。

6. 寒凝气滞证

舌脉：苔薄白腻，脉象弦紧或代。

主症：遇寒则痛，彻背掣肩，手足欠温。

兼症：胁胀急躁，畏寒口淡。

以上每个单元确立 2 项主症和 1 项兼症，加之舌象和脉象，尤以舌象为准。然后根据临床实际加以组合，见什么病变组合什么证类，如"胸痹心痛·心气虚损、痰浊闭塞证""胸痹心悸·心气虚损、心阳不振、心血瘀阻证"等。证候分类的排列按轻重主次的顺序，有一个算一个。这种组合式的辨证分类法可以反映临床病变的实际，比较符合错综繁杂多变的特征，相对做到辨证的准确性，便于实现辨证的实用化。试行至今已有 20 余年的历程，可以明显提高冠心病危急重症的疗效，也可试行于其他急症和各科各类病证。

临证按照证候（包括舌脉、主症、兼症）程度不同，出现状态有别，是否靠药物缓解，以及是否影响生活和工作，从 0 分到 4 分评为 5 级。比如：证候明显，经常持续出现，有时靠药物还不能明显缓解，影响生活和工作者评为 4 分；证候较明显，经常出现，靠药物可基本缓解，一般不影响生活和工作者评为 3 分；证候时现时无，靠药物可以缓解，不影响生活和工作者评为 2 分；证候偶然出现，不需服药可自行缓解，不影响生活和工作者评为 1 分；证候消失或无证候者评为 0 分。疗前疗后分别统计证候的分值，再按下列公式计算［（疗前总分 – 疗后总分）/ 疗前总分］×100%。如果分值为0 或分差 ≥ 70% 者评为显效；分差 50%～70% 者评为有效；分差 ≤ 50% 者评为无效；疗后增分者评为加重。

虽然这套"计量评分观察法"比较原始，也不完善，尤其是客观化不足，但总算把量的概念引入了中医证候学，算是一种起步吧。

根据中医学的自身特点，证候学的研究既不能"脱离病而言证"，也不能"言证而不言病"，应当病证结合，但要注意"略于病而重于证"，并注意计量化、规范化、客观化，也就是使中医证候学标准化。这便是中医急诊学的疗效保障体系。

五、中医急诊学的完善之途在于证候学的标准化

始于 20 世纪 80 年代，中医病证的诊疗规范化、标准化的研究引起学术界的重视。加速中医学的规范化，特别是诊疗规范化标准的研究，也就是证候学标准化的研究已经成为一项刻不容缓的重大课题及难题。标准化研究是中医急诊学乃至中医各学科走向客观化、现代化、科学化的必由之路，也是中医学术发展的标识，学科成熟的标志，新成果、新技术大面积推广的基础。

1987 年，为了提高中药新药的研制水平，并走上标准化的轨道，原卫生部下发了第一批 20 个病证中药临床研究指导原则；1988 年又下发了第二批 29 个病证中药临床研究指导原则；以后又审定了第三批，并于 1993 年编辑成《中药新药临床指导原则》第一辑，共收载了 76 个病证；1995 年又编辑第二辑，共收载了 57 个病证；1997 年编辑第三辑，共收载 88 个病证，指导原则中重点突出了各个病证的诊断标准和疗效评定标准，使中药新药的研究和评审有了正式的官方标准。1994 年国家中医药管理局颁布了《中医病证诊断疗效标准》，收载各科病证 397 个，规范了病证名称、诊断依据、证候分类及疗效评定标准，成为第一部国家中医药的行业标准。1997 年国家中医药管理局又颁布了《中医临床诊疗术语》，成为第一部中医药的国家标准，为中医临床质量评定、科研和教学提供了统一操作国家认可的模板，使中医诊疗的标准化成为政府部门的行为，是行业必须遵循的准绳，既浓缩了证候学标准化研究的最新成果，又反映了研究的最高水平，是可喜而扎实的第一步。

但是，这仅仅是第一步，还存在不少问题，有多处不尽如人意，主要表现在以下方面。

第一，病证名称规范化不够

比如，称血瘀证还是称瘀血证；称肝气郁滞证还是称肝郁气滞证；称气滞血瘀证还是称气血瘀滞证，等等。一个病名内涵丰富，涵盖多种疾病，如眩晕、水肿、胃脘痛等，病证名称一定要体现准确性和一致性。

第二，诊断依据客观化不足

大多病证的诊断依据凭借四诊所得的资料，应用的客观指标不多不准，更谈不上定位、定性、定量的"三定"性，使病证诊断的确定性显得不足。

第三，疗效标准个性化不显

评定疗效千篇一律，均以治愈、好转、未愈三级来评判，或者以临床治愈、显效、有效、无效四级来评定，针对病证的新病久患、轻重缓急来区别对待不足。况且多种器质性病变临床治愈率很低，功能性病变更不可能临床治愈。此外，中医治疗如果法不对证也会出现加重的不良反应，故这套疗效评价体系很难反映临床实际。由于病证疗效评定的个性化不显，实用性不强，所以其确切性就差了。

证候学研究的这些不足恰恰是今后攻关的重点。

证候学是中医特色的体现，是疗效优势的保证。时下轻视或忽视证候学的趋势，必定会给中医学的完善、创新和发展带来"伤筋动骨"的后患。证候学的研究应当在思路上保持中医学理论的原创，继承是基础。在方法上"洋为中用""古为今用"，走中西医配合之路，走诊疗标准化之路，走学术创新之路，发展是硬道理！

结论：中医学包括中医急诊学的完善之途，在于中医证候学的创新研究。中医急诊学和证候学呈现关联与互动性。

（本文发表于《中国中医急症》，2007 年，沈绍功、韩学杰）

祛痰与急诊

中医急诊学是在中医药理论指导下，运用现代科技手段研究急重病证发生、发展、变化规律和诊疗技术及救护措施，以抢救生命为目的的临床医学学科，是中医临床医学不可或缺的组成部分。中医急诊学同样富有诊疗特色和疗效优势，是中医学术水平的显著标志，是中医学术发展的核心动力。

一、中医急诊与痰关系密切

《素问·标本病传论》首先提出证候的"标本"概念。中医学提倡"急则治标"的重要治则。急诊治标乃是转危为安、利于康复的必要手段。痰浊系标实的常见表现，所以祛痰与急诊的关系十分密切。除了各种急救措施外，临证祛痰术已经成为急救的必需和急症的取效之道。

二、中医对痰的辨证论治

中医论痰分为局部肺痰和全身流痰，即有形之痰（狭义）和无形之痰（广义）。中医祛痰，对于局部肺痰区分寒、热、燥、湿四性，对于全身流痰抓住心窍、少阳、中焦、经络、四肢五位。具体分型如下。

1. 寒痰凝肺

苔白脉缓，畏寒，清稀痰沫。治宜温肺祛痰，方选杏苏散，主药选紫苏子、杏仁、桔梗、前胡、法半夏、茯苓、陈皮、莱菔子。

2. 热痰袭肺

苔黄脉数，烦渴，痰黏有块。治宜清肺祛痰，方选清气化痰丸，主药葶苈子、黄芩、全瓜蒌、胆南星、天竺黄、茯苓、陈皮、莱菔子。

3. 燥痰恋肺

苔燥脉细，咽干干咳，痰难咳带血。治宜润肺祛痰，方选百合固金汤，主药选百合、麦冬、沙参、当归、白芍、紫菀、贝母、知母。

4. 湿痰壅肺

苔腻脉滑，胃肠症，痰多易咳。治宜燥湿祛痰，方选二陈汤，主药选姜半夏、茯苓、陈皮、桔梗、杏仁、厚朴、炒苍术、莱菔子。

5. 痰迷心窍

舌苔白腻，脉象沉滑，眩晕心悸，中风昏迷，癫痫狂躁。治宜涤痰开窍，方选涤痰汤，主药选胆南星、竹茹、枳壳、石菖蒲、郁金、茯苓、陈皮、黄连。

6. 痰停少阳

苔腻质红，脉象弦滑，往来寒热，胁满易怒，喉如物梗。治宜解郁祛痰，方选柴胡温胆汤，主药选竹茹、枳壳、茯苓、陈皮、柴胡、黄芩、紫苏梗、生栀子。

7. 痰阻中焦

舌苔白腻，脉象沉滑，胸脘堵闷，嘈杂不饥，肢体沉重。治宜苦温燥湿，方选平胃散，主药选炒苍术、厚朴、茯苓、陈皮、法半夏、生薏苡仁、莱菔子、生牡蛎。

8. 痰窜经络

苔腻脉弦，瘰疬痰核，阴疽流注。治宜软坚祛痰，方选消瘰丸，主药选生牡蛎、夏枯草、玄参、浙贝母、茯苓、陈皮、海藻、丹参。

9. 痰注四肢

苔腻脉滑，麻木偏瘫。治宜通络祛痰，方选补阳还五汤，主药选生黄芪、地龙、僵蚕、川芎、当归、桃仁、桂枝、赤芍。

三、临证发挥祛痰术的优势，还应四顾

1. 辨狭义痰的寒热

肺痰必须辨清寒热，直接关系到投药的药性，寒痰宜温肺，热痰要清肺，两者截然不同。传统经验以痰色来分，白痰为寒，黄痰为热，然临证实践则以痰质来分，稀薄为寒，稠黏属热，痰色仅作参考，故辨肺痰寒热的关键在质不在色。"治痰之则，必须燥脾"，均以"三子养亲汤"和"二陈汤"为主方。寒痰用紫苏子、莱菔子、白芥子，三子齐全，以橘红代替陈皮，投姜半夏，并伍温肺的杏仁、桔梗；热痰以葶苈子易白芥子，并伍清肺的全瓜蒌、桑白皮。

2. 抓广义痰的主症

全身流痰的确立有6个主症，即头重、胸闷、口黏、纳呆、苔腻、脉滑。其中尤以苔腻为关键，所谓"舍症从舌"，但见苔腻一症即可定性。无形痰以温胆汤为主方，其中竹茹、枳壳、茯苓、陈皮4味必用。临证见苔腻便可投"温胆汤"，并据不同急症计有9则加味选药。

①高血压：钩藤（后下）、莱菔子、泽泻、川芎、海藻、夏枯草。

②冠心病：全瓜蒌、薤白、丹参、苏木、葛根。

③头痛：泽泻、炒白术、蝉蜕、石菖蒲、阿胶珠、白菊花、川芎、延胡索、天麻。

④癫痫狂：制大黄、青礞石、生栀子、生牡蛎、决明子、海参肠。

⑤急性腹泻：木香、蒲公英、连翘、生鸡内金、焦三仙、芦根、煨葛根。

⑥功能发热：青蒿（后下）、银柴胡、生黄芪、桑白皮、车前草。

⑦尿毒症：白花蛇舌草、王不留行、生薏苡仁、仙鹤草、泽兰、益母草。

⑧妇科急症：鸡血藤、伸筋草、川楝子、延胡索、香附、益母草、丹参。

⑨癌瘤：白花蛇舌草、野菊花、蒲公英、山慈菇、夏枯草、丹参、仙鹤草、生薏苡仁、三七粉（冲）。

祛广义之痰，要辅以豁痰和涤痰法。豁痰者佐以石菖蒲、郁金、川芎、桔梗、蝉蜕。涤痰者佐以地龙、水蛭、僵蚕、土鳖虫等剔络药。

3. 重兼法间治

祛痰术的组成不能单纯祛痰，除上述佐以"豁痰""涤痰"外，还要重兼法间治，即兼以相应治法，尤其间接治疗法。

①痰瘀常互结，兼见舌紫、络显、脉涩者，选加化瘀的丹参、赤芍、川芎、牡丹皮、鸡血藤、桃仁、生地黄、当归、泽兰。

②痰滞常互果，兼见胁胀、太息、脉弦者，选加理气的郁金、香附、木香、川楝子、延胡索、乌药、炒橘核。

③痰食常并存，兼见纳呆食臭，脘腹满胀，脉象弦滑者，选加消导的莱菔子、生鸡内金、焦三仙、大腹皮、木香、砂仁。

④痰淫常恋表，兼见恶寒发热，面浮喘急，干呕胸痞，身重而痛，苔白滑，脉浮紧者，选加桂枝、细辛、法半夏、干姜、白芍、荆芥、防风。

⑤风痰常蒙窍，兼见痉挛、抽搐、昏仆者，选加息风的钩藤、羚羊角粉、天麻、珍珠母、荆芥、僵蚕。

⑥痰火常扰心，兼见神志证和尿赤证者，选加清心的黄连、生栀子、竹叶、琥珀、天竺黄、连翘。

⑦痰浊常夹虚，宜先祛痰后补虚，祛痰时不伤正，补虚时不恋痰。脾虚选加党参、白术、扁豆衣、茯苓、山药、仙鹤草；肾虚选加枸杞子、生地黄、黄精、麦冬、天冬、补骨脂、菟丝子、蛇床子；肺虚选加生黄芪、沙参、百合、阿胶珠、生薏苡仁。

⑧顽痰难消，苔腻不化，采用5步序贯退腻法：第1步，黄腻热化选加连翘、蒲公英、桑白皮，白腻寒化选加半夏、厚朴、木香，配以透窍行气的石菖蒲、郁金，分利两便的决明子、车前草；第2步"三竹换用"，竹茹、天竺黄和竹沥水；第3步，加茵陈（后下）、泽泻以增利湿祛痰之力；再不效，第4步加入散结的海藻、昆布；如再不退，第5步加入软坚的生龙骨、生牡蛎、海蛤壳。

4. 食疗辅助

"生痰之机，不离脾胃"。祛痰术配以食疗取效较好。具有祛痰效应的功能食品有白果、百合、茯苓、山药、杏仁、桃仁、冬瓜仁、苦参、生薏苡仁、萝卜及萝卜子、生山楂、海带、海藻、海蜇、生姜、动物苦胆、茶叶、柑橘、梨、冰糖。过食有些食品会生痰助浊，如炙煿油腻、肥甘熏煎、酒类咸食，以及有些果品，如梅、杏、桃、李、枣、柿、枇杷、核桃。

"痰浊"为患常是多种急诊的临证关键，"辨痰"和"祛痰"在急诊中实属有价值之举，不可忽视。若在急诊中充分应用，势必换来"痰浊学说"的创新与辉煌。

（本文发表于《世界中医药》，2008年，沈绍功、韩学杰）

第二节　临床研究

急性高热 110 例辨证论治对照观察

【摘要】本文总结了 110 例急性高热病例，采用随机分组、中医辨证分型与西药抗生素治疗对照的办法，观察到中医药治疗急性高热有退热快、反复小、疗程短、无毒副作用等优点。

本院急诊室自 1983 年起，采用随机分组法，以中医辨证分型治疗同西医抗菌退热治疗对照，临床观察急性高热患者 110 例，现报告如下。

1. 病例选择

凡发热在 39℃以上，病程在 3 天以内，西医有明确诊断，中医有辨证分型的病例，选作观察对象。全部病例均在急诊室留观治疗。

2. 临床资料

（1）性别、年龄　中医药治疗组男性 33 例，女性 22 例；年龄最大者 66 岁，最小者 14 岁。西药对照组男性 33 例，女性 22 例；年龄最大者 55 岁，最小者 12 岁。

（2）腋下体温　39～39.5℃：治疗组 35 例，对照组 40 例。39.6～40℃：治疗组 15 例，对照组 12 例。40.1℃以上：治疗组 5 例，最高 40.4℃，对照组 3 例，最高 40.3℃。

（3）病程　治疗组最短 2 小时，其中 12 小时以内 11 例，1 天 25 例，2 天 16 例，3 天 3 例。对照组最短 4 小时，其中 12 小时以内 9 例，1 天 14 例，2 天 20 例，3 天 12 例。

（4）西医诊断　肺炎：治疗组 5 例，对照组 3 例。泌尿系感染：治疗组 18 例，对照组 2 例。化脓性扁桃体炎：治疗组 28 例，对照组 25 例。上呼吸道感染：治疗组 13 例，对照组 18 例。病毒性感冒：治疗组 8 例，对照组 7 例。

（5）中医辨证　风热型：发热重恶寒轻，咳黏痰，咽干痛，苔薄黄，脉浮数。治疗组 25 例，对照组 35 例。风热夹湿型：上症基础上又见头重口黏、苔腻脉滑等消化道症状。治疗组 22 例，对照组 10 例。风寒型：发热轻恶寒重，咳稀痰，头身痛，苔薄白，脉浮紧。治疗组 8 例，对照组 10 例。

3. 观察方法

以单盲法对观察病例做随机分组。

治疗组按中医辨证分型。风热型口服清解合剂，肌注复方地丁针。风热夹湿型口服祛暑合剂，肌注复方地丁针。风寒型口服温解合剂，肌注柴荆针。风热或风热夹湿型热象盛、咽痛者加服泻热片。

诸种制剂均系本院自制。口服合剂在高热期均为每 2 小时服 50mL（相当于一煎药量），开始退热后改为每 4 ～ 8 小时服 50mL。每次同时口服泻热片 5 片。肌注针剂均为每次 4mL，每日 2 次。

对照组口服 A.P.C.（复方阿司匹林）2 片或肛塞消炎痛栓 50mg，每日 2 次，肌注安痛定，每次 2mL，或静滴液量每日 1000mL。如血常规高，加入庆大霉素 16 万～ 24 万单位或红霉素 0.9 ～ 1.2g。

每 2 小时测体温一次并做记录。以下降 1℃ 为开始起效时间，一直观察到体温降至 37℃ 以下，为体温恢复正常所需时间。

4. 疗效对照

起效时间，治疗组最短 2 小时，最长 14 小时；对照组最短 6 小时，最长 36 小时。体温恢复正常时间，治疗组最短 12 小时，最长 116 小时；对照组最短 24 小时，最长 160 小时。两组疗效对照如表 1-45 所示。

表 1-45　治疗组和对照组疗效对照

组别	例数	起效时间（h）均值 ± 标准误	正常时间（h）均值 ± 标准误
治疗组	55	4.97 ± 0.49	34.25 ± 2.72
对照组	55	12.67 ± 0.79	82.04 ± 3.63
P 值		＜ 0.05	＜ 0.01

体温降至正常以天数为准，统计例数。两组对照曲线如图 1-1。

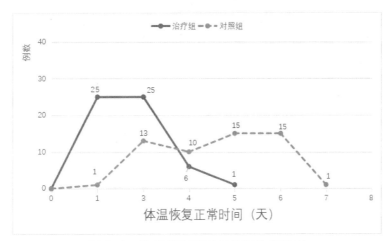

图 1-1　治疗组和对照组体温恢复情况

白细胞恢复正常天数，以化脓性扁桃体炎为例，两组疗效对照如表 1-46 所示。

表 1-46　治疗组和对照组白细胞恢复情况

组别	例数	总数复常天数均值 ± 标准误	中性复常天数均值 ± 标准误
治疗组	28	2.86 ± 0.85	3.45 ± 0.65
对照组	25	3.64 ± 0.24	3.91 ± 0.36
P 值		＞ 0.05	＞ 0.1

症状消失率：治疗组 48 例，占 87.27%，对照组 31 例，占 56.36%，两组比较有显著差异（P ＜ 0.05）。体征消失率（咽红，扁桃体脓肿，肺部啰音）：治疗组 42 例，占 76.36%；对照组 19 例，占 34.55%，两组比较没有显著差异（P ＞ 0.1）。

5. 讨论

（1）疗效评价　经严格单盲法随机分组，治疗组同对照组临床资料基本相仿，某些条件如发热程度、病程、病种，治疗组还高于对照组。在治疗方法上，对照组采用静脉给药，治疗组只用肌肉给药。其疗效对照结果：降温起效时间和体温恢复正常时间，治疗组明显短于对照组（$P < 0.05$，$P < 0.01$）。血常规恢复正常天数两组无明显差异（$P > 0.05$，$P > 0.1$）。表明中医药抗感染的作用与抗生素相仿。症状消失率治疗组明显高于对照组（$P < 0.05$），但体征消失率无显著差异（$P > 0.1$）。

急性高热采用中医辨证论治处理，具有起效快、反复小、疗程短、症状改善明显的特点。其抗感染和消除阳性体征的作用近似于抗生素。

（2）与疗效相关的因素

①病程：病程短者体温恢复正常所需时间长，病程长者所需时间则短。但 55 例中除 1 例于治疗后第 5 天恢复正常体温外，其余均在 4 天之内体温恢复正常。可见中医辨证论治对急性高热有显著疗效。

②病种：肺炎、化脓性扁桃体炎患者体温恢复正常所需时间较长（大部分为 2～3 天）；上呼吸道感染、病毒性感冒、泌尿系感染患者体温恢复正常所需时间较短（大部分在 1 天之内）。

③证型：风热型尤其夹湿者体温恢复正常所需时间较长（与湿邪黏滞缠绵有关）；风寒型体温恢复正常所需时间较短。

体温恢复正常所需时间与发热程度之间的关系不明显。

（3）舌脉变化　治疗组 55 例绝大多数舌质转正常。舌苔转薄白者 47 例，占 85.45%，7 例转为薄黄苔，1 例转为黄腻苔。脉象绝大多数转为细脉，共 45 例，占 81.82%，其余 10 例转为弦细脉。舌脉变化符合中医对急性热病的治疗转归。

（4）中药制剂方解　清解合剂中连翘、菊花、薄荷合成辛凉解表、疏散风热之剂。温解合剂中芥穗、防风、苏叶合成辛温解表、宣散风寒之剂。祛暑合剂中藿香、青蒿、薏苡仁合成清热解表、利导暑湿之剂。泻热片中蝉蜕、蜂房、地龙、僵蚕共奏清热解毒、散风消肿之效。复方地丁针中地丁、野菊花合成清热散风解毒之剂。柴荆针中柴胡、荆芥合成发表、散寒、泄热之剂。

（5）副作用观察　对照组 55 例中发生输液反应者 6 例。应用抗生素的 48 例中有 23 例舌苔转腻，食欲减退。治疗组未见副作用。

6. 小结

发热 39℃以上（腋下测试）、病程 3 天以内的急性高热（包括肺炎、化脓性扁桃体炎、上呼吸道感染、病毒性感冒和泌尿系感染）经急诊室留观治疗计 110 例，用单盲法随机分组。治疗组采取中医辨证论治（分风热、风热夹湿、风寒三型）；对照组采取西医常规治疗。降温起效时间和体温恢复正常时间两组有显著差异（$P < 0.05$）；血常规恢复正常天数无显著差异（$P > 0.05$）；症状消失率两组有显著差异（$P < 0.05$）；体征消失率两组无显著差异（$P > 0.1$）。说明中药组治疗急性高热是有自己的特色和优势的。

（本文发表于《中国医药学报》，1986 年，沈绍功、李瑛、徐凌云等）

第二篇 参与撰写的学术论文

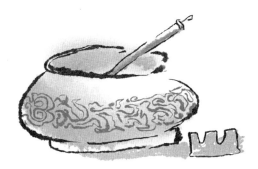

第三章 心病诊治研究

第一节 理论研究

冠心病心绞痛痰瘀同治的机理探讨

冠心病心绞痛为内科常见急症之一，属于中医学"胸痹心痛"范畴。根据中医理论，胸痹的病机为"本虚标实""阳微阴弦"。本虚以脏腑亏虚为主，标实除血瘀、寒凝、气滞外，痰瘀也是一个重要的病理因素。其不仅与冠心病的发病直接有关，而且与若干易患因素（如肥胖、高脂血症）相关。有人在中医理论的指导下对冠心病标证痰瘀证型的研究进行了初步探讨，但只是从某一个侧面做了研究，因此还需要从临床及实验结合角度，对其作用机理做比较深入的研究，以便为该病的预防和治疗提供较新的有效方法。

冠心病是由于冠状动脉粥样硬化，导致血管腔的狭窄或痉挛或梗阻，引起心脏局限性缺血、缺氧甚至坏死的心脏病。近年来有关冠心病发病机制的研究取得了很大进展。粥样硬化、斑块的液化破裂、血栓形成、血管痉挛成为冠状动脉粥样硬化进展、恶化的主要因素。越来越多的资料显示中性粒细胞（PMN^2）和单核细胞黏附到冠状内皮细胞，继之白细胞激活，释放活性物质，产生氧自由基，损伤血管内皮，促使血栓形成，血管痉挛，心肌损伤，进而导致冠心病进展恶化。实验研究证明，冠状动脉（以下简称冠脉）内径的突然或进行性缩小，导致冠脉血流量减少，而非心肌耗氧量增加，是心绞痛发生的主要因素。冠脉内暂时性血小板聚集与纤维蛋白网的形成，致附壁血栓形成，局部血管痉挛或粥样硬化斑块破裂，均可导致心肌缺血与心绞痛发作。

研究结果表明：体内超氧自由基（O_2^-）诱发的自由基连锁反应可导致生物膜脂质过氧化，体外实验也观察到能产生 O_2^- 的氧化还原酶黄嘌呤氧化酶等能使溶酶体、红细胞、微粒体和线粒体破坏。脂质过氧化损伤与心血管的组织结构、生理功能及心血管疾病可能有关。不同年龄组正常人和冠心病患者血浆 Lpo 浓度、红细胞 SOD 比活性不仅与衰老有关，而且与冠心病的发生有内在关系。多年来对 apo 的研究已证实 apo 变化较 HDL、LDL、VLDL 的变化更易反映脂质代谢的紊乱，apo 是鉴别 AS 的重要指标。已知 apoAI 水平与 AS 呈负相关，它是卵磷脂胆固醇酰基转移酶（LCAT）的激活剂，促进 CH 逆向运转。

上海第二医科大学附属瑞金医院内科过鑫昌研究了冠心病中医辨证分型与前列腺素、血小板功能、蛋白 C 抗原的关系，认为冠心病患者血栓素 B（TXB^2）、β- 血小板球蛋白（BTG）、血小板Ⅳ因子（PF^4）显著增高，6- 酮 - 前列环素（6-Keto-PGα1）降低。

现已清楚 NO（一氧化氮）是最重要的内皮源性血管舒张因子，具有舒张血管和抗细胞黏附功能，对内皮保护具有重要作用。它是由内皮细胞中的一氧化氮合成酶（NOS）催化精氨酸分解而来。当内皮细胞因各种原因受损时，其通透性随即发生变化而升高，经实验证明从伊文蓝在血管内皮中的通透深度和通透量两个方面来反映血管内皮因高血脂引起的损伤程度。

痰瘀相关是冠心病的主要病因病机。痰指"痰浊"，是人体津液不归正化的病理产物；瘀指"瘀血"，是人体血运不畅或离经之血着而不去的病理表征。痰和瘀是两种不同的物质和致病因素，二者虽然不同，但都是人体津血运化失常的病理反映。在中医学里，痰瘀交互共同为患而导致胸痹心痛的观点可远溯其源。早在《黄帝内经》已将痰饮列为"胸痹心痛"的病因，如《素问·至真要大论》曰"民病饮积，心痛"，但尚未提及治疗方药。至汉代《金匮要略》，张仲景不仅把本证的病因病机归纳为"阳微阴弦"，而且在治疗上根据不同证候创立了瓜蒌薤白白酒汤、瓜蒌薤白半夏汤等方剂，观其方多以化痰通阳宣痹为法而制，此为临床从痰瘀论治冠心病心绞痛奠定了基础。唐代《备急千金要方》以"前胡汤"治疗"胸中逆气，心痛彻背，少气不得食"。其以前胡、半夏、生姜等化痰逐饮。宋代《太平圣惠方》在"胸痹疼痛，痰逆心膈不利方"中承仲景瓜蒌半夏汤方意又增入生姜、枳实，使化痰行气之力大增。明代《张氏医通》把"痰积胸痹"分为实痰、虚痰两类，提出"一病二治"。秦景明《症因脉治》云："心痹之因……痰凝血滞。"龚信《古今医鉴》提出："心痹痛者……素有顽痰死血。"曹仁伯在《继志堂医案》中则直接提出："胸痛彻背，是名胸痹……此痛不唯痰浊，且有瘀血，交阻膈间。"

程氏结合西医学观点，认为痰浊为有形之物，流窜经脉，因其黏涩，即可滞着于动脉壁上形成肿块（粥样硬化斑块），又可导致血液凝滞不利，产生瘀血，从而形成一种痰瘀互结的病理状态。所有这些观点的提出，均从不同角度论述了痰瘀相关是冠心病主要病因病机的理论，这对指导冠心病治疗有重要的现实意义。

那么，痰瘀同治是通过什么途径达到治疗目的呢？中医治病强调整体调节，现代研究亦表明，中药对机体许多系统具有调节作用。因此，我们认为痰瘀同治法也是通过对机体的多方面调节而达到治疗作用。其具体途径可能如下。

（1）调节血浆 TXA_2、PGI_2 水平。其机理可能是抑制了 TXA_2 合成酶活性，使 PGI_2 蓄积增多，通过 PGI_2 合成酶转变为 6-Keto-PGF1α，使 TXA_2-PGI_2 平衡得以向有利方面调整。

（2）调节血小板功能。

（3）改善血液循环，扩张周围血管及冠状动脉，增加血流量和降低血管阻力。

（4）改善血液流变，降低血浆比黏度、全血低切比黏度。

（5）降低血脂，降低胆固醇及甘油三酯，升高高密度脂蛋白——胆固醇，降低致动脉硬化指数。

（6）提高红细胞超氧化物歧化酶（SOD）活性，降低血浆过氧化脂质 LPO。

（7）影响内皮舒张因子——NO（一氧化氮）的生成，显著降低高脂血症状态下血管内皮通透性；维护 NO 代谢产物亚硝酸盐的生成量，可能具有保护内皮细胞一氧化氮合成酶（NOS）活性的作用。

痰瘀同治法可能通过以上这几条途径，多层次、多角度地对机体产生调节作用，进而达到治疗作用。

参考文献

[1] 陶寿淇. 冠心病防治对策建议 [J]. 中华心血管病杂志, 1987, 15（6）: 313.

[2] 何熹延. 冠心病及其相关病症从痰论治概述 [J]. 江苏中医杂志, 1985（6）: 282.

[3] 韩丽华, 黄锦. 化痰活血法治疗冠心病的临床研究 [J]. 河南中医药学刊, 1995, 10（6）: 29.

[4] 曾宝光. 实用中西医结合内科诊疗手册 [M]. 南宁: 广西民族出版社, 1992: 24.

[5] 张进虎. 黏附分子与冠心病 [J]. 心血管病学进展, 1997, 18（1）: 38.

[6] 张洪海, 王秀清. 不稳定型心绞痛的诊断和治疗学进展 [J]. 中西医结合实用临床急救, 1997, 4（5）: 238.

[7] 魏重琴, 艾建芳, 王清云, 等. 血浆过氧化脂质、红细胞超氧化物歧化酶与细胞衰老及冠心病关系 [J]. 河南医科大学学报, 1988, 23（3）: 197.

[8] 周细龙, 杨人勋, 梅琦, 等. 载脂蛋白与动脉粥样硬化 [J]. 心血管病学进展, 1991, 12（3）: 152.

[9] 过鑫昌, 丁怀翌, 戚文航, 等. 冠心病气虚证临床分型与前列腺素、血小板功能、蛋白C抗原的关系 [J]. 中西医结合杂志, 1991, 11（5）: 263.

[10] 周瑕菁, 宋剑南, 王宇辉, 等. 痰瘀同治对实验性高脂血症大鼠血管内皮的保护作用 [J]. 中国中医基础医学杂志, 1997, 3（4）: 26.

[11] 田荞年. 从痰瘀论治冠心病 [J]. 辽宁中医杂志, 1983（4）: 25.

[12] 程小曲. 痰浊型冠心病与血脂、脂蛋白、载脂蛋白的关系及痰浊形成机理探讨 [J]. 新中医, 1994（3）: 7.

（本文发表于《中国中医基础医学杂志》, 1998 年, 韩学杰、沈绍功）

痰瘀相关病因初探

"痰瘀相关"学说源于中医学的"津血同源"理论。津血同源是同源于脾胃化生之水谷精微。津液与血，异名同类，均属阴精。而阴精为病，必然表现为津血的亏耗与留滞。津血留滞即为痰为瘀。痰水和瘀血作为阴精为病的两个不同方面的表现形式，又成为病理产物和致病因子，在某种特定条件下，有分有合，相互转化。对于痰瘀之间的内在联系，古代医籍早有论述。

《黄帝内经》对痰瘀相关理论和治疗已有论述。首先，在生理上阐明了津血同源的相互关系。如《灵枢·痈疽》云："津液和调，变化而赤为血。"《灵枢·邪客》曰："营气者，泌其津液，注之于脉，化以为血，以荣四末，内注五脏六腑。"病理上也体现了痰饮与瘀血的相关性。《灵枢·百病始生》曰："凝血蕴里而不散，津液涩渗，著而不去而积成矣。"又说："肠胃之络伤，则血溢于肠外，肠外有寒汁沫与血相搏，则并合凝聚不得散而积成矣。"《素问·至真要大论》云："岁太阴在泉……民病饮积心痛……"治疗血枯的四乌贼骨一芦茹丸，实际上是一个痰瘀同治方。

隋代《诸病源候论·痰饮病诸候》云："诸痰者，此由血脉壅塞，饮水积聚而不消散，故成痰也。或冷，或热，或结实，或食不消，或胸腹痞满，或短气好眠，诸候非一，故云诸痰。"朱丹溪首次提出了"痰夹瘀血，遂成窠囊"的理论。

一、与寒邪关系

寒邪客于经脉，则血行不畅，或血液停滞，瘀血乃成。《灵枢·痈疽》云："寒邪客于经络之中则泣，血泣则不通。"《素问·调经论》云："血气者，喜温而恶寒，寒则泣不能流……寒独留，则血凝泣。"清代《医林改错·积块》云："血受寒则凝结成块。"清代何梦瑶《医碥》云："或气失其温和，而过于寒，则津液因寒积滞，渐致凝结，斯痰成矣。"宋代《仁斋直指方论》云："风搏寒凝，暑烦湿滞……皆能致痰也。"这些都指出寒可致痰。津液和血二者皆为阴，其性相同，喜温而恶寒，且二者又可互相转化，多相伴行。血受寒成瘀，津液受寒成痰，自然痰瘀同病。

二、与火热之邪关系

津液受火热之邪煎熬可成痰，痰滞血脉而成瘀。明代许浚在《东医宝鉴·痰饮》中指出："痰者因热而成，热则津液熏蒸而稠浊。"《仁斋直指方论》云："痰病之原，有因热而生痰者，有因痰而生热者……"清代《医方集解》云："热痰者，痰因火盛也，痰即有形之火，火即无形之痰。痰随火而升降，火引痰而横行，变生诸证，不可纪极。火借气于五脏，痰借液于五味，气有余则为火，液有余则为痰。"且实火、虚火均可煎熬津液而成痰，血可因热而瘀滞。宋代《圣济总录·伤寒统论》曰："毒热内瘀，则变为瘀血。"《重订广温热论·清凉法》云："火属血分，为实而有物，即所附丽者，非痰即滞，非滞即瘀。"《医林改错》曰："血受热则煎熬成块。"火热之邪可迫血妄行，离经之血着而不去便是瘀血，故热可致瘀。可见，津液和血均可受热邪煎熬而分别成痰、成瘀，故痰瘀同病。

三、与脾胃关系

脾胃主司运化水谷及水湿，脾胃健运，水湿输布如常，气血生化旺盛。《素问·经脉别论》云："饮入于胃，游溢精气，上输于脾，脾气散精，上归于肺，通调水道，下输膀胱。水精四布，五经并行，合于四时五脏阴阳，揆度以为常也。"脾胃主司运化功能失常，则水湿失布，痰浊瘀血内生。《素问·六元正纪大论》云："太阴所至为积饮否膈。"明代《医宗必读·痰饮》曰："惟脾土虚湿，清者难升，浊者难降，留中滞膈，瘀而成痰。"清代《蜀中医纂·内伤门》云："痰即人之精液，无非水谷所化，悉由中虚而然。"清代《医学入门》曰："热痰因厚味积热……食痰因饮食不化。湿痰若夹食积瘀血，遂成窠囊痞块。""痰饮……皆因饮水及茶酒停蓄不散，再加外邪、生冷、七情相搏成痰。"清代《继志堂医案·痰饮门》云："中主太弦，必有湿热痰浊交阻于胃。"痰热互结而成瘀，故脾胃功能失司，则痰瘀同病。

四、与肾的关系

肾为人身元阳之根，贮藏命门之火，主司水液。肾失运化，则水湿代谢失常，痰浊瘀血内生。《难经》曰："肾主五液，化为五湿，湿能生痰。"明代《景岳全书·卷三十一》云："五脏之病，虽俱能生痰，然无不由乎脾肾。盖脾主湿，湿动则为痰，肾主水，水泛则为痰。故痰之化无不在脾，而痰之本无不在肾。"张锡纯指出：痰之标在胃，痰之本源于肾。肾主闭藏，以膀胱为府者也。其闭藏之力有时不固，必注其气于膀胱，膀胱膨胀，不能虚空若谷，即不能吸引胃中水饮速于下行而为小便，此痰之所由来也。明代《医贯·痰论》云："肾虚不能制水，则水不归源，如水逆行，洪水泛滥而为痰，是无火者也。"痰水互结滞于经脉，若阴虚火旺，煎熬津液成痰，痰浊阻滞，痰瘀同生。清代《血证论·痰饮》云："夫痰为津液所凝，而津液之生原于肾。下焦血虚气热，津液不升，火沸为痰。"

五、与肺的关系

肺朝百脉，通调水道，主宣发肃降，故肺的宣降失司，则水湿停聚成痰。《医学正传》曰："肺气郁则热，热盛则生痰。"清代叶天士在《临证指南医案》中指出："夫痰乃饮食所化，有因外感六气之邪，则脾胃肺升降之机失常，致饮食输化不清而生者……有因郁则气火不舒而蒸变者，有因本质脾胃阳虚，湿浊凝滞而生者，又有肾虚水泛为痰者……更有阴虚劳症，龙相之火上炎灼肺，以致痰嗽者。"火热灼津成痰致瘀，而出现痰瘀同病之证。

六、与心的关系

心主血脉，属火，其性炎上。思虑过度，虚火内生，心阴内耗，灼津成痰，痰热内结而成瘀血，产生了痰瘀同病的表现。《素问·至真要大论》云："岁太阴在泉，民病饮积心痛……"《灵枢·经脉》云："手少阴（心）气绝则脉不通，脉不通则血不流。"曹仁伯在《继志堂医案·痹气门》中指出："胸痛彻背，是名胸痹……此病不惟痰浊，且有瘀血，交阻膈间。"《血证论·阴阳水火气血论》云："若水质一停，则气便阻滞。血虚则精竭水结，痰凝不散，心失所养，火旺而益伤血。"又曰："瘀血即久，亦能化为痰水。"另外，心与脾胃有脉络相通，二者互相影响。脾虚不运，湿滞不化，酿生痰浊，湿浊阻于胸中，留于经脉，痰瘀互结而成病。

七、与肝的关系

肝为刚脏，体阴而用阳。肝藏血，主疏泄，调畅气机，运行气血和津液。七情内伤，肝失调达，气血和津液运行失常，瘀而化痰，化火灼津成瘀。《灵枢·百病始生》云："若内伤于忧怒，则气上逆，气上逆则六输不通，温气不行，凝血蕴里而不散，津液涩渗，著而不去，而积皆成矣。"《仁斋直指方论》云："气结则生痰，痰盛则气愈结。"《诸病源候论·痰饮病诸候》："气脉闭塞，津液不通……结而成痰。"宋代《济生方·痰饮》曰："调摄失宜，气道闭塞，水饮停于胸膈，结而成痰。"《继志堂医案·内伤杂病》曰："肝胆两经尚有余邪，可知更兼痰火阻气。"以上皆论述了痰凝和瘀血互结为患。

八、与气血关系

气是人体功能的总称，津血均赖气的推动而濡养全身。血为气母，血能载气，两者互根互生。因此，痰瘀的形成均与气血有关。气滞则血瘀，气结则痰生，气虚则水湿停留。血虚内热，则痰热瘀阻，血热则炼液成痰。清代《杂病源流犀烛》云："气运乎血，血本随气以周流，气凝则血亦凝矣。"《临证指南医案·胃脘痛》云："以经主气，络主血……凡气既久阻，血亦应病，循行之脉自痹。"清代周学海《读医随笔·承制生化论》云："气虚不足以推血，则血必有瘀。血虚不足以滑气，则气必有聚。"《医学入门·痰》曰："痰乃津液所成，随气升降，气血调和，则流行不聚，内外感伤，则壅逆为患。"《仁斋直指方论》曰："气血清顺，则津液流通，何痰之有？惟夫气血浊逆，则津液不清，熏蒸成聚，而变为痰焉。"故气血失和，痰瘀为病。

以上论述表明，外感六淫，七情内伤，正气亏虚，脏腑功能失调，导致气血失和，气机升降失调，水液代谢紊乱，积聚成痰，痰凝气滞，痰阻络脉，痰浊瘀血胶结，而致痰瘀同病，日久形成积块，从而揭示了冠心病、子宫肌瘤、恶性肿瘤等难治病、久病、重病的发病机理，为提高临床疗效开辟了一条新的途径。

（本文发表于《中国中医基础医学杂志》，1998 年，韩学杰、沈绍功）

探讨血管内皮损伤致冠心病心绞痛的发生机理

【摘要】高脂血症（痰瘀互结证）易致血管内皮功能紊乱或损伤，在各种致病因素的刺激下诱发冠心病心绞痛的发作。中医学认为"胸痹"的发生是由于"痰瘀互结，阻塞心脉"。痰瘀互结证的物质基础可能是脂质过氧化、氧自由基增多，脂性物质附着在血管内皮上，逐渐损伤血管内皮。此假设为研究冠心病心绞痛的发病机制提供理论基础。

【关键词】高脂血症（痰瘀互结证）；血管内皮功能；冠心病心绞痛。

冠心病心绞痛为内科常见急症之一，多发生于中老年人。本病以冠状动脉粥样硬化为基本特征，氧自由基增多、脂质过氧化损伤血管内皮，导致血管腔狭窄或痉挛，致使心脏局限性缺血、缺氧，严重者发生心肌梗死。中医学将本病归于"胸痹心痛"范畴。随着人口老龄化，本病已成为严重危害人类身心健康的主要疾病之一。根据我国流行病学调查，全国城市、农村男女合并 35 岁～ 74 岁年龄标化，冠心病年死亡率在 1988 ～ 1996 年有显著升高趋势（$P < 0.01$），各年死亡率城市高于农村。1988 年城市死亡率为 66.5/10 万，1996 年 84.5/10 万，农村分别为 34.3/10 万和 43.5/10 万。

根据中医学理论，胸痹的病机为"阳微阴弦""本虚标实"。标实除气滞、血瘀、痰凝外，痰瘀互结也是一个重要的病理因素。

痰瘀互结证不仅与冠心病的发病有关，而且与若干易患因素（肥胖、高脂血症）有关。实验研究证明，NO 是一种内皮依赖性松弛因子（EDRF），NO 减少是血管痉挛及血栓形成的重要因素。氧自由基可损伤血管内皮细胞，灭活 NO 并与 NO 结合生成过氧亚硝基产生细胞毒作用。ET 主要内源于血管内皮，是最强的缩血管物质。高脂血症时，血细胞的黏附功能增强，如中性粒细胞（PMN_2）和单核细胞黏附到冠状内皮细胞，继之使白细胞激活，释放活性物质，产生氧自由基，损伤血管内皮，促使血栓形成、血管痉挛和心肌损伤，进而导致冠心病进展恶化。氧自由基是一种终末损伤性介质，自由基产生过多和（或）消除能力下降是引起许多疾病的生化机制，自由基损伤在缺血 / 再灌注损伤的机制中占有重要地位。氧自由基能触发脂质过氧化反应是导致心肌缺氧性损伤及再给氧损伤的主要原因。有研究表明，心肌缺血时，自由基产生增多，SOD 减少，而活性很强的氧自由基（OFR）与细胞膜上的不饱和脂肪酸反应，发生脂质过氧化，导致细胞膜结构紊乱，内皮细胞凋亡，直接损伤心肌，可能是引起冠心病恶化的重要环节。

与健康人相比，冠心病患者自由基清除剂 SOD 的活性明显降低，自由基脂质过氧化反应终末代谢产物 MDA 含量明显升高，表明冠心病心肌缺血患者存在明显的自由基代谢紊乱。冠心病痰浊型患者存在着血液流变性异常，血脂代谢紊乱，抗氧化能力降低及一氧化氮（NO）显著异常，血栓素 β（TXB_2）、β- 血小板球蛋白（BTG）、血小板Ⅳ因子（PF_4）显著增高，6- 酮 – 前列环素（6-KETO–$PG_1α$）降低。

随着现代生活水平的提高，高脂、高蛋白、高热量饮食摄入过多，纤维素、维生素摄入减少，引起饮食结构失衡，导致体内脂肪代谢紊乱，高脂血症患者增多。因此，治疗冠心病应由"活血"转到"化痰"上来，故提出"冠心病从痰论治"的新思路。临证时应分清虚实，痰浊夹瘀时应痰瘀同治，痰浊夹虚时应补气化痰。经临床及实验研究证明，冠心病痰证患者呈现"浓、黏、聚、凝"的病理特点，即血脂升高（胆固醇、甘油三酯、低密度脂蛋白升高），全血黏度和血浆黏度增高，血小板聚集率增高，红细胞硬化指数明显增高，血液中的丙二醛、内皮素升高，一氧化氮降低等，经痰瘀同治或补气化瘀等法治疗，疗效明显优于单纯的活血化瘀及祛痰法。动物实验已证实，血管内皮损伤后，血浆纤维蛋白原可附着于血管腔表面并转变为纤维蛋白，逐渐渗入增殖的新生内膜中，破坏了细胞的正常结构。

因此，推测血管内皮细胞损伤是动脉硬化的最初阶段，也是动脉硬化闭塞症始动环节，并在冠心病心绞痛的形成和发展过程中起着十分重要的作用。

为探讨血管内皮细胞损伤或血管内皮细胞功能紊乱同冠心病痰瘀证的关系，是我们讨论的关键所在。内皮损伤不仅是冠心病心绞痛病变的受损者，而且是疾病发展过程中的参与者，所以从保护内皮损伤角度来探讨痰瘀互结的物质基础，为冠心病心绞痛的防治提供了科学的依据。

参考文献

[1] 陶寿淇. 我国心血管病及其危险因素近年演变趋势 [J]. 中华心血管病杂志，1999，8（27）：43.

[2] Moncadas S, Palmer RMJ, Higgs EA. Nitric Oxide Physiology, Pathophysiology and Pharmacology [J]. Pharmacoren, 1991, 43（20）: 109–138.

[3] 张进虎. 黏附分子与冠心病 [J]. 心血管病学进展，1997，18（1）：38.

[4] Roberto F, Ceconi C, Curello S. Oxygen free radicals and myocardial damage: Protective role of thiol containing agents [J]. Amer J Med, 1991, 91: 3–104.

[5] 赵美华，荣华之，吕宝经，等. 生脉散对急性病毒性心肌炎患者血清脂质过氧化的影响 [J]. 中国中西医结合杂志，1996，16（3）：142–145.

[6] 王浩，李儒汉. 冠心病患者血液脂质过氧化物有关酶变化的临床意义 [J]. 中华心血管病杂志，1992，20（2）：104.

[7] 戴居云，王子芳. 丹芪益心贴对冠心病心绞痛患者的抗脂质过氧化作用 [J]. 中国医药学报，1997，1（12）：55.

[8] 过鑫昌. 冠心病气虚证临床分型与前列腺素、血小板功能、蛋白C抗原的关系 [J]. 中西医结合杂志，1991，11（5）：263.

[9] 沈绍功. 中医痰病研究与临床 [M]. 北京：中医古籍出版社，1998.

[10] 沈绍功. 诊治冠心病新思路 [J]. 中国中医急症，1999，5（2）：3.

[11] 韩学杰，沈绍功. 痰瘀同治方治疗冠心病心绞痛临床研究 [J]. 中国中医急症，1999，8（5）：212.

[12] 张页，沈绍功. 补气祛痰方治疗冠心病心绞痛临床研究 [J]. 中国中医急症，1999，8（5）：207.

（本文发表于《中国中医基础医学杂志》，2001 年，韩学杰、沈绍功）

高血压病从络论治探讨

　　高血压是最常见的心血管疾病，患病率高，可引起严重的心、脑、肾并发症，是冠心病、脑卒中的主要危险因素。随着人们生活水平的不断提高，人类疾病谱也发生了很大的变化，心血管疾病等非传染病愈来愈成为危害人类身心健康的主要疾病。流行病学调查显示，高血压已成为我国患病率最高的疾病之一。中华人民共和国成立以来，我国就一直很重视运用中医药治疗高血压病，在这方面做了大量的研究工作，取得了一定的成绩。但我们应当看到，至今为止，我们仍未找到一种令人满意的中医药治疗高血压病的方法。因此，突破传统的理论束缚，探索一条治疗高血压的新途径已成为当务之急。

　　对于高血压病的治疗，几十年来主要采用滋阴补肾、平肝潜阳、益气补血、活血化瘀等方法，并证明了一些复方和单味药具有一定的降压作用，但疗效欠佳，可重复性差。其原因之一，主要与对该病发生的中医病机的认识还不够深入有关。我们认为，探究高血压病的中医病因病机，"痰瘀阻络，毒损心络"可作为深入研究高血压病治疗的一个重要切入点。

　　络病学说是中医理论体系中的重要组成部分，蕴藏着深刻的理论内涵。该理论不仅能够阐明许多过去未曾解释的病理生理现象，而且还有可能为防治多种难治性疾病提供新的思路及手段。运用这一理论可以帮助我们对高血压病的发生机理有一个更深入的认识。

　　络脉是经络系统的分支，包括十五别络、孙络、浮络和血络等内容，又有阴络、阳络、脏络、腑络及系络和缠络等称谓。络脉纵横交错，遍布全身，内络脏腑，外联肢节，构成了一个复杂的网络系统。其贯通表里上下，环流气血津液，渗灌脏腑组织，维持着人体正常的生命活动。因此，络脉是沟通机体内外、保障脏腑气血灌注的功能性网络系统，又是协调机体内外环境统一和维持机体内稳态的重要结构。

　　络脉具有双向性和满溢灌注的特点，能使经脉中的气血流溢于络脉，又通过络脉散布于脏腑肌腠之中，还可通过散布于脏腑肌腠的气血渗入络脉而灌于经脉。心络、脑络、肝络、肾络、脾络、肺络是络脉系统中的重要组成部分。它们除了本身的自我调节外，还彼此之间相互调节，共同维持着络脉网络系统的稳定，保持着机体的健康。它们在维持人体正常的血压方面也起着非常重要的作用，其中心络的作用最为关键，它直接参与血压的调节，其他五络则是通过对心络的调节而间接地发挥作用。中医之络脉与西医学之"血管"虽不能等同，但较之其他脏腑组织有更大的相关性。络脉与西医学所描述的微循环在分布、结构和功能上非常相似。络脉维系气血津液双向流动、渗灌的特点正和微循环中毛细血管网的作用相似，而微循环对于维持机体正常血液循环、保持正常恒定血压起着非常重要的作用。高血压病是全身性血管疾病，在病位上与络脉有关联，故高血压病属于络脉病变。

　　高血压病的产生主要是由于络脉系统受到损害，自我调节功能发生紊乱所致。其中，"痰瘀阻络，毒损心络"是高血压病发生的主要病理基础。毒，何谓也？王永炎院士明确指出："主要是邪气亢盛，败坏形体即转化为毒。毒系脏腑功能和气血运行失常，体内的生理或病理产物不能及时排出，蕴积体内过多而生成。"络病是指邪入十五别络、孙络、浮络而发生的病变，是络脉阻滞为特征的一类疾病，即叶天士"久病入络"、王清任"久病入络为瘀"之论。而高血压病多起病隐匿，病程较长，二者发病特点相似。高血压病在临床上常表现为面部潮红、头痛头晕、耳鸣目眩等上盛之证，同时多伴有倦怠乏力、腰膝酸软等下虚之证，正如《灵枢·刺节真邪》中所述，"一经上实下虚而不通者，此必有横络盛加于大经"。结合络病"络脉痹阻"的病理机制，我们认为，此处的络脉"盛"实指邪气之盛。

由于络脉是营卫气血津液输布贯通的枢纽，且络体细小，分布广泛，分支众多，功能独特，所以一旦邪客络脉则容易影响络中气血的运行及津液的输布，致使络失通畅或渗灌失常，导致瘀血滞络，继而形成络病。其病理演变是由于病久不愈，正气亏虚，或情志郁怒，或外邪入侵，邪气由气及血，终致津停血滞，蕴而化浊生毒，痰瘀、浊毒痹阻络脉而发为络病。病变主要在心络，而又与脑络、肾络密切相关。其络"盛"，究其本质，属"痰"属"瘀"，日久蕴"毒"，故"痰瘀阻络，毒损心络"是高血压病发生和发展的重要病机。换言之，久病所产生的高血脂、高血糖、高尿毒等在体内的停留沉积，在中医学范畴之内均属痰瘀毒之属，不能正常通过络脉的渗注交换功能排出体外，而蕴积痹阻于络脉，导致机体阴阳失衡，最终发生本病。

高血压病在病位上与络脉相互关联，脏腑内伤累及心络，心络受损，自我调节功能失常，致使气滞血瘀，痰饮内停，痰瘀互结，阻塞络道，蕴久化毒；如此产生的瘀毒、痰毒又可进一步损伤心络，包括浮络、孙络、缠络等，形成恶性循环，从而导致高血压的产生，这可能是高血压病缠绵难治的主要原因之一。

"证"与"痰瘀阻络""心络受损"密切相连。由于心络通过经脉与肝络、肾络、脾络、肺络、脑络等相互连接，心络受损可导致他脏的功能改变，如肝阳上亢、肝肾亏虚等，而因其他原因导致的肝阳上亢、肝火上炎等又可损及心络，导致高血压的产生。但无论怎样，心络受损是导致该病产生的中心环节，因而对高血压病的治疗就必须紧紧抓住这一环节。

由上观之，"痰瘀阻络，毒损心络"是高血压病的主要病理基础。因此，治疗就应以活血化痰、解毒通络为基本大法。我们认为，此可作为高血压病治疗的另一种主要方法。

参考文献

[1]雷燕，黄启福，王永炎.论瘀毒阻络是络病形成的病理基础[J].北京中医药大学学报，1999，22（2）：8.

[2]王永炎.关于提高脑血管疾病疗效难点的思考[J].中国中西医结合杂志，1997，17（4）：195.

（本文发表于《中国中医基础医学杂志》，2001年，鞠大宏、韩学杰、谢雁鸣、沈绍功等）

冠心病心绞痛痰瘀互结证的本质探讨

痰浊瘀血是冠心病心绞痛发生与发展的起因，而且在演变中起促进和加重病情的作用，可谓是冠心病的始动因素。而心气虚、心阳虚是痰瘀阻脉、心失所养所导致的病理结果。那么从先病与后病的关系着眼，痰瘀也应从"本"来确认。

一、痰瘀互结致病，痰瘀同治为重要治则

痰浊为脂质代谢紊乱，瘀血为微循环功能障碍，痰瘀互结可致血管内皮损伤。痰瘀同治保护血管内皮，祛除病理代谢产物（痰瘀同结），是治疗心绞痛的重要法则。

高脂血症与痰浊密切相关，由高脂所化生的痰浊，必致血液黏稠性增高，血浆流动性降低及聚集性增高，最终导致内皮细胞损伤。这是由痰致瘀的主要病理特征，也说明了由痰浊引发瘀血的演变过程。瘀血内阻可影响津液输布，而出现津液凝聚为痰，这些观点也都支持瘀血生痰理论的客观存在。另外，冠心病血瘀证患者微循环障碍，血流变慢，血液瘀滞，组织缺血缺氧，引起细胞膜脂质代谢紊乱，导致脂质堆积。以上情况都为"痰浊致瘀""瘀血生痰"提供了理论与实验的科学依据。

根据 1990 年 10 月中国中西医结合学会心血管学会修订的冠心病辨证标准，冠心病痰证以胸脘痞满、瘀证以胸痛而有定处为临床特点。在舌诊方面，血瘀证以舌质青紫为典型表现，痰证则以苔腻为特征。舌诊具有直观可靠的优点，故对符合冠心病诊断的患者，进行临床痰瘀互结证辨证时应重视舌诊。痰证区别于血瘀证最具特征性的症状是苔腻，其次为胸闷、脉滑。血瘀证不同于痰证最典型的症状是舌有瘀斑，其次为胸痛、脉结代。这一结果是建立在数理统计量化基础上的，对于判别痰证和血瘀证的胸痛有一定的意义。

痰瘀互结指在同一病证中痰浊与瘀血共同为病，其形成机理虽有由痰致瘀、由瘀致痰之不同，然痰瘀为津血所化，有形属阴，在疾病治疗过程中往往相互影响，加重病情，使疾病难于治愈。冠心病"痰瘀互结"者，亦可理解为在冠心病标实证各型中病情最重的一类。

经过痰证和血瘀证的临床比较分析，发现痰瘀相兼组的全血比黏度、还原全血比黏度高于痰证组和血瘀证组，痰瘀相兼组各证候指标的实际阳性积分值高于痰证组及血瘀证组，表明痰瘀相兼的病变程度比单纯痰证或血瘀证更为严重。

二、冠心病痰浊证与痰瘀互结证本质的研究

20 世纪 70 年代以来，有关活血化瘀与血瘀证的中西医结合研究受到医学界的广泛关注，开展了大量的研究工作，人们对于血瘀证的本质有了一个较深入的认识。有关研究结果表明，冠心病血瘀证的形成与血浆前列腺素水平变化、血小板功能障碍、血液循环与微循环的障碍、血液流变学的改变及血浆脂质水平的变化有密切关系。这些研究不仅对冠心病血瘀证的本质有了明确的认识，也为冠心病

血瘀证的治疗提供了途径与目标。

20世纪80年代以来，痰病的研究逐渐受到关注，开展了一些痰病的临床与基础研究工作。有关冠心病痰浊证的研究表明，冠心病痰浊证组的血清TG和LDL-C含量增高，血清甘油三酯与胆固醇水平明显高于血瘀证组，高密度脂蛋白胆固醇/总胆固醇比值则低于血瘀证组，同时血流动力学方面亦有外周阻力增加。

近年来，在冠心病的中医药临床治疗研究中，痰瘀同治的复方有较好的治疗效果。有关的药理研究已证实，痰瘀同治方（全瓜蒌、薤白、郁金等）可降低全血黏度、血浆黏度、红细胞比容、纤维蛋白原，并降低TC、TG、AI含量，升高HDLC含量，同时抑制脂质过氧化反应，降低血清MDA含量，对抗急性心肌缺血，因而对冠心病动脉粥样硬化的防治有积极作用。此方可显著降低NO含量，防止血管痉挛和血小板的凝聚，并能降低血浆内皮素ET的含量，从而达到缓解冠心病急性发作和加重的目的。同时，痰瘀同治方还具有极强的防止血管内膜脂斑形成和改善心肌细胞的作用。

1. 痰瘀互结证与高脂血症

高脂血症是冠心病的主要危险因素之一，特别是高LDL、低HDL、APO-A_1/APO-B_{100}比值的下降及LP（α）异常升高最为重要。在以血浆胆固醇增高为主要表现的Ⅱa型高脂蛋白血症时，血小板反应性明显增高。LDL特别是OX-LDL的细胞毒作用可致血小板聚集、颗粒释放，TXA_2和MDA生成增加，使血管内皮细胞和PGI_2对血小板活性的抑制减小，PGI_2合成受抑，血小板黏度增高。高胆固醇血症时，凝血因子第Ⅶ（F.Ⅶ）、第Ⅹ（F.Ⅹ）活性呈亢进状态，且与血中浓度呈正相关。高TG血症时，内皮细胞PAI-1合成增高可致纤溶系统受抑，从而提示高胆固醇血症时促凝物质含量增高，血小板聚集能力增强，凝血时间缩短，有促发血栓形成的高度危险性。高脂血症时，白细胞活化率明显增高，更易黏附于血管内皮细胞，形成白细胞栓子，从而阻塞血流。动脉粥样硬化是高脂血症的病损结果，而动脉粥样硬化的形成过程即为痰瘀病损的过程。因此，有痰即有瘀，痰瘀相随，最终导致冠心病心绞痛发作。

2. 痰瘀互结证与高凝状态

高凝状态是指体内血液凝固性增高的现象，它是一种凝血平衡失调而易于诱发血栓形成的病理过程。冠心病存在高凝状态，其发生基础是凝血因子和血小板数量过多。凝血活性物质增加，被激活或者凝血活性物质抑制物减少，而纤溶系统功能降低或其抑制增多，结果使血液凝固性增加，继而导致动脉粥样硬化和血栓形成，血管内皮细胞的抗凝和促纤溶活力，如抗凝血酶Ⅳ、PGI_2及NO等都是保证纤溶蛋白易沉着的因素。动脉粥样硬化（AS）时，血管内皮细胞的这种能力被破坏，PGI_2/TXA_2值平衡失调等导致高凝状态的发生，冠心病痰瘀证血液流变性改变，发现全血黏度、血浆黏度、红细胞比容、纤维蛋白原增高并与总胆固醇、LDL升高呈正相关，与HDL呈负相关。这种高凝状态的病理过程就是痰瘀同病的病理反映。

3. 痰瘀互结证与氧自由基损伤

冠心病血清脂质过氧化物含量增多，当心肌缺血时，低氧血症使细胞内有氧代谢迅速转化为无氧代谢，三磷酸腺苷（ATP）及二磷酸腺苷（ADP）在几分钟内耗竭。细胞内酸中毒使细胞膜Na-K-ATP泵失活，正常膜离子泵丧失，钙离子（Ca^{2+}）大量内流，中性粒细胞黏附于内皮细胞。Ca^{2+}内流使黄嘌呤脱氢酶转化为黄嘌呤氧化酶，反应过程产生大量氧自由基。氧自由基破坏内皮细胞膜的完整性及功能，使PGI_2合成减少，结果易于血管收缩和微血栓形成。上述两种结果即为痰、瘀形成过程，最终加重冠心病病情，导致更严重的心绞痛发作。

4. 痰瘀互结证与微循环障碍

冠心病微循环障碍主要表现为微血管攀扭曲、畸形、顶端扩张，血细胞聚集，血流速度缓慢，血液瘀滞，由正常的线状流变为粒状流、断线状流，广泛凝血，微血栓形成，组织缺血缺氧，代谢产物停积而为瘀血痰浊，加重了血液瘀滞而痰瘀共患。急性心肌梗死患者白细胞变形能力（LD）明显下降，LD低下的白细胞在毛细血管内黏附聚集形成小栓子，影响微循环的畅通及侧支循环的建立，导致组织乏氧。而LD低下的原因与白细胞膜脂质代谢紊乱，心肌坏死组织激活白细胞而形成过多的伪足，以及钙泵活性降低引起的胞浆内Ca^{2+}增加，胞浆黏弹性增加及胞体变大等有关，从而造成痰瘀状态，促发胸痹心痛。

5. 痰瘀互结证与微量元素

已知微量元素Zn、Cu、Ca、Fe、Mn、Mg是人体必需的生命活动的重要物质，然而摄入量过多或过少以及它们间的比例失调，都将有害于健康。其中Mn、Zn、Cu、Fe与脂肪代谢有关，Ca、Mg、Zn有促进心肌代谢及抗血栓作用，因而微量元素发生变化，将影响脂类代谢及诱发血栓形成，增加血黏度，导致冠心病。

因此，冠心病痰瘀互结证类的形成是多因素综合作用的结果，可以确认痰瘀同病、痰瘀互结为胸痹心痛的重要病机。痰瘀同治应当成为诊治冠心病的重要法则和提高临床疗效的新途径。

（本文发表于《中国中医基础医学杂志》，2002年，韩学杰、沈绍功）

高脂血症（痰瘀互结证）是冠心病心绞痛的
始动和诱发因素

冠心病心绞痛属于"胸痹心痛"的范畴。痰瘀互结是冠心病心绞痛的主要病因病机。痰指"痰浊"，是人体津液不归正途的病理产物；瘀指"瘀血"，是人体血运不畅或离经之血着而不去的病理表征。虽然痰和瘀是两种不同的物质和致病因素，但来源相同，都是人体津血运化失常的病理反映。

《黄帝内经》对痰瘀相关的理论和治疗已有论述。首先，在生理上阐明了津血同源的相互关系。如《灵枢·痈疽》说："津液和调，变化而赤为血。"《灵枢·邪客》说："营气者，泌其津液，注之于脉，化以为血，以荣四末，内注五脏六腑。"病理上也体现了痰浊瘀血的相关性。《灵枢·百病始生》说："凝血蕴里而不散，津液涩渗，著而不去而积成矣。"《素问·至真要大论》云："岁太阴在泉……民病饮积心痛……"治疗血枯的四乌贼骨一芦茹丸实际上是一个痰瘀同治方。至汉代《金匮要略》，张仲景不仅把本证的病因病机归纳为"阳微阴弦"，而且在治疗上根据不同证候，创立了瓜蒌薤白白酒汤、瓜蒌薤白半夏汤等方剂。观其方多以化痰通阳宣痹为法而制，此为临床从痰瘀论治冠心病心绞痛奠定了基础。

唐代《备急千金要方·胸痹》以"瓜蒌汤"治疗胸中愊愊如满，噎塞，羽如痒，其以橘皮、枳实、生姜等化痰逐饮。宋金元时期有关心痛的论述更多，治疗方法也十分丰富。宋代《太平圣惠方》在"胸痹疼痛，痰逆心膈不利方"中承仲景瓜蒌半夏汤方意，又增入生姜、枳实，使化痰行气之力大增。

明代《张氏医通·痰饮》把"痰积胸痹"分为实痰、虚痰两类，指出"痰瘀死血，随气上攻""一病二治"的观点。秦景明《症因脉治》云："心痹之因……痰凝血滞。"杨士瀛《仁斋直指方论》指出："真心痛，也可由气血痰水所犯而起。"龚信《古今医鉴·心痛》提出："心痹痛者……素有顽痰死血。"曹仁伯在《继志堂医案·痹气门》中则明确提出："胸痛彻背，是名胸痹……此痛不唯痰浊，且有瘀血，交阻膈间。方用全瓜蒌、薤白、桃仁、红花。"不仅认识到胸痹与痰瘀密切相关，而且采用了痰瘀同治的方法。

从脏腑辨证来看，心为君主之官，主血脉。正是由于生理上的"津血同源"，则必然出现病理上的"痰瘀互结"。若津液凝聚为痰，痰浊停滞于脉，痹阻脉络，可使血运不畅，蓄而为瘀血。如《血证论·阴阳水火气血论》云："若水质一停，则气便阻滞。血虚则精竭水枯，痰凝不散，心失所养，火旺而溢伤血。"又云："瘀血即久，亦能化为痰水。"另外，心与脾胃有脉络相通，二者互相影响。脾虚不运，湿滞不化，酿生痰浊，湿浊阻于胸中，留于经脉，痰瘀互结而成病。近十年来，人们的生活和饮食结构发生了变化，过食肥甘冷饮，嗜好烟酒，内生痰浊，心脉瘀阻而发生心痹的患者日益增多。《医学入门》曰："热痰因厚味积热……食痰因饮食不化。湿痰若夹食积、瘀血，遂成窠囊痞块。"

肾为人身元阳之根，贮藏命门之火，主司水液。若肾失运化，则水湿代谢失常，痰浊瘀血内生。《景岳全书·卷二十一》云："五脏之病，虽俱能生痰，然无不由乎脾肾。盖脾主湿，湿动则为痰，肾主水，水泛则为痰。故痰之化无不在脾，而痰之本无不在肾。"

经临床与实验研究发现，高脂血症是痰浊的生化物质基础，故有脂必多痰。瘀血与血黏度、血液流变及微循环等改变密切相关。而高脂血症是冠心病发生的主要因素，瘀血是冠心病的主要病理实质，这两个因素在冠心病的发生与演变中起到主要作用，而且现代多项实验研究也证实了上述观点。那么从病因是本、症状为标的观点出发，痰浊瘀血即痰瘀互结应认定为病因，故当属本。

高脂血症是痰浊的病理物质，由高脂所化生的痰浊，必致血液黏稠性增高，血液流动性降低，聚集性增高，最终导致内皮细胞损伤。这是由痰致瘀的主要病理特征，也说明了由痰浊引发瘀血的演变过程。瘀血内阻可影响津液输布，而出现津液凝聚为痰。故瘀血化溶，化为痰水，这些观点也都支持瘀血生痰理论的客观存在。另外，冠心病瘀血证患者伴有微循环障碍，血流变慢，血液瘀滞，组织缺血缺氧，引起细胞膜脂质代谢紊乱，从而导致脂质堆积。这些都为"痰浊致瘀""瘀血生痰"提供了理论与实验的科学依据。因此，冠心病痰瘀互结证类的形成是多因素综合作用的结果。可以确认痰瘀同病、痰瘀互结为胸痹心痛的重要病机，即始动和诱发因素。痰瘀同治应当成为诊治冠心病的重要法则和提高临床疗效的新途径。

痰瘀同治方由全瓜蒌、薤白、石菖蒲等 5 味药组成，是在瓜蒌薤白半夏汤的基础上加减而成，是临床治疗冠心病心绞痛的经验方，具有祛痰通络、活血止痛之功，适用于冠心病痰瘀互结证类。瓜蒌薤白半夏汤出自汉代张仲景《金匮要略·胸痹心痛短气病脉证治》，由瓜蒌、薤白、半夏、白酒组成，用于"胸痹不得卧，心痛彻背者"，是治疗痰饮壅盛，闭塞心脉，痹阻胸阳的一首有效方剂。痰瘀同治方中，瓜蒌利气开郁，涤痰散结，"能洗涤胸膈中垢腻郁热"；薤白辛开温通，苦泄痰浊，能散阴寒之痰浊凝滞，宣胸中阳气以宽胸，与瓜蒌配伍加强了宣通胸阳、祛痰散结之力；佐石菖蒲，气味清芬，善走空窍，加强了祛痰开窍、化湿行气之功；郁金活血止痛，行气解郁，清心凉血，行血中之瘀滞，水蛭破血逐瘀，通经消癥，适用于瘀血内积、心腹疼痛等证，与郁金配伍加强了行气活血止痛之功。诸药相伍，清热利湿祛痰，活血化瘀止痛，使湿去痰消痛止。全方寒温并用，祛痰而不燥，化瘀而不损，共奏祛痰化瘀止痛之功。

临床采用单盲随机的方法治疗冠心病心绞痛痰瘀互结证 60 例，心绞痛显效率 53.3%，总有效率 93.3%，心电图显效率 23%，总有效率 53%。与活血化瘀的冠心病 II 号方组、祛痰方（温胆汤）、消心痛组对照，其对心绞痛及中医证候、心电图的疗效均明显好于后三者（$P < 0.05 \sim 0.01$）。且痰瘀同治方有显著降低 TC、TG、低密度脂蛋白的作用，与其他三组方有显著差异（$P < 0.01$）。对血液流变学的改变，痰瘀同治方与化瘀方作用相似，且优于祛痰方（$P > 0.05$），说明痰瘀同治方组有较好的防治心绞痛，改善临床症状和心电图的作用。活血化瘀虽为治疗冠心病心绞痛的有效方法，但临证中切不可一见心绞痛即用活血化瘀之法，必须注重辨证论治，这是进一步提高中医药疗效的前提。

实验研究还发现，痰瘀同治方有以下作用。

（1）改善血液流变性和调节血脂代谢。痰瘀同治方可降低全血黏度，加速血液运行，降低血脂及动脉硬化程度，升高高密度脂蛋白，祛除病理代谢产物痰浊（脂质代谢紊乱）与瘀血（微循环功能障碍）在体内的停滞，对抗急性心肌缺血，从而达到防治冠心病心绞痛的作用。

（2）降低血清过氧化脂质（MDA）和血浆内皮素（ET）含量。通过调节 NO 和 SOD 的生成量，防止血管痉挛和血小板的凝聚，抑制脂质过氧化反应，保护血管内皮，从而达到缓解冠心病急性发作和加重的目的。

（3）调节内皮细胞的凋亡。防止高脂血对内皮损伤，阻断动脉粥样硬化的产生，抑制细胞过度凋亡。

（本文收入中华中医药学会学术年会创新优秀论文集，2002 年，韩学杰、沈绍功）

中医治疗冠心病心绞痛研究进展

冠心病是一种常见的心血管疾病，是在冠状动脉粥样硬化的基础上导致血管腔狭窄，冠状动脉供血不足，心肌急性、短暂性缺血、缺氧所引起的临床综合征，属于中医学"胸痹病"范畴。近年来，随着现代科技水平的日益发展，中医对其辨证论治不仅从宏观方面，还从微观方面，如患者微循环功能障碍、血液流变学改变、血管内皮损伤、形态学改变等角度进行了积极探讨并取得了一定成绩。本文将近几年来中医对冠心病心绞痛的研究进展综述如下。

一、临床研究

1. 病因病机

冠心病的病因病机是一种本虚标实证候。气滞、血瘀、痰浊、寒凝是其四大发病因素，其病位在心。《诸病源候论》指出："心为诸脏主而藏神，其心经不可伤，伤之而痛为真心痛。"但心与肺、脾、肝、肾无不密切相关，四脏功能失调都会影响到心主血脉之功能，导致气血运行不畅、不通则痛的结局。《金匮要略》云："阳微阴弦，即胸痹而痛，所以然者，责其极虚也。"《医门法律》云："胸痹总因阳虚，故阴得乘之。"可见脏腑虚损尤以气虚、阳虚为主。《诸病源候论》谓："寒气客于五脏，因虚而发，上冲胸间，则为胸痹。"因此冠心病心绞痛是以脏腑虚损，气血阴阳不足为本，以气滞、血瘀、痰浊和寒凝等为标的"本虚标实"之证。

近6年对其病因病机有了进一步的认识，实证着重研究痰瘀互结、损伤心络，虚证侧重其与五脏的关系，如心肾阳虚证、心肾阴虚证，或虚实夹杂，以心气虚（阳虚）兼痰浊者多见。

2. 临床治疗

（1）证候治疗　许多医家认为，本病基本病机属气虚血瘀、气滞血瘀、气阴两虚、胸阳不振，治疗应采用益气活血法、活血化瘀法、化痰除浊法、益气养阴法、宣痹通阳法等。

（2）从脏腑论治　亦有学者根据脏腑辨证从肺、肝、胆、脾、胃、肾等论。

从脾胃论治：路志正治疗胸痹心痛善从脾胃入手，治有五法：气虚不运者，健脾胃，补中气，治以五味异功散；血分不荣者，调脾胃，助运化，治以归脾汤加减；湿蕴者，芳香化浊，治以三仁汤加减；痰阻者，健脾化痰，治以瓜蒌薤白半夏汤或枳实薤白桂枝汤；中焦虚寒者，温中散寒，方用附子理中汤加桂枝、高良姜、半夏。

从肝胆论治：于志强治胸痹心痛善从肝入手。从肝论治有五法：疏肝理气、活血化瘀法，方用自拟方疏肝化瘀汤；清肝泄热、化痰行瘀法，方用自拟方清肝化痰汤；平肝息风、滋阴活血法，方用自拟平肝熄风汤；养血柔肝、宁心复脉法，方用自拟养血柔肝汤；温经散寒、暖肝通脉法，方用自拟暖肝通脉汤。孙朝宗善以"和胆胃，理枢机"治之，方用温胆汤。

从肾论治：阎俊霞认为，调肾与阴维是治疗胸痹心痛的又一法则，并自拟灵枢饮，药用生地黄、熟地黄、当归、川芎、白芍、生龟甲、川牛膝、生龙骨、生牡蛎、淫羊藿等。

从肺论治：徐浩等治胸痹心痛善从肺论治。补肺益气法，方用保元汤合丹参饮。理肺祛痰法，在上方的基础上加全瓜蒌、前胡、陈皮、半夏等。泻肺行水法，上方加葶苈子、桑白皮、川朴等。

从腑论治：朱有银认为"年长者则求之于腑"，从腑论治即缓下通腑，以通为补，使得肠中常清，肠中无滓。朱氏对胸痹心痛气虚血瘀、痰浊壅塞者，常施通腑化瘀、益气温阳豁痰法，善使调胃承气汤合理中汤、桂枝茯苓丸加减。

病证相配组合式分类辨证：沈绍功提出冠心病中医辨证要计量化，"病证相配组合式分类辨证诊断法"的新思路，即将"胸痹病"分为心气虚损、心阴不足、心阳不振、痰浊闭塞、心血瘀阻和寒凝气滞 6 个证类单元，并在四诊定类中强调以舌脉为主，当症状与舌脉分离时"舍症从舌"。然后根据临床多变的交叉错杂表现，灵活实行病证相配，组合式分类辨证和治疗等。

二、实验研究

许多研究人员从微循环、血液流变学、脂质代谢、氧自由基等方面对中医治疗冠心病心绞痛进行了深入研究，概括如下。

1. 微循环

冠心病患者微循环的变化反映"瘀"的不同机制被许多资料所证实。袁肇凯等研究气虚血瘀和气滞血瘀患者舌尖微循环，气滞血瘀以舌尖微血管痉挛、呈絮状血流、血色暗红或伴出血为特征，气虚血瘀以微血管襻模糊、虚线状血流、血色较淡或伴渗出为特征。

2. 血液流变学

冠心病患者在血液流变学方面多有不同程度的异常。田孔伟报告冠心病患者血液呈高度浓、黏、聚状态，符合"血瘀证"的实验室诊断标准。孙锡邱发现"气滞血瘀证"患者全血比黏度、红细胞比容、红细胞电泳明显低于气虚血瘀组，而血浆黏度、纤维蛋白原明显高于气虚血瘀组。

3. 脂质代谢

血脂紊乱系冠心病发病与进展之重要危险因素之一，也代表"痰"的变化。血脂紊乱一般包括血清总胆固醇升高，即低密度脂蛋白升高和（或）甘油三酯升高和（或）高密度脂蛋白降低。金志刚等认为，CHD 血瘀证与 LP（a）有密切关系。

4. 心功能

冠心病患者多有心功能指标的异常改变。魏新军选择辨证为心气虚、气阴两虚、气阳两虚的 37 例 CHD 患者与 30 例正常人对照，应用超声心动图进行心功能测定，EF%（射血分数）气阳虚、心气虚、气阴虚明显低于正常人（$P < 0.01$），且气阳虚明显低于心气虚、气阴虚（$P < 0.05$），说明左室舒张功能以气阳虚为差。MVCF 值（平均左室周径向心缩短率）三者均低于正常人，且气阳虚低于心气虚、气阴虚（$P < 0.01$），认为 CHD "虚"的实质是心功能的减退，在某种程度上反映了 CHD "阴阳辨证"的本质。

5. 氧化自由基

冠心病时自由基的产生和消除之间的平衡发生障碍。顾仁樾等观察冠心病气阴两虚证及心血瘀阻证患者血中自由基作用于脂质而产生的 LPO 及自由基清除剂 SOD 的含量变化。结果发现 CHD 患者能消除 FR（自由基）的酶——SOD 含量均下降，表明 CHD 患者抗自由基之能力不足。气阴两虚证及心血瘀阻证患者 LPO 含量均有升高，心血瘀阻证 LPO 含量升高更甚，提示心血瘀阻的病理变化与 LPO 含量有关。

6. 血管活性物质

心血管组织分泌的激素及某些组织细胞活动时释放的血管活性物质可调节影响局部或全身的血液循环。黄惠勇等对 90 例不同证型 CHD 心绞痛患者血浆调节肽指标进行临床检测得出，具有舒血管作用的心钠素（ANP）和 β- 内啡肽（β-EP）呈现心气虚组＞心脉瘀阻组＞正常人＞心阴虚组，组间比较 $P < 0.01$；缩血管作用的内皮素（ET）、血管紧张素 Ⅱ（A Ⅱ），呈现心阴虚组＞心脉瘀阻组＞正常人＞心气虚组，组间比较 $P < 0.01$。提示 ET、ANP、β-EP、A Ⅱ 等调节肽可作为冠心病心绞痛各证间不同病理变化的客观辨证指标。

有人研究认为，胸痹中医病机三要素：气滞＝冠脉痉挛；血瘀＝血液流变学异常；痰浊＝冠脉管壁斑块形成。CHD 中医病理变化由气滞、血瘀、痰浊互结自轻而重发展，与西医冠脉病变程度、心梗、心功能异常在一定程度上存在着一致性。

三、述评与展望

综观近年来中医药对冠心病心绞痛的治疗，无论是在消除症状方面，还是改善心电图及生化指标方面，都取得了一定的成效，但存在的问题也不少。

1. 首先重病轻证，临床治疗局限于一法一方。近年来许多学者认为，冠心病的发病原因为气虚血瘀、气滞血瘀，治法偏执于益气活血、活血化瘀，用药多以补阳还五汤加减。但随着物质生活水平的提高、饮食结构的改变，高脂肪、高蛋白、高糖等食品过量摄取，使冠心病的中医证候分类发生改变，尤其是痰浊证、痰瘀互结证、气虚痰浊证明显上升，治疗时也应转到"补气祛痰""痰瘀同治"上来，提倡冠心病从痰论治，不应局限于单方单药。

2. 临床观察多，实验研究少，临床与实验不能同步进行，缺乏深入的认识。20 世纪 70 年代，有关血瘀证和活血化瘀的中西医结合研究受到医学界的广泛关注。研究结果表明，冠心病血瘀证与血浆前列腺素水平变化、血小板功能障碍、血液循环与微循环障碍、血液流变学的改变及血浆脂质水平的变化有密切关系，但是还缺乏血瘀证的量化标准。因此，今后要加强其他证型实验研究，为临床实践提供可靠的理论依据。

3. 尽管对中医辨证证型客观指标的认识，借助西医学科学的理论、方法、手段取得了一定的进步，但对指标的敏感性、实用性、可靠性、特异性还有待于重复验证。20 世纪 80 年代以来，痰病的研究逐渐受到关注，开展了一些痰病的临床与实验研究工作。最近有关的研究表明，痰瘀同治方（全瓜蒌、薤白、水蛭等）可显著降低实验性高脂血症家兔血清 TC、TG、LDL-C 和 MDA 含量，抑制主动脉内膜脂斑的形成，其作用要比活血化瘀药（冠心 Ⅱ 号方）明显。这个结果提示痰瘀同治方对体内有形病理产物（痰、瘀）的祛邪作用较活血药更强一些，尤其显示了较好的调节脂质代谢、抗动脉粥样硬化的作用。由此推论，痰瘀互结可导致血管内皮损伤，是疾病发展过程中的病理产物和始动因素。目前有关冠心病痰瘀证的本质研究已经起步，应当引起相当的重视。

4. 中医证候学颇具特色，但也缺乏客观指标。众多临床报道缺乏证候学的观察，是极大的缺陷。为提倡并重视证候学的研究，沈绍功提出试行计量评分观察法，即按照证候（主症、兼症、舌象、脉象的程度不同，出现状态有别，是否靠药物能缓解，以及是否影响生活和工作），以 0 ～ 4 分评为 5 级，然后用计量评分法评定 4 级（显效、有效、无效、加重）疗效。

5. 胸痹心痛的中医治疗宜序列化。专病专方或一方一法虽然也能奏效，但总因其缺乏辨证论治特色和形不成整体综合方案而使疗效被局限。整体综合治疗是中医学的一大特色，在"胸痹病"的论治方法上也应开创序列配套整体综合方案的新思路。

6.应加强新药剂型的研制。目前中医药治疗本病仍以汤剂为主，给患者带来诸多不便，应加强新剂型的研制，如滴丸、软胶囊、颗粒剂、栓剂、贴膜剂、针剂，以提高中药药效和科技含量，发挥复方作用。如何确立有效的剂型和给药途径仍是今后研究的方向。

参考文献

［1］韩学杰，沈绍功.痰瘀同治方治疗冠心病心绞痛临床研究［J］.中国中医急症，1999，8（5）：212.

［2］梁秀香.中药治疗胸痹心痛126例临床观察［J］.北京中医，1997（3）：23-25.

［3］刘小斌.邓铁涛教授诊疗经验整理研究［J］.新中医，1998，30（3）：6-8.

［4］韩学杰，沈绍功.探讨血管内皮损伤致冠心病心绞痛的发生机理［J］.中国中医基础医学杂志，2001（4）：23.

［5］于志强，和山.从肝论治胸痹心痛［J］.中国中医急症，1995（4）：177.

［6］刘政，孙松生，阎俊霞.孙朝宗治疗胸痹心痛八法［J］.山东中医杂志，1997（11）：515-517.

［7］阎俊霞，孙松生，刘政.灵枢饮治疗胸痹心痛68例［J］.天津中医，1997（6）：256-257.

［8］徐浩，马苓云，邵念方.胸痹心痛从肺论治［J］.中医杂志，1996（12）：719-720.

［9］朱有银.胸痹心痛从脾论治［J］.湖南中医药导报，1997（6）：61.

［10］沈绍功.胸痹心痛诊治新识［J］.中国中医药信息杂志，2001，8（5）：1.

［11］袁肇凯，杨运高，黄献平.气滞血瘀与气虚血瘀辨证微观指标的观察分析［J］.中国中医基础医学杂志，1995（3）：39.

［12］田孔伟，甄宏，孔昭霞.冠心病血液流变学变化临床观察［J］.中医药研究，1997，10（9）：813.

［13］孙锡邱，段学忠.冠心病中医证型血液流变的异同及辨治对其影响［J］.中医药研究，1997，13（1）：12.

［14］金志刚，周端，顾仁樾，等.冠心病血瘀证与血清脂蛋白（a）含量的临床观察［J］.河南中医药学刊，1995（3）：28.

［15］魏新军.冠心病辨证分型与左心功能关系的探讨［J］.河北中医，1996（5）：43.

［16］顾仁樾，孙卫华，李明，等.冠心病中医分型与LPO及SOD含量变化的关系［J］.辽宁中医杂志，1996（2）：51.

［17］黄惠勇，朱锋，李冰星.调节肽与冠心病心绞痛患者中医辨证的关系［J］.中国中西医结合杂志，1996（8）：474.

［18］李锋.51例冠状动脉病变程度与中医证型的关系分析［J］.陕西中医，1996（9）：393.

［19］沈绍功.提倡治疗冠心病新思路［J］.中国中医急症，1999，8（2）：136.

［20］韩学杰，沈绍功.痰瘀同治方对实验性高脂血症动脉粥样硬化家兔心肌的影响［J］.中国中医药学报，2000，8（5）：23.

（本文发表于《中国中医基础医学杂志》，2003年，韩学杰、沈绍功）

冠心病痰瘀互结证的渊源和创新

痰指痰浊，是人体津液不归正途的病理产物。瘀指瘀血，是人体血运不畅或离经之血着而不去的病理表征。痰和瘀是两种不同的病理产物和致病因素。在某种状态下，相互为患，形成新的病理因素。

一、冠心病痰瘀互结证的历史渊源

1. 痰浊与瘀血的历史沿革

痰浊证始见于《金匮要略·痰饮咳嗽病脉证治》，将痰饮合称。杨士瀛的《仁斋直指方论》明确提出"稠浊者为痰，清稀者为饮"，并详述痰病的成因和临床表现。严用和的《济生方》曰："人之气道贵乎顺，顺则津液流通，决无痰饮之患。"主张气不顺而生痰。金元时期的朱震亨系治痰大家，其撰《金匮钩玄》共139门，除专列痰门外，其中还有53门也是从痰论治，如提出"百病中皆有兼痰者""湿热生痰""怪病多属痰""二陈汤一身之痰都治"等具临床价值的观点。张从正的《儒门事亲》创痰蒙心窍的理论。王珪的《泰定养生主论》载治痰效方"礞石滚痰丸"。至明清两代，痰病的内涵更为广阔。王纶《明医杂著》主张"痰之本，水也，原于肾；痰之动，湿也，主于脾；痰之治，气也，主于肺。"李梴的《医学入门》认为痰病多生于脾，痰有湿（食）、火、酒、燥、老、郁、气、热、风、寒、虚之分。《玉机微义》指出："痰病多生于湿，故多用南星、半夏。""岂但理气而痰能自行耶，必先逐去痰结，则滞气自行。"戴元礼的《秘传证治要诀》则主张除痰宜用攻法。张介宾在《景岳全书》中提出："痰之化在脾，痰之本在肾，木郁制土，火盛克金，火邪炎上皆生痰。""治痰之法必须识痰为标证，治痰知治本，则痰无不清者。"楼英的《医学纲目》则认为："凡病百药不效，其气上脉浮而大者，痰也。"

瘀血证肇始于《黄帝内经》，首先强调因寒致瘀，《素问·调经论》云："寒独留，则血凝泣，凝则脉不通。"其二因怒致瘀，如《素问·生气通天论》云："大怒则形气绝，而血菀于上，使人薄厥。"其三血液瘀滞，脉涩不利而致痹证，如《素问·痹论》云："心痹者，脉不通。"《神农本草经》是我国现存最早的一部药书，其中载有"消瘀血、逐恶血、破坚积聚"之药物七十余味。《金匮要略》对瘀血学说有诸多发挥，颇具贡献，在《惊悸吐衄下血胸满瘀血病脉证治》中首次将瘀血作为一种独立病证加以论述；其次总结了瘀血证的辨证论治规律，使活血化瘀法有了很大发展，同时创立了一批方剂。《诸病源候论》则对久心痛病机认识甚为精辟："其久心痛者，是心之别络脉，为风冷气所乘也。"叶天士倡导"病久入络""久病血瘀"说，《临证指南医案·积聚》云："初为气结在经，久则血伤入络。"在治疗络脉瘀滞方面，提出辛润通络法、辛温通络法、清络宣通法、降气通络法、搜剔通络法。清代王清任著《医林改错》，发展了瘀血学说，是活血化瘀法之集大成者。他注重瘀血辨证，首辨脏腑经络，次辨气血虚实，并创制了22首活血化瘀方和补气活血法及其组方。

2. 痰浊证与冠心病的关系

文献记载源于《黄帝内经》。《素问·至真要大论》曰："民病饮积心痛。"《灵枢·五味》曰："心病者，宜食麦、羊肉、杏、薤。"这里的薤指薤白，又称"野蒜"，是一味温通化痰、治疗冠心病的良药。发展于汉代，《金匮要略》中专设"痰饮"篇，正式创建化痰温通方瓜蒌薤白白酒汤类6方，为从痰论治胸痹心痛奠定了基础。唐宋时期从痰论治的方剂甚丰，如《备急千金要方》立"前胡汤"治"胸中逆气，心痛彻背"，方中以前胡、半夏、生姜化痰，配桂心温通，人参扶正。《太平圣惠方》中"胸痹疼痛痰逆心膈不利方"，既有瓜蒌薤白半夏汤方意，又加入生姜、枳实，增强温化痰浊之力。进入明清两代，更重视痰浊的病因。《杂病源流犀烛》云："痰饮积于心包，其自病心。"《证治汇补》云："气郁痰火，忧恚则发，心膈大痛，次走胸背。"至于治疗上，除进一步强调从痰论治外，还主张分辨虚实和伍用化瘀。如《张氏医通》把痰积胸痹分为实痰、虚痰两类，主张"一病二治"。

3. 痰瘀互结证与冠心病的关系

痰瘀学说肇始于《黄帝内经》。在生理上，阐明了津血同源的相互关系，如《灵枢·痈疽》云："津液和调，变化而赤为血"。在病理上，体现了痰浊与瘀血的相关性，如《灵枢·百病始生》曰："凝血蕴里而不散，津液涩渗，著而不去而积成矣。"秦景明在《症因脉治》中云："心痹之因……痰凝血滞。"杨士瀛在《仁斋直指方论》中指出："真心痛，也可由气血痰水所犯而起。"龚信在《古今医鉴·心痛》中提出："心痹痛者……素有顽痰死血。"曹仁伯在《继志堂医案·痹气门》中则明确提出："胸痛彻背，是名胸痹……此痛不唯痰浊，且有瘀血，交阻膈间。方用全瓜蒌、薤白、桃仁、红花。"不仅认识到胸痹与痰瘀密切相关，而且采用了痰瘀同治的方法。《血证论·阴阳水火气血论》云："若水质一停，则气便阻滞。血虚则精竭水结，痰凝不散，心失所养。火旺而益伤血。"又曰："瘀血既久，亦能化为痰水。"

痰瘀互结（痰浊致瘀，瘀血生痰）：痰和瘀既是病理产物，又是致病因素，在某种特定条件下，有分有合，相互转化。脂质沉着为痰浊，血细胞黏附为瘀血，痰瘀互结证可致血管内皮损伤，随着病情进一步发展，导致心脉痹阻更严重，而产生瘀血证更明显。这是由痰致瘀的主要病理特征，也说明了由痰浊引发瘀血的演变过程。脾为生痰之源，历来为中医所共识，但心脉瘀阻，瘀血生痰，在临床中也屡见不鲜。因瘀生于血，痰生于津，而津血同源，故血瘀可导致津变，这是瘀血生痰的关键病机。历代医家临床中也证实，瘀血内阻可影响津液输布，而出现津凝为痰之患。胸痹的发生是由痰致瘀，最终发生痰瘀互结证所致。

结合现代的病理生理观点，认识到痰瘀与冠心病发病关系密切。冠心病患者常以饮食失节为重要病因，而饮食失节主要损伤脾胃的健运功能，从而聚津生痰、壅热生痰。长期劳逸失度、养尊处优、好逸少动者，易导致肥胖，形成痰浊体质，其血液往往处于"黏浓凝聚"状态，而血黏和肥胖均是冠心病的易患因素。七情过激也是产生痰浊的主因，这类人群急躁冲动，喜怒无常，其发病率可增加2倍以上。

二、冠心病痰瘀互结证的现代诠释

高脂血症是痰浊的生化物质基础，由高脂所化生的痰浊，必然血液黏稠性增高，血浆流动性降低，聚集性增高，最终导致内皮细胞损伤。痰属阴物，为体内之浊邪。若痰浊犯心，必致心脉凝滞，心窍受阻，心脉不畅，心失所养。这是中医在临床中观察到的痰浊对心脉的影响。

冠心病患者血流缓慢，血液瘀滞，组织缺血缺氧，引起细胞膜脂质代谢紊乱，导致脂质堆积，可谓"痰浊致瘀"。血瘀证时，可见到与痰浊生化物质相关的甘油三酯（TG）明显上升之势，过氧化物脂质（LPO）值也升高。而瘀血与血黏度、血液流变及微循环等改变密切相关，通过活血化瘀治疗，瘀血证减轻，TG及LPO值也随之降低，此为"瘀血生痰"提供了科学依据。

1. 痰瘀互结证与脂质代谢紊乱及血液流变学的相关性

痰瘀互结证患者有明显的血液流变学改变，主要表现为血浆流动性降低、聚集性增高和成分异常。进一步做低切速下全血黏度与血浆黏度的相关分析，在排除红细胞比容影响因素后，发现二者呈正相关。提示痰瘀互结证患者的全血黏度随血浆黏度的增高而增高，血浆黏度增高可引起血液的黏滞性增加，使血流缓慢而产生瘀阻，从而证实痰瘀互结证时血液浓稠度、黏滞性、聚集性和凝固性会增高。实验表明痰瘀同治方可显著降低患者总胆固醇（TC）、TG、低密度脂蛋白（LDL-C）含量，升高高密度脂蛋白（HDL-C），同时亦降低全血黏度、血浆黏度及纤维蛋白原含量，改善血液流变性。与冠心Ⅱ号方对照，其降脂作用明显优于后者，对血液黏度的影响两者无显著性差异。

2. 痰瘀互结证与超氧化物歧化酶（SOD）活性和丙二醛（MDA）的相关性

LPO、SOD变化与动脉粥样硬化（AS）的发生有关。氧自由基主要导致脂质过氧化，使机体内存在的大量不饱和脂肪酸转变为LPO，最终生成MDA，故MDA和LPO能直接反映体内自由基损伤情况。SOD、GSH-Px是与清除自由基有关的酶，故能降低血LPO含量。当机体自由基动态平衡受损时，大量自由基通过氧化修饰LDL-C，最终形成AS斑块病变。发生AS病变时，明显增高的LPO又损伤动脉内皮细胞，加剧了AS的形成。痰瘀同治方可明显降低实验性动脉硬化、高脂血症家兔血MDA，升高SOD含量。说明本方可抑制脂质过氧化反应，对冠心病AS的防治有积极作用。

3. 痰瘀互结证与细胞凋亡的相关性

实验用高脂血清24h造成内皮细胞凋亡，其程度与凋亡比例呈正相关。运用中药保护损伤的内皮细胞，在一定范围内减少凋亡的发生率。流式细胞仪检测显示，凋亡比例随高脂血清及中药量的增加而递增，表现为DNA峰前的荧光道上大量碎片，说明细胞损伤较重，造成细胞坏死。这与长时间严重缺氧缺血导致的内皮细胞发生急性坏死有关。还发现在具有增殖能力的细胞系中，缺血性损伤可引起细胞周期的变化，表现为细胞增殖受抑制，细胞分裂停止（S期峰值降低，G_2期静止）。本研究针对心血管疾病发生后最基本的病理损害，缺氧/缺血，在细胞水平上建立了稳定的凋亡模型，该模型对凋亡的比率具有理想的控制性，为进一步研究药物对凋亡的干预作用打下了基础，也可作为抑制凋亡作用的药物筛选模型。

4. 痰瘀互结证的病理变化

高脂血症（主要为高胆固醇血症）是AS病变的最重要原因。AS最早的临床病理形态变化是动脉内膜中有脂质沉积，继之内膜纤维结缔组织增生，引起内膜局限性增厚，形成斑块，以后在其深部发生溃疡、软化而形成粥样物质。临床上，当其发生在管腔较小的动脉已可引起血液供应障碍。高胆固醇血症对动脉内皮的损伤是通过氧化损伤机制产生的，它能增加动脉壁细胞内自由基释放系统的活性，使氧自由基及其他活性氧成分释放增多，动脉壁的脂质过氧化损伤，导致大量的LDL-C被氧化。另一方面，又能直接损伤动脉壁的抗氧化功能，使动脉壁内的SOD活性降低，导致LPO清除障碍，其分解代谢产物——MDA含量增加，加重局部血管内皮细胞的病理损伤和血管调节失常。

以上研究表明痰瘀互结证的发生主要是高脂饮食等诱发脂质代谢紊乱，引起血液流变学的改变，导致血管内皮损伤，氧自由基增加，抗氧化物质减少，脂质在血管壁沉积，造成血管内皮平滑肌过度增殖及细胞凋亡，从而引发冠心病、高血压病、脑血管病、动脉粥样硬化等病变，从病理因素上均属痰、瘀、毒范畴，从发病机制上都属于血管病变。

三、冠心病痰瘀互结证的临床创新

1. 诊断标准

主症：胸闷胸痛，口黏有痰，纳呆脘胀。

兼症：头重身困，恶心呕吐，心悸心慌，痰多体胖。

舌脉：舌质紫暗，或见紫斑，或舌下脉络紫胀，苔腻，脉滑或数。参考"三高"（高血脂、高血糖、高血压），其中尤以苔腻质暗为主，但见苔腻质暗便是，他证不必悉具。

2. 证候计分定量

证候明显，经常持续出现，影响工作和生活者，计4分；证候明显，经常出现，不影响工作和生活者，计3分；证候时轻时重，间断出现，不影响工作和生活者，计2分；证候较轻，偶尔出现，不影响工作和生活者，计1分；无证候或证候消失者，计0分。

3. 疗效评定

显效：证候全部消失，积分为0，或治疗前后所有证候积分之差≥70%者。有效：治疗前后所有证候积分之差≥50%，但<70%者。无效：治疗前后所有证候积分之差<50%者。加重：治疗前后所有证候积分超过疗前者。

4. 创新疗法

冠心病痰瘀同治宜分清虚实。辨证的关键看舌苔，苔薄为虚，苔腻为实。虚者伴心悸气短，神疲腰酸；实者伴憋闷纳呆，尿黄便干。虚者以气虚为主，或见肾亏；实者以瘀血为主，或有气滞。

冠心病属气虚生痰者，宜补气祛痰，以香砂六君子汤为主方合温胆汤，主药有参类（高血糖者不用升高血糖的党参）、生黄芪、仙鹤草、扁豆衣、黄精、棉花根、竹茹、枳壳、鹿角霜；属肾亏者，宜益肾祛痰，以杞菊地黄汤为主方合二陈汤，主药有枸杞子、生地黄、生杜仲、槲寄生、泽泻、薤白、桑白皮、野菊花、陈皮、法半夏；属气滞生痰者，宜理气祛痰，以保和丸为主方合四逆散，主药有莱菔子、茯苓、薤白、全瓜蒌、柴胡、炒橘核、川楝子、延胡索、香附；属痰瘀互结者，宜化瘀祛痰，以导痰汤为主方合血府逐瘀汤，主药有胆南星、天竺黄、泽兰、丹参、地龙、水蛭、桃仁、生山楂、牡丹皮、苏木、制大黄。

冠心病痰瘀同治宜分辨虚实，再据证立法。虚者补气祛痰或益肾祛痰；实者理气祛痰或化瘀祛痰。这种创新的治法是提高临证疗效不可疏忽的环节。

参考文献

[1] 沈绍功. 提倡冠心病治疗新思路 [J]. 中国中医急症，1999，8（2）：51.

[2] 沈绍功. 胸痹心痛诊治新识 [J]. 中国中医药信息杂志，2001，8（5）：1.

[3] 韩学杰. 探讨血管内皮损伤致冠心病心绞痛的发生机理 [J]. 中国中医基础医学杂志，2001，7（4）：23.

[4] 韩学杰. 痰瘀同治方对冠心病心绞痛血管内皮损伤保护作用的临床研究 [J]. 中国医药学报，2003，18（1）：18.

[5] 韩学杰. 痰瘀同治方逆转动脉粥样硬化家兔作用机制研究 [J]. 中西医结合心脑血管病杂志，2003，1（2）：65.

［6］韩学杰. 高脂血症（痰瘀互结证）是冠心病心绞痛的始动和诱发因素［J］. 中华综合临床医学杂志，2003，8（12）：30.

［7］周君富. 银杏叶黄酮治疗心绞痛患者的抗自由基作用［J］. 中国循环杂志，1995，10（3）：157.

［8］韩学杰，张立石，崔巍，等. 痰瘀同治方对高脂血清损伤体外培养细胞保护作用的研究［J］. 中国中医基础医学杂志，2002，8（12）：30-32，38.

［9］崔鸣，陈凤荣，宋清华，等. 氨氯地平抑制氧化型胆固醇诱导的血管内皮细胞凋亡［J］. 中国病理生理杂志，2001，17（2）：104.

［10］韩学杰，沈绍功. 痰瘀同治方对实验性动脉粥样硬化家兔心肌的影响［J］. 中国医药学报，2000，15（5）：31～33.

［11］沈绍功，王承德，闫希军. 中医心病诊断疗效标准与用药规范［M］. 北京：北京出版社，2001：3.

［12］沈绍功，陈秀贞，韩学杰，等. 沈绍功中医方略论［M］. 北京：科学出版社，2004：226.

（本文发表于《中国医药学报》，2004 年，韩学杰、张印生、沈绍功）

高血压病的中医研究现状及述评

高血压病（hypertension）是最常见的心血管疾病，不仅患病率高，而且可以引起严重的心、脑、肾并发症，是脑卒中、冠心病的主要危险因素。随着急性传染病被控制，人群预期寿命的延长，心血管疾病等非传染病的严重危害性愈来愈受到重视。现在，无论东方、西方，许多国家对高血压病及其引起的严重后果愈来愈重视。世界卫生组织及国际心脏病学会提出"攻克高血压"的口号，并成立了世界高血压病联盟，探讨防治高血压病的途径与方法。

在前人认识、总结的基础上，近年来，对高血压病的病因病机有了更深入的认识，认为高血压病的形成是一个长期的病理生理过程，不是单一因素，而是由素体、精神、饮食、劳欲等多种因素交互作用所致，病理因素风、火、痰、瘀论述最多。

傅仁杰认为，老年高血压病由精神、饮食、劳欲等多种因素交互作用所致。体质阴阳盛衰、禀赋不足、脏腑亏损等为发病内因，过度精神紧张或强烈精神刺激是发病的常见因素，恣食肥甘或饮酒过度也是重要的原因。朱拥军认为，机体阴阳失调为主要病机，每每夹风、夹瘀。柴瑞霁主张以虚实为纲来分析本病的病因病机，偏于实者，多由素体阳盛、肝气偏激或七情所伤、气血逆乱，形成以肝火炽盛、肝阳上亢为主的病因病机；偏于虚者，多因年高体衰，肾虚精亏，虚阳失潜，或阴虚及阳，水火不济，形成以阴虚阳亢、阴阳两虚为主要表现。我们认为其病机为痰瘀互结，毒损心络。

一、高血压病的证候学研究

朱克俭等调研高血压病1038例，归类出17个证候，其中肝阳上亢、阴虚阳亢、肝肾阴虚以及肝风上扰是高血压病的主要证候，痰浊中阻和瘀血阻络是高血压病与体重和并发症密切相关的常见证候或相兼证候，肝阳上亢是高血压病各期及不同病程中构成比最高的证候。刘亦选等观察了高血压病的各部位症状，结果发现头部症状（头晕、头痛）1028例，占87.33%，躯干症状（心悸、胸闷）623例，占50.28%，四肢症状256例，占20.66%。周文泉的调查结果表明，在高血压病诸证候中，常见证候依次为肝肾阴虚（29.67%）、痰瘀阻络（24.33%）、痰浊壅盛（10.0%）、脾虚浊阻（9.33%）、肝阳上亢（9.33%）、阴阳失和（6.0%）、肝火上炎（4.3%）、阴阳两虚（3.33%）等。肝肾阴虚证合并糖尿病和脑出血者较多，说明在高血压病的发展过程中，肝肾阴虚证的形成可能与高血压病Ⅲ期并发脑出血以及糖尿病有一定关系；肝阳上亢证合并脑出血与脑梗死者较多，说明肝阳上亢证的形成可能与高血压病Ⅲ期并发脑血管病有一定关系。痰浊壅盛证合并心衰及肾衰者较多，可能与高血压病后期并发心衰及肾衰有一定关系。

二、高血压病辨证的现代研究

1. 与肾素 – 血管紧张素 – 醛固酮系统（RAAS）的关系

RAAS在高血压病的发病中具有重要作用，现代研究也表明，RAAS在高血压病不同中医证类中有特异性改变。王爱玲检测了 EH 患者的 RAS，发现肝阳上亢证患者 PRA、Ang Ⅱ 水平显著升高，其中 Ang Ⅱ 水平升高与肝肾阴虚组差别显著。提示中医辨证分析可间接评估患者的 Ang Ⅱ 水平，用于指导临床中西医结合治疗该病。

2. 与血管活性物质的关系

TXA_2 与 PGI_2 是一对相互拮抗的内皮因子，二者间的动态平衡可以维持血管的收缩和舒张。李运伦等对 EH 血瘀证进行研究后认为，EH 血瘀证存在血液流变性降低、血液凝固性强、微循环障碍、血小板环核苷酸异常、TXB_2/PGI_2 平衡失调、血管内皮细胞损伤、红细胞变形力减弱等。李思、陈健等对 42 例肾性高血压患者研究发现，阴虚和阴阳两虚组 PGE_1、PGF_2 增高，尤以后者明显，而阴阳两虚组中 PGE_1、PGF_2 与 cAMP 呈明显正相关。

3. 与血液流变学关系

高血压各证类之间虚实表现和阴阳盛衰不同，故其血液流变学指标变化各异，可作为中医辨证客观化指标之一。陈启后等的研究表明，高血压病阴阳两虚组以纤维蛋白原、血浆黏度和血清胆固醇增高为主，表现为红细胞电泳时间延长、红细胞比容、全血黏度及血清甘油三酯增高；痰湿壅盛组的红细胞聚集性强，但血清胆固醇、甘油三酯无明显异常变化。与正常人相比，则高血压病各证类均表现为血浆黏度、纤维蛋白原明显增高。吴奕强等观察 123 例 EH 患者和 40 例血压正常者，结果表明 EH 各证类之间因虚实表现和阴阳盛衰的不同，其血液流变学指标亦有变化，指标测定值总趋势为肝阳上亢＞阴虚阳亢＞正常对照＞阴阳两虚，且各组间差异显著，可作为高血压病中医辨证客观化指标之一。

4. 与血脂水平的关系

梁东辉等检测 126 例 EH 患者及健康人 57 例，结果发现肝阳上亢、阴虚阳亢、阴阳两虚、痰浊中阻各证甘油三酯（TG）均高于正常，有显著性差异（$P < 0.05$，$P < 0.01$）；总胆固醇（TC）无显著性差异；阴虚阳亢及阴阳两虚证高密度脂蛋白（HDL）低于正常，低密度脂蛋白（LDL）高于正常，而痰浊中阻证仅 LDL 高于正常，说明高血压病患者普遍存在着以 TG 升高为主的脂质代谢紊乱。

5. 与自由基的关系

顾文聪等观察了 39 例不同证类的高血压患者的血清过氧化脂质（LPO）和细胞超氧化物歧化酶（SOD）含量，进而探索高血压阴虚火旺证的本质。结果表明，阴虚阳亢证高血压患者的血浆 LPO 明显高于正常组和非阴虚阳亢组。同时，阴虚阳亢组的红细胞 SOD 含量显著低于非阴虚阳亢组，而与正常组比无差异。提示高血压病患者虽 SOD 较正常组升高，但阴虚火旺证患者清除自由基能力并不增加，以致 LPO 明显升高。

三、高血压病的治疗

近年来，西医治疗高血压病取得长足进展。西药一般多采用利尿剂、β- 受体阻滞剂、钙拮抗剂、血管紧张素 Ⅱ 受体拮抗剂等，患者血压降低了，但临床症状未得到明显缓解，并发症较多，并且需终身服药，故国内学者试图从中医方面寻找其治疗途径，并取得了一定的成果。

1. 辨证论治

邓铁涛认为，调节内脏阴阳平衡是治疗高血压病的原则。肝阳上亢证治以石决明牡蛎汤；肝肾阴虚证用莲椹汤；气虚痰浊证用赭决九味汤；阴阳两虚证用肝肾双补汤；若以肾阳虚为主证者用附桂汤。印会河辨证结合辨病，强调抓主症。①从肝论治，肝火者，龙胆泻肝汤加味；肝阳上亢者，天麻钩藤饮加味。②温脾化痰，通阳祛湿以利水：适用于水停中焦，阳气不能输布而血压升高者。③重在补肾，清上实下必分明：用于肝肾阴虚，肝阳偏亢而血压升高者。汪履秋根据高血压病发病的主要规律确立了五大治法：平肝息风法以天麻钩藤饮为首选方剂；苦泻肝火法取龙胆泻肝汤合天麻钩藤饮出入；化痰消瘀法用半夏天麻白术汤、泽泻汤之类；下气降逆法多选用龙骨、牡蛎、石决明、代赭石、珍珠母、磁石等药物；补益肝肾法借鉴《临证指南医案》之方药。

2.专方专病治疗

（1）补肾平肝法　丁青等以潜熄宁（天麻、钩藤、珍珠母、菊花、桑椹等制成片剂）治疗60例阴虚阳亢证高血压病患者，降压总有效率为76.6%，舒张压、收缩压下降幅度分别为20.83%和10.21%，与复方降压片比较无显著差异，但在改善症状和自主神经功能紊乱方面效果显著，患者TXB$_2$/6-Ket-Pata比值、TC、TG均显著降低，说明潜熄宁对阴虚阳亢证高血压病有一定的疗效。

（2）平肝育阴活络法　孔祥华等采用平肝育阴活络法治疗原发性高血压（阴虚阳亢证）56例，方由钩藤、菊花、夏枯草、熟地黄、何首乌、白芍、川芎等组成，总有效率为91.1%，明显优于复方降压片对照组的60.7%。何光明等认为，高血压病"肝亢血瘀"证是常见证候，血瘀证在高血压病中具普遍性，其采用"平肝活血法"，治疗高血压病肝阳上亢取得了较好的疗效。

（3）补肾活血法　刘华等用仙柏补阳还五汤（补阳还五汤加淫羊藿、黄柏）治疗肾虚血瘀高血压病50例，总有效率为92%，且具有降脂、抗氧化作用。程广书认为，高血压病肾损害的主要病机是肾虚血瘀，治疗以益气活血为基本原则，方中加入丹参、红花、益母草等大量活血化瘀药，疗效明显。

（4）活血化瘀法　针对高血压病的血瘀改变，国内运用活血化瘀法及方药进行了治疗研究。邓世发运用血府逐瘀汤加味治疗高血压病头痛，发现能明显降低血压，部分患者血压降至正常范围，总有效率达92%，病程5年以内患者之舌质瘀点瘀斑、舌下脉络瘀血、眼底改变均随临床症状改善、血压下降而消失。王达平等用水蛭土元粉治疗轻型、中型高血压病，4周疗程总有效率90.6%，与开搏通降压疗效相同。药理研究证实，水蛭、土鳖虫能扩张毛细血管，解除小动脉痉挛，降低血液黏度，改善微循环，并发现其有抑制血管紧张素转换系统的作用。

（5）祛痰化瘀、解毒通络法　韩学杰用络活胶囊水煎剂对高血压病痰瘀互结、毒损心络证类进行临床与实验研究发现，无论起效时间、药效持续时间、证候积分或证候综合疗效，其作用都明显优于对照组；前组不仅能降低血压，还能改善患者血脂水平和血液流变学，提高心功能，利于纠正患者紊乱的脂质代谢。中医辨证对痰瘀互结、毒损心络证类的总有效率为93.6%，起效时间平均28.0±8.0分钟，药效持续时间平均4.40±0.63小时。临床观察证明，络活胶囊水煎剂治疗高血压病疗效确切，同时有润肠通便、调节肠道的功能。

四、述评

综上所述，高血压病的发生发展是多因素的结果，治疗高血压病应采用中西药配合的原则。

1.建议早期高血压病患者（或Ⅰ、Ⅱ级患者）应调节生活，舒缓情绪，合理饮食，或选用中药制剂，具有降压作用的中成药如复方罗布麻片、牛黄降压片、脑立清、安脑丸、牛黄降压丸、复方丹参片等，可以选用其中之一服用。

2.一般患者容易接受西药降压，认为其降压作用较快，但长期服用西药毒副作用较大，且易伤害肝肾两脏，即中医所说肝热、肾虚，故高血压病患者应适当服用清泄肝热或滋补肝肾之药。

3. 西药降压效果不理想的患者，建议晨起加大剂量，或者每日一次性服用；假如效果仍不理想，宜加服中药以降低血压，从而降低脑出血、心肌梗死的发生率。

4. 高血压病中晚期或并发症较多的患者，应该加用中药，以减轻其并发症和改善其生存质量。

5. 随着人们生活水平的提高和饮食结构的改变，高脂血症者增多，高血压病的临床证候发生了改变，苔腻者多见，并见血液循环不畅的舌质紫暗、舌下静脉显露的瘀证，痰瘀互结证（高脂血症）在高血压病中日趋增多。痰和瘀系病因，又为病理产物，乃为毒邪。高血压病是心络受邪所致，引起全身小血管痉挛而致血压升高，"毒损心络"观是中医诊治高血压病的新思路。

临证时分为虚实两类，根据舌苔分辨。治疗时见患者苔腻时祛痰化瘀、解毒通络，降压4味（钩藤、莱菔子、川芎、泽泻）与温胆汤加减；苔薄时补肾祛痰降压，降压4味与杞菊地黄汤加减。此法疗效颇佳，尤其适合低压较高及并发症较多的患者。

参考文献

[1] 傅仁杰. 老年高血压病的辨证论治 [J]. 中医杂志，1993（8）：495.

[2] 朱拥军. 枣地归麻汤治疗原发性高血压50例 [J]. 陕西中医，1997，18（9）：392.

[3] 柴瑞霁. 柴浩然治疗高血压病的经验 [J]. 山西中医，1994，10（4）：10.

[4] 鞠大宏，韩学杰. 高血压病从络论治 [J]. 中国中医基础医学杂志，2001，7（9）：23.

[5] 朱克俭，蔡光先. 高血压病常见证候临床流行病学观察 [J]. 中国医药学报，1991（1）：62.

[6] 刘亦选，凌绍祥，刘小虹. 1239例原发性高血压证候规律分析 [J]. 新中医，1993（10）：20.

[7] 周文泉，于向东，崔玲，等. 部分高血压病患者证候和危险因素调查 [J]. 中国中西医结合杂志，2002（6）：457.

[8] 王爱珍，蔡治宾，吴罗杰. 原发性高血压病中医辨证分型与肾素、血管紧张素Ⅱ初探 [J]. 中国现代医学杂志，1998，8（5）：43.

[9] 李运伦，曲政军. 高血压病从瘀论治刍议 [J]. 中医研究，1997，10（6）：8.

[10] 李思，赵玉庸，谢惠芳，等. 肾性高血压中医分型与血浆前列腺素、肾素、血管紧张素Ⅱ、环核苷酸变化的观察 [J]. 中西医结合杂志，1983，3（3）：165.

[11] 陈健，林金山，林松波. 高血压病中医辨证分型与ET及TXA$_2$-PGI$_2$关系 [J]. 四川中医，1999，17（7）：10.

[12] 陈启后，周国兰. 高血压病患者辨证分型与血液流变学及血脂关系 [J]. 湖南中医杂志，1990（2）：3.

[13] 吴奕强，罗治华，唐荣德. 高血压病血液流变学变化与中医辨证分型的关系 [J]. 新中医，1994，26（3）：10.

[14] 梁东辉，张愍，李小敏，等. 高血压病中医辨证分型与血脂水平关系的探讨 [J]. 辽宁中医杂志，1996，23（4）：148.

[15] 顾文聪，赵伟康，韩志芬，等. 高血压病阴虚火旺证自由基代谢的研究 [J]. 中医药信息，1990（3）：28.

[16] 刘小斌. 邓铁涛教授诊疗经验整理研究 [J]. 新中医，1998，30（3）：6.

[17] 韩仲成，韩文彪. 印会河治疗高血压病的经验 [J]. 浙江中医杂志，1994，28（11）：484.

[18] 王顺贤. 汪履秋治疗高血压病经验 [J]. 南京中医学院学报，1994，10（5）：36.

［19］丁青，郭振球．潜息宁治疗阴虚阳亢型高血压病60例临床研究［J］．中国中西医结合杂志，1992（7）：409．

［20］孔祥华，章永红．平肝育阴活络法治疗原发性高血压56例疗效观察［J］．江苏中医，1997（4）：12．

［21］何光明，傅美琴，涂华中．高血压病"肝亢血瘀"证的探讨［J］．陕西中医，2001，22（2）：93．

［22］刘华，周君富．仙柏补阳还五汤治疗肾气虚血瘀型高血压病的临床研究［J］．中国中西医结合杂志，1993（12）：715．

［23］程广书．高血压病肾损害的中医药治疗思路［J］．河北中医，2001，21（1）：31．

［24］邓世发．血府逐瘀汤加味治疗瘀血性高血压头痛初探［J］．北京中医，1985（6）：34．

［25］王达平，高志瑞，胡源．水蛭土元粉治疗轻中型高血压病32例观察［J］．中国中西医结合杂志，1992，12（1）：38．

［26］韩学杰．络活胶囊水煎剂治疗高血压病的临床与实验研究［J］．中国中医急症，2002，8（1）：4．

（本文发表于《中国中医基础医学杂志》，2005年，韩学杰、沈绍功）

中医心病痰瘀互结毒损心络的理论渊源与创新性研究

【摘要】通过查阅"中医心病痰瘀互结证"的历代文献及理论研究成果，从脂质代谢紊乱及血液流变学的改变、氧自由基的损伤、细胞凋亡、胰岛素抵抗、相关基因、病理变化等方面述及痰瘀互结证的现代研究，指出其临证价值所在，提出"毒损心络"的新观点，制定诊疗痰瘀互结标准，拟制治疗新方，为本病的治疗提供参考。

【关键词】中医心病；痰瘀互结；毒损心络；诊治创新研究。

"中医心病"包括与"心主血脉""心主神明"和"心与其他脏腑关系"三方面有关的疾病。因人类生活水平的提高，饮食结构失衡，高蛋白、高脂肪、高糖饮食摄入过多，纤维素及矿物质摄入减少，运动量减少，运动强度降低，导致体内脂肪代谢紊乱，脂质异常，诱发诸多疾病，其中与心脑血管疾病最为密切相关。"中医心病"的病因病机一般认为系气滞、血瘀、痰浊和寒凝导致心脉的痹阻，而忽视了痰瘀互结证。治则多以活血化瘀、补气活血为主。在临床与科研实践中我们发现，过高的血脂是与"痰浊"有关联的病理物质，导致血液黏稠性增高，血浆流动性降低、聚集性增高，最终内皮细胞损伤。经临床及实验研究发现，大多数"中医心病"的产生是由"痰致瘀"的病机所致，也提示了痰浊引发瘀血的过程。同时瘀血内阻可影响津液输布，进而津液凝聚为痰，严重时痰瘀互结为患。

一、"中医心病"痰瘀互结证的文献追踪

1. "痰瘀相关"学说

中医学认为"津血同源"，津、血同源于脾胃化生之水谷精微。津液与血，异形同类，均属阴精。而阴精为病，必然表现为津血的亏耗与留滞。津血留滞即为痰为瘀。痰饮和瘀血是阴精为病的两个不同方面的表现形式。

痰指"痰浊"，是津液代谢异常、水湿停聚、津液不归正化的病理产物。痰有广义和狭义之分，狭义之痰主要来源于肺胃，咳吐而出之痰；广义的痰是指脏腑功能失调，经络、三焦和营卫气血不利，导致津液运行障碍，蓄积体内蕴结而形成的瘰疬、痰核等症。瘀指"瘀血"，是人体血运不畅或离经之血着而不去的病理表征。痰和瘀是两种不同的物质和致病因素，源同而流异，它们既是病理产物，又是致病因子，在某种特定条件下，有分有合，相互转化。

对于痰瘀之间的内在联系，古代医籍早有论述。《黄帝内经》虽无"痰"的提法，但许多症状描述与痰有关。在生理上，《黄帝内经》阐明了津血同源的相互关系。如《灵枢·痈疽》云："津液和调，变化而赤为血。"《灵枢·邪客》曰："营气者，泌其津液，注之于脉，化以为血，以荣四末，内注五脏六腑。"病理上，《黄帝内经》中也出现了痰浊与瘀血的相关性及痰瘀互结的病理认识雏形。《灵枢·百病始生》曰："凝血蕴里而不散，津液涩渗，著而不去而积成矣。"《灵枢·血络论》曰："阳气蓄积，久留而不泻者，其血黑以浊。"此处虽无"痰"，但"津液涩渗""著而不去而积皆成""血

黑以浊"，实为"痰浊"，加之"凝血蕴里而不散"，络因"脉不利而血留之"，甚者有"心痹脉不通"（《素问·痹论》）之变，最终因"邪在心，则病心痛"（《灵枢·五邪》），此为"瘀血"征象。隋代巢元方《诸病源候论》是我国最早的一部病因学专著，其中对痰瘀同病的论治比较精辟，完善了痰瘀互结的病因病机学说。在《诸痰候》中指出："诸痰者，此由血脉壅塞，饮水结聚而不散，故能痰也。或冷或热，或结食，或食不消，或胸腹痞满，或短气好眠，诸候非一，故云诸痰。"首先阐明了瘀血化痰的病理过程。后世《血证论》明确了瘀血也可引发痰浊，如"瘀血既久，亦能化为痰水"。元代朱丹溪首次提出"痰夹瘀血，逐成窠囊"的理论。明代《张氏医通·痰饮》把"痰积胸膈"分为实痰、虚痰两类，提出"痰瘀死血，随气上攻""一病二治"的观点。秦景明《症因脉治》云："心痹之因……痰凝血滞。"杨士瀛《仁斋指方附遗·方论》指出："真心痛，也可由气血痰水所犯而起。"龚信《古今医鉴·心痛》提出："心痹痛者……素有顽痰死血。"王纶《名医杂著》则评称，丹溪治病，不出乎"气、血、痰"，可谓十分公允。罗赤诚师承丹溪，融会贯通，又有阐发，对痰夹瘀血和瘀血夹痰，从病因病机、症状体征及论治详加分析。近代名医冉雪峰先生认为，冠心病心绞痛辨证多为"痰热内阻，夹有瘀血"。董建华教授认为，胸痹的基本病机是"胸阳不振，阴邪上乘"或痰浊痹阻导致气血运行不畅。

2. "痰瘀同治"的历代论述

《素问·阴阳应象大论》提出"血实者宜决之"，《灵枢·五味》也有"心痛宜食薤"的建议，二者可谓胸痹心痛从痰、瘀治疗的思路雏形。《伤寒论》总结秦汉以前的医学理论，创立了六经辨证和治疗法则，首次提出"痰与血"的关系。在"胸痹心痛短气病脉证治"篇中主治诸痰方中配以白酒畅达气血，可谓隐含了痰瘀同治的思路。《华佗遗书》言"心痛寸脉沉涩……真心痛，手足冷""心痛宜服使疏药"，载有当归、（川）芎须活血，白术、橘皮、前胡健脾化痰；"治心痛不可忍者，木香、莪术、干漆"，方中莪术化瘀破坚积，干漆逐痰水，确属最早的痰瘀同治方。唐代《备急千金要方》对卒发胸痹心痛治以大黄、鬼箭羽活血化瘀，鬼臼祛痰散结、破血，桔梗化痰；治久心痛，不过一时间还发，甚则数日不能食等，用犀角丸方：犀角、麝香、雄黄、桔梗、莽草、鬼臼、桂心、芫花、附子、甘遂、朱砂、赤足蜈蚣、贝齿、巴豆，方中体现了痰瘀同治思想。宋代《圣济总录·胸痹门》载治胸痹以四温散，方中用枳实除痰结散痞积，用蓬莪术行血化瘀；治心病，当归散方中以当归、赤芍活血，桔梗、槟榔化痰积。《太平圣惠方》中治卒心痛，气闷欲绝，面色青，四肢逆冷；吴茱萸丸方中，以干漆、当归活血，槟榔、白术、桔梗化痰积；治心痛，满急刺痛，不可俯仰，气促，唾咳不利，方中前胡、桔梗、槟榔化痰结，赤芍、当归养血活血。《普济本事方》有"治胸痹满闷，背膂引痛"之枳壳散，用三棱、莪术合陈皮、槟榔。由此可见，宋代医家已将痰瘀同治的思想广泛运用于心病的治疗。金代《丹溪心镜》载"痰水饮停留结不散名胸痹方"，取瓜蒌、苍术、枳壳化痰除痞结，芍药活血。元代《御药院方》有"治胸膈气痞，痰实不化方"，取陈皮、白蔻、萝卜子、枳实、黑牵牛逐痰饮，京三棱、蓬莪术破血行滞。危亦林《世医得效方》治久心痛神效散，"治远年近日""胸间一点痛起，或引入背，痛不可忍"，以陈皮、荜澄茄理气化痰，三棱、莪术、延胡索活血止痛等，多沿用前人治方。曹仁伯在《继志堂医案·痹气门》中则明确提出："胸痛彻背，是名胸痹""此痛不唯痰浊，且有瘀血，交阻膈间。方用全瓜蒌、薤白、桃仁、红花"。认识到胸痹与痰瘀密切相关，故采用痰瘀同治的方法。自此以后，历代医家医疗实践均体现出痰瘀同治的思想。明代以前，胸痹心痛的痰瘀同治法是究其方药，以方测证。明代以后，诸家就明确提出了胸痹心痛之痰瘀致病学说。

以上文献研究表明人们在认识的基础上，不仅理论治法更为完善，而且已将此应用于中医心病的痰瘀互结证。

二、"中医心病"痰瘀互结证的现代研究

1. 痰瘀互结证与脂质代谢紊乱及血液流变学的相关性

痰瘀互结证患者有突出的血液流变学改变及脂质代谢的异常，主要表现为血浆流动性降低、聚集性增高和成分异常。低切速下全血黏度与血浆黏度的相关分析表明，在排除红细胞比容影响因素后，二者呈正相关，提示痰瘀互结证患者的全血黏度随血浆黏度的增高而增高，血浆黏度增高可引起血液的黏滞性增加，使血流缓慢而产生瘀阻，从而支持了痰瘀互结证时血液浓稠性、黏滞性、聚集性和凝固性增高。

2. 痰瘀互结证与超氧化物歧化酶（SOD）活性和脂质过氧化物丙二醛（MDA）的相关性

LPO 能直接反映体内自由基损伤情况，MDA 为 LPO 的代谢终产物。SOD、GSH-Px 是与清除自由基有关的酶。当机体自由基动态平衡受损时，大量自由基通过氧化修饰低密度脂蛋白，最终形成 AS 斑病变。发生 AS 病变时，明显增高的 LPO 又损伤动脉内皮细胞，加剧了 AS 的形成。而 SOD 能够清除氧自由基，降低血 LPO 含量，从而发挥抗动脉粥样硬化病变的效应。

3. 痰瘀互结证与细胞凋亡的相关性

在 AS 患者中存在细胞凋亡失常现象者占 74.4%。凋亡细胞主要见于血管内膜及 AS 斑块内，主要为平滑肌细胞（SMC），分散于粥样病灶的内皮下纤维部分。研究表明，许多基因如肿瘤抑制基因 P55、原癌基因 c-myc 和 be1-2 等在 AS 患者 VSMC 凋亡和增殖中起着重要的调节作用。肌动蛋白是诱导凋亡信号传递的重要因素。实验用高脂血清 24 小时造成内皮凋亡，发现其程度与凋亡比例呈正相关。应用中药保护损伤的内皮细胞，可在一定范围内减少凋亡的发生率。流式细胞仪检测显示，凋亡比例随高脂血清及中药量的增加而递增，表现为 DNA 峰前的荧光道上大量碎片，说明细胞损伤较重，造成细胞坏死。这与长时间严重缺氧缺血使内皮细胞发生急性坏死有关。

4. 痰瘀互结证的胰岛素抵抗（IR）

IR 指机体组织或靶细胞对胰岛素作用缺乏正常反应，其敏感性或反应性降低的一种病理生理状态，是 AS、高脂血症、糖尿病、高血压的共同病理基础。目前认为，IR 是 AS 最根本的缺陷，采取综合措施改善胰岛素敏感性、降低高胰岛素血症是本病治疗的关键。IR 刺激脂肪合成酶，使肝合成低密度脂蛋白、甘油三酯增多，刺激 SMC 和单核细胞低密度脂蛋白活性，脂质沉积增多，诱导血管内膜 SMC 生长和增殖，并向内膜移行，抑制前列腺素 PGI_2 和 PGE_2 的产生，抑制纤维蛋白溶解作用，诱发心肌缺血。因此，IR 是多种心血管疾病的共同发病基础，也是 AS 防治的主攻目标。

5. 痰瘀互结证的相关基因

AS 与相关基因表达 VSMC 过度增殖中，c-myc 活化与血小板源性生长因子（PDGF）明显增加是其中心环节之一。c-myc 为细胞内调控基因，参与调节 VSMC 细胞的正常生长分化，受到刺激后可异常表达，促进细胞增殖。正常情况下，血管内膜 SMC 内 PDGF mRNA 的表达水平很低，但在 PDGF 的刺激下，则可大量产生和分泌 PDGF。在实验性 AS 动脉中，发现 c-fos、c-myc 等基因表达均有不同程度的增加，其中 c-fos、c-myc 表达量比正常动脉增加 3 倍，通过调节细胞内其他基因表达，产生和分泌多种生长因子，再通过内分泌和旁分泌作用参与细胞增殖与分化的调控，促进 VSMC 的增生与迁移。血管中层向内膜下迁移增生的 SMC 和巨噬细胞随着脂肪摄入量增加或脂质代谢障碍吞噬过量脂肪，最终形成"泡沫细胞"。另外，增生的细胞产生大量细胞间质，最终形成 AS 斑块。

6. 痰瘀互结证的病理变化

高脂血症（主要为高胆固醇血症）是 AS 病变的最重要的原因。AS 最早的临床病理形态变化是动脉内膜中有脂质沉积，继之内膜纤维结缔组织增生，引起内膜的局限性增厚，形成斑块，以后在其深部发生溃疡，软化而形成粥样物质。临床上，当其发生在管腔较小的动脉已引起血液供应障碍。高胆固醇血症对动脉内皮的损伤通过氧化损伤机制产生，高胆固醇血症可增加动脉壁细胞内自由基释放系统的活性，使氧自由基及其他活性氧成分释放增多，动脉壁的脂质发生过氧化损伤，导致大量的低密度脂蛋白被氧化。另一方面，高胆固醇血症又可直接损伤动脉壁的抗氧化机能，使动脉壁内的超氧化物歧化酶（SOD）活性降低，导致脂质过氧化物清除障碍，其分解代谢产物——MDA 含量增加，加重局部血管内皮细胞的病理损伤和血管调节失常。

以上研究表明，痰瘀互结证的发生主要是高脂饮食诱发脂质代谢紊乱，引起血液流变学的改变，导致血管内皮损伤，氧自由基增加，抗氧化物质减少，脂质在血管壁沉积，造成血管内皮平滑肌过度增殖及细胞凋亡，而引发冠心病、高血压病、脑血管病等病变，从病理因素上属痰、瘀、毒范畴，发病机制属于血管病变。

三、"中医心病"痰瘀互结证的临证价值

经文献整理研究发现，前人对痰瘀互结病因病机的认识较为全面，症状的描述也较为具体，但药物的使用有一定的局限性，如干漆、芫花、雄黄、莽草、鬼臼、附子、甘遂、朱砂、赤足蜈蚣、巴豆等有一定的毒副作用，目前临床应用较少或不用。随着现代科学技术的进步，人们对痰、瘀及痰瘀互结有进一步的了解，临证时亦发现痰证多兼瘀证，瘀证亦兼痰证，痰瘀相互胶结，而影响疾病的发展与转归。

1. 提出"毒损心络"的新观点

冠心病的产生主要是由于心络系统受到损害，自我调节功能发生紊乱所致。其中"痰瘀互结，毒损心络"是冠心病发生的主要病理基础。王永炎院士明确指出，"主要是邪气亢盛，败坏形体即转化为毒。'毒'系脏腑的功能和气血运行失常使体内的生理或病理产物不能及时排出，蕴积体内过多而生成"。络病是指邪入十五别络、孙络、浮络而发生的病变，是以络脉阻滞为特征的一类疾病，即叶天士"久病入络"、王清任"久病入络为瘀"之论。冠心病多起病隐匿、病程较长，二者发病特点相似。冠心病在临床上常表现为胸闷胸痛、头痛头重、舌暗苔腻等上盛之候，同时多伴有气短乏力、腰膝酸软等下虚之象，正如《灵枢·刺节真邪》所谓"一经上实下虚而不通者，此必有横络盛加于大经"。结合络病"络脉痹阻"的病机，我们认为，此处的络脉"盛"实指邪气之盛，由于络脉是营卫气血津液输布贯通的枢纽，且络体细小，分布广泛，分支众多，功能独特，所以一旦"邪客络脉"，则容易影响络中气血的运行及津液的输布，致使络失通畅或渗灌失常，导致痰浊瘀血滞络，继而形成络病。

其病机是病久不愈，正气亏虚，或情志郁怒，或外邪入侵，邪气由气及血，终致津停血滞，蕴而化浊生毒，痰瘀、浊毒痹阻络脉而发为络病。病位主要在心络，而又与脑络、肾络密切相关。其络之"盛"，究其本质，属"痰"属"瘀"，日久蕴"毒"，故"痰瘀互结，毒损心络"是冠心病发生和发展的重要病机。换言之，久病所产生的高血脂、高血糖、高尿素等在体内的停留沉积，均为中医学"痰""瘀""毒"之属，不能正常通过络脉的渗注交换功能排出体外，而蕴积痹阻于络脉，导致机体阴阳失衡，最终发生本病。正因如此，对其的治疗就应以祛痰化瘀、解毒通络为基本大法。

2. 痰瘀互结证的诊断标准

（1）诊断标准　主症为舌质暗红，或见紫斑，或舌下脉络紫胀，苔腻（白或黄），脉滑或数。胸闷胸痛，口黏有痰，纳呆脘闷。兼症为头重身困，恶心呕吐，痰多体胖。可参考"三高"（高血脂、高血糖、高血压）之说，其中尤以苔腻质暗为主，但见苔腻质暗便是，他症不必悉具。

（2）证候计分定量标准

+++：证候明显，经常持续出现，影响工作和生活者，计4分。

++：证候明显，经常出现，不影响工作和生活者，计3分。

+：证候时轻时重，间断出现，不影响工作和生活者，计2分。

±：证候较轻，偶尔出现，不影响工作和生活者，计1分。

-：无证候或证候消失，计0分。

3. 痰瘀互结证的治疗新方

以祛痰化瘀立法，予温胆汤为主方合血府逐瘀汤，主药有竹茹、枳壳、茯苓、陈皮、胆南星、天竺黄、泽兰、丹参、地龙、水蛭、桃仁、生山楂、牡丹皮、苏木、大黄。临证根据患者痰瘀的偏重选择用药，祛痰忽忘化瘀，化瘀勿忘祛痰。

4. 痰瘀互结证的疗效标准

显效：证候全部消失，积分为0，或治疗前后所有证候积分之差≥70%。

有效：治疗前后所有证候积分之差≥50%，但<70%者。

无效：治疗前后所有证候积分之差<50%者。

加重：治疗后所有证候积分超过疗前者。

5. 证候演变规律初探

中医证候是动态变化的。证候演变的一般规律为从实证到虚证、虚实错杂证，是由简单到复杂的过程。自然的（无治疗干预的）演变，结果是自然痊愈或病情加重，直至死亡。施加治疗干预，则证候可由复杂到简单，由邪实渐去、正虚为主转变；经扶正善后治疗，正气恢复，疾病痊愈，则证候消除。中医学的证类演变是典型的从实证到虚证、由简单到复杂的过程。发病初期，证类以痰瘀互结为主，继则痰瘀互结与心肾虚证兼见，久则郁而化热，灼伤阴液，最终发展成为心肾阴虚之证。

证是通过四诊（即望、闻、问、切）手段获取的机体在某一时空条件下对各种内外因素（包括机体生理功能及生物、化学、环境、精神、气候等各种致病因子）反应而呈现的生理、病理状态信息的综合判断的表述，具有整体性、时空性、传变性和个体差异性（即多样性）四大特征。影响证候发生发展的因素主要有先天禀赋、环境、精神及自我调养等。证候是体质在特定条件下的表达形式，是机体的一种反应状态（称反应态），先天禀赋通过体质状态决定了证候产生的可能性和趋向性，而环境等后天因素则决定了证候发生及变化的必然性。因此，在不同个体间构成同一病证的某些因素并不相同，这就给临床治疗带来差异，解决这一问题的关键是证候分类及诊断的标准化。这是当前推动中医现代化进程中最为重要的环节之一。

参考文献

[1]韩学杰.血管内皮损伤致冠心病心绞痛的机理探讨[J].中国中医基础医学杂志，2001，9（4）：23-24.

[2]韩学杰.痰瘀同治方对冠心病心绞痛血管内皮损伤保护作用的临床研究[J].中国中医药学报，

2003, 18（1）: 18-19.

［3］韩学杰. 痰瘀同治方逆转动脉粥样硬化家兔作用机制研究［J］. 中西医结合心脑血管病杂志, 2003,
1（2）: 65-66.

［4］Fukuok, Hata, Ssuhara T, et al. Nitric oxide induces upregulation of pas and apoptosis in vascular smooth
muscle［J］. Hypertension, 1996, 27: 823-824.

［5］Bjorkerud B, and Bjorkerud S. Contrary effects of lightly and strongly otidized DLD with potent promotion
of growth Versus apoptosis on arterial smooth muscle cells, macrophages and fibroblasts［J］. Arterioscler
Thromb Vase Biol, 1996, 16: 416-418.

［6］韩学杰, 张立石, 崔巍, 等. 痰瘀同治方对高脂血清损伤体外培养细胞保护作用的研究［J］. 中国中
医基础医学杂志, 2002, 8（12）: 30-32, 38.

［7］Pyorala M, Miettinen H, Laakso M, et al. Hyperinsulinemia predicts coronary heart disease risk in healthy
middle-aged men［J］. Circulation, 1998, 98: 398-404

［8］Weihang B, Sathanur RS, Gerald SB. Persistent elevation of plasma insulin levels is associated with
increased cardiorascular risk in children and young adults［J］. Circulation, 1996, 93: 54

［9］Ross R. Atherosclerosis—an inflammatory disease［J］. N Englj Med, 1999, 14: 115-126.

［10］Chobanian AV, Haudenschild C, Nickerson C, et al. Antiatherogenic effect of captopril in WHHL rabbit［J］.
Hyper-tension, 1998, 15: 327-330.

［11］崔鸣, 陈凤荣, 宋清华, 等. 氨氯地平抑制氧化型胆固醇诱导的血管内皮细胞凋亡［J］. 中国病理
生理杂志, 2001, 17（2）: 104-107

［12］韩学杰, 沈绍功. 痰瘀同治方对实验性动脉粥样硬化家兔心肌的影响［J］. 中国医药学报, 2000,
15（5）: 31-33.

［13］沈绍功, 陈秀贞, 韩学杰, 等. 沈绍功中医方略论［M］. 北京: 科学出版社, 2004.

［14］沈绍功, 王承德, 闫希军. 中医心病诊断疗效标准与用药规范［M］. 北京: 北京出版社, 2001.

（本文发表于《中国中医急症》, 2007 年, 韩学杰、沈绍功）

痰瘀互结、毒损心络导致高血压病的理论探讨

【摘要】张仲景提出"病痰饮者,当以温药和之";宋代朱肱《类证活人书》涉及痰瘀互结致眩晕的思想;杨士瀛在《仁斋直指方论》中认为眩晕与眩冒同义,对瘀血致眩形成了初步认识;宋金元成为痰瘀眩晕理论发展的历史转折期;明朝医家在总结前人的基础上,对痰眩、瘀眩理论分别进行了详细描述;清代医家将痰眩与五脏联系起来;当代沈绍功等首次提出"痰瘀互结、毒损心络"为原发性高血压病发生和发展的重要病因病机,祛痰化瘀、解毒通腑法为其主要治疗方法。

【关键词】痰瘀互结;毒损心络;高血压病。

一、高血压病痰瘀互结、毒损络脉理论的提出

高血压病是全身性血管性疾病,在病位上与络脉有关联,在发病机制上与络病相类似,属于络脉病变。其表现为情志不遂,气机阻滞,血行不畅,或饮食不节,嗜食肥甘,津停痰聚,血瘀痰凝,壅阻络道,郁而蕴蒸,凝聚化毒。由于心络为全身络脉的中心环节,毒邪不论最先侵犯哪条络道均可传及于心,病久又通过心络的连接而伤及他脏,故沈绍功等首次提出"痰瘀互结、毒损心络"为原发性高血压病发生和发展的重要病因病机。

"毒"泛指在机体生理病理状态下的代谢产物不能及时排泄,蕴积体内,对机体产生的损害。通过前期研究我们认为,这里所说的毒是在病因病机方面所特指的痰瘀之毒,指痰瘀之邪互结日久而化浊生毒成为痰瘀毒,它比普通的痰瘀之邪致病更加强烈,包括西医学的胰岛素抵抗、凝血及纤溶产物、炎性介质、细胞因子及血管紧张素等。痰瘀之毒邪损伤络脉,可见血管重构、内膜增厚及斑块形成等。由于脏腑、眼底正是络脉汇聚之处,故日久痰瘀之毒邪可损及心、脑、肾和眼底等器官引起相应疾病。高血压病痰瘀互结、毒损络脉的主症:舌质暗红,有瘀点或瘀斑,舌下络脉青紫,苔腻,脉弦滑或沉涩或结代,眩晕头痛,头重如裹,胸闷胸痛;病及心络,则见心悸、气短、失眠等症;病及脑络,则见昏迷、失语、偏瘫等症;病及肾络则见尿频、尿急、尿痛,甚则血尿、浊尿等症;病及眼络则见目赤而痛、视物不清,甚则出血、视盘水肿及视网膜渗出等症。其中络脉通过经脉与肝络、肾络、脾络、肺络、脑络等相互连接,心络受损可导致他脏的功能改变,他脏病变又可损及心络,导致血压升高,因此对高血压病的治疗应紧紧抓住心络受损这一环节。

二、古代医家对痰瘀互结导致高血压病的认识

1.东汉时期首先提出痰瘀致目眩的思想

张仲景在《金匮要略》中最早从病因病机、治法方药方面对痰饮致眩进行论述,提出"病痰饮者,当以温药和之",如用苓桂术甘汤治疗"心下有痰饮,胸胁支满,目眩",方用茯苓、桂枝、白

术、甘草健脾祛痰、益气止眩；用小半夏加茯苓汤治疗"卒呕吐，心下痞，膈间有水，眩悸者"，方中半夏、生姜、茯苓祛痰除眩兼止呕；用五苓散治疗瘦人和脐下悸、吐涎沫而"癫眩"，方中茯苓、猪苓、泽泻、白术、桂枝祛痰利湿止眩；用泽泻汤治疗"心下有支饮，其人苦冒眩"，方用白术、泽泻益气利湿除眩。

2. 魏晋南北朝至隋唐五代丰富了对痰眩的治法

这一时期从涌吐、消导、宣利、攻逐等方面治疗痰眩，如晋代葛洪《肘后备急方》用服盐方涌吐痰涎，疗"暴得热病，头痛目眩"之症。隋代巢元方《诸病源候论》记载痰候之证，并对其病机进行分析，认为痰由水饮停积在胸膈而成，若"饮渍于五脏，则变令眼痛，亦令目眩头痛"。唐代王焘《外台秘要》载方旋覆花丸，治疗痰饮结在两胁，"卒起头眩欲倒，胁下痛"，方中旋覆花、茯苓、桂心、皂荚、附子、蜀椒、干姜温阳化痰，人参、芍药、干地黄扶正祛邪，大黄、泽泻导邪外出，枳实、杏仁、葶苈子宣肺理气祛痰；载方朱雀汤，疗久病痰停胸膈而时头眩痛，方用甘遂、芫花、大戟、大枣逐饮祛痰。

3. 宋金元是眩晕理论发展的重要时期

宋金元时期首先对其病名进行了明确定义，对容易引起混淆的眩晕与眩冒进行比较。如宋代杨士瀛《仁斋直指方论》指出"眩言其黑，晕言其转，冒言其昏"，认为眩晕与眩冒同义，其状"目闭眼暗，身转耳聋，如立舟舡之上，起则欲倒"，并认为新产之后，血海虚损，或瘀滞不行，皆能眩晕，提出瘀血致眩的观点。宋代陈言《三因极一病证方论·卷之七·眩晕证治》对眩晕的病因有了较全面的认识，认为七情、外感皆可生痰致眩，如"喜怒忧思，致脏气不行，郁而所生，涎结为饮，随气上厥，伏留阳经，亦使人眩晕呕吐，眉目疼痛，眼不得开"。宋代张锐《鸡峰普济方》对痰眩的脉象进行描述，认为其脉"两手关上沉弦而急或细"，伴头眩欲呕，心下温温，胸中不利，但觉旋转等症，由"饮聚上乘于脑，三阳之经不得下行，盘郁于上"而成。宋代朱肱《类证活人书》中赤茯苓汤"治伤寒呕哕，心下满，胸膈间宿有停水，头眩心悸"，方用赤茯苓、川芎活血理气，半夏、人参、白术、陈橘皮健脾祛痰，由此透露痰瘀互结致眩晕的思想。元代罗天益《卫生宝鉴》载方天麻半夏汤，治"风痰内作，胸膈不利，头旋眼黑，兀兀欲吐，上热下寒，不得安卧"，方用天麻、半夏、橘皮、柴胡、前胡、白茯苓、生姜理气息风祛痰，黄芩、黄连泄热，甘草调和诸药。元代朱震亨提出"无痰则不作眩"，认为"肥白人湿痰滞于上，阴火起于下，痰夹虚火，上冲头目"，故眩。疗痰厥眩晕，采用瓜蒂散涌吐祛痰；痰火眩晕，采用头运方利痰清热降火，其中桔梗、枳壳、陈皮、茯苓利痰，南星、半夏、黄芩清热降火，甘草益气和中；气虚眩晕，采用香橘饮益气祛痰，其中白术、半夏曲、橘皮、茯苓益气祛痰，木香、砂仁兼以理气醒脾，丁香、甘草温阳和中。元代危亦林《世医得效方》采用"加味二陈汤"治痰晕，药用陈皮、半夏、白茯苓祛痰，丁香、胡椒、姜、乌梅温阳敛阴，甘草益气。对眩晕的定义、痰眩的病因、脉象、方剂、瘀眩理论及赤茯苓汤的提出使这一时期成为痰瘀眩晕理论发展的历史转折期。

4. 明朝医家在总结前人的基础上，对痰眩、瘀眩理论进行了详细描述

如明代龚廷贤《寿世保元》阐述了气虚痰郁和瘀血内阻皆可眩晕的道理。以清晕化痰汤为治眩晕之总方，用陈皮、半夏、白茯苓、天南星、枳实祛痰，防风、羌活、白芷、细辛、川芎、黄芩祛风，甘草调和。明代王绍隆《医灯续焰·眩晕脉证》认为，诸阳上行头目，胸中痰浊随气上升头位，涌浊之气扰乱，或血死则脉凝，上注之力薄而生眩晕。"其脉左手必涩，涩为滞涩，死血之不流行也。又为枯涩，征血液之不充足也，谓之血虚眩晕亦可"，治疗采用四物汤。同时认为眩晕的病因不独为风，亦可为火、为痰、为死血、为虚，并载玉液汤，治疗七情所伤，气郁生涎而"头目眩晕，心嘈松悸，眉棱骨痛"之证，方用半夏、生姜、沉香理气解郁祛痰。明代秦昌遇《症因脉治》对痰饮眩晕的病因、证候、脉象和治疗进行了总结，认为其病因多为"饮食不节，水谷过多"，停聚中脘，凝炼成痰或凝结为饮而为眩晕恶心之症；其证候可见"胸前饱闷，恶心呕吐，膈下漉漉水声，眩悸不止，头额作痛"；其脉，若为痰火，则见"滑大而数"，若为寒饮，则见"沉弦不数"，若为脾胃之痰，则见"右关滑大"，若为脾胃之饮，则见"右关沉弦"，若为肝胆之痰，则见"左关滑大"，若为胆涎沃心，则见"左关朝寸"，若为热痰刑金，则见"右关朝寸"。对其治疗，脾胃有痰者用二陈汤、导痰汤；有热者，加栀子、黄连；有寒者，加石菖蒲、白芥子。若实痰胶固，胸中作胀作痛，脉数有力者，滚痰丸下之。若脾虚不能运化而成痰者，六君子汤。若脾胃虚中尚滞者，大安丸。大便燥结，或大便不结，而涩滞不顺者，指迷丸。肝胆有痰者，青黛胆星汤；火旺者，兼用泻青丸。胆涎沃心者，朱砂安神丸加陈胆南星；牛黄清心丸，加川连、胆南星。明代吴正伦《养生类要》认为眩晕因于虚夹痰火，用"清阳除眩汤"治疗，方用旋覆花、天麻、半夏、陈皮、白茯苓、白术、槟榔、人参、甘草、生姜，祛痰理气兼以补气。

5. 清代医家将痰眩与五脏联系起来，认为五脏功能紊乱可导致痰眩

如清代李用粹《证治汇补》载有"中气不运，水停心下。心火畏水，不敢下行，扰乱于上，头目眩晕，怔忡心悸，或吐涎沫。宜泻水利便，使心火下交，其眩自已"，说明水饮停胸，心火上扰致眩的机理。清代汪蕴谷《杂症会心录》认为，痰晕可起于肾、肝、脾，且有虚痰和实痰之别，虚者因清升浊阴下走，气滞津液不行之故，实者因热积阳明，阻塞经络，郁遏肠间，液凝浊阴泛上，饮停火逆之故。清代何梦瑶《医碥》从虚实论眩晕的病机，认为虚者因于血与气，实者因于风、火、痰涎，提出"头风眩晕者多痰涎"。清代喻昌《医门法律》认为，头目眩晕、半身不遂，原于血虚血热，夹痰夹火，此为病根，而感冒风寒、过嗜陈酒膏粱，或恼怒气逆皆为诱因。其病位在于经络肌表筋骨之间，尚未入于脏腑者，可用和荣汤以通荣卫，有川芎、芍药、当归、生地黄、熟地黄、牛膝、红花补血活血之品，不至于滞；有白术、天南星、半夏、茯苓、竹沥、姜汁健脾燥湿消痰之品，不至于燥；有天麻、酸枣仁、黄芩、橘红、羌活、防风、官桂、甘草、黄柏清热疏风之品，开经络、通腠理，共奏内固根本、外散病邪之功。而和荣汤成为继赤茯苓汤之后活血化瘀法治疗眩晕的代表性方剂。此外，清代虞抟《医学正传》认为"胸中有死血迷闭心窍"可致瘀血眩冒。

总之，古人对于痰瘀致眩的理论多从痰眩、瘀眩两方面分别描述。对于痰眩由东汉时期的张仲景首先提出，创立温化痰饮的理论，于宋金元时期得以丰富，增添了外感七情致病、痰眩的脉象及治疗方剂的认识，明清时期将痰眩与五脏功能失调联系起来。宋代杨士瀛提出瘀眩观点，明清时期得以发展。对于痰瘀眩晕，宋代朱肱《类证活人书》载赤茯苓汤，隐含了痰瘀同治的思想，清代喻昌《医门法律》则提出其代表方剂和荣汤。总之，古代医家对于痰瘀致眩理论的认识分别停留在痰眩、瘀眩阶段，还未深入认识到痰瘀互生互变理论而致眩的阶段，也没有提出痰瘀之毒的概念，更没有对眩晕痰瘀互结、毒损心络证类的认识。

三、近代医家对痰瘀互结导致高血压病的认识

近代医家对痰瘀互结致高血压病的理论做出了贡献，使其从古代的痰瘀眩晕明确到痰瘀互结证类的高血压病，并与西医学结合起来，使中医理论得到了发展。如高辉远治疗痰饮眩晕时，在健脾和胃、燥湿化痰之法半夏、枳实、竹茹、荷叶、陈皮、炙杷叶、白术、大枣中加一味赤芍兼以活血，加

一味生黄芪扶正不恋邪。邓铁涛治疗气虚痰阻夹瘀之眩晕用茯苓、半夏、枳壳、竹茹、橘红、白术、决明子益气除痰，丹参化瘀。周仲瑛认为，高血压病的病理因素为风、火、痰，三者互相转化，病延日久，或病情急剧发展，虚实向两极分化，阴虚于下，阳亢于上，肝风痰火升腾，冲激气血，气血逆乱，可见气升血逆，甚至阻塞窍络，突发昏厥卒中之变，或风痰入络，气血郁滞，血瘀络痹，而致肢体不遂，偏枯㖞僻，或因心脉瘀阻而见胸痹心痛。杨继荪主张高血压病临床在痰湿壅盛、肝火亢盛、阴虚阳越证类的治疗时加活血化瘀药，如川芎、葛根、丹参、益母草、桂枝、生山楂、赤芍等，以及防治脑血管硬化作用之槐米、制首乌、连翘、地龙、白菊花，或佐入利水药等，具有增加疗效之功用。周信有认为，高血压和动脉粥样硬化两者常相互联系、影响，而致血脉瘀滞、浊瘀闭络，故养血活血通络当为治疗高血压病和防治变证的主要治法。同时，肾中精气亏损，蒸化无力，脾失健运，精化为浊，痰浊入血，又可导致血脂升高，故化浊降脂亦为治疗高血压病常用的治法。盛国荣提出的高血压病调气九法中，论及"活血平肝，通利经气"法，适用于瘀血痰湿阻滞经络引起的肢体活动不利等症。症见高血压中风，肢体偏瘫，一侧手足活动不利，舌强语謇，舌苔白厚腻，脉弦滑。认为血瘀湿滞，脉络痹阻，血行不畅，使血压不能维持正常，需活血行水，血脉通畅则血压自平。常选用琥珀、益母草，该两药均入心、肝经，功能活血祛瘀、行水安神。梁贻俊主张治疗高血压病在"滋肾水，养肝血"的同时，以活血化瘀贯穿始终，并兼以化痰清火、潜阳清肝。活血用当归、赤芍、丹参、红花、桃仁、益母草等，化痰用陈皮、半夏、茯苓、胆南星、竹茹、佩兰、白蔻仁、全瓜蒌、决明子等。祝谌予认为，高血压病基本病机为本虚标实，发展过程中常有夹痰夹瘀之变。痰浊的生成与肝火亢盛、津液受煎或脾虚湿盛、健运失常有关；瘀血则为气滞不畅或气虚无力而成。肝风夹痰则见眩晕头重，口苦黏腻，呕恶痰涎，失眠多梦，舌苔厚腻，脉象弦滑，方用十味温胆汤加减；瘀血阻络则见舌淡暗，舌边瘀斑、瘀点，或舌下静脉怒张，血黏度增高，方用补阳还五汤加减。陈国庆教授自拟固本降压胶囊，治疗原发性高血压病患者112例，显效50例，改善40例，无效22例，总有效率80.36%。方用天麻、石决明、夏枯草、茺蔚子平肝潜阳，龟甲、杜仲、桑寄生、怀牛膝补肾填精；丹参、琥珀、地龙、磁石活血通脉安神；泽泻、茯苓、玉米须健脾利尿降压。

由此看出，近代医家虽然认识到痰瘀互结是高血压病的重要病因病机，但仍存在一些局限，或将痰、瘀作为兼夹之症，或将痰、瘀分开来论述，尚没有认识到痰瘀互结在高血压病中的重要地位。

四、痰瘀互结、毒损心络是高血压病的主要病因病机

韩学杰、沈绍功认为，痰瘀与外感六淫、内伤七情、五脏六腑功能失调密切相关。脏腑功能失调，导致气血失和，气机升降失调，水液代谢紊乱，积聚成痰，痰凝气滞，阻于络脉，痰浊瘀血胶结，而为痰瘀同病；痰瘀可相互影响，痰阻则血难行，血瘀则痰难化，痰滞日久必致血瘀，血瘀内阻，久必生痰。不仅痰饮、瘀血致病具有普遍性和广泛性，痰瘀相兼亦十分常见。鞠大宏、韩学杰等认为，高血压病的产生主要是由于络脉系统受到损害，自我调节功能发生紊乱所致。其中"痰瘀阻络、毒损心络"是高血压病发生的主要病理基础。其病理演变是由于病久不愈、正气亏虚，或情志郁怒，或外邪入侵，邪气由气及血，终致津停血滞，蕴而化浊生毒，痰瘀、浊毒痹阻络脉而发为络病。李剑、史亚飞等认为，痰饮与瘀血既是某些病证所形成的病理产物，又可以成为另外一些病证形成的病因基础。从痰瘀相关理论入手，结合高血压病肝肾阴虚、肝阳上亢的病机特点，组方用药可以有效地预防和治疗原发性高血压病的形成及并发症。而从滋补肝肾、活血祛痰入手早期干预原发性高血压病的形成及并发症的损害，必将产生良好的作用。翁晓清认为，痰瘀与高血压病关系密切，痰瘀互结

是高血压病的主要病机，活血化痰是治疗高血压病的基本治法。治疗时选用半夏白术天麻汤加桃红四物汤并重用。

总结现代医家研究，痰瘀互结是高血压病的重要病机，祛痰化瘀法作为治疗高血压病的重要方法，不仅明显改善高血压病患者的临床症状，还可以改善血脂、血液流变学异常，逆转左心室异常病理性重构，调节肾素、组织因子及内皮素水平，降低左肾萎缩程度，减轻动脉粥样硬化，降低主动脉平滑肌细胞（VSMC）Ca^{2+}浓度，提高 NO 水平，抑制水钠潴留等。经过我们 500 例原发性高血压病患者中医证候调查结果显示，痰瘀互结、毒损心络证类在高血压发病中居首位，占 44.6%，排除混杂因素占 55%，其次为肾阴亏虚证类占 8.6%，瘀血阻络证类占 7.2%，气血亏虚证类占 5.8%，风痰上扰证类占 4.4%。

五、痰瘀互结、毒损心络与病络的相关性

病络是络脉的病理过程、病机环节、病证产生的根源。络脉有常有变，常则通，变则病，病则必有"病络"产生，"病络"生则"络病"成。病络有 3 种以上证候因素者当简化分解，要抓住基本证候因素，如此可增强操作性，使治疗大法有的放矢。这是"降维"的方法，之后再结合多种辨证方法对病络做具体分析，使阶度增加，降维升阶则适用性增强。其他如降维降阶、升维降阶的方法都可应用，拓宽医师自由掌握的空间，有利于干预效益的发挥。病络表现为络脉虚或络脉瘀均有前因后果，高血压病也是病络的一种发病形式，痰瘀互结之毒是高血压病的重要发病因素。因此，我们提出痰瘀互结、毒损心络是高血压病的重要病因病机，祛痰化瘀通络为治疗高血压病的新法则，对中医治疗高血压病开辟新途径、组合新配方颇具临床价值，然而此观点尚需大规模相关临床试验论证支持。

参考文献

［1］沈绍功. 沈绍功中医方略论［M］. 北京：科学出版社，2004：236-238.

［2］韩学杰. 络活胶囊水煎剂治疗高血压病的临床与实验研究［J］. 中国中医急症，2002，8（1）：4.

［3］鞠大宏，韩学杰，谢雁鸣，等. 高血压病从络论治探讨［J］. 中国中医基础医学杂志，2001，7（9）：43-44.

［4］韩学杰，沈宁. 毒损心络与高血压病［J］. 中医杂志，2005，46（2）：155-156.

［5］宋卫华. 原发性高血压相关基因研究进展［J］. 中国分子心脏病学杂志，2005，5（2）：500-502.

［6］张京春，陈可冀. 关于美国 JNC-7 高血压指南的评述［J］. 中国中西医结合杂志，2003，23（10）：724-726.

［7］王发渭，于有山. 高辉远临证验案精华［M］. 北京：学苑出版社，1998.

［8］邱仕君. 邓铁涛医案与研究［M］. 北京：人民卫生出版社，2004.

［9］周仲瑛. 周仲瑛临证经验辑要［M］. 北京：中国医药科技出版社，1998.

［10］邱德文. 中国名老中医药专家学术经验集［M］. 贵州：贵州科技出版社，1999.

［11］周有信. 周有信临床经验辑要［M］. 北京：中国医药科技出版社，2000.

［12］张文康，王长荣. 中国百年百名中医临床家丛书：盛国荣［M］. 北京：中国中医药出版社，2002：13-25.

［13］梁贻俊. 梁贻俊临床经验辑要［M］. 北京：中国医药科技出版社，2001：186-188.

［14］董振华，祝谌予. 祝谌予经验集［M］. 北京：人民卫生出版社，1999：54-58.

［15］陈国庆，曹利平. 陈恩中医世家经验辑要［M］. 西安：陕西科学技术出版社，2004：120-121.

［16］韩学杰，沈绍功. 痰瘀相关病因初探［J］. 中国中医基础医学杂志，1998，4（8）：44-46.

［17］李剑，史亚飞，严灿，等. 原发性高血压中医病机及其从痰瘀论治的机理探讨［J］. 江西中医药，2003，34（245）：11-12.

［18］翁晓清. 从痰瘀论治高血压病探讨［J］. 浙江中医杂志，2006，41（2）：100-101.

［19］吴国生. 祛痰化瘀法治疗原发性高血压病32例［J］. 安徽中医学院学报，2006，25（4）：17-18.

［20］王尚勇，周玉兰，王尚杰. 醒脑清眩汤治疗高血压100例临床疗效观察［J］. 北京中医，2003，22（1）：20-22.

［21］游涛，徐淑静. 止眩散治疗高血压50例［J］. 河南中医，2006，26（4）：19.

［22］史香玲，肖琳. 中医药治疗舒张期高血压58例［J］. 河南中医，2003，23（7）：26.

［23］袁成民. 八物降压冲剂治疗原发性高血压的临床及实验研究［J］. 山东中医药大学学报，1999，23（3）：189-192.

［24］严灿，张新春，邓中炎，等. 心肌康对高血压病性左室肥厚逆转的临床作用观察及机理探讨［J］. 中国中医药科技，1995，2（5）：17.

［25］成意伟，张罡. 化痰涤瘀汤对高血压患者高血脂的影响［J］. 吉林中医药，2002，22（1）：44.

［26］陈利群. 健脾化痰活血祛瘀法对痰瘀互阻型原发性高血压病患者血脂和血液流变学的影响［J］. 河北中医，2005，27（2）：93-95.

［27］于向东，周文泉，崔玲，等. 络活胶囊降压作用及对血浆肾上腺髓质素和组织因子途径抑制物的影响［J］. 中国中西医结合杂志，2003，23（9）：668-672.

［28］金龙，周文泉. 络活胶囊治疗痰瘀阻络型高血压病的临床研究［J］. 中国中西医结合杂志，2004，24（7）：610-612.

［29］肖艳，邹旭，罗英. 痰瘀兼夹型高血压病与动脉粥样硬化的关系［J］. 中华实用中西医杂志，2004，4（17）：2246-2247.

［30］梁颖瑜，潘毅，徐志伟，等. "调肝肾、祛痰瘀"治法早期干预对自发性高血压大鼠子鼠血压及VSMC钙离子浓度的影响［J］. 医学信息，2003，16（7）：398-400.

［31］卢焯明，潘毅，梁颖瑜，等. 调肝肾、祛痰瘀治法提前干预对SHR血压及血管活性物质的影响［J］. 中国中医药信息杂志，2004，11（9）：780-782.

［32］唐咸玉，王剑，严灿，等. 活血祛痰法对高血压左心室肥厚大鼠心ras原癌基因表达的影响［J］. 中医研究，2001，14（1）：14-16.

［33］潘毅，吴丽丽，严灿，等. 活血祛痰法对自发性高血压大鼠心肌线粒体膜的影响［J］. 广州中医药大学学报，2001，18（1）：60-62.

［34］王永炎，杨宝琴，黄启福. 络脉络病与病络［J］. 北京中医药大学学报，2003，26（4）：1-2.

（本文发表于《中国中医基础医学杂志》，2008年，韩学杰、朱妍、李成卫、沈绍功等）

中医心病学发展报告（2008）

引　言

自 20 世纪 50 年代以来，我国心血管疾病的发病率明显上升。专家用流行病学的方法预测，到2020 年，中国非传染性疾病死因将上升至全部死因的 79%，心血管疾病将成为首要的死因，也是我国一个重要的公共卫生问题，提高我国心血管疾病的防治水平刻不容缓。近年来中医药工作者在心血管病的防治领域开展了大量卓有成效的工作，取得了长足的进步。

调查研究结果表明，2000 年与 1990 年相比较，心血管疾病住院患者中缺血性心脏病上升 33.5%，高血压上升 23.9%，风湿性心脏病下降 27.0%。上述结果表明高血压、冠心病已逐渐成为一种流行病，极大地危害本社区人群的健康。

心血管病是由于多种危险因素如生活方式、饮食习惯、血压、血脂、血糖等相互作用和累加的结果。越来越多的研究证明，几种危险因素中度升高时，心血管病发病的危险超过单独一种高度升高造成的危险。如何全面而正确地认识这些因素的综合作用，减少危险因素，预防心血管疾病，以改善患者生活质量、工作能力并延长寿命，是全社会特别是临床工作者面临的一个迫切问题。

2006 年 10 月，中华中医药学会心病学分会成立大会在安徽芜湖召开。心病学分会成为中华中医药学会的二级分会，标志着中医心病学的发展进入了一个崭新阶段。中医心病学学科同仁将与中西医结合、西医心血管研究领域的研究者共同努力，使中医心病学学科得到更大的发展。

一、学科现状与发展趋势

（一）中医理论研究进展

1. 冠心病的中医病名规范化

1984 年全国胸痹急症协作组成立，开展了冠心病病名及有关治疗方案的研究。他们首先提出"胸痹心痛"相当于"冠心病心绞痛"，"胸痹心悸"相当于"冠心病心律失常"，"胸痹心衰"相当于"冠心病心力衰竭"，"胸痹心厥"相当于"冠心病心肌梗死"，"胸痹心脱"相当于"冠心病心脏骤停"。这种命名法使中医的病名既遵循古训，又有规范化的内涵，中西医"对号入座"，非但不失中医特色，反而给中医研究"冠心病"建立了明确的目标，实现了中医病名的规范化，有利于学科交流，更有利于中医学术的发展。

2. 冠心病的中医辨证计量化

20 世纪 80 年代初，胸痹急症协作组提出了"病证相配组合分类辨证诊断法"的新思路，就是把"胸痹心痛"分为心气虚损、心阴不足、心阳不振、痰浊闭塞、心血瘀阻和寒凝气滞 6 个证类单元。每个单元确立必备的主症和参考的兼症，以及舌象、脉象。然后根据临床多变的交叉错杂表现，实行病症相配，组合式分类辨证，按照证候（主症、兼症、舌象、脉象的程度不同，出现状态有别，是否靠药物能缓解，以及是否影响生活和工作，从 0 分至 4 分评为 5 级）用计量评分法评定 4 级疗效。

3. 冠心病的中医病因病机研究的深入化

王阶等研究发现血瘀、气滞、痰浊、热蕴、寒凝、气虚、阴虚、阳虚、气逆、火旺、阳亢、虚等是冠心病心绞痛的主要证候要素，其中血瘀、气虚所占比例最大。兼症中，肾气虚、肝阴虚、肝火旺、肺痰浊所占比例最大。证候的主要组合形式是虚实组合，其次是实实组合。具体的组合形式中，以气虚血瘀＋其他要素最多，这对临床辨证治疗心绞痛起到了重要的指导作用。可见证候要素与应证组合理论推动了中医证候规范化研究的进程，为中医辨证论治提供了更多的借鉴。

2007 年，长春中医学院（现长春中医药大学）邓悦等秉承任继学教授"伏邪"理论，认为冠心病的发生因邪毒伏于心脉，复受外邪、烦劳等因素诱发，其病机为伏寒病因，引发痰浊阻络，而导致心脉挛急，"不通则痛"。该学说从中医伏邪病因论治冠心病，为胸痹心痛的中医治疗又提供了一条新思路。

4. 冠心病的中医治疗宜序列化

在"冠心病"论治方法上也应开创序列配套，实现整体综合方案的新思路。随着人们生活水平的改善，疾病谱及中医证候也发生了改变，临证时舌苔腻的患者明显增多。除药物治疗外，中医的综合方案也是其优势之一，对冠心病来说尤为突出。我们提倡的综合方案主要是药疗以外的意疗、食疗、体疗配合。

心血管疾病中以"冠心病"为研究重点和突破口，在中医理论等方面从既往重视活血化瘀治法，逐渐转移到益气活血、养阴活血、痰瘀同治等多种治法上，并取得了重大进展。20 世纪 70 年代，沈绍功教授提出了"辨证序列方药诊治冠心病"和冠心病宜从痰论治的新思路，确立协作攻关的目标是冠心病的急危重症，经过 20 年的临证验证，为冠心病的治疗提供了切实可行的思路和方法。

作为中医治疗心血管疾病的重要方法，芳香温通法近年来也有了新的进展。有学者认为，对于"心主血脉"的理论而言，活血化瘀法更侧重于"血"，而芳香温通法更侧重于"脉"，活血化瘀研究侧重于血液的理化特性，芳香温通法更侧重于血管的结构变化。近年来，国内外一些学者提出了治疗性血管新生的问题，而近年的研究显示芳香温通法治疗心病的代表方剂麝香保心丸具有促血管新生的作用，印证了芳香温通法侧重于"脉"的认识。

近年来大家逐步认识到痰浊与血瘀同样是中医心病的重要病机，越来越多的研究显示，痰瘀互结是心血管疾病的主要病理机制，痰瘀同治是主要的治疗法则。

随着西医学对于易损斑块在冠心病发病中作用研究的不断深入，冠心病瘀毒阻络的病机逐步受到重视。活动性炎症、脂代谢紊乱、易损斑块是急性冠脉综合征的主要病理基础，活动性炎症是重要的启动因素，这与中医毒邪致病理论有共通之处。

（二）中医基础研究进展

急性冠脉综合征是近年来心血管疾病研究的热点。1996 年，雷燕、刘红旭在《中国中西医结合杂志》发表的两篇血清学研究开始了不稳定心绞痛内皮功能及中医药影响的应用基础研究。近年来，炎症与炎症因子介导的内皮功能异常导致斑块不稳定、血小板活化、凝血与纤溶的激活已经成为急性冠脉综合征病理生理变化的共识，也成为中医心主"血""脉"的客观化基础。中医药相关研究从内皮功能紊乱、血小板活化方面的研究逐步延伸到易损斑块，在基础研究与应用基础研究领域形成了易损斑块、易损血液与易损人群的研究链，也是中医心病治未病的重要途径。目前相关研究在微观领域已经深入到基因水平，而在宏观领域已经有初步的研究成果走向临床。

韩丽华等研究也显示益气活血中药具有抑制心室重构，并具有促进缺血心肌血管再生作用。

在研究中还发现，血管内皮损伤也是冠心病发生的主要病理过程，痰瘀同治法可以明显修复血管内皮的损伤，改善血管功能，缓解冠心病心绞痛。

（三）中医临床研究进展

由于临床流行病学研究逐步受到重视，基于循证医学的研究方法的临床工作逐渐增多，病证结合的临床模式得到广泛应用，中医心病诊疗的规范化工作有了良好的开端。

冠状动脉性心脏病是发达国家及我国中心城市的主要心血管疾病，也是重要死因之一。近 20 年来，冠心病的临床治疗与基础研究在世界范围内有了突飞猛进的发展。国内目前已有多个以心血管疾病为对象的大样本随机对照临床研究，急性试验样本数在 10000 例以上，长期试验在 500 例以上，均以死亡及重要心血管事件为研究终点。

1. 冠心病心绞痛

上海、北京、天津等分析了大量行冠状动脉造影或介入治疗的患者中医证候与造影特点的关系，发现冠状动脉狭窄及梗阻病变患者血瘀证的出现频率明显高于冠状动脉正常者，随冠状动脉病变支数增加，血瘀证、痰阻证、痰瘀互阻证及气虚证明显增加。

20 世纪中医治疗冠心病心绞痛积累了较多的临床资料。根据中国人民解放军医学图书馆《中文生物医学文献数据库》CBMdisc 检索资料，共检出 1977 年～ 2000 年中医、中西医结合治疗心绞痛文献 1156 篇。近年来，相关研究文献资料呈现增加趋势，综合文献资料，临床观察样本在 100 例病例以上的报告中，以单味中药制成的口服或静脉制剂、中药复方制剂以及速效止痛的气雾剂等治疗，总有效率在 73.81% ～ 92.90%。

南京中医药大学黄海青等对 167 例胸痹心痛患者进行中医辨证分类并行 16 层螺旋 CT 冠脉造影检查，观察不同证类的冠脉狭窄范围及程度。结果发现胸痹心痛中医证与 16 层螺旋 CT 冠状动脉成像间具有一定的相关性。胸痹心痛实证较虚证重。痰浊壅塞证与心血瘀阻证无论在狭窄程度还是在病变分布上都明显高于其他证类，是胸痹心痛的危险证类。上海中医药大学陈昕琳等对 174 例冠心病患者进行研究，探讨血管内皮功能指标血管性血友病因子（vWF）、P 选择素（Ps）水平与冠心病中医证类的关系。结果发现心血瘀阻、痰阻心脉、心肾阴虚、气阴两虚四证血浆 vWF、Ps 水平较对照组明显升高（$P < 0.05$）；心血瘀阻、痰阻心脉二型血浆 vWF、Ps 水平均高于心肾阴虚、气阴两虚二类（$P < 0.05$），心血瘀阻与痰阻心脉、心肾阴虚与气阴两虚型之间比较无显著性差异（$P > 0.05$）。结果证实血浆 vWF、Ps 水平与冠心病中医辨证分类存在一定相关性。另北京中医药大学王晓才等探讨中医证候的影响因素，通过记录 168 例胸痹患者（经冠脉造影诊断冠心病 138 例，非冠心病例）的病史、症状、舌象、脉象、体征做出证候诊断；以证候为因变量，性别、年龄等因素为自变量，进行 Logistic 回归分析。结果发现日吸烟量增多，出现痰浊证风险增加；肉食嗜好者、高血压患者以及吸烟年限增加者，易于出现血瘀证；冠脉造影 Gensini 积分增加，出现阳虚证和寒凝证风险增加；体力活动减少以及心功能降低，易出现气虚证。

近年来，随着临床流行病学观念的不断引入，以及对冠心病心绞痛发病机制认识的不断深入，中医临床研究呈现两个重要的发展方向。一是临床研究不断规范，开始有符合 RCT 的较为严格的随机、对照、多中心临床试验报告。如李氏对 120 例心绞痛患者采用随机双盲法分组，用黄芪、党参、丹参、赤芍、川芎、红花、郁金、延胡索、瓜蒌、薤白、桂枝为基本方治疗（含部分不稳定型心绞痛），并与消心痛、阿司匹林、极化液对照。治疗组与对照组总有效率分别为93.3%和43.3%，有显著性差异。二是开始关注不稳定型心绞痛（UA）的临床研究。随着对UA的发病机制认识的不断深入，UA作为急性冠脉综合征的一个重要组成部分，与稳定型心绞痛有着不尽相同的发病机制和临床预后已经成为共识。

李庆海等运用祛瘀宁心丸（大黄、决明子、首乌、白芍、桃仁、生地黄、水蛭、地鳖虫、葛根、郁金、蒲黄、人参、黄芪、泽泻等）通腑泄浊祛瘀，佐以益气，治疗不稳定型心绞痛属痰瘀互结兼气虚者，疗效满意。

从循证医学的角度看，目前中医、中西医结合治疗冠心病心绞痛的临床研究在性别比例、诊断方法、西药在观察中的地位等方面尚存在一些问题，多数是没有随机、对照的临床疗效观察，缺乏以死亡、急性冠脉综合征等作为终点事件的临床流行病学研究。

2. 冠心病 AMI（急性心肌梗死）

（1）临床流行病学研究　临床流行病学研究受到关注是21世纪以来中医药治疗AMI的重要特征。

1991年北京市心肺血管病研究所报告，对北京地区50万25～74岁人群冠心病事件监测结果显示，AMI年均发病率男性与女性分别为54.4/10万和23.5/10万。中国医学科学院心血管病研究所与首钢医院对首钢居民区的调查结果显示AMI的年均发病率为27.9/10万。1972年成立的北京地区防治冠心病协作组曾组织北京地区16所大中医院对每年收治的AMI病例按照统一表格进行临床登记，20年的资料显示，1991年收治的患者为1972年的2.47倍。

1999年，沈绍功教授和全国胸痹急症协作组经临床流行病观察1260例冠心病患者，发现痰浊证患者占62%，故提出冠心病从痰论治的思路，中医辨证先分虚实，再据证论治。

为了更深入了解北京地区中医医院AMI患者的临床特征与治疗状况，刘红旭、雷燕、王硕仁等在上述调查基础上，对北京市5家三级甲等中医医院（北京中医医院、东直门医院、东方医院，西苑医院、广安门医院）AMI住院治疗现状进行了临床流行病学调查，这是国内首次对中医医院AMI患者进行临床流行病学调查。北京安贞医院流行病学研究室专业人员对调查项目编码、建立ACCESS数据库。中医医院共400例AMI患者的平均年龄是66.62±11.91岁。对照12家中西医院调查资料，中医医院AMI高龄、女性患者比例高于西医医院，高血压、糖尿病、血脂异常等伴随疾病高于西医医院，心律失常、心力衰竭及心源性休克等并发症亦高于西医医院，显示中医医院AMI患者具有自己的临床特征。

对近10年来我国AMI中医证候学研究方面文献资料的回顾性总结，重点对中医证候研究、辨证治疗研究、基本方治疗研究等三个方面加以分析。结果显示AMI最常见中医证类依次是心血瘀阻、痰浊阻滞、气滞血瘀、气虚血瘀、心气虚、气阴两虚。目前存在的问题是缺少统一分型标准，实验设计不规范等。结论：尚需进行大规模、多中心的流行病学调查，开展对AMI中医证候规范的研究，进行科学规范大样本的临床试验。

（2）临床治疗研究　20世纪70年代，以监护心律失常为主要手段的冠心病监护病房（coronary care unit，CCU）大大减少了心律失常性死亡；AMI的病死率从30%降至12%～15%。进入80年代，溶栓治疗成为AMI再灌注治疗的重要手段，可以降低病死率25%～47%。20世纪90年代以后，急诊介入治疗的普及进一步丰富了AMI再灌注治疗的临床技术手段。在具有心脏中心的综合医院，急诊介入治疗使 AMI 的病死率降至 5% ～ 7%。

李庆海等运用通脉愈心浓缩丸（瓜蒌、薤白、半夏、当归、赤芍、红花、黄芪、川芎、枳实、茯苓、丹参、郁金、石菖蒲、夏枯草等）防治冠心病（中医辨证属痰瘀互结证者）冠脉支架置入术后再狭窄疗效显著。

最近的研究显示，药物洗脱支架在冠状动脉介入治疗再狭窄防治方面呈现里程碑式的进展。FIM、RAVEL、SIRIUS 等实验显示，具有免疫抑制作用的天然大环内酯类抗生素雷帕霉素涂层支架及紫杉醇涂层支架可以有效地防止支架内再狭窄。目前国内尚有大蒜素、葛根素、大黄素涂层支架正在基础研究之中，这些涂层药物均具有一定的植物药背景，希望能够成为有前途的中医药研究成果。

北京地区 AMI 协作组 2000 ～ 2001 年的调查中，Logistic 多元回归分析结果显示，能够使 AMI 病死率降低的综合因素（从危险度由低到高排序）：再灌注、使用调脂药物、静脉滴注中药、β 受体阻滞剂、低分子肝素、ACEI 药物、洋地黄。被调查患者中 379 例接受了中药静脉制剂点滴治疗。使用频度高的前 6 种静脉制剂是川芎嗪、生脉饮、血塞通或血栓通、丹参、复方丹参和葛根注射液。中药静脉制剂单独或组合成三大类治法：活血法、益气活血法、益气法。这一结果在一定程度上印证了 20 世纪 90 年代中期戴瑞鸿教授在上海所做的另一个回顾性心肌梗死临床流行病学调查结果，该研究显示丹参注射液在 AMI 合并心源性休克的男性患者，可以降低病死率。以上两个研究虽然是回顾性的横断面调查，方法学上存在一定的局限性，却是我国仅有的关于 AMI 中医药治疗的临床流行病学调查，也是整个中医药研究中不多的流行病学研究，因为其在不同时间、不同地点重复显示了相近的研究结果，提示中医药在防治 AMI 中具有重要的地位。

3. 充血性心力衰竭

近年来，充血性心力衰竭的基础与临床研究取得了长足的发展，心力衰竭是各种心脏病的严重阶段，5 年存活率与恶性肿瘤相仿。据我国 50 家医院住院病例调查，心力衰竭住院率只占同期心血管病的 20%，但死亡率却占 40%，提示预后严重。慢性心力衰竭的治疗近年有了非常值得注意的转变，从短期血流动力学／药理学措施转为长期的、修复性的策略，心力衰竭的治疗目标不仅是改善症状、提高生活质量，更重要的是防止和延缓心肌重塑的发展，降低心力衰竭病死率和住院率。

充血性心力衰竭一直是中医药临床研究的重点。早期中国中医科学院、北京中医药大学等多家单位先后对北五加皮、夹竹桃、铃兰、玉竹等单味中药的抗心衰作用进行了基础与临床研究，结果显示均有不同程度的强心苷作用。上海华山医院研究显示黄芪、党参具有磷酸二酯酶抑制剂样的作用。北京中医医院许心如教授以葶苈大枣泻肺汤和防己黄芪汤为主方组成的心衰合剂与强心栓，具有扩张血管、利尿及正性肌力作用，对轻度心力衰竭患者单独使用或顽固性心衰合并常规西药使用，可以较好地改善患者的临床证候。

近年来，多数学者在应用中医药治疗心力衰竭的同时对其疗效机理进行了探索，临床研究多采用温阳、益气、活血、利水等方法，同时观察患者血浆肾上腺素、血管紧张素、内皮素、一氧化氮、心钠素、脑钠素等。黄衍寿等采用随机双盲、安慰剂对照的方法，用保心康治疗气阳虚型心力衰竭，临床总有效率可以达到 87.8%。曹雪滨等在大量临床观察的基础上分析充血性心力衰竭中医辨证分型特点，探讨充血性心力衰竭中医辨证分型的客观化指标，复制出具有气虚血瘀特点的充血性心力衰竭动物模型；从多个角度，应用多种研究手段探讨中药治疗充血性心力衰竭的作用机制，并提出了气虚血瘀为充血性心力衰竭始动因素的观点。

李庆海等运用参脉强心合剂（强心合剂2号主要药物组成：人参、麦冬、五味子、玉竹、茯苓、葶苈子、车前子、当归、丹参、枳实等）治疗充血性心力衰竭属气阴两虚、水瘀互结者；参附强心合剂（人参、黄芪、制附子、麦冬、玉竹、茯苓、葶苈子、桑白皮、车前子、当归、枳实等）治疗充血性心力衰竭属气阳亏虚、血瘀水停者，均收到了显著效果。2008年，长春中医药大学熊丽辉通过对近20年来有关CHF的中医证候文献资料的回顾性研究，得出气阴两虚、气虚血瘀、阳虚水泛、心肾阳虚、心阳虚是心衰前六位的证候；病变脏腑依次为心、肾、肺、脾、肝；病性依次为气虚、阳虚、阴虚、血瘀、水结，对心衰的临床诊治起到了一定的指导作用。

临床试验研究主要有单方研究和复方研究两大类。复方研究主要是对围绕益气、温阳、活血、利水等治疗大法所组复方的药效学及机制的探讨。研究的重心则逐渐由简单的心功能观察转向对细胞、分子作用机制的研究。李荣堂等应用复方丹参滴丸联合常规疗法治疗冠心病合并心衰，通过观察治疗前后血浆CGRP和ET浓度，认为复方丹参滴丸联合常规疗法能显著改善患者的CGRP和ET的代谢失衡。

动物实验研究多从神经内分泌角度探讨中医治疗心衰的机制，通过其抗自由基、降低Ang Ⅱ水平、提高CCRP水平、纠正失衡的ET/CGRP的比值、抑制心肌细胞凋亡、改善心肌能量代谢等方面来研究。如胡元会等研究发现益气活血中药心复康口服液能调节心肌细胞GLUT-1的含量，改善心肌能量代谢，从而保护心功能。

目前中医对古方、专方以及特殊剂型临床研究大多在常规应用西药的前提下完成，使中药处于某种辅助性及附加性的地位，尤其在急、危、重症CHF患者的治疗中，尚缺乏与一线抗心衰西药相类似的替代产品，这些对CHF中医药防治研究提出了更高的要求。今后的工作中应以中医为本，选择能科学反映心衰疗效的客观化指标，进行具有前瞻性、系统性、大样本的临床研究，为临床用药提供理论依据。关注患者的远期生存率和生存质量，但是尚无具有循证医学基础的临床流行病学研究报告。

4. 高血压病

我国历史上曾经有3次全国性高血压抽样调查工作，目前我国15岁以上人群高血压的发病率为11.26%。1960年王景和、李心天提出中西医结合综合快速疗法，成为医学领域中医学模式从生物-医学转变为生物-心理-社会模式的先行者。上海邝安堃领导的课题组对556例原发性高血压患者进行了单纯药物治疗与配合气功综合疗法的对照研究，平均随访18～22年。结果显示综合疗法组随访期间病死率31.09%，脑卒中发病率19.64%，对照组病死率41.67%，脑卒中发病率41.02%，两组间具有显著差异。

沈绍功教授提出痰瘀互结、毒损心络为高血压病的主要病因病机。经临床及实验研究表明，络活胶囊对痰瘀互结、毒损心络证类的总有效率为93.6%。药效起效时间平均为28.0±8.0分钟，药效持续时间平均为4.40±0.63小时。临床观察证明络活胶囊水煎剂治疗高血压病疗效确切，同时具有调节血脂、改善血液流变学指标、润肠通便、调节肠道功能的作用。

随着当代医学模式向循证医学模式的转变，和对高血压研究的不断深入，人们越来越多地认识到高血压综合治疗的重要性。高血压的中医、中西医结合研究在世纪之交也发生了一些变化。一方面是从单纯追求血压下降转变为中西医结合努力提高患者的生存质量，WHO生存质量量表等与生存质量有关的量化指标被较多地应用于临床研究。另一方面是更加关注中药对高血压病终点事件可能的影响，研究者希望通过研究发现能够影响高血压患者生存问题的中西医结合治疗方法。但是在这方面，目前更多的是在应用基础研究层面上，如中医药对高血压患者对动脉硬化斑块的影响、对内皮功能的影响、对血小板活化的影响、对血液流变学的影响等，尚缺乏临床流行病学的研究结果。

5. 血脂异常

我国至今尚无全国性血脂水平和血脂异常的患病率资料。血清胆固醇升高对冠心病的危险在西方人群已经有大量流行病学研究。上海陈振明前瞻性研究资料显示，东方人群中"较低的"胆固醇水平（均值为 4.12mmol/L）依然与冠心病的死亡呈显著正相关。

北京、上海、广东 17 家医院心内科、内分泌科与神经内科的 1000 例高脂血症患者治疗状况调查显示，按我国血脂异常防治建议的目标，总胆固醇、低密度脂蛋白胆固醇、甘油三酯三项全部达标者仅 10.1%。分析处方占比情况，他汀类 59.0%，贝特类 23.7%，中成药 11.4%，多烯脂肪酸类 3.9%，烟酸类 1.7%，其他 0.4%。不同药物达标分析：他汀类 12.1%（62/514），贝特类 13.1%（25/191），中成药 8.3%（7/84），其他药物无达标患者。这一结果显示目前接受治疗的高脂血症患者中，血脂水平大多数尚未达标。中药在血脂异常的治疗中占有一定的地位。

2005 年，冠心病二级预防研究协作组报告了中国冠心病二级预防研究项目（CSPS）的研究结果。1996 年开始由中国医学科学院阜外心血管病医院牵头，国内 66 个中心参加的随机、双盲、安慰剂对照的临床试验，观察中药红曲提取物制成的国产中药降脂药物血脂康调整血脂对冠心病二级预防的效果。共有 18～75 岁的 4870 名患者入选，均有明确的冠心病心肌梗死病史，血清胆固醇水平为 9.4～13.9mmol/L，随机双盲分为血脂康组和安慰剂组。研究结果于 2004 年 7 月公布：主要终点事件在血脂康组的发生率为 5.72%，安慰剂组为 10.41%，治疗组相对危险降低 45.1%（$P=0.0000$）。其中冠心病死亡血脂康组为 3.79%，安慰剂组为 5.49%，血脂康组相对危险降低 31.0%（$P=0.0048$）。非致死性心肌梗死血脂康组为 1.93%，安慰剂组为 4.92%，血脂康组相对危险降低 60.8%（$P=0.0000$）。各种原因死亡在血脂康组为 5.19%，安慰剂组为 7.74%，血脂康组相对危险降低 33.0%（$P=0.0003$）。其中肿瘤死亡在血脂康组降低 54.7%。长期服用血脂康安全。这是我国首次应用中药制剂进行的针对冠心病终点事件的大规模、多中心、随机双盲临床研究。

6. 病毒性心肌炎

病毒性心肌炎为青少年多发病，部分因治疗不当等可发展为心肌病，导致严重不良后果。流行病学资料表明，病毒性心肌炎的发病率近年来呈明显的上升趋势，但至今对此病的诊断标准国际上尚未统一，近几年对该病的研究主要集中在诊断和治疗方面。

在病机方面，突破较早邪毒侵袭和正气亏虚的限制，病机表现多元化。宋兴认为六淫邪毒皆可为患，气机郁闭、邪毒内陷是本病病机核心所在；曹洪欣等认为本病的发病和病机与大气下陷密切相关，进一步提出"虚"和"陷"是本病的两个层次的病理变化；成建定等从脾胃学说探讨，认为本病的病机与脾胃功能息息相关；杨思进认为肺脾功能失调是病毒性心肌炎的重要病因；王振涛等认为痰湿是本病病机关键。这种多元化的病机有利于开拓临床辨证思维。

辨证论治时，大多数分期而治。王振涛抓住"虚、毒、瘀" 3 个关键，分为急性期、恢复期、迁延期和后遗症期，分期施治。曹洪欣根据病毒性心肌炎证候演变规律，分急性期、迁延期、慢性期三期论治。袁美凤以辨别心阴心阳、心气心血作为治疗的基本，辨证与辨病相结合，分为急性期、恢复期、迁延期、慢性期四期进行治疗。王崇华根据正邪虚实不同将病情分初期、中后期两期论治。曹玉山老中医把本病分为早、中、后三期辨治。分期辨证论治大多数受西医分期的影响，也有人单以中医立论，以脏腑辨证、气血辨证、温病三焦辨证，但为数甚少。

对证类演变方面研究尚显不足，曹洪欣等对 201 例病毒性心肌炎病例分析显示，病毒性心肌炎常见证型有 8 个：邪毒侵心证、大气下陷证、痰阻心络证、心脾两虚证、气阴两虚证、心血瘀阻证、阴虚火旺证及阴阳两虚证。病毒性心肌炎证候演变规律：急性期主要出现热毒侵心证、气阴两伤证和湿热蕴结心脾证 3 个证候；迁延期主要出现大气下陷证、气阴两虚证、心脾两虚证、阴虚火旺、心血瘀阻证和痰阻心络证 6 个证候；慢性期主要出现大气下陷证、心血瘀阻证、心脾两虚证、气阴两虚证和痰阻心络证 5 个证候。

实验研究仍集中在中药的抗病毒、抗炎、抗心律失常、抗氧化、抗自由基、保护心肌细胞、改善循环、调节免疫等方面。值得一提的是，近些年在研究中药抗病毒性心肌炎慢性期纤维化方面取得了一定成果。王振涛等的研究结果显示，中药在病毒性心肌炎慢性期仍能有效抑制病毒复制，能抑制心肌纤维化，从而具有防治病毒性心肌炎慢性期发展为扩张型心肌病的作用。

在临床研究方面，提示中医药治疗能够明显提高治愈率，减少并发症，有效地改善症状。但大多数仍是局限于个人经验的报道和简单临床对照试验，较为严格的随机、平行、对照、大规模研究目前尚无相关报道。中医药的散在、小规模、不规范、重复性差的研究严重阻碍了中医药在本病防治中发挥其应有的作用，也妨碍了在基层医院进行推广应用。建立病毒性心肌炎中医证治及应用规范、建立病毒性心肌炎中医基层指南将成为未来的研究方向，为此国家科技支撑计划课题——"病毒性心肌炎中医证治及应用规范研究"，将为本病制定出中医证型规律、辨证标准、治疗标准及疗效评价标准体系。

二、学科发展成果

近 10 年来政府大量投入科研经费，科研院所投入人力和物力，心血管疾病的防治已列入国家重点基础研究发展计划（973 计划）国家 973、国家高技术研究发展计划（863 计划），科研项目从不同角度对中医心病的不同疾病进行研究，科研成果不断涌现。

1. 科研成果

（1）王阶主持的"冠心病心绞痛病证结合证候诊断及临床特征研究"2007 年获中华中医药学会科技成果二等奖。

（2）韩丽华主持的"益气活血方干预心梗后大鼠左室重构及其相关分子机制研究"获得 2007 年中华中医药学会科技成果三等奖。

（3）中国中医科学院曹洪欣教授主持完成的"益气升陷法在病毒性心肌炎中的应用与研究"获 2005 年度国家科技进步二等奖。

（4）曹雪滨主持的"充血性心力衰竭中医证治规律的系列研究"获 2005 年中华中医药学会科学技术奖一等奖。

（5）刘红旭等"参元丹治疗不稳定型心绞痛的临床与实验研究"获 2005 年中华中医药学会科技进步三等奖。

（6）韩学杰主持的"痰瘀同治方对冠心病心绞痛血管内皮损伤保护作用的研究"获 2004 年北京市科技成果三等奖。

2. 优秀著作

（1）中医心病分会编写的《中医心病的诊断标准与疗效评价》获 2004 年中华中医药学会优秀著作一等奖。

（2）沈绍功主编的《沈绍功中医方略论》获 2006 年中华中医药学会优秀著作三等奖。

3. 心病中成药

回顾近 10 年国内医学期刊中医药治疗相关文献，中药静脉注射制剂已广泛应用于心血管疾病的治疗，在临床与基础方面的研究逐渐增多。中药静脉注射制剂在升高血压、治疗及预防心律失常、改善心功能等方面有良好的作用，并在防止溶栓后心肌再灌注损伤、保护心肌方面取得了一定的疗效。

我们自主研发中成药的能力日趋增强，从以往的复方中成药研究逐渐过渡到单味药物的研究，从口服药的研发转变为注射剂的研究。

例如：葛根素注射液、血塞通注射液已广泛用于中医心病急症。由胸痹急症协作组研制的补心气口服液和滋心阴口服液适用于心病气虚和阴虚加痰浊证患者，二十年来被医患接受，心痛舒气雾剂可以明显缓解冠心病心绞痛，减少硝酸甘油制剂的毒副作用。

4. 中医心病诊疗方案的制定

2006 年 10 月，自中医心病分会成立以来，首要任务是制定冠心病心绞痛、高血压病、血脂异常三种疾病的诊疗方案。经过一年多来的文献资料检索，6 次专家会的意见征询，根据专家意见进行修改，分别在《中华中医药杂志》2008 年 7、8、9 期发表，在全国范围内再次征集意见，方案验证，最终为形成国内诊疗标准做好基础工作。

三、学科存在问题与对策

（一）学科发展能力分析

中医药防治心血管疾病是中医药基础与临床研究最为活跃的研究领域。在中医药防治心血管疾病方面汇聚了大量的中医、中西医结合专家，取得了丰硕的研究成果。在该领域，中医防治心血管疾病的应用基础研究发展最为突出，中医理论创新与传承也有较多的收获，而中医药治疗心血管疾病的临床研究最为活跃，并正在向着更加严谨和科学的方向发展。

2006 年，中华中医药学会成立心病分会并在芜湖召开了第八次全国学术年会，世界中医药学会联合会心血管专业委员会在加拿大召开了第二届世界中医药心血管病学术大会，成为中医药治疗心血管病学术发展最为活跃的一年，同时也显示了中医药治疗心血管疾病学术研究可持续发展的巨大潜力。

2007 年 9 月，中华中医药学会心病分会在河南郑州召开了第九次全国中医心病学术年会，针对中医心病诊疗标准的不统一、不规范的问题，会议确认了受中华中医药学会委托制定冠心病心绞痛、高血压、血脂异常三个疾病中医诊疗专家共识等年度工作。

2008 年 5 月，国家中医药管理局"十一五"心血管重点专科协作组工作会议在河南郑州召开。会议成立了冠心病、高血压、高脂血症、心律失常及心力衰竭协作组，正式启动了全国中医心血管疾病重点专科协作组的工作。

2008 年，中华中医药学会与首都医科大学附属北京中医医院协作，在北京市中医管理局的大力支持下，在全国范围内开展了中医医院急性心肌梗死患者住院治疗状况的临床流行病学调查。这是国内首次以临床注册的方式进行中医医院住院患者的临床流行病学调查，目前已经有国内 20 余家三级甲等中医医院参加本项工作。

（二）学科发展制约因素分析

1. 目前学科发展存在的问题

（1）心血管疾病中医理论创新与基础研究的大量研究成果未能转化成为临床成果而服务于广大患者；大量相同水平的临床研究工作不能有效地整合为具有循证医学的研究，中医药治疗心血管疾病缺乏临床流行病学的有力证据。

（2）缺乏如何更好地在新时期农村卫生、社区医疗及基本医疗保险领域发挥中医药的特色优势的研究。

2. 制约学科发展的因素

（1）学科发展尚未形成自身的发展体系，中医心血管疾病基础研究与临床研究发展不平衡，学科内部资源缺乏有效的整合，不能充分利用有限资源进行有计划的战略攻关，如组织大规模的基于循证医学基础的临床研究。

（2）医疗卫生事业政策导向不明确，市场化倾向使中医医院、中医研究机构和中医研究人员面临生存困境，影响中医心病学学科的发展，难于建立具有战略意义的学科长期发展目标，中医药治疗方法的应用缺乏政策和经费保障。

（3）对应现代西医学心血管病研究高投入带来的高速发展，中医药研究人员对自身的学术发展缺乏信心，经费投入不足。

3. 学科发展对策建议

（1）突出临床疗效，发挥中医辨证论治优势　临证倡导"单元组合辨证分类法"，即心病先确立几个辨证的单元，虚实各 3 个单元：心气虚损、心阴不足、心阳不振、痰浊闭塞、心血瘀阻、寒凝气滞。每个单元以舌脉和 1 个必备主症为准加以区分，如心气虚损：舌质淡，苔薄白，脉沉细，心悸气短。然后根据临床出现的病变加以组合，做出证候分类就会比较符合临床实际。如"胸痹心痛·心气虚损、痰浊闭塞证""胸痹心悸·心阳不振、心血瘀阻、痰浊闭塞证"等。

（2）中医诊疗要标准化，最终走向国际化　中医心病分会曾试行"计量评分法"，即根据证候（包括症状和舌脉）出现状况、是否需要药物缓解以及对工作生活的影响程度，由 0 分到 4 分加以 5 级计分，分别统计证候的疗前、疗后分值，再按分值评定疗效。根据临床实际分 4 级评定标准，显效包含痊愈，分值为 0 或分差 ≥ 70%；有效分差 50% ～ 70%；无效分差 ≤ 50%；加重疗后增分。

诊疗水平的主要标识，当务之急是建立中医化、客观化、科学化的标准，才能走向国际化。既要体现"中医不能丢"的宗旨，又要实施"中医不能停"的原则，本着"西为中用""洋为中用"的方针，全面地、尽力地、快速地汲取现代的微观指标，尤其是特异性的指标，客观和微观同态的、紧密的、相符的结合，这些必要的注入和完善，使中医诊疗标准产生了新意，出现了新态，组成了中医诊疗标准现代化的新模式，诊疗标准现代化的实现是一门学科成熟的重要标识。

（3）加强基于 RCT 的临床研究和实验研究　大型 RCT 临床研究结果一直备受西医学推崇，这是建立诊治指南、临床医疗模式的重要导向。然而目前中医界设计严谨的大规模、多中心前瞻性 RCT 临床研究数量还太少，离现代循证医学的要求还相距甚远，且部分临床报道缺乏严格意义上的随机、对照、盲法设计，实验结果的可重复性差，导致中医总体研究水平低下。期待未来有更多中医 RCT 研究的大量出现，以期提高中医药临床研究的质量和水平。

（4）加强中医药抗炎、抗动脉硬化方面的研究　炎症因子网络失衡与动脉硬化的关系早已得到证实，但西医学因缺乏有效的治疗药物而束手无策。与西药相比，中医药具有"标本同治、双向调节、多靶点、多因素作用"的特点，在抗炎、抗氧化、增强免疫功能、抗病毒等方面均有一定优势。中医药防治动脉硬化必将是医学界长期关注的重要课题。

（5）加快新药剂型改革　虽然近年来冠心病心绞痛的治疗剂型有了较大改进，但仍以汤药为主，给患者带来诸多不便，且冠心病心绞痛发作期病情较急，汤药远远不能适应病情的需要，因此应加快剂型改革，研制高效、速效和控释/缓释的有效中药制剂。

（6）建立科学疗效评价体系　中医药在改善症状、心电图、心功能及患者生活质量方面有确切的疗效，但仅凭这些评价指标是不够的，尚需纳入能反映远期预后的观察指标，如住院率、死亡率、心血管事件等终点指标。另外，借鉴循证医学、临床流行病学手段，建立系统、科学、客观的临床研究评价体系是中医药提高临床研究水平、走向世界的必由之路。

（7）实现中医医疗普及化　中医走向农村，建立农村和社区学术医教平台，面向乡村医生和社区医生，实施医教兴农计划，医疗下乡、下社区，为大众服务，建立咨询网络。培训乡村医生、社区医生，提高诊疗水平，吸收乡村医生、社区医生参加心病分会的相关学术交流活动，提高他们的信息量和学术水平。

参考文献

［1］王阶，李军，姚魁武，等. 冠心病心绞痛证候要素与应证组合研究［J］. 中医杂志，2007，48（10）：920-922.

［2］邓悦，郭家娟，李红光，等. 从中医伏邪病因论治冠心病的思考［J］. 长春中医药大学学报，2007，23（6）：1-2.

［3］沈绍功. 辨证序列方药诊治冠心病心绞痛［J］. 中医急症通讯，1990（7-8）：1.

［4］戴瑞鸿，罗心平. 中西医结合防治冠心病的回顾与展望［C］. 中国中西医结合学会. 第七次全国中西医结合心血管病学术会议论文汇编，2005（9）：3-5.

［5］沈绍功，韩学杰. 冠心病心绞痛痰瘀互结证的本质探讨［J］. 中国中医基础医学杂志，2002，8（10）：53-54.

［6］沈绍功，韩学杰. 高脂血症（痰瘀互结证）是冠心病心绞痛的始动和诱发因素［J］. 中华综合临床医学杂志，2003，5（8）：46-47.

［7］沈绍功，韩学杰. 痰瘀同治方对冠心病心绞痛血管内皮损伤保护作用的临床研究［J］. 中国医药学报，2003，18（1）：18-21.

［8］陈可冀，徐浩. 中西医结合防治冠心病的难点与对策［C］. 全国中西医结合血瘀证及活血化瘀高层论坛论文集，2006（8）：3-5.

［9］雷燕，陈可冀，柯元南，等. 愈心痛胶囊治疗不稳定性心绞痛临床研究［J］. 中国中西医结合杂志，1996，16（10）：580-584.

［10］刘红旭，邓新荣，金玫，等. 不稳定性心绞痛患者血浆内皮素、一氧化氮水平及中药治疗的影响［J］. 中国中西医结合杂志，1996，16（10）：585-587.

［11］张文高，郑广娟，朱庆均，等. 中西医结合防治易损斑块、易损血液的研究与思路［C］. 中国中西医结合学会. 第七次全国中西医结合心血管病学术会议论文汇编，2005（9）：93-107.

［12］韩丽华，王振涛，吴鸿. 益气活血方对心梗后左室重构大鼠血 PC Ⅲ、TNF-α、ET-1 的影响［J］.

上海中医药杂志，2004，38（9）：50-52.

[13] 韩丽华，王振涛，索红亮，等．益气活血方促心梗后大鼠缺血心肌血管新生的实验研究［J］．河南中医，2005，25（11）：21-22.

[14] 韩学杰，张立石，崔巍，等．痰瘀同治方对高脂血清损伤体外培养细胞保护作用的研究［J］．中国中医基础医学杂志，2002，8（12）：30-32，38.

[15] 韩学杰，沈绍功．痰瘀同治方逆转动脉粥样硬化家兔作用机制研究［J］．中西医结合心脑血管病杂志，2003，1（2）：65-67.

[16] 叶子，李勇，范维琥．第七届全国中西医结合心血管病学术会议纪要［J］．中国中西医结合杂志，2006，26（3）：285-287.

[17] 朱文莉，崔延安，朱敬荣，等．胸痹心痛中医证型与16层螺旋CT冠状动脉成像的相关性研究［J］．辽宁中医杂志，2007，34（5）：545-546.

[18] 陈昕琳，项志兵，顾仁樾．vWF、Ps水平与冠心病中医证型相关性的临床研究［J］．湖北中医杂志，2007，29（8）：11-12.

[19] 王晓才，林谦，王晓宝，等．胸痹中医证候影响因素的回归性分析［J］．北京中医，2007，26（4）：218-220.

[20] 李秋菊．中西医结合治疗冠心病心绞痛的临床观察［J］．中国中西医结合杂志，1999，19（9）：565-566.

[21] 李庆海．中西医结合治疗不稳定型心绞痛疗效观察［J］．中西医结合实用临床急救，1997，3（4）：117-118.

[22] 上海市AMI调查协作组．上海市2063例AMI患者住院治疗状况分析［J］．中华心血管病杂志，2004，32（2）：121-125.

[23] 沈绍功．提倡冠心病治疗新思路［J］．中国中医急症，1999（2）：51.

[24] 刘红旭，雷燕，王硕仁，等．北京市地区中医医院400例AMI患者住院治疗状况初步分析［C］．第二届中日韩血瘀证及活血化瘀研究学术大会学术论文集，2003：53-59.

[25] 王玲，邹志东，刘红旭．急性心肌梗死中医证候规律研究［J］．中国中医急症，2007，3（16）：302-306.

[26] 黄衍寿，冼绍祥，丁有钦，等．保心康治疗气阳虚型充血性心力衰竭的临床研究［J］．中药新药与临床药理，2000，11（5）：261-265.

[27] 李庆海．强心合剂2号治疗充血性心力衰竭306例临床观察［J］．中国中医药科技，2000，4（7）：249-250.

[28] 李庆海．参附强心合剂治疗充血性心力衰竭的临床观察［J］．中华中医药杂志，2005，20（2）：103-104.

[29] 熊丽辉．充血性心力衰竭中医证候文献分析［J］．陕西中医，2008，29（2）：137-138.

[30] 李荣堂，胡建福．复方丹参滴丸对冠心病合并充血性心力衰竭患者血浆CGRP和ET浓度的影响［J］．中国老年学杂志，2003，23（7）：424～425.

[31] 胡元会，吴华芹，王阶，等．心复康口服液对心肌梗死后心衰大鼠心功能及心肌葡萄糖转运因子1表达的影响［J］．上海中医药杂志，2008，42（6）：75-77.

[32] 韩学杰，沈绍功．络活胶囊水煎剂治疗早期高血压病的临床及实验研究［J］．中国中医急症，2002，

8（1）：4.

［33］血脂康调整血脂对冠心病二级预防研究协作组. 中国冠心病二级预防研究［J］. 中华心血管病杂志，2005，3（2）：1-6.

［34］宋兴. 病毒性心肌炎诊治辨析［J］. 成都中医药大学学报，2004，27（3）：1.

［35］曹洪欣，朱海艳. 大气下陷证与病毒性心肌炎相关性理论的理论探讨［J］. 陕西中医，2002，23（2）：141.

［36］成建定，孙慧兰，陈玉川，等. 从脾胃学说探讨病毒性心肌炎的发病机制［J］. 山东中医杂志，2002，21（7）：387.

［37］白雪，杨思进. 杨思进教授对病毒性心肌炎的辨证用药经验［J］. 四川中医，2007，25（9）：3-5.

［38］王振涛，朱明军，李海波. 从痰湿论治病毒性心肌炎［J］. 浙江中医杂志，2001（11）：491.

［39］王振涛. 病毒性心肌炎的分期辨治［J］. 河南中医，2003，23（2）：44-46.

［40］刘寨华，曹洪欣，张华敏. 病毒性心肌炎证候演变规律探析［J］. 中国中医基础医学杂志，2007，13（11）：837-839.

［41］廖若莎，杨丽新. 袁美凤教授治疗小儿病毒性心肌炎经验［J］. 中华实用中西医杂志，2005，18（16）：649-650.

［42］王崇华. 清热益气养阴通络法治疗病毒性心肌炎33例［J］. 陕西中医，2002，23（9）：773-775.

［43］张瑜. 曹玉山诊治病毒性心肌炎经验［J］. 中医研究，2005，12（18）：45-46.

［44］曹洪欣，刘寨华，张华敏. 基于聚类分析的病毒性心肌炎证候分类及证候特征研究［J］. 中医杂志，2007，48（7）：629-632.

［45］刘寨华，曹洪欣，张华敏. 病毒性心肌炎证候演变规律探析［J］. 中国中医基础医学杂志，2007，13（11）：837-839.

［46］尚东丽，王振涛，韩丽华，等. 心肌康抑制小鼠柯萨奇B_3病毒性心肌炎慢性期病毒复制的研究［J］. 国医论坛，2005，20（3）：16-17.

［47］王振涛，韩丽华，尚东丽，等. 心肌康对慢性病毒性心肌炎小鼠心肌Ⅰ、Ⅲ型胶原影响的研究［J］. 中医药学刊，2004，22（5）：859-861.

［48］王玲，邹志东，刘红旭. 中药静脉制剂治疗AMI研究进展［J］. 中国中医药信息杂志，2006，13（8）：91-93.

（本文收入中华中医药学会内科分会中医内科学科建设研讨会论文汇编，
2008年，韩学杰、刘红旭、胡元会、沈绍功等）

高血压病与痰瘀互结及五脏相关的理论探讨

【摘要】为了探讨高血压病发生与痰瘀互结的关系及其与五脏的相关性，文章对历代文献中关于痰、瘀与眩晕、头痛，五脏与眩晕、头痛的论述进行分析、研究，发现痰、瘀与眩晕、头痛的发生关系密切，眩晕、头痛的发生与五脏相关，并且痰、瘀与五脏功能失调相关。痰能致眩、致头痛，瘀也能致眩、致头痛，五脏功能失调可以产生痰、瘀，五脏病变可引发眩晕、头痛。因此，高血压病眩晕、头痛的发生与五脏病变有着直接或间接的联系，在临床治疗高血压病时要注意其与五脏的关联。通过临床实践，进一步证实高血压病的发生与心、肾的关系最为密切。历代文献虽有痰瘀互结致病的论述，但未发现痰瘀互结致眩晕、头痛的明确认识，而在临床上痰瘀互结是高血压病发生的重要病理因素，应引起重视。

【关键词】高血压病；痰瘀互结；五脏相关；理论探讨。

中医古代文献没有高血压病的病名，它属于"眩晕""头痛"范畴。历代医家认为其发生是由于肝阳上亢，肾阴亏虚，痰火内扰所致。本研究发现痰瘀与眩晕、头痛的发生关系密切，但未发现痰瘀互结致眩晕、头痛的论述，而临床痰瘀互结导致高血压病的发生显现，故本文就其理论进行探讨。

一、五脏与痰、眩

痰能致眩，关于这一点，东汉张仲景在《金匮要略》中最早从病因病机、治法方药方面对痰饮致眩进行详细记载，"心下有痰饮，胸胁支满，目眩"，提出"病痰饮者，当以温药和之"，方用健脾祛痰、益气止眩之苓桂术甘汤治疗。唐代王焘《外台秘要·痰厥头痛方八首》中又提出了痰饮日久引起脑痛的理论，"病源谓痰水在于胸膈之上，又犯大寒，使阳气不行，令痰水结聚不散，而阴气逆上，上与风痰相结，上冲于头，即令头痛，或数岁不已，久连脑痛"。而在《外台秘要·头风眩运》中提及了眩晕与宿痰的关系，并提出了治法："夫妇人头风眩运，登车乘船亦眩运眼涩，手麻发退，健忘喜怒，皆胸中有宿痰使然也。可用瓜蒂散吐之。"到了元代，朱震亨《丹溪心法》专列"头眩"一章，主要介绍了四气乘虚而眩晕，和七情郁而生痰动火，而致虚眩运，又明确指出"头痛多主于痰，痛甚者火多"。明代虞抟在肯定朱丹溪的痰眩的基础上，提出了痰火致眩的观点，《医学正传·眩运》："《黄帝内经》曰：诸风掉眩，皆属肝木。又曰：岁木太过，风气流行，脾土受邪，民病飧泄食减，甚则忽忽善怒，眩冒巅疾。虽为气化之所使然，未必不由气体之虚衰耳。其为气虚肥白之人，湿痰滞于上，阴火起于下，是以痰夹虚火，上冲头目，正气不能胜敌，故忽然眼黑生花，若坐舟车而旋运也，甚而至于卒倒无所知者有之，丹溪所谓无痰不能作眩者，正谓此也。躯体薄弱，真水亏欠，或劳役过度，相火上炎，亦有时时眩运，何湿痰之有哉？大抵人肥白而作眩者，治宜清痰降火为先，而兼补气之药。人黑瘦而作眩者，治宜滋阴降火为要，而带抑肝之剂。"可见，古人对于痰、眩、痰源及痰致病有了较深认识。

五脏功能失调均能生痰。宋代《圣济总录》在心脏门、脾脏门、肺脏门、肾脏门、虚劳门·肝劳、三焦门等篇章中论述五脏之痰的病机和基本治法。其中以草豆蔻丸方"治脾久虚，不下食，痰逆恶心"；以淫羊藿丸方"治肾脏壅盛上攻，头目胸膈咽嗌痰实不利"；以山芋丸方"治肾脏风冷气，胸中聚痰，夜梦泄精，腰膝无力，小便频数"。宋代陈言《三因极一病证方论·眩晕证治》认为七情、外感皆可生痰致眩，如"喜怒忧思，致脏气不行，郁而所生，涎结为饮"。元代朱震亨《丹溪心法·头眩》认为"脾为生痰之源，肺为储痰之器"。这些论述无论从病机还是治法都体现了五脏皆能生痰。

五脏病变也可引发眩晕。在清代高士宗《黄帝素问直解·腹中论》中就指出了肺脏、肝脏与眩的关系："肺主气，肝主血，气血皆虚，故目眩。"宋代《鸡峰普济方·风眩》则指出："夫风眩之病起于心气不足，胸中蓄热而实，故有高风面热之所为也。"清代程国彭在《医学心悟·眩晕》中明确指出："眩，谓眼黑；晕者，头旋也。古称头旋眼花是也。其中有肝火内动者，经云：诸风掉眩，皆属肝木是也，逍遥散主之。"但是在《医学心悟·头痛》一章中又说肾脏病头痛的病机和治法："肾厥头痛者，头重足浮，腰膝酸软，经所谓下虚上实是也。肾气衰，则下虚，浮火上泛，故上实也。然肾经有真水虚者，脉必数而无力，有真火虚者，脉必大而无力。水虚，六味丸，火虚，八味丸。"

五脏六腑经络病变也会引起头痛。金代张从正《儒门事亲·头痛不止》从经络方面说明了头痛与五脏的关系："夫头痛不止，乃三阳之受病也。三阳者，各分部分：头与项痛者，是足太阳膀胱之经也；攒竹痛，俗呼为眉棱痛者是也；额角上痛，俗呼为偏头痛者，是少阳（胆）经也；如痛久不已，则令人丧目。"而在明代虞抟《医学正传·头痛》论述了头痛与五脏的关系："东垣曰：《金匮真言》论曰：东风生于春，病在肝，腧在颈项，故春气者病在头。又诸阳会于头面，如足太阳（膀胱）之脉病冲头痛，足少阳（胆）之脉病头角颔痛。……头痛耳鸣、九窍不利者，肠胃之所生，乃气虚头痛也。心烦头痛者，病在膈中，过在手巨阳（小肠）、少阴（心），乃湿热头痛也。如气上不下，头痛癫疾者，下虚上实也，过在足少阴（肾）、巨阳（膀胱），甚则入肾，寒湿头痛也。如头半寒痛者，先取手少阳（三焦）、阳明（大肠），后取足少阳（胆）、阳明（胃），此偏头痛也。"可以看出头痛多与阳经关系密切，但与阴经也有关联，故而五脏六腑经络皆能引起头痛。

通过上面的论述可以看出，五脏与痰和眩有着密切的关系。唐代王焘提出了心脏痰饮与眩晕的关系，《外台秘要·头风旋方七首》载："又疗心虚感风，头旋心松，痰饮筑心闷，惝惝惚惚，不能言语，宜微吐痰。此候极重，秦艽饮子吐方。"清代李用粹《证治汇补》载有"中气不运，水停心下，心火畏水，不敢下行，扰乱于上，头目眩晕，怔忡心悸，或吐涎沫。宜泻水利便，使心火下交，其眩自已"。五脏生痰，痰浊致眩，五脏、痰、眩有着不可分割的关联。

二、五脏与瘀、眩

瘀也能够致眩。宋代杨士瀛《仁斋直指方论》认为眩晕与眩冒同义，对瘀血致眩形成了初步认识，"瘀滞不行，皆能眩晕"。明代虞抟提出"血瘀致眩"。清代潘楫《医灯续焰》认为"眩晕者，有因死血者……薄则上虚而眩晕生"。程国彭《医学心悟·产后血晕》中论述了"产后血晕，宜烧漆器，熏醋炭，以开其窍"，并着重说明"若瘀血上攻，胸腹胀痛拒按者，宜用归芎汤下失笑丸。若脾胃虚弱，痰厥头眩而呕恶者，用六君子汤"。清代傅山《傅青主女科歌括·正产气虚血晕》中也说："妇人甫产儿后，忽然眼目昏花，呕恶欲吐，中心无主，或神魂外越，恍若天上行云……今气又虚而欲脱，所剩残血，不能归经，而成血晕之症矣。"可以看出古人多是从可视之血致眩论述的。

古人对五脏与瘀血、眩晕之间的关系亦有明确的论述。隋代巢元方《诸病源候论·行黄候》曰："瘀热在脾脏，但肉微黄而身不甚热，其人头痛心烦，不废行立。"宋代《圣济总录·肝脏门》中论曰："肝实之状，苦心下坚满，常两胁痛，或引小腹，忿忿如怒，头目眩痛，眦赤生息肉是也。"其中都隐含着五脏瘀与头痛的关系。明代虞抟《医学正传·眩运》则直接指出："外有因呕血而眩冒者，胸中有死血迷闭心窍而然，是宜行血清心自安。"

三、医家论述痰瘀互结

古代文献中不乏关于痰瘀互结之论述，从与肝、心、脾、肺、肾五脏相联系的病证到内外妇儿均有体现。清代喻昌《医门法律·虚劳门·虚劳脉论》指出了肝脏因痰瘀致病和治法："若肝有积痰瘀血，结热而劳瘵者，其太冲脉必与冲阳脉不相应，宜以补阴药，吞当归龙荟丸。"《风劳臌膈四大证治·噎膈反胃》又说"大抵噎膈之证，多有结痰瘀血相停，若不去之，病必不除"。清代周学海《读医随笔·证治类·痉厥癫痫（奔豚）》中说："经曰心营肺卫，又心主知觉。心包络之脉，为痰血所阻塞，则心之机神停滞而无知矣。是营气壅实，而卫气力不足以推荡之，蓄积以致此也。又心与小肠脉络相通，小肠脉中有凝痰瘀血，阻窒心气，亦发为癫也。厥之病，气实而血虚；癫之病，血实而气虚。其邪皆实，其正皆虚。"就指出了痉厥癫痫都是因为心包络被痰浊瘀血所阻塞，清窍不通所致。清代《医宗金鉴·外科心法要诀》说明了由脾胃虚弱引起的痰瘀致病："流注原有证数般，湿痰瘀风汗后寒，发无定处连肿漫，溃近骨节治难痊，此证本由脾胃弱，留结肌肉骨筋间。"清代尤怡《金匮翼·喘统论·齁喘》中又指出肺脏痰瘀所致病："丹溪之治齁喘，乃阴虚火动迫肺，及浊痰瘀血凝结于内，故治以收敛消瘀之剂。"清代李学川《针灸逢源·证治参详·疝气》中说明了肾虚痰瘀发生疝气："疝属肝经，湿热痰瘀乘虚下流作病……乃湿热为标，肾虚为本。"

在古人的治疗中也体现了痰瘀同治的思想。清代唐容川《血证论·咳血》说："又丹溪云，此证多系痰夹瘀血，碍气为病，若无瘀血，何致气道如此阻塞，以致咳逆倚息，而不得卧哉。"并将治疗用方四物汤改为通窍活血汤。清代叶天士《临证指南医案·调经》中一医案说明了痰瘀立方原则："脉右缓左涩，经水色淡后期，呕吐痰水食物，毕姻三载余不孕，此久郁凝痰滞气，务宜宣通，从阳明厥阴立方。"治疗中取半夏、陈皮、茯苓、香附、山楂等，"痰瘀自下，胸次宽，呕逆缓"。晋代葛洪《肘后备急方·治胸膈上痰诸方》治"头痛不欲食及饮酒，则瘀阻痰方"。这些都表明了古人在疾病的治疗中对痰瘀很重视，并且总结出了验方。

古人在痰瘀互结的病机演变、疾病治疗方面也有了一定认识。明代虞抟《医学正传·痰饮》中论述丹溪对痰瘀的认识："自郁成积，自积成痰，痰夹瘀血，遂成窠囊。"清代唐容川《血证论·咳嗽》载"须知痰水之壅，由瘀血使然，但去瘀血，则痰水自消"。清代李用粹《证治汇补》在诸多病证的病因上，皆较前人有所发挥，在正气不足、痨虫袭入的基础上，又补充了"痰瘀稽留"之说。

四、眩晕与痰、瘀

通过以上资料可以看出，古代早有关于痰瘀致病的论述，但是却没有关于眩晕、头痛、耳鸣的痰瘀互结病因学论述。对于痰瘀眩晕，宋代朱肱《类证活人书》载赤茯苓汤，隐含了痰瘀同治的思想；清代喻昌《医门法律》提出其代表方剂和荣汤。可见，古代医家对于痰瘀致眩理论的认识分别停留在痰眩、瘀眩阶段，还未深入认识到痰瘀互生互变理论而致眩的阶段，也没有提出痰瘀互结的概念，更没有对眩晕痰瘀互结病机的认识。

五、五脏与痰、瘀

古人对于痰的认识极为清晰，但是对于瘀的认识只是停留在能看见的瘀血方面，被包含在扩大了的痰的范畴中，没有将痰与瘀区别开来并深入研究认识。就像明代李梴《医学入门·痰》中指出很多证类没有明显区分："但痰证初起，头痛发热，类外感表证，久则潮咳夜重，类内伤阴火。又痰饮流注，肢节疼痛，类风证……人知气血为病，而不知痰病尤多。生于脾，多四肢倦怠，或腹痛肿胀泄泻，名曰湿痰。若夹食积瘀血，遂成窠囊痞块，又名食痰。留于胃脘，多呕吐吞酸嘈杂，上冲头面烘热，名曰火痰。若因饮酒，干呕嗳，臂胁痛，又名酒痰。升于肺，多毛焦面白如枯骨，咽干口燥，咳嗽喘促，名曰燥痰，久为老痰、郁痰。又七情痰滞咽膈，多胸胁痞满，名曰气痰。迷于心，多怔忡颠狂，梦寐奇怪，名曰热痰。动于肝，多眩晕头风，眼目瞤动昏涩，耳轮搔痒，胁肋胀痛，左瘫右痪，麻木蜷跛奇症，名曰风痰。"其中，根据症状可以看出食痰、火痰、燥痰中可能就兼夹着瘀血的存在，而久病入络，老痰、郁痰、气痰中一定有血瘀，心主血脉，肝藏血，故而热痰、风痰也会有瘀血的混杂。再如清代李用粹《证治汇补·提纲门·中风》中用三化汤"治中脏，风痰瘀塞脏腑，大便不通，人壮实者"，也是将痰瘀相混而提。

六、眩晕与五脏痰瘀

通过上面论述可以看出，五脏病变可以产生痰、瘀，痰、瘀又可以分别致眩，五脏病与眩晕、头痛等高血压症状有直接或间接的联系，但是痰瘀互结致高血压病古人没有提出明确的认识。

近代沈绍功等首次提出"痰瘀互结、毒损心络"为高血压病发生和发展的重要病因病机，其中心、肾与高血压病有直接的关系。韩学杰、沈绍功认为痰瘀与五脏六腑等相关，正气亏虚，脏腑功能失调，导致气血失和，气机升降失调，水液代谢紊乱，积聚成痰，痰凝气滞，阻于络脉，痰浊瘀血胶结，而致痰瘀同病。痰瘀为病可相互影响，痰阻则血难行，血瘀则痰难化，痰滞日久必致血瘀，血瘀内阻，久必生痰。不仅痰饮、瘀血致病具有普遍性和广泛性，痰瘀相兼亦十分常见。笔者对 500 例高血压病患者中医证候调查结果显示，痰瘀互结、毒损心络证类在高血压发病中居首位，占 44.6%，排除混杂因素占 55%。在调查中笔者也对病因的五脏归属重新做了定位，主要与心有关者称为"心眩"，与肾有关者称为"肾眩"，与肝有关者称为"肝眩"，与脾有关者称为"脾眩"。调查结果发现，心眩者 321 例，占 64.2%；肾眩者 313 例，占 62.6%；肝眩者 155 例，占 31.0%；脾眩者 80 例，占 16.0%。由此看出，心眩和肾眩在高血压病患者中占主位，而以心眩者尤多，所以高血压病的五脏归属当以心肾为主，涉及五脏。但是也不难看出，观察中没有肺眩的患者，在以后的研究中需要进一步调查。综上，在临床时，既要注意痰瘀贯穿高血压病程各阶段的不同表现，又要注意五脏与高血压病的关联，这可能为高血压病的病因病机及其防治带来新的突破。

参考文献

［1］沈绍功. 沈绍功中医方略论［M］. 北京：科学出版社，2004：236-238.

［2］韩学杰，沈绍功. 痰瘀相关病因初探［J］. 中华中医基础医学杂志，1998，4（8）：44-46.

［3］韩学杰，朱妍，李成卫. 痰瘀互结、毒损心络导致高血压病的理论探讨［J］. 中国中医基础医学杂志，2008，14（3）：201-204.

［4］韩学杰，沈绍功. 高血压病痰瘀互结毒损心络理论渊源及创新性研究［J］. 中国中医急症，2007，16（10）：1169-1172.

（本文发表于《中华中医药杂志》，2009 年，韩学杰、刘颖、王丽颖、沈绍功等）

中医心病单元组合辨证分类法临证运用

中医心病学是专门研究心系病证的一门临床学科。这里的心是指中医学概念的心。从中医角度来讲，心病有 3 个内涵：一是与"心主血脉"功能相关的疾病，包括西医的心血管系统疾病；二是与"心主神明"功能有关的疾病，包括西医的某些高级神经系统病变；三是心与其他脏腑相关的疾病，"心者，君主之官"（《素问·灵兰秘典论》），心的功能失调会诱发其他脏腑疾病，包括某些口腔病、泌尿生殖系病变等。

中医心系病证是一个复杂的、多因素疾病，它的发生发展需要经历较长的病理过程，它的治疗也是渐进式，且应遵循个体化诊疗原则。为了提高它的临床疗效，沈绍功教授对其诊治进行了深入的探索，积累了丰富的经验和资料，提出"单元组合辨证分类法"的新方法，并制定了整体方案。方案的构成为：首先突出辨证论治原则，并遵循"急则治标，缓则治本"的古训，速效止痛治标，以理气、化瘀、祛痰为治，分辨寒热，"寒者热之"，"热者寒之"；长效治病求本，以补气、养阴、温阳为治，分辨气虚、阴虚、阳虚，"虚者补之"。其次是强调疗效、剂型、产品上的序列配套，形成整体治疗。

其本虚确立 3 个单元，即"心气虚损""心阴不足""心阳不振"，其标实也确立 3 个单元，即"痰浊闭塞""心血瘀阻""寒凝气滞"。辨证时突出舌诊，分清虚实，苔薄者为虚证，苔厚者为实证。

心气虚损证

舌脉：苔薄白，舌质淡，脉沉细，或结代。

主症：隐痛阵作，气短乏力，神疲自汗。

兼症：面色少华，动则加重。

心阴不足证

舌脉：苔净质红，脉细数或代促。

主症：隐痛忧思，五心烦热，口干梦多。

兼症：眩晕耳鸣，惊惕潮热。

心阳不振证

舌脉：苔薄白，质淡胖，脉沉细尺弱或结代，甚则脉微欲绝。

主症：闷痛时作，形寒心惕，面白肢凉。

兼症：精神倦怠，汗多肿胀。

痰浊闭塞证

舌脉：苔黄腻，或白滑，脉滑数。

主症：闷痛痞满，口黏乏味，纳呆脘胀。

兼症：头重身困，恶心呕吐，痰多体胖。

心血瘀阻证

舌脉：舌紫暗，或有紫斑，舌下脉络显露，脉涩或结代。

主症：刺痛定处，面晦唇青，怔忡不宁。

兼症：爪甲青紫，发枯肤糙。

寒凝气滞证

舌脉：苔薄白腻，脉弦紧或代。

主症：遇寒则痛，彻背掣肩，手足欠温。

兼症：胁胀急躁，畏寒口淡。

每个单元确立 2 项主症和 1 项兼症，加之舌象和脉象，尤以舌象为准，然后根据临证实际加以组合，见什么病变组合什么证类，如"胸痹心痛·心气虚损、痰浊闭塞证""胸痹心痛·心气虚损、心阳不振、心血瘀阻证""胸痹心悸·心阴不足、心气虚损、寒凝气滞、心血瘀阻证"等。证候分类的排列按轻重主次的顺序，有一个算一个。这种组合式的辨证分类法可以客观反映临床病变的实际，比较符合错综复杂而多变的临床证类，相对做到辨证的准确性，也便于实现辨证的实用化。

病案 1：心肌病

王某，43 岁，居住黑龙江省哈尔滨市，2004 年 11 月 18 日初诊（小雪）。

病史：患者 3 年前因饮酒出现心慌气短，伴头晕乏力，在当地医院做心脏彩超检查提示心肌病伴左心室肥大。患者有酗酒史 10 年，诊断为酒精性心肌病，经治疗症状好转，1 个月前因劳累后再次出现呼吸困难，咳嗽伴粉红色泡沫样痰，心率 100 次 / 分，心律不齐，早搏，约 8 次 / 分，偶尔出现阿 – 斯综合征，遂来北京某西医院求治。心电图：窦性心律，102 次 / 分，陈旧性前壁心肌梗死，频发室性早搏，8 次 / 分。临床诊断：酒精性心肌病并左心功能衰竭Ⅳ级；陈旧性心肌梗死。患者住院经强心利尿等药物治疗，效果不佳。建议患者实施心脏置换术或心瓣膜环置换术。患者要求中医治疗，故前来门诊求治。刻诊：心悸气短，胸闷憋气，动则尤甚，呼吸急促，头晕乏力，口唇紫绀，纳谷不香，形寒肢冷，腰膝凉痛，睡眠不安，小便量少。

检查：舌暗红，苔白腻，脉沉细无力。血压 100/70mmHg，心率 96 次 / 分，心律不齐（频发室早，10 次 / 分），神志清楚，精神欠佳，面唇青紫。X 线检查：双肺瘀血，左房室增大。超声心动图：左心房室肥大，二尖瓣关闭不良。核素心肌灌注 / 代谢断层显影：左心腔明显扩大，前壁心肌灌注 / 代谢显影明显受损，二尖瓣重度返流。冠状动脉造影：左冠状动脉前降支近端远段冠状偏心不规则50% 狭窄，左冠状动脉回旋支近段局限偏心不规则 80% 狭窄，左冠状动脉回旋支中段局限偏心不规则 90% 狭窄。

辨证：患者心悸气短，形寒肢冷，口唇发绀，为心阳不振、水气凌心之征。过度饮酒，损伤心、脾、肾之气，日久损及其阳，故出现纳谷不香，腰膝凉痛。清阳不升则头晕乏力。面唇青紫系心血瘀阻之象。心火不能潜降，故睡眠不安。动则耗气，故劳则气短。小便量少为膀胱气化不利所致。其病位在心、脾、肾，证属心阳不足，水气上犯，血脉瘀滞。

中医诊断：心悸。心阳不振、水气凌心证兼有心血瘀阻。

西医诊断：酒精性扩张性心肌病合并心力衰竭Ⅳ级，陈旧性心肌梗死。

治法：温振心阳，逐水通脉，活血化瘀。投沈绍功经验方"补心养血汤"合"三参饮"加味。

处方：西洋参 5g（另煎兑服），三七粉 3g（冲服），生黄芪 10g，当归 10g，苦参 10g，丹参 30g，生杜仲 10g，槲寄生 10g，郁金 10g，石菖蒲 10g，黄精 10g，桂枝 10g，生薏苡仁 10g，红花 10g，鸡血藤 10g，车前草 30g，炒葶苈子 10g。

结果：上方每日 1 剂，水煎分 2 次服。连服 7 剂，患者胸闷气短明显减轻，头晕乏力好转，呼吸通畅，仍形寒肢冷，腰膝凉痛，口唇发绀，面色青紫，睡眠欠佳，食欲不振，小便量少。复查心电图：心率 86 次 / 分，陈旧性前壁心肌梗死，频发室早，5 次 / 分。舌质暗红，苔薄白，脉沉细。心阳已振，心神不宁，故加夜交藤、珍珠母、生牡蛎镇静安神，加仙鹤草、太子参益气养血，加连翘清热凉心。患者带药 30 剂，加服正心泰胶囊，每次 4 粒，每日 3 次，用法同上。服至 27 剂时，患者来电告知已能上班，现无明显不适，仍在继续服药治疗中。

按语：《证治准绳·惊悸恐》曰："心悸之由不越二种，一者虚也，二者饮也。气虚者由阳气内虚，火气内动为悸也，血虚者亦然。其停饮者，由水停心下，心为火而恶水，水既内停，心不自安，故为悸也。"本案属心阳不足，水饮内停，治以沈绍功经验方"补心养血汤"合"三参饮"加味。补心养血汤由西洋参和三七粉组成，西洋参有大补心气之功，三七粉养血和血，两药相配补而不滞。阳虚必伴气虚，为了加强补气之力，故加仙鹤草、生黄芪、太子参。阴血同源，配当归、黄精养阴补血。因患者合并心律失常及心衰，故"三参饮"中用西洋参易党参，增加补气强心之功，丹参既活血化瘀，又能引药入心，苦参专泻心经之火，抗心律失常，桂枝温通心阳。现代药理研究表明，诸药相配有促进心脏释放心房肽激素而达到强心利尿的作用。

"血为气之母，气为血之帅，气行则血行"。气虚必有血瘀，该案患者兼有面青唇暗，故方中加三七、红花、丹参活血化瘀，改善心脏微循环，生杜仲和槲寄生调肾阴阳，以助心阳之振。郁金与石菖蒲豁痰透窍。水饮凌心，用炒葶苈子泻肺利水，强心利尿，清肺之上源，车前草利尿泻浊，引邪外出，泄水之下源，两药相配通调水道，调畅三焦。心主神志，心血不足，神失所养，则用夜交藤、珍珠母、生牡蛎养血宁神。纵观全方，辨证准确，配药特殊，如此严重扩张心肌病Ⅳ级心衰患者，治疗不足月余，病情得以控制，恢复上班，继续在门诊治疗观察。

病案 2：病毒性心肌炎

高某，6 岁，居住北京东城区，2002 年 3 月 13 日初诊（惊蛰）。

病史：2 个月前因感冒发热，体温在 38.5 ～ 39.3℃之间，服用"感冒清热冲剂""百服宁"等药，外感症状缓解，但仍低热，体温 37.2 ～ 38.5℃，心前区疼痛，在儿童医院做心电图：心率 84 ～ 130 次 / 分，窦性心律不齐，心动过速。诊断为"病毒性心肌炎"。经消炎及对症治疗，无明显好转，故前来求治。近 2 周来患儿心悸气短，低热咽痛，食纳不香，脘腹疼痛，大便干燥，夜眠不安，寐中汗出。

检查：舌尖红有紫斑，苔黄腻，脉结促。血压 80/50mmHg，体温 37.5℃，心率 114 ～ 130 次 / 分，心律不齐，扁桃体红肿Ⅱ度，无脓点。就诊前 3 天心电图：窦性心律不齐，心动过速。心肌酶各项均增高。

辨证：热毒外袭，正邪相争，肺卫失和，则发热咽痛。热扰心神而致心悸气短、夜眠不安；热邪熏蒸，发热汗出；热邪阻遏，气机不畅，见食纳不香，脘腹疼痛；热灼津液，可致大便干燥。其病位在心肺，证属热毒侵袭，心脉阻滞。

中医诊断：心悸，热毒外袭，痰瘀内停证。

西医诊断：病毒性心肌炎。

治法：清热解毒，通腑宁神，选用《温病条辨》银翘散加减。

处方：金银花 10g，连翘 10g，生甘草 5g，青蒿 10g（后下），牛蒡子 5g，桑白皮 10g，芦根 10g，莱菔子 10g，车前草 15g，焦三仙各 30g，生鸡内金 30g，全瓜蒌 15g，丹参 15g，生牡蛎 15g。

结果：上方每日 1 剂，水煎分 2 次服。连服 14 剂，患者低热发于下午及傍晚，体温 37.2～37.4℃，其余时间体温正常，心悸气短明显减轻，食欲增加，大便两日一行，近日易感乏力，夜间汗出，舌暗红，苔薄黄，脉细数。血压升为 90/60mmHg，心率减为 114 次/分，心电图：Ⅱ、Ⅲ、aVF T 波低平。心肌酶谱已正常。热毒渐清，脾胃气虚之证显现。治疗改为益气健脾，佐以清热解毒，方选补中益气汤加减。

处方：生黄芪 10g，党参 10g，升麻 5g，柴胡 5g，陈皮 10g，生白术 5g，连翘 10g，全瓜蒌 15g，莱菔子 5g，牡丹皮 5g，地骨皮 5g，丹参 10g，桑白皮 5g，知母 5g。

上方每日 1 剂，水煎分 2 次服。连服 1 个月，患者偶有午后发热，持续约 1 小时，体温 37.2℃左右，精神转佳，食欲增加，大便正常。心律不齐，加苦参、野菊花、川芎、石韦；气短乏力，加玄参、黄精、西洋参（另煎）、仙鹤草；低热汗出时，加鳖甲、知母、牡丹皮；咽痛甚时，加射干、牛蒡子。经 2 个月加减治疗，患儿已无低热，食纳馨香，二便自调，活动如常，体力恢复。上药做成丸剂，每次 3g，每日 2 次，巩固 2 个月，复查心电图：大致正常，心率 89 次/分。患儿恢复上学，随访 2 年未复发。

按语：本案属热毒侵袭肺卫，气血运行失和，痰瘀互结。方选辛凉解表的银翘散加减。患儿咽痛，此为热毒上炎，故选连翘、金银花、生甘草清热解毒，药理作用有抗乙型链球菌感染之效。病在肺胃，肺与大肠相表里，桑白皮、莱菔子泻肺通便，驱邪外出。风热壅痰，涤痰为先，故佐清热祛痰的全瓜蒌。小儿脾胃娇嫩，治疗时应顾护脾胃，加焦三仙、生鸡内金健脾和胃。青蒿、芦根退热、止渴而不滋腻。射干、牛蒡子祛痰解毒，为治咽圣药。莱菔子祛痰通便，车前草祛痰利尿，既助涤痰之力，又使邪从二便排出体外。实证已去，扶正为要，孩童应以补益中气为本，故选用补中益气汤扶正祛邪，随证加以玄参、黄精、西洋参补气养阴，气阴互根，养阴增加补气之力，仙鹤草补益心脾之气而不碍胃。低热多用鳖甲、知母、牡丹皮、地骨皮清热凉血，全方取其甘温除热之意。方意特点在于临证时不要受病的影响，认为病毒性心肌炎多用清热解毒药，易犯苦寒伤胃之弊。而应早期祛邪为主，兼以清热解毒，顾护脾胃；中后期扶正祛邪，益气养阴，兼以清热解毒。治疗儿科诸疾，时时勿忘健脾和胃，保护胃气，振奋食欲，这是取效之道。

［本文收入《中医药优秀论文选（下）》，2009 年，韩学杰、沈绍功］

高血压病与络病相关性的理论初探

【摘要】本文对古代及现代文献关于高血压病与络病的相关性进行了探讨，认为络脉在生理、病理方面具有基础性与广泛性，同时微循环是机体与周围环境不断进行物质、能量、信息传递的活动场所之一，络脉与微循环有其相似性。高血压病的证候演变规律与络病的层次递进互相吻合，因此络病是高血压病的主要病理状态。其大致可分为早、中、晚三个阶段。早期为疾病初起，络脉出现气滞、血瘀或痰凝等病理变化，以痰瘀互结、毒损心络为主，阴虚阳亢为辅；中期虚实并见，以痰瘀互结、毒损心络与肝肾不足并见为其特点；晚期以阴阳失调为主，兼有痰瘀互结。"痰瘀互结、毒损心络"是原发性高血压病的主要病机，活血祛痰化瘀、解毒通络法是其主要治法。强调应从络病的角度开展对高血压病的防治，以期达到不仅治病而且防止并发症发生的目的。

【关键词】高血压病；络病；痰瘀互结；毒损心络；祛痰化瘀、解毒通络法。

近年来，由于人们生活节奏加快，精神紧张，饮食失调，作息失常，原发性和继发性高血压患者均有明显上升趋势。如何有效地控制及减轻本病，有着非常现实的意义。从络病方面探讨本病新的治疗思路及方法有着广阔的前景。

中医学认为，人体经络遍布全身，而经络又是由经脉和络脉组成，其中络脉包括十五别络、孙络、浮络及血络等。络脉又简称络。因此，络脉在生理、病理方面具有特别的基础性与广泛性。同时微循环是机体与周围环境不断进行物质、能量、信息传递的活动场所之一。现从络脉与微循环的相似性探讨络病与高血压病的相关性。

一、络脉与微循环的相关性

1. 从络脉的分布看与微循环的异同

《灵枢·经脉》曰："经脉十二者，伏行于分肉之间，深而不见，诸脉之浮而常见者，皆络脉也。"喻昌《医门法律》亦云："十二经生十二络，十二络生一百八十系络，系络生一百八十缠络，缠络生三万四千孙络。"张景岳《类经》说："以络脉为言，则又有大络、孙络，在内、在外之别，深而在内者，是为阴络。""浅而在外者，是为阳络。""经即大地之江河，络犹原野之百川也。"这些都表明络脉的分布非常广泛，外达皮肤腠理，内到脏腑骨髓，类似西医的"微循环"。因此，微循环的分布和络脉有相似之处。

2. 从络脉的功能看与微循环的异同

《灵枢·本脏》曰："经脉者，所以行血气而营阴阳、濡筋骨、利关节者也。"《灵枢·海论》曰："夫十二经脉者，内属于脏腑，外络于肢节。"《灵枢·小针解》："节之交，三百六十五会，络脉之灌溉诸节者也。"《素问·痹论》曰："和调于五脏，洒陈于六腑。"说明络脉的主要功能为调节气血、循环。微循环的基本功能是实现血液和组织液的物质交换，其不但供给细胞血液、能量和营养物质，祛除对人体有害的肌酸、乳酸和二氧化碳等代谢废物，而且能保持良好的内环境并保证正常生命活动。微循环还起着"第二心脏"的作用，因为仅靠心脏的收缩力是不可能将心脏内的血液输送到组织细胞内，必须有微血管再次调节供血，才能将血液灌注进细胞。因此，微循环是细胞、组织与血液、淋巴液进行物质交换的场所。这说明微循环和络脉亦有相似的功能。

二、络病与高血压病的相关性

高血压病的主要临床症状表现为头晕、头痛和肢体麻木，亦有烦躁、心悸、失眠、鼻出血、眼结膜出血等表现。

1. 头晕、头痛

《证治汇补》解释眩晕，"内因：皆属肝木。以肝上连目系而应于风，故眩为肝风。然亦有因火、因痰、因虚、因暑、因湿者。外候：其状目暗耳鸣，如立舟车之上，起则欲倒，不省人事。盖眩者，言视物皆黑；晕者，言视物皆转。二者兼有，方曰眩晕。若甚而良久方醒者，又名郁冒，谓如以物冒其首，不知人事也。"根据头晕、头痛的特点，本病大致可分为"虚""实"两方面。虚则责之于阴、阳、气、血，实则责之于气滞、血瘀、痰浊。而眩晕、头痛又往往与情志、饮食、劳累、气候诸因素相关，这些因素可引起络脉的病变，形成痰瘀互结，或络脉失养，甚至毒损络脉，而成本病。高血压病是全身性血管疾病，在病位上与络脉有关联。不同年龄、不同时期的原发性高血压存在不同程度的微循环障碍。随着年龄的增加，老年人易出现动脉硬化、心血管系统的功能减退及结缔组织老化，常存在着血液浓、黏、凝、聚现象。高血压病理变化为微细动脉收缩痉挛，引起血管阻力增加，导致高血压，并且有细胞聚集成团，血黏度增高，血流缓慢等血液流变学变化，故人体微循环障碍是高血压的病理变化基础。微血管在高血压病中的主要改变包括血管壁细胞肥厚、增生，血管管腔变窄及血管数目减少，其在高血压病靶器官损害中的作用已得到肯定。

2. 衄血

《诸病源候论·九窍四肢出血候》载："凡荣卫大虚，脏腑伤损，血脉空竭，因而恚怒失节，惊忿过度，暴气逆溢，致腠理开张，血脉流散也，故九窍出血。"《仁斋直指方论》曰："凡神志昏昏，惊狂冒闷"，"鼻衄唾红，眼红面赤"，"胸满顽痰，谵语多汗，甚至四肢厥冷，憺不知人，不问男子妇人，皆血证耳。"《血证论·卷二·目衄》："泪窍出血乃阳明燥热所攻发"，"夫目虽阳明经所属，而实肝所开之窍也，血又肝之所主，故治目衄，肝经又为要务。"

现代研究认为，高血压病导致脑部微循环障碍，微血管扩张弯曲，数目减少，血细胞聚集，血流缓慢停滞，微血管阻塞和血管周围水肿、出血等均可引起脑血管供血不足，使脑细胞得不到足够的氧气和营养物质。同时细胞的代谢产物因循环欠佳不能充分排出，导致头痛和眩晕，引起一系列的脑部功能障碍。高血压病容易出现鼻、眼结膜出血，这是因为血管张力太大导致细小血管破裂所致。

3. 肢体麻木

麻木为不痛不痒，按之不知，搔之不觉的一种皮肤感觉障碍的症状。如木之厚，故曰麻木，为虚、痰、湿、瘀四大病机所致。麻与木有程度之异和性质之殊，即"麻为木之微，木为麻之甚"。另外，麻多是气血亏虚，肌肤失煦所致，木则常为痰瘀互结，毒损心络引发。故麻多为虚，木多属实。麻木一症，不独肌肤，全身各部皆可出现，甚至周身都可有麻木现象。《素问·逆调论》曰："荣气虚则不仁，卫气虚则不用，荣卫俱虚则不仁且不用。"《丹溪治法心要·卷六》："麻是气虚，木是湿痰死血。"孙一奎《赤水玄珠》亦说:"亦有气血俱虚,但麻而不木者。"《张氏医通》曰:"营卫滞而不行则麻木,麻则属痰、属虚,木则全属湿痰死血。"总之,麻木与营卫气血及湿痰瘀的关系最大,麻木的出现意味着营血的不足和痰浊血瘀的闭阻。

现代研究认为,血压升高后血管收缩,全身小血管痉挛,管腔变窄,使肢体远端的血供减少,出现末梢循环障碍,营养暂缺,可使肢体麻木,尤其是指、趾更为敏感。轻者麻木可仅在几个指、趾发生,短暂发作后又可缓解。重者麻木可持续日久,甚至进行性加重。

高血压病独特的证候演变规律与络病的层次递进互相吻合。其大致可分为早、中、晚三个阶段。早期为疾病初起,实多虚少,见络中气滞、血瘀或痰凝等病理变化,以痰瘀互结、毒损心络为主,阴虚阳亢为辅。痰浊阻络证常与患者肥胖多痰浊的体质密切相关,正如《丹溪心法·头痛》所说,"头痛多生于痰,痛甚者火多,如肥人头痛,是湿痰"。中期虚实并见,以痰瘀互结、毒损心络与肝肾不足并见为其特点,这可能与自身不能正常排出病理产物,代谢紊乱有关,可进一步加重痰瘀停滞。晚期久病入络,五脏受损,阴阳失调多见,兼有痰瘀互结,正如《周慎斋遗书》云:"虚损久病,皆是伤脾,脾伤则肺先受之。"《傅青主男科重编考释·痰嗽门·久病之痰》云:"久病之痰,切不可作脾湿生痰论之。盖久病不愈,未有不因肾水亏损者也。非肾水泛上为痰,即肾火沸腾为痰。"虞抟《医学正传·卷二·痰饮》曰:"凡久病,阴火上升,津液生痰不生血。"而且这些病理产物常常相互影响,相互结合,积久蕴毒,毒损络脉,败坏形体,继而加重病情,变生诸病,形成恶性循环,所以这一期往往合并冠心病,并发心衰、肾衰以及脑梗死。此时以痰瘀互结、毒损心络为其特点。在这三个阶段中,每一个阶段均可能存在痰瘀互结、毒损心络的病机变化,因此亦成为原发性高血压的主要病机。

从治疗大法上看,祛痰化瘀、解毒通络法是其主要治法。根据本病复杂多变的病因病机,还有平肝疏络、解毒清络、凉血行络、滋阴润络、行气活络、温阳透络、益气和络等治法可应机使用。从络病的角度开展对高血压病的防治,把握本病最基础的部分和最广泛的部分,是治疗高血压病取得突破性进展的中心环节,也是防治并发症的关键环节。

参考文献

[1] 张红雁,白毅,姜艳华,等. 肥胖与原发性高血压、2型糖尿病、血脂异常相关性研究 [J]. 辽宁实用糖尿病杂志,2004,12(4):32.

[2] Bjorn Folkow. "Structural Factor" in primary and secondary hypertension [J]. Hypertension, 1990, 16: 89.

[3] Bjorn Folkow. Early structural changes in hypertension: Pathophysiology and clinical consequences [J]. J Cardiovasc Pharmacol, 1993, 22 (1): 1-5.

（本文发表于《中国中医急症》,2009年,丁毅、崔叶敏、刘颖、沈绍功）

高血压病痰瘀互结与炎症因子相关的机理探讨

【摘要】高血压病是引发心脑血管疾病的主要危险因素之一，近年来多数学者认为血管炎性反应和内皮受损是引起并发症的重要环节。本文通过论述 Ang Ⅱ、IL-6、CRP、NF-κB 等炎症因子与血管内皮的相关性，探讨"痰瘀互结、毒损心络"可能加剧血管壁的损伤，促进动脉硬化斑块的破裂而引起并发症，揭示炎性因子是高血压病"毒"的生物学基础。目的在于建立以中医预防为主的"治未病"预警系统和"既病防变"的干预措施，为临床防治高血压病提供新的思路与方法。

【关键词】高血压病；痰瘀互结；炎症因子；机理。

原发性高血压（essential hypertension，EH）是一种严重危害人类健康并且发病率呈逐年上升趋势的常见的多发的多基因遗传性疾病。目前在全世界范围内大约有 10 亿人患有高血压病，在美国大约为 5000 万人，2004 年公布的"中国居民营养与健康状况调查"显示，在中国约为 1.6 亿人。我国已成为世界上受高血压危害最严重的国家。

根据北京市一次监测数字表明，目前在 15～69 岁人群中，高血压患病率已达 19.2%。1996～1997 年，胡永华等对上海和北京两地城乡社区约 28 万人口进行的抽样调查表明，在 35 岁及以上人群中，城乡高血压患病率分别为 31.7% 与 32.9%，而城乡非高血压人群中，约有一半具有高血压危险因素。这些表明高血压病不仅是世界，也是我国的高发疾病之一。

西医认为高血压病与年龄、性别、肥胖、家族史、精神紧张、血脂异常、食盐摄入量过高等密切相关，并提出了血管重构、胰岛素抵抗、膜学说、盐敏感性、肾素－血管紧张素、血栓前状态、亚临床炎症等作用机制理论。现在多数学者认为高血压病有血管壁的炎症反应和内皮细胞受损。因此，高血压病患者需要终身服药，但这并未降低心脑血管疾病的发生率，尤其对肝肾的损害较大。因此，我们试图在中医药方面寻找解决防治高血压病的新思路和方法。

一、高血压病与炎症反应的相关性

高血压病与动脉粥样硬化（AS）有着相似的动脉炎性病理改变，都有血管壁的炎症反应和内皮细胞受损。高血压病时，动脉粥样硬化的发生和形成明显提前，斑块病变程度加剧，使高血压病的程度加重，引发脑卒中、冠心病心肌梗死等急性事件。近年来多项研究显示，慢性低程度炎症与 EH 的发生发展有关，至少高血压病部分是一种炎症性病理过程，炎症性反应是有关炎性因子参与整个过程的反应，它的损伤程度随着病变过程的延长而加重，同时炎性因子的分泌也增加。

血管紧张素 Ⅱ（Ang Ⅱ）作为重要的炎症介质，通过促使反应性氧族（ROS）产生而介导炎症反应。它通过两种途径参与该过程：一是通过作用于细胞进一步引起靶细胞产生第二级炎症介质；二是通过刺激压力感受器对内皮细胞造成损伤，从而间接地对血管通透性造成影响。

CRP（C- 反应蛋白）是机体非特异炎性反应的一种敏感标志物。高浓度的 CRP 使内皮血管扩张功能削弱，以及炎症递质激活内皮细胞、巨噬细胞和多形核白细胞释放内皮素 –1 及内皮素 –1 样免疫激活物，使血管收缩，这些均在 EH 的病理过程中起着重要作用。

IL–6 参与抗病毒感染和激发抗菌性炎症反应；IL–6 与 CRP 一起可能直接参与局部或全身炎症反应，损伤血管内皮细胞。

核因子 –κB（NF–κB）是调节黏附因子（VCAM–1、ICAM–1）、化学介质（MCP–1）、IL–6 等表达的转录因子，对炎症、Ang Ⅱ 依赖性细胞增殖和血管平滑肌细胞的转移有影响。而 NF–κB 拮抗剂可抑制 Ang Ⅱ 介导的 IL–6、MCP–1、VCAM 的表达，降低血压，修复血管损伤和抑制心脏肥大的发生。

白细胞与血管内皮细胞之间的黏附因子是动脉粥样硬化和组织损伤的主要原因之一。sICAM–1 增高与 EH 发生、发展及病情演变有关，同时，黏附于血管内皮细胞的白细胞被激活，产生和释放氧自由基、血管活性物质等，加重血管内皮细胞损伤，导致血管收缩和管腔狭窄，引起心、脑、肾等重要器官功能障碍。

TNF–α 能在体外刺激内皮素 –1（ET–1）和血管紧张素的产生。在肥胖症的研究中发现，血清 TNF–α 水平与收缩压和胰岛素抵抗呈正相关。在高血压病患者的外周血单核细胞中可见 TNF–α 分泌的上调。TNF–α 还决定了与胰岛素抵抗相关的内皮细胞功能紊乱。

Ang Ⅱ 介导高血压病炎症反应：Ang Ⅱ 作为重要的炎症介质，通过激活内皮细胞表达 ICAM–C、VCAM–1 和 E–seletin，刺激 MCP–1、IL–6、TNF 的产生，降解 NOS 的表达及生物活性效应，增加 VEGF mRNA 的表达。Ang Ⅱ 的 1 型受体 AT_1R 通过刺激平滑肌细胞介导 VEGF 表达，2 型受体 AT_2R 则是通过刺激视网膜细胞和肾脏细胞来实现的，血管紧张素转换酶抑制剂（ACEI）或 AT_1 受体阻滞剂（ARB）通过改善肾小球滤过率，减缓肾血管炎症反应，降低血管压力，使血压降低。AT_1R 和 AT_2R 拮抗剂可共同削弱 Ang Ⅱ 的作用，直接参与炎症过程。以上研究证明，高血压病是血管炎症的始动因素，其相关的血管病变属于炎症反应过程，慢性炎症在高血压病及其并发症的发生机制中发挥重要作用。

二、中医对高血压病的病因病机的认识

中医古代文献中没有高血压病的病名，其症状散见于"眩晕""头痛"等病证中，其病位在肝，根源在肾。近年来对高血压病的病因病机有了更深入的认识，认为其形成是一个长期的病理过程，不是单一因素，而是由素体、精神、饮食、劳欲等多种因素交互作用所致，病理因素属风、火、痰、瘀、虚论述最多。

过去临证时常将高血压病的证候分为肝阳上亢、肝肾阴虚、气滞血瘀等，研究主要集中在肝肾阴虚和肝阳上亢，治疗多以滋阴补肾法、平肝潜阳法、活血化瘀法等为主，然而结果并不满意。究其原因，主要是对其病因病机认识不足，尤其缺乏对痰瘀的认识，直至 20 世纪 90 年代，对痰瘀互结的研究才逐渐成为新的热点，但研究不够深入。我们通过 2000 多例现代流行病学调查发现，目前常见的高血压病的中医证类有痰瘀互结、肝肾阴虚、肝阳上亢、阴阳失调等几种，其中痰瘀互结证约占 55% 且发病率居第一位，因此痰瘀互结可能是一个更不能忽视的因素。

三、"痰瘀互结、毒损心络"是高血压病的主要病因病机

我们在临证时发现，大多数高血压病患者舌质暗，边有瘀斑或瘀点，舌苔腻，即痰瘀互结证比例增加，经痰瘀同治法干预，患者症状不但明显减轻，而且停减了降血压西药，改善了脂质代谢和瘀血状态，舒缓了紧张的情绪，提高了生活质量，其作用机理有待于进一步探讨。

高血压病常伴高脂血症，由高脂所化生的痰浊必致血液黏稠性增高，血液流动性降低，聚集性增高，最终导致内皮细胞损伤。这是由痰致瘀的主要病理特征，也说明了由痰浊引发瘀血的演变过程。瘀血内阻可影响津液输布，瘀血与血黏度、血液流变及微循环等密切相关，血脉瘀滞而出现津液凝聚为痰，痰瘀互结为患，蕴久而化毒，损伤心络，引起血管内皮微炎症及损伤，加重了高血压的危害。

高血压病在病位、病机、证候上与络病相一致，故属于络脉病变。于向东、崔军对从络论治原发性高血压病的机制进行探讨，认为络脉的分布与微循环相近，络病与原发性高血压病在发病机制上相关联，临床表现上有一致性，降压机制上有共同点。

四、炎症因子及自由基是中医"毒"的主要生物学基础

毒，何谓也？其含义较广，它是一种致病因素，包括对机体产生毒害（或毒性）作用的各种致病物质。传统毒邪是指六淫之甚及六淫之外的一些特殊致病物质，如"风气相搏，变成热毒"及疫疠之毒、蛇毒等。随着现代医家对毒邪认识的深入，毒邪有内外之分已被明确提出。外感毒邪可分为风毒、热（火）毒、寒毒、湿毒、疫毒、药食毒、虫兽毒、秽毒等。同时，外感邪气入里，胶着不去，也会产生相应毒邪，尤其是湿邪有黏腻特性，病程长，易于产生湿热毒、寒湿毒等。而内生邪气主要是在疾病的发展过程中产生，如瘀血、痰饮、水液等。因此，邪气郁结会导致瘀毒、痰饮毒、水毒等，加重病情。

从西医学角度看，其生物学物质基础具有广泛的含义。各种病原微生物如病毒、细菌、真菌、原虫等均可认为是中医外毒的一部分。临床实践和研究表明，毒邪涉及诸多感染性疾患和各系统疾病，是决定疾病发生、发展和转归的重要因素。内生之毒则包括组织细胞功能障碍，机体一系列病理生理生化过程的产物，如毒性氧自由基、兴奋性神经毒、过敏介质、炎性介质、钙离子超载、新陈代谢毒素、致癌因子等。内、外毒邪在致病的过程中常相互影响，使患者病情加重。由于脏腑、眼底正是络脉汇聚之处，故日久"痰瘀之毒"可损及心、脑、肾和眼底等器官而引起相应疾病。

五、高血压病与"痰、瘀、毒"的相关性

痰和瘀是两种不同的物质和致病因素。二者源同而流异，既是病理产物，又是致病因子，在某种特定条件下，有分有合，相互转化。痰之所以能致瘀，是因其在某些物理、化学因素等激发下，发生了某些化学反应或物理变化，改变了本身的化学结构和性质，这时候的痰才成为新的致病因子。因此，饮食失衡，湿浊凝聚为痰，痰浊上犯，血运不畅，痰瘀互结，蕴而化毒，毒损心络，导致眩晕、头痛，血压升高。对痰和瘀的产生机理及其对机体的损害应该进行深入的探讨和研究。

参考文献

［1］宋卫华. 原发性高血压相关基因研究进展［J］. 中国分子心脏病学杂志，2005，5（2）：500-502.

［2］张京春，陈可冀. 关于美国JNC-7高血压指南的评述［J］. 中国中西医结合杂志，2003，23（10）：

724-726.

［3］胡永华，李立明，曹卫华，等. 城乡社区原发性高血压患病情况流行病学研究［J］. 中华流行病学杂志，2000，21（3）：177.

［4］Dandona P，Kumar V，Aljada A，et al. Angiotensin II receptor blocker valsartan suppresses reactive oxygen species generation in leukoeytes，nuclear factor kappa B，in mononuclear cells of normal subjects：evidence of an antiinflammatory action［J］. J Clin Endocrinol Metab，2003，88：4496-4501.

［5］Touyz RM，Tabet F，Schiffrin EL. Redox-dependent signaling by angiotensin II and vascular remodeling in hypertension［J］. Chin Exp Pharmacol Physiol，2003，30：860-866.

［6］Bautista LE，Lopez-Jaramillo P，Vera LM，et al. Is C-reactive protein an independent risk factor for essential hypertension［J］. J Hypertens，2001，19（7）：857.

［7］Sesso B. The patients with high level of seruln CRP have a higher risk inddence with EH［J］. JAMA，2003，290：2945-2950.

［8］吴敏毓，刘恭植. 医学免疫学［M］. 3版. 合肥：中国科学技术大学出版社，1999：67-71.

［9］Fichdsclleres S，Rosecnberer G，Diek H，et al. Elevated C reactive protein levels and impaired endothelial vasoreactivity in patients with coronary artery disease［J］. Circulation，2000，102：1000-1006.

［10］Yasunri K，Maeda K，Nakamura M，et al. Oxidative stress in leukocytes is a possible link between blood pressure，blood glucose，and C-reactive protein［J］. Hypertension，2002，39：777-780.

［11］Lamarca B，Cockrell K，Sullivan E，et al. Role of endothelin in mediating tumor necrosis factors induced hypertension in pregnant rats［J］. Hypertension，2005，46（1）：82-86.

［12］Lehr HA，Krober M，Hubner C，et al. Stimulation of leukocyte/endothelium interaction by oxidized low density lipoprotein in hairless mice：involvement of CD11/CD18 adhesion receptor complex［J］. L ab Invest，1993，68：388.

［13］张琼，平宁莉. 原发性高血压病人血清C-反应蛋白和可溶性细胞间黏附分子-1浓度的变化［J］. 齐鲁医学杂志，2004，19（3）：240-241.

［14］Touyz RM，Tabet F，Schiffrin EL. Rcdox-dependent signaling by angiotensin II and vascular remodeling in hypertension［J］. Clin Exp PharmacolPhysiol，2003，30：860-866.

［15］Chintalgattu V，Nair DM，Katwa LC. Cardiac myofibroblasts：a novel source of vascular endothelial growth factor（VEGF）and its receptors Flt-1 and KDR［J］. J Mol Cell Cardiol，2003，35：227-286.

［16］Zhang X，Lassila M，Cooper ME，et al. Retinal expression of vascular endothelial growthfactor is mediated by angiotensin type 1 and type 2 receptors［J］. Hypertension，2004，43：276-281.

［17］Caede P，Vedel P，Larsen N，et al. Multifactorial intervention and cardiovascular disease in patients with type 2 diabetes［J］. N Eng j Med，2003，348：383-393.

［18］赵丽，张矗. Ang II介导的高血压炎症反应机制［J］. 高血压杂志，2005，13（9）：533-535.

［19］Nat hanC. Points of control in inflammation［J］. Nature，2002：420.

［20］鞠大宏，韩学杰，谢燕鸣，等. 高血压病从络论治探讨［J］. 中国中医基础医学杂志，2001，9（7）：43-44.

（本文收入中华中医药学会心病分会第十一届学术年会论文精选，2009年，韩学杰、丁毅、王丽颖、沈绍功）

第二节 实验研究

冠心病心绞痛气虚痰浊证动物模型研究

【摘要】目的：建立冠心病心绞痛气虚痰浊证动物模型。方法：采用食饵性动脉粥样硬化加"耳缘静脉放血"及"垂体后叶素"法，从病理形态学证实之。结果：从主动脉、冠状动脉、心肌三方面模拟出冠心病心绞痛气虚痰浊证，符合冠心病病理。结论：此法可应用于中医模型学。

【关键词】冠心病；心绞痛；气虚痰浊证；模型。

冠心病、心绞痛"从痰论治"是沈绍功教授的临床新思路，而气虚痰浊是该病的主要病机之一。目前尚没有成熟的该病证模型，为此，本课题进行了探索研究。

一、材料与方法

1. 实验动物

精选新西兰大耳白兔 16 只，体重 2kg 左右，雌雄兼用。由中国药品生物制品检定所实验动物繁育场提供［合格证号：京动管质字（1994）第 064 号］。中国中医研究院基础理论研究所实验动物室饲养，适应喂养 1 周后用于实验。

2. 分组及处理

16 只实验动物随机分为两组，空白组 8 只，模型组 8 只。空白组普饲喂养，模型组每天每只高脂饲料 60g（含 1g 胆固醇、15g 蛋黄粉、5g 猪油），加普饲喂养 8 周，以造成食饵性动脉粥样硬化。根据中医学"气血相依""心主血脉"理论，于造模第 2 周开始，模型组每周两次耳缘静脉放血，每只 15mL，至 8 周结束，以达到放血耗气的目的，复制出理论上基本定性定位的气虚痰浊冠心病模型。

为了近于真实地模拟出劳累性心绞痛发作，在造模第七八周，模型组每日垂体后叶素 1u/kg 耳缘静脉注射，诱发出急性心肌缺血模型。

3. 血生化分析

（1）血液流变学分析 全血黏度（ηb）以北京普利生 LBY-N6A 旋转式黏度计测定，血浆黏度（ηP）以毛细管黏度法测定，红细胞比容（Hct）、纤维蛋白原含量用微量毛细管高速血球压积离心机（KUBO TA KH-120A）测定。

（2）血脂分析 血清甘油三酯（TG）、总胆固醇（TC）、高密度脂蛋白胆固醇（HDL-c）均用分光光度法，试剂盒购自北京北化精细化学品有限责任公司临床诊断试剂分厂。

（3）血清脂质过氧化物（MDA） 用分光光度法，试剂盒购自北京东亚免疫技术研究所，按说明测定。

（4）血浆内皮素（ET） 用放射免疫法测定，试剂盒购自北京东亚免疫技术研究所，按说明测定。

（5）血清一氧化氮（NO） 用酶法测定，试剂盒购自南京建成生物工程研究所，按说明测定。

（6）心电图分析 NIHON KOHDEN RM-6000 八导生理记录仪，垂体后叶素由南京生物化学制药厂生产［苏卫药准字（1995）第 010273 号］。

30% 乌拉坦 3mL/kg 腹腔注射麻醉成功后，连接双前肢、项背导联线，调整基线平稳后，垂体后叶素 2u/kg 耳缘静脉匀速注射，以 50mm/s 纸速描记 30s、1min、5min、10min、30min 各时刻心电图各 20 帧，取平均数分析 T 波变化。

4.病理观察

（1）主动脉病理

取材：耳缘静脉空气栓塞处死实验动物，迅速分离心脏及主动脉至髂总动脉分叉以下 1cm 处，从主动脉弓根部游离心脏，分别置于编号分组的 10% 甲醛液瓶固定，备用实验。

主动脉石蜡切片：片厚 5μm，HE 染色，光镜下观察血管壁内皮细胞、泡沫细胞、平滑肌细胞及白细胞浸润。

（2）心脏病理 包括观察冠状动脉和心肌病理。

取材：各组实验动物心脏均于心尖上 0.5cm 处取材 2mm 厚周径容积。

石蜡包埋、切片：片厚 5μm，HE 染色，光镜下自心外膜至心内膜观察脂肪浸润、心外膜下管道血管及肌层分支血管管腔狭窄程度、心肌细胞性状及细胞核变化和白细胞浸润。

二、结果

1. 血液生化及心电图变化（表 2-1 ~ 表 2-4）

表 2-1 血液流变性变化

组别	n	ηb（mpa.s）	ηp（mpa·s）	Hct（%）	Fg（g%）
正常组	7	7.38 ± 1.10	1.10 ± 0.05	42.53 ± 2.66	1.66 ± 1.16
模型组	8	12.15 ± 2.25**	1.32 ± 0.13**	56.81 ± 3.76*	3.30 ± 1.55*

注：与正常组比较，$^{*}P < 0.05$，$^{**}P < 0.01$。

表 2-2 血脂变化

组别	n	TC（mg/dL）	TG（mg/dL）	HDL-c（mg/dL）	AI
正常组	7	65.89 ± 24.76	68.16 ± 23.67	30.65 ± 9.40	1.24 ± 0.84
模型组	8	312.72 ± 44.98*	100.94 ± 19.70*	38.58 ± 12.46	8.62 ± 5.51*

注：与正常组比较，$^{*}P < 0.05$。

表 2-3　NO、ET、MDA、NO/ET

组别	n	NO（μmol/L）	ET（pg/L）	MDA（nmol/L）	NO/ET
正常组	7	54.81 ± 17.58	339.07 ± 47.10	2.25 ± 0.41	0.16 ± 0.05
模型组	8	122.94 ± 22.13**	381.76 ± 59.46	3.15 ± 0.45**	0.32 ± 0.05**

注：与正常组比较，**$P < 0.01$。

表 2-4　垂体后叶素诱发心电图 T 波变化

组别	n	30s	1min	5min	10min	30min
正常组	7	0.21 ± 0.03	0.25 ± 0.10	0.21 ± 0.17	0.21 ± 0.24	0.04 ± 0.05
模型组	8	0.31 ± 0.06*	0.49 ± 0.12*	0.54 ± 0.09*	0.57 ± 0.08*	0.29 ± 0.11*

注：与正常组比较，*$P < 0.05$。

血液生化分析及心电图结果显示了模型组与正常组之间的显著性差异，即基本具备了该模型的血液学及心电图指标。

2. 主动脉病理

正常对照组主动脉内皮完整，平滑肌排列整齐，细胞核清晰可见，未见脂斑。模型组主动脉内膜及其下肌层内有大量泡沫状细胞堆积，并形成脂斑。

3. 心脏病理

正常对照组心肌纤维粗细一致，着色均匀，肌核清晰，肌核分布及间距正常。心肌间隙不增宽，毛细血管及其断面清晰可见，间质无炎细胞浸润及纤维结缔组织增生，无脂质沉积。模型组心外膜下心肌内血管腔偏心型脂斑形成，血管周围有大量脂肪组织充填；肌层血管内膜及全部肌层被脂质及"胶样物"所代替或血管壁脂斑形成，血管腔高度狭窄甚至完全堵塞。

模型组心肌纵切面有大片肌浆溶解，肌核消失，中性粒细胞浸润，间质内大量脂肪细胞浸润；横切面可见肌凝及灶状肌浆溶解，形成"空泡"。

三、讨论

1. 关于"痰"及心绞痛

食饵性高脂血症、动脉粥样硬化符合目前中医痰致病机制，即食饵性脾胃损伤致痰理论是可行的。心绞痛用垂体后叶素复制是经典的，也符合劳累诱发的病理。

2. 关于心气虚

心气虚，一般来说是全身气虚加心虚。

国家中医药管理局胸痹急症协作组制定的"胸痹心痛急症诊疗规范"中，全身气虚主症为气短乏力，神疲自汗；兼症为面色少华，纳差脘胀，舌淡；气虚体为（胸）隐痛阵作，心悸，脉沉细或代、促。

中国中西医结合学会虚证与老年病专业委员会 1982 年制定、1986 年修订的全身气虚证标准：神疲乏力，少气懒言，自汗，舌淡或有齿印，脉虚无力（弱、软、濡），具备 3 项。心虚证标准：心悸、胸闷、失眠或多梦、健忘，脉结代或细弱，具备 2 项，其中第一项必备。心气虚心功能 PEP/LVET 比值增大，而且要求"久病而虚损"。

临床高脂血症、动脉粥样硬化、冠心病，心气虚是主症之一，即心肌缺血缺氧，能荷减少。

本模型形成心气虚有三条途径。

一是长期高脂饮食的摄入，可造成脾气虚损，运化功能降低，从而虚及宗气。而心气虚损的程度可以通过心功能的变化进行计量分析。刘健研究表明，脾气虚大鼠的心肌及空肠肌细胞线粒体肿胀肥大，基质变淡，空泡变、嵴空病变等随脾气虚损程度加重而病损渐明显。李绍芝从细胞水平研制了心气虚模型的特点：心肌乳酸脱氢酶（LDH）、肌酸激酶（CK）释放增多，超氧化物歧化酶（SOD）活性降低，脂质过氧化物如丙二醛（MDA）产生增多。临床研究表明，脾气虚患者在小肠吸收功能下降的同时，存在着心功能的变化，具体体现在外周阻力增高，并指出脾气虚证心功能的变化是一个由轻到重、逐渐发展的过程，与营养物质吸收障碍的程度密切相关。

二是失血及高脂血症中红细胞内外环境的恶化，红细胞携氧、输氧能力下降，组织缺氧而导致心肌线粒体氧化呼吸障碍，能荷减少，即心气虚全身表现。

三是垂体后叶素可促进肾远曲小管和集合管对钠、水的吸收，使周围小动脉收缩，血压升高，增加心收缩期阻力，加重心气虚。

3. 分析气虚痰浊证

对气虚痰浊应从两方面理解。

首先，在高脂血症、动脉粥样硬化及冠状动脉管腔二级狭窄时，血细胞、内皮细胞及其生化环境的变化：红细胞携氧、输氧能力下降；白细胞变形性降低，黏附性增加，并释放大量氧自由基及生物酶，损伤内皮细胞；血小板活化、黏附、聚集，释放促凝活性；内皮屏障作用及"非血栓表面"结构被弱化或破坏，血细胞间、血细胞与内皮细胞间相互作用，导致血液流变性异常，黏度增大，冠脉循环阻力增高，营养性血流量减少，心肌已处于低能源、低能荷状态。但此时冠脉储备尚好及心肌通过低氧反应基因（hypoxia responsive genes，HRG）转录水平的调控实现，对低氧应急与适应，如红细胞比容的增高、毛细血管的新生、糖酵解等，在安静状态下不至于引起明显的缺血性改变。

"气虚"对于血细胞来说，主要表现为功能障碍；对于血管内皮细胞来说，表现为以内皮源性一氧化氮（NO）释放减少和活性减弱为特征的内皮功能障碍；对心肌主要表现为摄氧及能源不足，线粒体氧化呼吸低下，高能磷酸化合物（ATP）生成减少。"痰浊"则表现为伴随高脂血症的一系列损害，如动脉粥样硬化从脂质浸润到粥样斑块坏死的病理全过程和心肌内脂肪浸润，心肌细胞质膜的过氧化损伤及胞内代谢紊乱、中间代谢产物的堆积，如乳酸、溶血磷脂胆碱等，扰乱或破坏了心肌细胞内外环境及功能状态，即细胞内外"痰"环境的形成。

其次，在上述病变的基础上，冠脉管腔三级以上狭窄损害时，冠脉储备降低或全无，关于以上"气虚痰浊"病理损害更为严重外，白细胞的浸润，心肌收缩功能单位质和量的绝对减少，即心肌细胞的变性、坏死、溶解、吸收（见病理结果），心功能呈级别地下降，以及伴随的其他各脏器功能的衰退，均可认为是该证的病理结局。

从实验研究血生化指标结合病理结果分析，冠心病、心绞痛气虚痰浊证模型是成功的。

参考文献

［1］沈自尹. 中医虚证辨证参考标准［J］. 中西医结合杂志，1986，6（10）：598-601.

［2］刘健. 脾气虚证心功能动态变化的临床与实验研究［J］. 中国中医基础医学杂志，1998，4（1）：29-31.

［3］李绍芝. 心气虚细胞模型的研制［J］. 中国中医基础医学杂志，1998（4）：11–13.

［4］马志敏. 低氧反应基因调控的研究进展［J］. 生理科学进展，1998，29（4）：352–354.

［5］杜友爱. 溶血磷脂胆碱对缺血心室肌电生理的影响［J］. 中国病理生理杂志，1999，15（1）：32、35.

［6］张页. 补气祛痰方治疗冠心病心绞痛实验研究［J］. 中国中医急症，1999，8（5）：230–234.

（本文发表于《中国中医基础医学杂志》，2000年，张页、杨学娟、沈绍功）

痰瘀同治方对实验性动脉粥样硬化家兔心肌的影响

冠心病心绞痛的发生是由于冠状动脉粥样硬化，心肌缺氧、缺血引起的临床综合征。本实验模拟冠心病心绞痛的发病机制，采用不同中药组方治疗家兔急性心肌缺血，经形态学观察，发现痰瘀同治方的疗效较好，故从中医理论探讨"胸痹"的发病机理为"由痰致瘀""痰瘀互结"，治疗应以痰瘀同治为基本法则。

一、材料与方法

1. 实验动物

选用新西兰健康大耳白兔47只，体重1.0～1.5kg，雌雄兼用。由中国药品生物制品检定所实验动物繁育场提供，基础动物室饲养。适应性喂养1周后，用于实验。

（1）动物分组　选择47只兔子，随机分为6组。

A：正常对照组7只；B：模型组8只；C：痰瘀同治组（Ⅰ号方）8只；D：化瘀组（冠心Ⅱ号为Ⅱ号方）8只；E：祛痰组（温胆汤为Ⅲ号方）8只；F：西药组（消心痛为Ⅳ号方）8只。

（2）药物按人－兔等效剂量8倍给药

A：Ⅰ号方煎剂20mL（水浴浓缩至5.1g/mL）；B：Ⅱ号方煎剂20mL（水浴浓缩至6.8g/mL）；C：Ⅲ号方煎剂20mL（水浴浓缩至4.4g/mL）；D：Ⅳ号方消心痛片（5mg/kg），保定古城制药厂［冀卫药准字（1995）第060595号］；E：垂体后叶素注射液（10u/mL），南京生物化学制药厂［药卫药准字（1995）第010273号］；F：乌拉坦，北京西中化工厂（批号为870901）。

Ⅰ号方煎剂：全瓜蒌30g，石菖蒲10g，水蛭10g等。Ⅱ号方煎剂：川芎15g，丹参30g，红花15g，赤芍15g。Ⅲ号方煎剂：半夏10g，竹茹10g，枳壳10g，陈皮15g，茯苓15g。

（3）模型制作　实验研究分为3个阶段：高脂血症造模阶段6周；给药阶段6周；垂体后叶素致急性心肌缺血阶段（实验结束前）。以垂体后叶素按2u/kg的量，静脉注射，造成急性心肌缺血模型。造模方法参见文献。

正常对照组：整个实验过程中只喂基础饲料。

模型组：在80%基础饲料中加入15%蛋黄粉、0.5%胆固醇和5%猪油喂饲，3周后，停加胆固醇，只喂饲蛋黄粉和猪油的饲料，继续3周，即停高脂饲料，再以基础饲料喂饲6周。

Ⅰ号组：本组家兔先按造模方法喂饲6周，即停高脂饲料，以后每天改喂基础饲料加Ⅰ号方药（25.6g/kg），喂饲6周。

冠心Ⅱ号方组：本组家兔先按造模方法喂饲6周，即停高脂饲料，以后每天改喂基础饲料加冠心Ⅱ号方药（34.2g/kg），喂饲6周。

祛痰组：本组家兔先按造模方法喂饲6周，即停高脂饲料，以后每天改喂基础饲料加祛痰药（22g/kg），喂饲6周。

西药组：本组家兔先按造模方法喂饲6周，即停高脂饲料，以后每天改喂基础饲料加消心痛（5mg/kg），喂饲6周。

2. 观察指标及测定方法

（1）主动脉病理 空气栓塞处死实验动物，迅速分离心脏及主动脉至髂总动脉分叉下1cm处，从主动脉弓根部游离心脏，分别置于编号分组的10%甲醛液瓶固定，备用实验。主动脉用苏丹Ⅲ染色，脂斑及粥样斑块肉眼观察，计算脂斑面积比，并分析组间差异。

石蜡切片，HE染色，光镜下观察血管壁内皮细胞、泡沫细胞、血管平滑肌细胞、弹力纤维。

（2）心脏病理 包括观察心肌和动脉粥样斑块两部分。

均于各组实验动物心脏心尖上0.5cm处取材2mm厚周径容积，石蜡包埋切片，HE染色，光镜下观察心肌细胞肿胀、坏死和血管管腔情况，并比较组间差异。

二、结果

1. 主动脉病理变化

（1）肉眼所见 模型组主动脉内膜大部分不光滑，有大量黄色脂纹、脂斑，有些脂斑融合成大片状，占满全内膜，脂斑尤以主动脉弓及肋间动脉开口处增厚最为明显。髂总动脉分支处脂斑亦增厚，动脉内膜少见有溃疡，但未见粥样瘤形成，少数脂斑表面有纤维结缔组织增厚，形成白色硬斑。

苏丹Ⅲ染色，主动脉内膜大部分呈橘红色。西药组主动脉内膜脂斑沉着面积和模型组无大差异，其他各组脂斑、脂纹均明显少于模型组及西药组，尤以痰瘀同治组脂纹、脂斑形成最少。

（2）镜下所见 模型组内皮细胞有脱落，脂斑内可见大量泡沫状细胞及崩解坏死物质，中层肌细胞排列较紊乱、不规则，近内膜处平滑肌细胞肿胀呈梭形，肌浆内可见空泡形成。苏丹Ⅲ染色，空泡及泡沫细胞均染成橘红色。

西药组所见与模型组无大差异，其他各组脂斑内泡沫细胞量少。脂斑仅限于内膜，脂斑厚度亦较模型组及西药组为薄，痰瘀同治组脂斑量少，中层平滑肌排列亦较其他组为整齐，近内膜处平滑肌向内膜迁移者亦少，形成泡沫细胞趋势亦少于其他各组（表2-5）。

表2-5 各实验组家兔主动脉脂斑面积比较

组别	n	面积比（%）
正常组	7	6
模型组	8	48
痰瘀同治方组	8	24
化瘀方组	8	39
祛痰方组	8	27
西药方组	8	45

2. 心脏病理变化

（1）肉眼所见 模型组心外膜有大量脂肪组织沉着，使心脏体积大于其他各组，心肌切面呈淡黄褐色，似有脂肪组织浸润，肉眼观察未见心肌有坏死灶及瘢痕灶。

西药组与模型组无较大差异，痰瘀同治组心外膜脂肪组织量少于其他各组，心外膜下动脉无显著变化，心肌切面尚正常。

（2）镜下所见 模型组心外膜充满大量脂肪组织，无炎细胞浸润，心外膜下动脉无显著变化，心肌切片着色（HE染色）深浅不一，肌纤维横纹不清，肌浆出现粉染颗粒，有些地方肌纤维、肌浆、肌原纤维消失，肌浆凝聚呈均匀深红染状，核浓缩或消失，此种改变呈灶状分布，内膜下及中层肌层组织内尚可见灶状肌浆凝固和溶解，并形成空泡，但未见有炎细胞及单核细胞浸润，心脏各层肌纤维间均可见脂肪组织浸润，深达内膜下。心肌内有的动脉内膜有不同程度增厚，充满泡沫状细胞，并形成脂斑，甚者动脉全层均充满泡沫细胞，使肌层消失，导致管腔狭窄或闭塞。

西药组心脏组织学所见和模型组无大差异。祛痰组及化瘀组较模型组及西药组为轻。痰瘀同治组心外膜脂肪量及心肌内脂肪组织浸润明显轻于其他各组，尤其是心脏切片着色较均匀，但仍可见有肌浆凝聚灶，心肌内有的动脉内膜有少量泡沫细胞浸润，内膜部分增厚，多处切片均未见有闭塞之动脉。

三、讨论

为了进一步探讨本方的药理作用机理，在临床观察的同时进行了动物实验，观察了部分指标，结果发现痰瘀同治方对垂体后叶素所致家兔急性心肌缺血有明显的预防作用，与西药消心痛、中药化瘀的冠心Ⅱ号方作用类似。垂体后叶素具有收缩血管的作用；静脉给药不仅使血压升高，增加心脏负荷，而且由于冠状动脉收缩还可造成急性心肌缺血。痰瘀同治方可对抗垂体后叶素所致家兔急性心肌缺血，说明本方有抑制血管收缩、解除血管痉挛的作用，从而可以降低心脏负荷，扩张冠状动脉，增加心肌供血。内皮细胞的损伤是由痰致瘀的主要病理特征，氧自由基的损伤和脂质代谢紊乱及引起脂质代谢紊乱的内外因素是病因。经生化和病理学检查发现，痰瘀同治方可降低血清TC、TG、LDL-C，升高HDL，抗脂斑形成，改善血液流变性。

本实验结果证实，痰瘀同治方具有极强的防止血管内膜脂斑形成和改善心肌细胞的作用。因此，此方在高脂血症及动脉硬化的防治中起重要作用。

（本文发表于《中国医药学报》，2000年，韩学杰、沈绍功）

痰瘀同治方对高脂血清损伤体外培养细胞保护作用的研究

【摘要】目的：观察痰瘀同治方保护高脂血清损伤体外培养细胞的作用。方法：采用高脂血清损伤内皮细胞，再给不同浓度中药血清，观察生化指标及细胞形态。结果：痰瘀同治方小、中剂量组明显调节 NO、ET、MDA、SOD、TNF 含量，抑制细胞过度凋亡，对损伤的内皮细胞有明显的保护作用。

【关键词】高脂血清；内皮细胞损伤；痰瘀同治。

"痰瘀互结"形成高脂血症，是冠心病心绞痛发生发展的始动和诱发因素。痰浊为脂质代谢紊乱，瘀血为微循环功能障碍。痰瘀互结证（高脂血症）可致血管内皮损伤和动脉粥样硬化的发生。本研究试从体外实验寻找高脂血清损伤内皮细胞的病理过程，提示高脂血症发病机理及痰瘀同治的作用机制。

一、材料与方法

1. 实验动物

选择新西兰健康大耳白兔 24 只，随机分为 8 组：正常组 3 只，模型组 3 只，痰瘀同治方小剂量组 3 只，痰瘀同治方中剂量组 3 只，痰瘀同治方大剂量组 3 只，冠心 Ⅱ 号方小剂量组 3 只，冠心 Ⅱ 号方中剂量组 3 只，冠心 Ⅱ 号方大剂量组 3 只。

2. 药物

痰瘀同治方（治疗组）：全瓜蒌 30g，水蛭 5g 等。冠心 Ⅱ 号方（对照组）：川芎 15g，丹参 30g 等。治疗组及对照组小、中、大剂量组，按人 – 兔等效剂量 4 倍、8 倍、16 倍给药。治疗组痰瘀同治方水浴浓缩分别为 2.6g/mL、5.1g/mL、10.2g/mL。对照组冠心 Ⅱ 号方水浴浓缩分别为 3.4g/mL、6.8g/mL、13.6g/mL。连续灌胃 3 天，每日 1 次，末次给药后 2 小时自耳部中央动脉放血，分离血清（注意溶血），0.22μm 微孔膜滤器过滤，无菌分装，低温冷藏备用（–30℃）。

二、模型制备

1. 正常组

整个实验过程中只喂基础饲料，喂饲共 6 周。

2. 模型组

造模方法参见文献。在 80% 基础饲料中加入 15% 蛋黄粉、1% 胆固醇和 5% 猪油，喂饲 6 周，抽血并分离血清。

3. 细胞培养和传代

将传代培养的人脐静脉内皮细胞（内皮细胞株 ECV–304，武汉大学生物保藏中心提供）培养于含 15% 小牛血清（Gibco 公司）的 DMEM 培养基，用 0.25% 的胰蛋白酶，0.02EDTA（1：1）消化传代，接种于 100mL 培养瓶中，送入 5%CO$_2$ 培养箱中培养，以备实验用。

4. EC 的高脂血清模型制备

正常内皮细胞培养 24h，加入高脂血清（胆固醇含量 43.23mmol/L），按等比浓度逐渐稀释，继续培养 24h。检测内皮细胞半数抑制率的高脂浓度。

三、观察指标及测定方法

1. 高脂血清对 EC 活性的影响

正常内皮细胞在 96 孔板上培养 24h，加入高脂血清（胆固醇含量 43.23mmol/L），按等比浓度逐渐稀释，继续培养 24h。在 EC 中加入 0.1% 的 MTT，继续孵育 4h，弃上清，加 DMSO（二甲基亚砜）100μL，振摇并用加液器吹打细胞溶解甲簪，镜检确认细胞溶解破碎后，置 DG3022A 型酶联免疫检测仪上，选择检测波长 540nm 测定 OD 值。

2. 两种中药血清对 EC 增殖的影响

不同剂量家兔含痰瘀同治方（TY）及冠心 II 号方（GX）血清影响 EC 增殖实验的分组及处理：将接种后细胞培养 24h，将 EC 分为 8 组，每组 3 个孔。

空白组：为正常生长的 EC。

模型组：在 EC 中加入高脂血清（胆固醇含量 0.34mmol/L），继续孵育 24h。

模型组 + 治疗组：在 EC 中先加入家兔含 TY 高脂血清，使终浓度分别为 10%、5%、2.5%、1.25%、0.625%、0.313%、0.17%、0.09%，分别入 8 组中，每组 3 个样本，继续孵育 24h。

模型组 + 治疗组中剂量组：方法同上。

模型组 + 治疗组大剂量组：方法同上。

模型组 + 对照组小剂量组：以相应浓度加入家兔含 GX 高脂血清，使终浓度分别为 10%、5%、2.5%、1.25%、0.63%、0.31%、0.17%、0.09%，共 8 组，每组 3 个样本，继续孵育 24h。

模型组 + 对照组中剂量组：方法同上。

模型组 + 对照组大剂量组：方法同上。

3. 细胞液生化指标检测

内皮素（ET）、一氧化氮（NO）测定，丙二醛（MDA）、肿瘤坏死因子（TNF）、超氧化物歧化酶（SOD）测定，操作按说明书进行。

取正常内皮细胞培养 24h，分成 8 组，每组细胞含量每毫升约 10 万个，其他 7 组加入高脂血清造模，6 组分别加入痰瘀同治方大、中、小剂量及冠心 II 号方大、中、小剂量各 1mL，药物浓度平均为 2.5%，作用 24h。

4. 流式细胞仪检测

观察细胞凋亡。取出造模后的细胞，用 0.25% 的胰酶消化，牛血清终止消化，收集细胞悬液，分别置 10mL 玻璃离心管中，用 PBS 洗细胞，800r 离心 5min，共洗 2 次，用终浓度为 70% 预冷乙醇固定细胞过夜。取出固定好的细胞用 PBS 洗 2 次，最后于离心管中留取 0.5mL 细胞悬液，轻轻混匀，加入 20μg/mL RNAse 酶，于 37℃ 培养箱中孵育 30min，然后用 50μg/mL 浓度的碘化丙啶染色，4℃ 避光放置 60min。上机检测：将细胞悬液混匀，过 200 目尼龙网，然后在流式细胞仪上检测。应用 Cell Quest 软件获取细胞 10000 个，进行凋亡细胞计数。以 Mod Fit 软件进行凋亡峰抑合及细胞周期分析，并绘制 DNA 分布图，G_1 期前 G_1 亚峰（Ap）为凋亡峰。计量资料用 $\bar{x} \pm s$ 表示，组间比较用统计软件 SPSS 进行处理。

5. 统计方法

实验结果以均数 ± 标准差表示（$\bar{x} \pm s$），采用方差分析（ANOVA）和 q 检验处理。

三、观察结果

1. EC 的活性测定

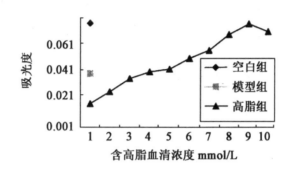

图 2-1　高脂血清对内皮细胞影响

从图 2-1 可以看出，高脂血清对细胞生长具有明显的抑制作用，其作用强度与浓度呈正相关。$IC_{50}=0.68$mmol/L 内皮细胞半数受到抑制，此为高脂血清半数抑制浓度，设 0.34mmol/L 高脂血清为造模浓度。

2. 两种中药血清对 EC 增殖影响

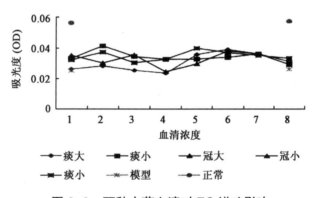

图 2-2　两种中药血清对 EC 增殖影响

从图 2-2 中可以看出，两种药物大剂量组在第 6 个浓度点（0.31%）时，吸光度达到最高点，即对细胞的保护作用最好。小剂量组药物在第 3 个浓度点（2.5%）时，吸光度达到最高点，即对细胞的保护作用最强。以上实验表明，适当浓度中药对内皮细胞有保护作用，浓度过高可引起细胞的过度凋亡。

3. 检测细胞液中生化指标

（1）NO、ET 含量的测定　从表 2-6 中可以看出，与正常组比较，模型组 NO、ET 含量明显下降，经两种药物不同剂量组的治疗，痰瘀同治方各组及冠心 II 号方组均有上升，但以痰瘀同治方小、中剂量组作用显著。

表 2-6　各实验组细胞液 NO、ET 含量的变化

组别	n	NO（μmol/mL）	ET（pg/mL）
正常组	8	194.65 ± 17.93	2931.90 ± 107.94
造模组	8	179.05 ± 17.94 ▲	565.05 ± 87.93 ▲▲
痰瘀同治方（小）	8	191.43 ± 8.63	2026.00 ± 218.63 ▲ **
痰瘀同治方（中）	8	216.43 ± 19.68 *	2515.90 ± 179.68 ** △
痰瘀同治方（大）	8	240.73 ± 31.08 ** ▲	2361.40 ± 231.08 ** △△
冠心Ⅱ号方（小）	8	151.80 ± 11.13 * ▲▲	2535.20 ± 181.13 **
冠心Ⅱ号方（中）	8	221.08 ± 23.51 *	1844.80 ± 209.51 * ▲▲
冠心Ⅱ号方（大）	8	244.28 ± 26.35 ** ▲▲	2566.50 ± 226.35 **

注：与正常组比较，▲$P < 0.05$，▲▲$P < 0.01$；与造模组比较，*$P < 0.05$，**$P < 0.01$；与冠中组比较，△$P < 0.05$，△△$P < 0.01$；与冠大组比较，#$P < 0.05$，##$P < 0.01$。

（2）MDA、TNF 含量测定　从表 2-7 中可以看出，模型组与正常组比较有显著性差异，MDA、TNF 含量明显下降（$P < 0.01$），经两种药物不同剂量组的治疗，各组含量均有上升。

超氧化物歧化酶 SOD 模型组较正常组有所降低，两种药物治疗后均有不同程度上升，但经统计学处理无显著性差异。

内皮细胞加入高脂血清，造成细胞损伤模型。经检测生化指标发现，NO、ET、MDA、SOD、TNF 含量均下降，说明高脂血清造模成功。经两种不同药物治疗，其含量均有不同程度的提高，尤其以痰瘀同治方中剂量组作用明显。

表 2-7　各实验组细胞液 MDA、TNF 含量的变化

组别	n	MDA（nmol/mL）	TNF（ng/mL）
正常组	8	2.92 ± 0.51	14.70 ± 1.96
造模组	8	1.84 ± 0.31 ▲▲	6.70 ± 2.63 ▲▲
痰瘀同治方（小）	8	2.43 ± 0.33 *	20.25 ± 3.38 ▲ ** △
痰瘀同治方（中）	8	2.65 ± 0.26 **	17.85 ± 2.26 ** △
痰瘀同治方（大）	8	2.58 ± 0.56 *	15.53 ± 2.97 ** △
冠心Ⅱ号方（小）	8	2.80 ± 0.35 **	10.35 ± 3.89 * #
冠心Ⅱ号方（中）	8	2.13 ± 0.34 ▲	10.95 ± 2.83 * #
冠心Ⅱ号方（大）	8	2.23 ± 0.85	17.00 ± 3.24 ** △

注：与正常组比较，▲$P < 0.05$，▲▲$P < 0.01$；与造模组比较，*$P < 0.05$，**$P < 0.012$；与冠小组比较，△$P < 0.05$，△△$P < 0.01$；与冠大组比较，#$P < 0.05$，#$P < 0.01$。

（3）流式细胞仪检测　本实验用高脂血清 24h 造成内皮细胞凋亡。研究结果提示（表 2-8），高脂血清可引起内皮细胞凋亡，其凋亡数与高脂血清浓度呈正相关。运用中药保护损伤的内皮细胞，可以在一定范围内减少凋亡的发生率。流式细胞仪检测显示，凋亡比例随高脂血清及中药量的增加而递增，表现为 DNA 峰前的荧光道上有大量碎片，说明细胞损伤较重，造成细胞坏死。

表 2-8　痰瘀同治方对流式细胞凋亡的影响

组别	n	凋亡数目（%）
正常组	8	2.43
高脂组	8	27.24
冠心Ⅱ号方小剂量组	8	7.74
冠心Ⅱ号方中剂量组	8	3.4
冠心Ⅱ号方大剂量组	8	4.08
痰瘀同治方小剂量组	8	3.28
痰瘀同治方中剂量组	8	3.76
痰瘀同治方大剂量组	8	3.42

　　流式细胞仪检测结果显示，在 G_1 峰前出现一个 G_1 亚峰，为凋亡峰（Ap），随损伤程度的加重，其凋亡比率递增。细胞周期分析则显示，S 及 G_2 期逐渐下降，与凋亡的百分率呈负相关。细胞增殖与分裂处于抑制状态。G_1 亚峰与 S、G_2 期的峰值呈负相关。经两种中药治疗，均有不同程度改善，但以痰瘀同治方小剂量组作用显著。同时还发现，先给中药后造模，则各剂量组细胞死亡率较高，提示中药浓度过高，也会引起细胞损伤。

　　由此可以得出，高脂血清可致培养的内皮细胞过度凋亡，凋亡比率与损伤程度呈正相关。高脂血清亦可引起细胞周期的变化，G_1 亚峰即 Apo 峰值与 S、G_2 期的峰值呈负相关，提示适量浓度中药可以保护内皮细胞。

四、讨论

　　细胞模型是目前基础研究中能够与整体动物实验互补且更具优势的一种研究手段。用培养的细胞造成高脂损伤模型，可用来直接观察生活状态下细胞的形态功能变化，既能够模拟活体细胞的一系列病理及生化改变，又具有条件可控、样本均一可比的优点。本实验用高脂血清 24h 造成内皮细胞凋亡，研究结果提示，高脂血清可引起内皮细胞 NO、MDA、SOD、TNF 含量减少，ET 含量升高及细胞过度凋亡，其凋亡数与高脂血清浓度呈正相关。运用中药保护损伤的内皮细胞，在一定范围内减少凋亡的发生率。流式细胞仪检测显示，凋亡比例随高脂血清及中药量的增加而递增，表现为 DNA 峰前的荧光道上大量碎片，说明细胞损伤较重，造成细胞坏死。这与长时间严重缺氧缺血可使内皮细胞发生急性坏死有关。还发现具有增殖能力的细胞系中，高脂血清也可引起细胞周期的变化，表现为细胞增殖受抑制，细胞分裂停止（S 期峰值降低，G_2 期静止）。本研究针对心血管疾病发生后最基本的病理损害——缺氧缺血，在细胞水平上建立了稳定的凋亡模型。该模型对凋亡的比率具有理想的控制性，为进一步研究药物对凋亡的干预作用打下了基础，也可作为抑制凋亡作用药物的筛选模型。缺氧缺血培养引起内皮细胞凋亡的机制有多种，如脂代谢紊乱和自由基产生、免疫机制参与、血管活性物质过度释放、基因调控等，其具体衍变及相互间作用规律的研究尚在进行中。

　　上述探讨表明，痰瘀同治方治疗痰瘀互结证的疗效机制在于两个方面：一是调节氧自由基含量。调节 NO、SOD、MDA、TNF 的生成量，减少内皮素 ET 含量，防止血管痉挛和血小板的凝聚，抑制脂质过氧化反应，保护血管内皮，从而达到缓解冠心病急性发作和加重的目的。二是调节内皮细胞的凋亡。防止高脂血清对内皮细胞损伤，阻断动脉粥样硬化的产生，保护血管内皮。

参考文献

［1］李仪奎. 中药药理实验方法学［M］. 上海：上海科技出版社，1998.

［2］吴明生. MTT 比色分析法在豚鼠淋巴细胞转化试验中的应用［J］. 中国实验临床免疫学杂志，1992，4（4）：10.

（本文发表于《中国中医基础医学杂志》，2002 年，韩学杰、张立石、沈绍功等）

降血压食品功能因子对造模性高血压大鼠功效的研究

【摘要】目的：建立药物诱发的高血压大鼠模型；通过观察实验性高血压大鼠，评价降血压食品功能因子的降压效果。方法：应用左硝基精氨酸诱导鼠高血压模型，分组给予食品及药物进行干预。结果：模型组大鼠血压出现明显稳定的升高，实验各组血压及生化指标有不同程度改善。结论：药物诱发的高血压大鼠模型成功，降血压食品功能因子有降压作用。

【关键词】药物诱发高血压大鼠；降压食品因子；功效研究。

降血压食品功能因子是指食品中含有降压作用的成分。研究表明黄酮类化合物具有降压作用，这种成分称为降压因子。根据近 20 年文献资料检索，降血压的食品功能因子目前有黄酮类化合物、红曲霉素、螺旋藻等，发表的有关降血压疗效确切的功能食品主要有银杏叶、葛根、菊花等，但目前既作为食品又作为保健品。根据 2002 年 3 月 5 日原卫生部公布的具有药食两用降血压功能的食品，在市面销售的产品只有银杏叶片、葛根制剂（愈风宁心片）。为了建立药物诱发的高血压大鼠模型及验证食品功能因子的降压效果，我们选择了一氧化氮合成酶抑制剂左硝基精氨酸（Nω–Nitro–L–Ariginine，L–NNA）诱导的大鼠高血压模型，进行降血压功能食品功效评价方法的研究。现将研究结果报告如下。

一、材料

1. 动物

SD 大鼠 70 只，雌雄各半，由北京维通利华实验动物技术有限公司提供［批号：SCXK（京）2002–0003］。随机分为 7 组，每组 10 只，每笼 5 只喂养。在 2 级动物室喂养 1 周，适应环境后开始实验。

2. 实验药品

愈风宁心片（葛根）：北京同仁堂科技发展股份有限公司制药厂，批号：20020530。每片含总黄酮 60mg，按动物给药剂量公式制成溶液，每毫升含总黄酮 84mg。

银杏叶片：深圳海王药业有限公司，批号：20010901。每片含银杏叶提取物 40mg（相当于银杏总黄酮 9.6mg），按动物给药剂量公式制成溶液，每毫升含银杏叶提取物 40mg。

科素亚（氯沙坦钾片）：杭州默沙东制药有限公司，批号：02021。每片含氯沙坦钾 50mg，按动物给药剂量公式制成溶液，每毫升含药 6mg。

左旋硝基精氨酸（L–NNA）：购自 Sigam 公司。中药葛根、白菊花等药，水煎剂。按动物给药剂量公式制成溶液，每毫升含生药 2.8g。

3. 实验仪器

清醒大鼠血压心率测定仪 HX–Ⅲ型，由北京中日友好医院心血管研究室提供。理光 Rick PS–100，日本 PROGRAMMABLE SPHYGMANOMETER 公司产品。GL-20A 型高速低温离心机为湖南仪器仪表总厂离心机厂生产。酶标仪为美国 Beckman 公司产品。

二、方法

1. L-NNA 致大鼠高血压动物模型的建立

我们用 NO 合成酶抑制剂 L-NNA 对大鼠腹腔注射进行诱导，1 周后大鼠血压出现明显升高，表明 L-NNA 抑制 NO 合成可以出现血压升高。每日给 L-NNA 15mg/kg，分 2 次腹腔注射，连续应用 4 周。

2. 分组及给药

大鼠 70 只分为 7 组：正常组、模型组、葛根组、银杏组、中药大剂量组、中药中剂量组、西药组。造模 1 周后，除正常组与模型组，其他各组在造模的基础上均给不同食品及药物进行干预。

正常组：给 1mL 生理盐水腹腔注射，每日 2 次，连续 4 周。

模型组：在应用 L-NNA 腹腔注射第 1 周起，给 2mL 纯净水灌胃，每日 1 次，连续 4 周。

葛根组：造模 1 周后，加愈风宁心片 2mL，相当于人 – 鼠等效剂量 10 倍量，84mg/mL，每日 840mg/（kg·d），连续 4 周。

银杏组：造模 1 周后，加银杏叶片 2mL，相当于人 – 鼠等效剂量 10 倍量，40mg/mL，400mg/（kg·d），连续 4 周。

中药大剂量组（中药 1 组）：造模 1 周后，加中药 4mL，相当于人 – 鼠等效剂量 10 倍量，2.8g/mL，56g/（kg·d），连续 4 周。

中药中剂量组（中药 2 组）：造模 1 周后，加中药 2mL，相当于人 – 鼠等效剂量 5 倍量，2.8g/mL，28g/（kg·d），连续 4 周。

西药组：造模 1 周后，加氯沙坦 2mL，相当于人 – 鼠等效剂量 10 倍量，6mg/mL，60mg/（kg·d），连续 4 周。

3. 测定方法

测压前将大鼠放入 37±1℃ 电热恒温箱内，加热使大鼠尾动脉充分扩张，用清醒大鼠血压测定仪间接测大鼠尾动脉的收缩压，分别测定用药前、用药后 2 周、用药后 4 周的血压和心率。模型组血压每周测量 1 次。测量结束后腹主动脉抽血，检测有关的生化指标。

三、结果

1. 一般表现

应用腹腔 L-NNA 注射后 3d，大鼠开始出现体毛失去光泽、反应迟钝、顺从、反抗能力降低等表现。

2. 药后对大鼠血压影响

腹腔注射 L-NNA 前血压，组间比较无显著性差异（$P > 0.05$），具有可比性。腹腔注射 L-NNA 1 周后，模型组大鼠血压有逐渐增高趋势，第 2 周血压持续升高，第 4 周血压达到高峰，表明造模成功，其他各组间大鼠血压变化见表 2-9。

表 2-9　各组大鼠血压变化（$\bar{x} \pm s$）

组别	n	造模前 （mmHg）	造模后 1 周 （mmHg）	造模后 2 周 （mmHg）	造模后 3 周 （mmHg）	造模后 4 周 （mmHg）
正常组	10	115.00 ± 11.79		130.5 ± 12.51 ☆☆		114.70 ± 9.91 ☆☆
模型组	10	116.73 ± 10.09	139.40 ± 12.76	159.80 ± 14.09**	145.70 ± 5.62	162.00 ± 11.74**
中药 1 组	10	117.50 ± 8.58		141.2 ± 7.07* ☆☆		132.14 ± 18.46* ☆☆
中药 2 组	10	116.30 ± 9.07		151.00 ± 14.12**		144.89 ± 12.13** ☆☆
葛根组	10	114.00 ± 6.99		151.20 ± 11.59**		145.56 ± 13.85** ☆
银杏组	10	115.90 ± 9.87		150.00 ± 13.20**		140.71 ± 9.91** ☆☆
西药组	10	119.00 ± 9.94		138.2 ± 6.96 ☆☆		129.00 ± 12.62* ☆☆

注：与正常组比较：*$P < 0.05$；**$P < 0.01$；与模型组比较；☆$P < 0.05$；☆☆$P < 0.01$。

从表 2-9 可以看出，药前各组大鼠血压无显著性差异，造模 2 周后模型组大鼠血压与正常组相比有显著性差异（$P < 0.01$）。除中药大剂量组和西药组血压上升缓慢外，其他各组血压明显升高。造模 4 周后，模型组血压持续升高，与正常组相比有极显著差异（$P < 0.01$），说明 L-NNA 诱发的高血压病大鼠模型成功。经服用降压功能食品后，各组血压均明显下降，与模型组相比，有显著性差异（$P < 0.05 \sim 0.01$）。尤以西药组和中药大剂量组效果显著，葛根组和银杏组相比无显著性差异。

3. 药后对大鼠心率的影响

表 2-10　各组大鼠心率变化（$\bar{x} \pm s$）

组别	n	造模前 （次/分）	造模后 1 周 （次/分）	造模后 2 周 （次/分）	造模后 3 周 （次/分）	造模后 4 周 （次/分）
正常组	10	398.2 ± 48.64		412.0 ± 42.56 ☆		432.10 ± 40.32 ☆☆
模型组	10	415.0 ± 48.09	405.2 ± 27.38	385.20 ± 33.33*	397.00 ± 23.99	380.20 ± 32.38**
中药 1 组	10	398.3 ± 55.63		374.80 ± 41.23		388.57 ± 49.85
中药 2 组	10	390.6 ± 28.26		376.78 ± 30.12		363.77 ± 46.46**
葛根组	10	425.5 ± 53.61		390.5 ± 38.18		426.13 ± 51.98 ☆
银杏组	10	388.3 ± 27.66		388.2 ± 31.99		380.29 ± 44.43*
西药组	10	385.2 ± 37.51		387.7 ± 28.92		405.70 ± 55.03

注：与正常组比较：*$P < 0.05$；**$P < 0.01$；与模型组比较；☆$P < 0.05$；**$P < 0.01$。

从表 2-10 可以看出，造模 1 周后，模型组大鼠心率减慢，第 2 周模型组与正常组相比，$P < 0.05$，其他各组心率有所降低，但无统计学意义。造模 4 周后，模型组心率继续下降，与正常组相比，$P < 0.01$。从此可以推论，L-NNA 可以减慢大鼠心率，升高血压，治疗后各组心率均有所提高，尤以葛根组和西药组作用明显。

4. 药后对大鼠生化指标及体重的影响

表 2-11 各组大鼠血浆内皮素（ET）及血管紧张素Ⅱ（AngⅡ）的变化（$\bar{x} \pm s$）

组别	n	ET（pg/mL）	AngⅡ（pg/mL）
正常组	9	179.73 ± 17.90	360.84 ± 151.96 ☆☆
模型组	9	189.00 ± 11.54	189.65 ± 56.77 **
中药1组	7	188.25 ± 10.27	449.58 ± 290.06 *☆ ##
中药2组	9	195.35 ± 35.22	648.49 ± 297.05 ☆☆ #
葛根组	9	204.98 ± 15.83	477.56 ± 295.40 ☆ #
银杏组	6	199.17 ± 18.30	659.63 ± 552.46 ☆
西药组	8	201.78 ± 13.27	1016.86 ± 330.76 ** ☆☆

注：与正常组比较：*$P < 0.05$；**$P < 0.01$；与模型组比较；☆$P < 0.05$；☆☆$P < 0.01$；与西药组比较：#$P < 0.05$；##$P < 0.01$。

从表 2-11 可以看出，模型组血浆 ET 含量有所升高，但经统计学处理无显著性差异。模型组 AngⅡ明显降低，与正常组相比有显著差异（$P < 0.01$）。其他各组 AngⅡ含量均升高，尤以西药组明显，与模型组及正常组相比有显著性差异（$P < 0.01$）。葛根组及中药大剂量组其含量升高，与正常组相比无显著差异。

表 2-12 各组大鼠体重（g）的变化（$\bar{x} \pm s$）

组别	实验初		实验末（4周）	
	♂	♀	♂	♀
正常组	215.8 ± 10.84	200.20 ± 7.19	378.20 ± 38.91 ☆☆	252.40 ± 10.57
模型组	207.20 ± 6.69	197.83 ± 3.76	316.00 ± 49.80 **	234.50 ± 22.23 *
中药1组	213.20 ± 7.19	197.00 ± 3.54	319.00 ± 43.50 **	244.67 ± 8.08
中药2组	208.40 ± 7.40	200.80 ± 7.53	332.40 ± 23.93 **	226.50 ± 17.92 *
中葛根组	21.24 ± 9.53	195.40 ± 10.90	398.00 ± 35.10 ☆☆	248.25 ± 2.50
银杏组	214.40 ± 4.56	195.80 ± 3.63	401.20 ± 2.68 ☆☆	253.50 ± 14.85
西药组	249.00 ± 4.09	216.40 ± 20.95	374.00 ± 41.89 ☆☆	261.20 ± 33.37

注：与正常组比较：*$P < 0.05$；**$P < 0.01$；与模型组比较：☆$P < 0.05$；☆☆$P < 0.01$。

从表 2-12 可以看出，造模 4 周后，模型组大鼠体重生长缓慢，与正常组相比有显著性差异（$P < 0.05 \sim 0.01$）。其余各组体重未受到明显影响，与正常组相比无显著性差异（$P < 0.05$）。

四、讨论

1. 高血压模型制作及评价

我们利用 NO 合成酶抑制剂 L-NNA 对大鼠腹腔注射进行诱导，每日给 L-NNA 15mg/kg，分 2 次腹腔注射，连续应用 4 周。2 周后大鼠血压出现明显升高，至第 4 周时大鼠持续稳定高血压，表明 L-NNA 抑制 NO 合成可以出现血压升高，表明高血压大鼠造模成功。本实验发现，腹腔注射 L-NNA

1 周后大鼠心率减慢，经降压功能食品治疗后，各组心率明显上升。HX- Ⅲ型和 Rick PS-100 两种血压计测量大鼠血压及心率无显著性差异（$P > 0.05$），故测大鼠血压仪器可靠。

2. 降血压食品功能因子的降压效应

造模 2 周后，模型组大鼠血压明显升高，与正常组相比有显著性差异（$P < 0.01$）。除中药大剂量组和西药组血压上升缓慢外，其他各组血压明显升高。造模 4 周后，模型组血压仍持续升高，与正常组相比有极显著性差异（$P < 0.01$），说明 L-NNA 诱发大鼠血压升高。经服用降压功能食品后，各组血压均明显下降，与模型组相比，有显著性差异（$P < 0.05 \sim 0.01$），尤以西药组和中药大剂量组效果显著，银杏叶组与葛根组相比无显著性差异。

3. 降血压食品功能因子对生化指标的影响

模型组大鼠 Ang Ⅱ 明显降低，与正常组相比有显著差异（$P < 0.01$），其他各组 Ang Ⅱ 含量均升高，尤以西药组明显，与模型组及正常组相比有显著性差异（$P < 0.01$）。葛根组及中药大剂量组调节其含量较佳，与正常组相比无显著差异。

4. 结论

降血压食品功能因子（葛根、银杏、中药）动物实验显示，有降低血压、稳定心率、调节血管紧张素 Ⅱ、内皮素含量的效应。

中医学认为高血压病是由多种因素长期作用的结果，素体阴阳偏盛偏衰，禀赋不足，脏腑虚损是发病的根本，而过度精神紧张是发病的常见因素，劳欲过度、恣食肥甘、饮酒过度等也是重要的诱因，高血压的病理因素以风、火、痰、瘀论述最多，其病位在肝，根源在肾。

西医降压药和中医降压药各有其优缺点。西药的降压效果虽然比中药好，但副作用大，而中药大多无副作用，即便有作用也很小。西药并未解决导致血压升高的病理因素，一旦停药，血压就会很快反弹，患者必须终身服药。中药的降压效果虽不如西药，但能通过对脏腑机能的调节，改善导致血压升高的病理因素而达到防治血压升高的效果。且中医认为药补不如食补，具有药食两用功效的药物更是高血压患者的理想选择。

（本文发表于《中国中医基础医学杂志》，2003 年，韩学杰、张立石、沈绍功等）

原发性高血压病痰瘀同治整体治疗方案设计

原发性高血压病是临床常见病证，用中医治疗有明显特色与优势。但当前临床上对该病的治疗普遍存在重病轻证，以肝阳上亢的病机和平肝潜阳治法与该病简单、机械对应的错误倾向，成为中医治疗该病疗效难以提高的主要原因。笔者在分析原发性高血压病病机和治法的文献及当前流行病调查结果的基础上，提出痰瘀同治是治疗本病的基本法则，并以痰瘀同治为核心法则进行了原发性高血压病临床治疗整体方案设计。痰瘀同治大法及其临床治疗整体方案的提出，对于纠正当前中医治疗该病存在的错误倾向，加强中医辨证论治的灵活性、标准化及系统性，无疑有重大现实意义。

一、痰瘀同治是治疗原发性高血压病的基本法则

1. 文献基础——祛痰、化瘀是治疗眩晕、头痛的基本治法

中医没有原发性高血压病的病名。根据临床表现，主要相当于"眩晕"，部分包含"头痛"和"肝阳上亢"。

（1）汉唐宋时期的医家认为"正虚邪侵"为基本发病模式，治疗重在祛除外邪、扶助正气。如《黄帝内经》称眩晕为"眩冒"，《灵枢·大惑论》论述其病机为"故邪中于项，因逢其身之虚"，"入于脑则脑转，脑转则引目系急，目系急则目眩以转矣"。《素问·五脏生成论》云："头痛巅疾，下虚上实。"虚者定位于脾肾，实者定位于肝。《伤寒论》和《金匮要略》对眩晕没有专论，但也涉及"眩""目眩""头眩""振振欲擗地""身为振振摇"等症状的描述，认为眩晕的病机为水饮冲逆导致，并创建苓桂术甘汤、真武汤以及泽泻汤等治眩效方。其主要贡献在于创立温阳化饮止眩法，是后世眩晕从痰论治的渊源。隋唐宋时期的医家大多继承《黄帝内经》《伤寒论》和《金匮要略》理论，从虚损、风及痰饮认识眩晕、头痛的病机，并确立相应的治法。如唐代孙思邈提出"风眩"说，以风热、风痰论眩。宋代严用和认为饮气上逆导致眩晕。宋代许叔微《普济本事方·头痛头晕方》认为"下虚者肾虚也，故肾厥则头痛，上虚者肝虚也，故肝厥则头晕"。

（2）金元时期的医家已在病因上弃除从外邪立论，认为内伤是眩晕、头痛的主要病机，治疗有祛痰、理气诸法。刘完素从"火"立论，《河间六书·头眩》云："风气甚而头目眩运者，由风木旺，必是金衰不能制木，而木复生火，风火皆属阳，多为兼化，阳主乎动，两动相搏，则为之旋转。"李东垣从"气虚痰厥"立论，谓之"足太阴痰厥头痛"，组方"半夏天麻白术汤"益气除湿化痰。张从正也从痰立论，主张用吐法祛之："在上谓之停饮，可用独圣散吐之。"朱震亨提倡"无痰不作眩"，《丹溪心法·头眩》云："七情郁而生痰动火，随气上厥，此七情致虚而眩运也。淫欲过度，肾家不能纳气归原，使诸气逆奔而上，此气虚眩运也……此证属痰者多，盖无痰不能作眩也。"

（3）明清时期对眩晕的认识日趋完善，有本虚标实说、内风说、因瘀致眩说，治疗有化瘀、镇肝、滋肾等法。明代刘宗厚的《玉机微义·眩运》认为眩晕系本虚标实："眩晕乃上实下虚所致。所谓虚者，血与气也，所谓实者，痰涎风火也。"张介宾提出"因虚致眩"说，《景岳全书·眩运》："眩

晕，掉摇惑乱者，总于气虚于上而然。"虞抟首创"因瘀致眩"说，《医学正传·眩运》："外有因呕血而眩冒者，胸中有死血迷闭心窍而然。"清代叶天士提出"水不涵木"说，《临证指南医案》云："肝为风脏，因精血衰耗，水不涵木，木不滋荣，故肝阳偏亢。"明代王绍隆的《医灯续焰·眩晕》总结得较全面："高巅而见动象，风性为然，故眩晕者多属诸风，又不独一风也。有因于火者，有因于虚者，有因于死血者，有因于痰者。"

（4）近现代医家在继承的基础上对原发性高血压病展开了深入的探索。如张锡纯著《医学衷中参西录》专设"脑充血门"，认为原发性高血压病的病机为"脏腑之气有升无降，则血随升者之多，遂至充塞于脑部"，因此确立平冲降逆治法，组成"镇肝熄风汤"，成为现今中医治疗高血压的主要代表方。多数学者认为素体阴阳偏盛偏衰，禀赋不足，脏腑亏损是病之根本；精神紧张、情志不遂、饮食失节、劳逸无度、环境恶化等为其诱因；病机可归纳为风、火、痰、瘀、虚；病位以肝肾为主，涉及心脾；证类以"肝阳上亢""肝风上扰""肝肾阴虚"为主；治法上总结出"清热平肝""镇肝息风""滋水涵木""祛痰化湿""活血化瘀"等法；组方上以"天麻钩藤饮""镇肝熄风汤"等为代表方。

2. 流行病学基础——痰瘀互结、毒损心络是原发性高血压病的基本病机

（1）发病趋势　流行病学研究显示，二十余年来，痰瘀互结证在原发性高血压病患者中所占比例逐年升高，已经成为主要的临床证类。对北京部分地区原发性高血压病患者常见中医证类及危险因素的调研表明，在原发性高血压病中常见证类依次为肝肾阴虚、痰瘀阻络、痰浊壅盛、脾虚浊阻、肝阳上亢、阴阳失和、肝火上炎、阴阳两虚、冲任失调及其他。痰瘀互结证仅次于肝肾阴虚，发病率居第二位。

（2）病因与发病　痰瘀互结是原发性高血压病的启动和促进因素。一般年轻患者以痰浊、瘀血为主，如高脂血症、肥胖、烟酒过量等导致气血津液代谢紊乱，津停为痰，血留为瘀，痰瘀互结，损伤络脉，又进一步导致气血运行逆乱，痰迷瘀闭，最终导致眩晕。久则导致脏腑虚损，进一步加重痰瘀互结和对络脉的损伤。老年患者多以正虚为主，兼夹痰瘀，临床上眩晕、头重、胸闷、腰酸与舌质紫暗、瘀斑瘀点、舌苔腻并见。

（3）病机特点　毒损心络是原发性高血压病的核心病机。络病是由于多种因素导致络脉痹阻、气血津液运行不畅的一类病证，主要表现为血证、痹证、中风、疼痛和眩晕等。以叶天士为主的医家提出"络病学说"的三大特点：①病程长，病根深伏，邪正胶凝，病势缠绵，多属沉疴痼疾，为难治难愈病证。②病性错杂，涉及多脏腑功能紊乱。③虚实互动，痰瘀互结，损伤络脉。原发性高血压病起病隐匿，病程较长，证候复杂，涉及多脏腑，且病机以痰瘀互结、损伤络脉为核心，符合络病特征，是一种络病。又心主血脉，而原发性高血压病发生的主要病理生理基础是血管内皮细胞的凋亡破损及其功能失调，因而认为，痰瘀互结、毒损心络是原发性高血压病的核心病机。

3. 论治学基础——痰瘀同治是贯穿于镇肝息风、滋水涵木等治则的大法

（1）祛痰有利于化瘀，化瘀有利于祛痰。在病机上，痰浊、瘀血互为因果；治疗上，祛痰有利于化瘀，化瘀有利于祛痰。其机制：祛痰有利于气血运行，气血运行正常有利于瘀血的化除；同时，祛除痰毒，络脉损伤减轻，有利于脏腑功能恢复正常，脏腑功能恢复正常则元气充沛，有利于祛除络脉的瘀阻。同理，化瘀、祛除络脉的瘀阻亦能加强祛痰效果。

（2）痰瘀同治有利于镇肝息风、滋水涵木。痰瘀互结、气血运行逆乱是肝阳上亢、化火动风的病机基础。镇肝息风是去其标实，恢复气血运行，脏腑功能正常才是治本。痰瘀同治，其根本目的是恢复气血的正常运行，是镇肝息风的基础和保障。同样，痰瘀同治也有利于滋水涵木。总之，镇肝息风、滋水涵木等法必须以痰瘀同治为前提和基础。

二、原发性高血压病中医治疗整体方案设计

1. 辨证单元与组方单元

（1）痰瘀同治通用方　莱菔子10g，泽泻10g，川芎10g，钩藤（后下）15g。莱菔子、泽泻祛痰湿，分利二便，使邪从二便解。川芎化瘀，升清透窍。钩藤平肝，治肝风之标。四味升清降浊，可通用于原发性高血压病痰瘀互结、毒损心络证及肝肾亏虚、肝阳上亢等所有证类。

（2）痰毒损络　头重，胸闷，口黏，纳呆，苔腻，脉滑。此为无形之痰，治以温胆汤为主：竹茹10g，枳壳10g，茯苓10g，陈皮10g，菖蒲10g，郁金10g。气虚加仙鹤草10g，扁豆衣5g，生黄芪15g；气滞加柴胡10g，延胡索10g，佛手10g；痰瘀互结加三七粉（冲）3g，苏木10g，泽兰10g；利尿加石韦10g，车前草30g，白花蛇舌草30g；润肠加决明子30g，白菊花10g，当归15g。

（3）瘀血阻络　头痛如刺，舌质紫暗、有瘀斑，脉涩弦紧。治以血府逐瘀汤为主，轻则丹参30g，牡丹皮10g，赤芍10g，重则桃仁10g，红花10g，再加柴胡10g，枳壳10g，桔梗5g，川牛膝15g，生地黄10g，当归10g，以活血而不伤血，逐瘀又能生新。

（4）肝肾亏虚　眩晕，腰酸，苔薄不腻，脉沉细。治以杞菊地黄汤为主：枸杞子10g，白菊花10g，生地黄10g，黄精10g，生杜仲10g，桑寄生10g。

（5）肝阳上亢　眩晕，眼目昏蒙，胁满易怒，郁闷不舒，甚则肢麻耳鸣，苔黄质红，脉弦或数。治用沈绍功老师自组珍决汤：珍珠母30g，白菊花10g，决明子30g。决明子有润肠通便作用，如见便溏者，一则用量减为15g，二则选加葛根10g，炒白术10g。清肝可选加夏枯草15g，薄荷10g，生栀子10g，地龙10g，羚羊角粉（冲）0.6g；平肝可选加钩藤（后下）15g，生石决明30g，灵磁石10g，生龙骨30g，天麻10g；疏肝可选加柴胡10g，香附10g，川楝子10g，炒橘核10g，沉香粉（冲）3g；滋水可选加枸杞子10g，女贞子10g，生杜仲10g，桑寄生10g，川牛膝15g。

2. 治疗次序

（1）初期先痰后瘀，祛痰不忘化瘀　原发性高血压病初发、初诊或治疗的初期，患者眩晕、头重、苔腻、脉滑，尤其出现苔腻，是痰瘀互结、毒损心络的表现，治疗以祛痰为主，佐以化瘀、通腑。以通用四味降压方合温胆汤为主方，加车前草30g，决明子30g，丹参30g。

（2）中期痰瘀同治，平肝要知和胃　治疗中期，苔薄不腻，见眩晕，眼目昏蒙，胁满易怒，郁闷不舒，甚则肢麻耳鸣，苔黄质红，脉弦或数，为肝阳上亢。治疗以通用四味降压方合珍决汤为主方，加葛根10g，山楂15g，石菖蒲10g，郁金10g。

（3）末期先实后虚，补虚要调肾中阴阳　治疗末期，血压稳定，舒张压90～104mmHg（12.0～13.9kPa），收缩压141～159mmHg（18.9～21.2kPa），眩晕，腰酸，苔薄不腻，脉沉细，为肝肾亏虚，治疗当滋水涵木，以四味降压方合杞菊地黄汤为主方。

3. 善后防复

（1）汤剂减半　治疗用药应当中病即止，勿伤正气。患者血压正常、平稳后，所用汤剂减半，从1日1剂改为2日1剂，晚服1次，早、午服脑立清胶囊，服用2～3周。

（2）丸药缓图　原发性高血压病受情绪、饮食、劳累等因素影响，容易复发，为此，防止复发十分重要。一般有三种形式：一是将获效的方剂加为5倍药量，共研细末做成水丸，或装入1号胶囊，

每次 3g，每天 2 次，连服 2～3 个月。二是午餐、晚餐后服加味保和丸各 3g，早晚各服杞菊地黄胶囊 5 粒（每粒 0.4g），连服 2～3 个月。三是重新组成胶囊方。组方原则既要突出健脾和胃，又要注意滋肾柔肝，在此原则下再视具体病证酌加几味对病对证之药，做成胶囊，连服 2～3 个月，常可免于复发。

4. 综合治疗

不良生活方式是原发性高血压病的主要病因，因此指导患者建立健康的生活方式是治疗的重要内容之一。中医治疗尤其要发挥意疗、体疗和食疗的优势，进行综合治疗。

（1）稳定情绪　精神刺激能引起血压上升。了解患者精神状态和生活环境，为患者排忧解虑，帮助患者克服精神上的困难，对于原发性高血压病的治疗至关重要。

（2）重视体疗　体疗也就是体育锻炼，或称运动养生。原发性高血压病患者坚持适宜的体力活动，有利于对高血压的控制，保持良好的情绪，增强身体素质，提高生活质量。如太极拳能改善人体的整体调节功能，扩张外周血管，促进血压下降。也可配合使用推拿疗法、保健按摩疗法，如洗面、揉叩头皮、浴眼、擦鼻、叩齿、梳头、鼓耳、抚枕后、举手、搓腰眼、揉腹、练腿、搓脚心等，均能疏通气血，扩张血管，调节血压。气功疗法能使清阳上升，亢阳下降，阴阳平衡，使血压恢复正常，消除症状。高血压患者宜练静功、放松功，基本要求为姿势正确，重心平稳，呼吸自然，意守丹田。气功能调整大脑皮层功能，降低交感神经兴奋性，降低升压反应，纠正人体功能失调，提高抗高血压能力，巩固降压效果，促进康复，是高血压康复中一项有效的措施。

（3）谨和五味，改变饮食结构　改变饮食结构，无论对于原发性高血压病的预防还是治疗都十分重要。应指导患者减轻体重，改进膳食结构，如减少钠摄入，增加钾、钙，减少膳食脂肪，补充优质蛋白质等，并配合中医辨证，应用中医食疗。

三、结语

综上所述，强调痰瘀互结、毒损心络的病机和痰瘀同治的治法，纠正了当前该病中医治疗重病轻证，把原发性高血压病与肝肾亏虚、肝阳上亢机械对应的错误倾向。辨证单元、组方单元与治疗理论相结合，加强中医辨证论治的灵活性、标准化及系统性，以及强调多剂型应用，意疗、体疗和食疗配合，形成整体、综合的治疗，对原发性高血压的诊治有着重要的意义。

参考文献

［1］周文泉，于向东，崔玲，等. 部分原发性高血压病患者证候和危险因素调查［J］. 中国中西医结合杂志，2002，22（6）：457.

［2］沈绍功. 沈绍功中医方略论［M］. 北京：科学出版社，2004：234.

（本文发表于《中国医药学报》，2004 年，李成卫、沈绍功）

痰瘀同治方对实验性动脉粥样硬化家兔主动脉、心肌及内皮细胞形态学的影响

【摘要】观察痰瘀同治方对实验性动脉粥样硬化家兔主动脉、心肌及内皮细胞形态学的影响。采用高脂饲料制造家兔动脉粥样硬化模型，再给痰瘀同治方大、中、小剂量治疗，观察各组主动脉及心肌变化。之后体外内皮细胞培养，以高脂血清损伤内皮细胞，再给痰瘀同治方及不同剂量冠心Ⅱ号方，观察内皮细胞形态学变化。结果发现，扫描电镜下，痰瘀同治方大剂量组主动脉内膜较光滑，主动脉硬化斑块的形成明显减少，内皮细胞排列较密集规整，细胞间隙未见开大，细胞形态恢复，多为长梭形，其内膜表面的变化基本趋向正常。透射电镜下，痰瘀同治方大剂量组心肌肌原纤维排列较规整，肌节排列亦较为整齐，明暗带分明，未见肌丝溶解，肌浆网扩张明显减少。倒置相差显微镜显示，痰瘀同治方小剂量组内皮细胞形态规整，细胞碎片减少，呈多角形和短梭形。荧光显微镜下，内皮细胞呈淡蓝色椭圆形，染色均匀，亮度一致，可见少数凋亡及坏死的红染细胞。电镜下，痰瘀同治方小剂量组内皮细胞形态与正常组相似，表面粗糙，微绒毛变短。结果提示，痰瘀同治方能明显减轻主动脉粥样硬化及改善心肌缺血缺氧状态，对血管内皮及细胞损伤有明显的保护作用。

【关键词】中医学；痰瘀同治方对动脉粥样硬化的影响；形态学观察；动脉粥样硬化；主动脉；心肌；内皮细胞。

"痰瘀互结"形成高脂血症，是冠心病心绞痛发生的主要病理因素。痰浊为脂质代谢紊乱，瘀血为微循环功能障碍。痰瘀互结证（高脂血症）可致血管内皮损伤，促使动脉粥样硬化（atherosclerosis，AS）的发生。痰瘀同治法是保护血管内皮，祛除病理代谢产物，治疗冠心病心绞痛的重要法则，是诊治冠心病心绞痛的新思路、新途径。本研究试从体内外实验寻找高脂血清损伤主动脉、心肌及内皮细胞形态的病理过程，揭示高脂血症发病机理及痰瘀同治的作用机制。

一、材料与方法

1. 实验药物及分组

痰瘀同治方为全瓜蒌30g，薤白10g，水蛭5g等，制成水煎剂，按人–兔等效剂量4倍、8倍及16倍给药。小、中、大剂量组水浴浓缩分别为2.6kg/L、5.1kg/L及10.2kg/L。冠心Ⅱ号方为降香15g，红花15g，赤芍15g等，制成水煎剂，小、中、大剂量组水浴浓缩分别为3.4kg/L、6.8kg/L及13.6kg/L。

2. 高脂血症及动脉粥样硬化家兔模型的建立

选择新西兰健康大耳白兔40只，体重2.0～2.5kg，雌雄兼用，由中国药品生物制品检定所实验动物繁育场提供［合格证号为京动管质字（1994）第064号］，随机分为5组：正常组，喂基础饲料；

模型组，在80%基础饲料中加入15%蛋黄粉、1%胆固醇和5%猪油，喂饲6周；痰瘀同治方小、中、大剂量组，先以基础饲料喂饲2周，以后每天喂高脂饲料加小、中、大剂量痰瘀同治方，喂饲4周。实验结束前，自模型组和治疗组家兔耳缘静脉注射垂体后叶素2u/kg，造成家兔高脂血症急性心肌缺血模型。

3. 高脂血清损伤的内皮细胞模型

（1）细胞培养和传代　将传代培养的人脐静脉内皮细胞株ECV304（武汉大学典型物保藏中心提供）培养于含15%小牛血清（Gibco公司）的DMEM培养基，用0.25%胰蛋白酶0.02g与100mL EDTA（1∶1）消化传代，接种于100mL培养瓶中，送入5% CO_2 培养箱中培养，以备实验用。

（2）高脂血清模型制备　正常内皮细胞培养24h，加入高脂血清（胆固醇含量3929.7mg/dL），按等比浓度逐渐稀释，继续培养24h。检测内皮细胞半数抑制率的高脂浓度（胆固醇含量61.4mg/dL），设定31.2mg/dL高脂血清为造模浓度。

（3）含药血清的制备　痰瘀同治方小、中、大剂量组，按人-兔等效剂量4倍、8倍和16倍给药。对照组及冠心Ⅱ号方小、中、大剂量组，连续灌胃3天，每日一次。末次给药2小时后，自家兔耳缘静脉取血，分离血清（注意溶血），0.22μm微孔膜滤器过滤，无菌分装，低温（-30℃）冷藏，以备实验用。

4. 内皮细胞检测

倒置相差显微镜及荧光显微镜下观察内皮细胞形态、数量及分布。电镜下观察其超微结构。传代的人内皮细胞生长成单层时，用0.25%胰蛋白酶与0.04%EDTA等量混合消化单层细胞1分钟，离心去上清液。加2.5%戊二醛固定2小时，进行常规扫描电镜制样后，扫描电镜样品经临界点干燥、离子镀膜制成后，于日电JSM-J300型扫描电镜观察。

5. 病理学检查

空气栓塞处死实验动物，迅速分离心脏及主动脉至髂总动脉分叉下1cm处，从主动脉弓根部及心脏的左心室分别取材约2.0cm×2.5cm及1.0cm×1.5cm，迅速用0.1mol/L PBS冲洗，2.5%戊二醛固定，按常规扫描与透射电镜样品制备方法，用S520型扫描（日立）及H600型透射（日立）电镜观察主动脉及心肌。

6. 统计学处理

各组间差异分析采用单因素方差分析和t检验，$P < 0.05$ 表示差异有显著性意义。

二、结果

1. 主动脉病理变化

扫描电镜下，正常组主动脉内膜的内皮细胞呈长梭形，密集平行排列，细胞大小均匀，顺着血流方向排列，形态规整。高脂模型组完全失去了内皮细胞平行密集有序的排列方式，表面粗糙，细胞肿胀，脂肪颗粒及空泡增多，内皮细胞形态损伤明显，细胞大小不一，多呈球形和不规整形，边缘不清晰，极少见到正常长梭形的细胞。痰瘀同治方小剂量组内皮细胞欠规整，可见少数形态损伤的内皮细胞，呈球形或不规则形，有的伸出细长的突起，表面黏附脂肪颗粒；中剂量组内皮细胞排列较规整，表面黏附少量脂肪颗粒；大剂量组内皮细胞排列密集规整，细胞间隙未见开大，细胞形态恢复，多为长梭形，其内膜表面的变化基本趋向正常（图2-3）。

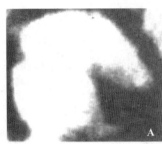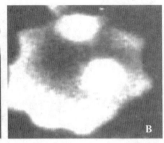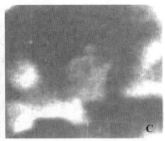

A 为正常组；B 为模型组；C 为痰瘀同治方大剂量组

图 2-3　扫描电镜下主动脉（×1500）

2. 心脏病理变化

透射电镜下，正常组可见心肌肌原纤维排列整齐，肌节长度一致、排列规整，肌丝清晰；细胞核发育良好，核周围有大量线粒体；线粒体结构清晰，无肿胀及空泡样变、水样变等。模型组心肌肌原纤维排列紊乱，肌节缩短，排列不规整，肌丝溶解、消失，肌浆网扩张；可见细胞核异形变，线粒体肿大，甚至嵴断裂溶解呈空泡样变，闰盘排列紊乱，有断裂现象。痰瘀同治方小剂量组心肌肌原纤维排列较紊乱，肌节变短，欠规整，肌丝部分溶解，肌浆网轻度扩张，线粒体轻度肿大；中剂量组心肌肌原纤维排列较规整，肌节排列亦较为整齐，明暗带分明，肌丝溶解较模型组明显减少，肌浆网扩张明显减少；大剂量组心肌肌原纤维排列规整，肌节排列亦整齐，明暗带分明，细胞核发育良好，核仁明显，核周可见大量丰富的发育良好的线粒体。细胞核完整。未见肌丝溶解、肌浆网扩张（图 2-4）。

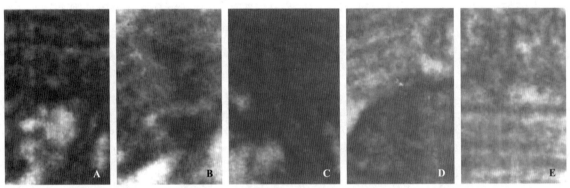

A 为正常组；B 为模型组；C 为痰瘀同治方小剂量组；D 为痰瘀同治方中剂量组；E 为痰瘀同治方大剂量组

图 2-4　透射电镜下心肌（×15000）

3. 内皮细胞形态学变化

正常组倒置相差显微镜见内皮细胞呈扁平的短梭形或多角形，还可见到一些较大的椭圆形细胞，呈铺石样镶嵌排列，界限清楚，彼此不重叠。荧光显微镜下，内皮细胞呈淡蓝色椭圆形，呈铺石样镶嵌排列，形态规整，界限清楚，可见极少数坏死红染细胞。扫描电镜下，内皮细胞为梭形、多角形，连接呈单层，胞体表面有密度较一致规整的微绒毛突起和分支，与邻近细胞连接。高脂模型组相差显微镜见内皮细胞收缩变形，细胞间隙开大，重者细胞变小并伸出细长突起，有的甚至彼此分离，重者缩为球形、脱落、自溶，贴壁细胞减少，残存细胞多孤立存在。荧光显微镜下，细胞数目减少，碎片增多，多呈不规则形，可见凋亡小体，红染的死亡细胞增多。扫描电镜下，细胞体积缩小、变形，表面微绒毛短缩，疏密不均，可融合成片或消失，呈凸凹不平状，细胞表面形成多数指状和球状胞膜突起，胞核影像不清，细胞散在。倒置相差显微镜显示，痰瘀同治方小剂量组细胞形态规整，细胞碎片减少，呈多角形和短梭形；中剂量组细胞排列规整，死亡数目较正常增多，有少数细胞呈不规则形，可见凋亡小体；大剂量组细胞空隙增大，数目减少，细胞形态不规则，有少量凋亡小体。荧光显微镜下，小剂量组细胞呈淡蓝色椭圆形，染色均匀，亮度一致，可见少数凋亡及坏死的红染细胞；其他组细胞碎片较多，细胞数目减少，收缩变形，细胞间隙较大，脱落，碎片增多。电镜下，小剂量组细胞形态与正常组相似，表面粗糙，微绒毛变短。倒置相差显微镜下，冠心Ⅱ号方小剂量组细胞形态规整，呈多角形和短梭形，有少量死亡细胞；中剂量组细胞碎片增多，死亡数目较正常组增加；大剂量组细胞收缩变形，间隙较大，脱落，碎片及死亡细胞明显增多。荧光显微镜下，小剂量组细胞呈淡蓝色椭圆形，染色均匀，亮度一致，有少量凋亡小体及坏死的红染细胞；中剂量组细胞间隙较大，死亡数目增多，细胞分布不均匀，可见凋亡小体；大剂量组细胞分布不均匀，数目减少，多呈不规则形，凋亡小体及死亡细胞数增加。电镜下，小剂量组细胞呈不规则形，绒毛可融合成片或消失（图 2-5）；中剂量组及大剂量组细胞已破碎，无法观察。

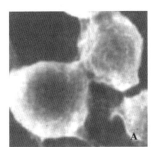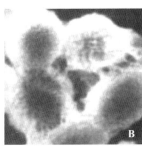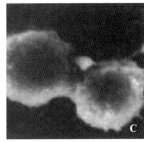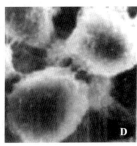

A 为正常组；B 为模型组；C 为痰瘀同治方小剂量组；D 为冠心Ⅱ号方小剂量组

图 2-5　扫描电镜下内皮细胞（×15000）

三、讨论

医学研究认为，高脂血症（主要为高胆固醇血症）是 AS 病变最重要的原因。内皮细胞损伤（多半是功能性损伤）是 AS 发生的启动步骤，其功能降低主要表现在正常的抗凝、抗细胞黏附和抗氧化功能减弱。最早的临床病理形态变化是动脉内膜中有脂质沉积，继之内膜纤维结缔组织增生，引起内膜局限性增厚，形成斑块，以后在其深部发生溃疡，软化而形成粥样物质。临床上，当其发生在管腔较小的动脉就会引起血液供应障碍。高胆固醇血症对动脉内皮的损伤是通过氧化损伤机制产生的，高胆固醇血症增加动脉壁细胞内自由基释放系统的活性，使氧自由基及其他活性氧成分释放增多，动脉壁的脂质过氧化损伤导致大量的低密度脂蛋白被氧化；另一方面，高胆固醇血症又直接损伤动脉壁的抗氧化机能，使动脉壁内的超氧化物歧化酶活性降低，导致脂质过氧化物清除障碍，其分解代谢产物丙二醛含量增加，加重局部血管内皮细胞的病理损伤和血管调节失常，导致功能降低和紊乱，出现内皮功能障碍。内皮细胞损伤是由痰致瘀、痰瘀互结的主要病理特征，而脂质代谢紊乱及微循环功能障碍及引起脂质代谢紊乱的内外因素是它们的病因所在。

细胞模型是目前基础研究中能够与整体动物实验互补且更具优势的一种研究手段。用培养的细胞造成细胞损伤模型，可用来直接观察生活状态下细胞的形态功能变化，既能够模拟活体细胞的一系列病理及生物化学改变，又具有条件可控、样本均一可比的优点。本研究结果发现，高脂血清可引起内皮细胞凋亡，其程度与凋亡比例呈正相关。运用中药保护损伤的内皮细胞，在一定范围内减少凋亡的发生率。流式细胞仪检测显示，凋亡比例随高脂血清及中药量的增加而递增，表现为 DNA 峰前的荧光道上大量碎片，说明细胞损伤较重，造成细胞坏死。这与长时间严重缺氧缺血使内皮细胞发生急性坏死有关。还发现具有增殖能力的细胞系中，缺血性损伤也引起细胞周期的变化，表现为细胞增殖受抑制，细胞分裂停止（S 期峰值降低，G_2 期静止）。本研究针对心血管疾病发生后最基本的病理损害——高脂血症、缺氧/缺血，在细胞水平上建立了稳定的凋亡模型，该模型对凋亡的比率具有理想的控制性，为进一步研究药物对凋亡的干预作用打下了基础，也可作为抑制凋亡作用的药物筛选模型。缺氧/缺血培养引起内皮细胞凋亡的机制有多种，如钙超载、脂代谢紊乱和自由基产生、免疫机制参与、血管活性物质过度释放、基因调控等，其具体衍变及相互间作用规律的研究尚在进行中。

本实验结果证实，痰瘀同治方具有极强的防止内皮细胞损伤、减轻血管内膜脂斑形成和改善心肌细胞的作用。因此，此方能抗氧化，减少脂质在血管沉积，保护血管内皮，在高脂血症及动脉硬化的防治中起重要作用。

参考文献

[1] 李仪奎. 中药药理实验方法学 [M]. 上海：上海科学技术出版社，1998：100-103.

[2] 赵卫红. 细胞凋亡 [M]. 郑州：河南医科大学出版社，1997：115-124.

[3] 徐也鲁. 动脉粥样硬化——一种慢性炎症过程 [J]. 中国动脉硬化杂志，2001，9（2）：93-95.

[4] XeaneyJF，JrVitaJA. Atheroscleosis, oxidative stress, and antioxidant, protection [J]. Prog Cardiovasc Dis, 1995, 38（2）：129-148.

[5] 曹洪欣，殷慧军，张藤. 温心胶囊抗动脉粥样硬化的形态学研究 [J]. 中国中医药科技，2001，8（1）：39.

[6] 李建军. 血管内皮功能障碍及其检测与防治 [J]. 中国动脉硬化杂志，2001，9（2）：175-178.

[7] 何丽云，崔巍，范吉平. 流式细胞仪检测缺氧/缺血神经细胞凋亡的研究 [J]. 中国中医基础医学杂志，2000，6（11）：39-41.

（本文发表于《中国动脉硬化杂志》，2004 年，韩学杰、张立石、沈绍功）

从痰瘀论治冠心病心绞痛的临床与实验研究

一、目的

探讨从痰瘀论治冠心病心绞痛临床疗效及机理。

二、方法

临床采用单盲随机的方法，应用痰瘀同治方和冠心Ⅱ号方对照治疗冠心病心绞痛痰瘀互结证共60例（两组各30例）。实验先采用家兔造高脂血症模型，随机分为3组（正常组、模型组、痰瘀同治组），再以垂体后叶素诱发血管痉挛，致使心肌缺血，体外实验以高脂血清损伤培养的内皮细胞，后用痰瘀同治方、冠心Ⅱ号方治疗，观察生化指标、细胞凋亡及血管内皮和心肌形态改变。

三、结果

心绞痛显效率分别为53.3%、26.7%，总有效率93.3%、56.7%。心电图显效率23%、13.3%，总有效率53%、37%，胸闷胸痛、纳呆脘胀等6组主要症状改善均明显好于活血化瘀的冠心Ⅱ号方（$P < 0.05 \sim 0.01$）。痰瘀同治方有显著降低TC、TG、低密度脂蛋白，升高高密度脂蛋白作用，血液流变学的改善与冠心Ⅱ号方对照有显著差异（$P < 0.05 \sim 0.01$）。高脂血症家兔造模2周后血脂明显升高，6周血脂各项指标均达到最高点，血液黏稠度增加，MDA、ET含量升高，NO、TNF、SOD含量降低。

经痰瘀同治方治疗发现，此方可降低全血黏度、血浆黏度、红细胞比容、纤维蛋白原，并降低TC、TG、LDL-C含量，升高HDL-C含量，同时抑制脂质过氧化反应，降低血清MDA含量，对抗急性心肌缺血，因而对冠心病动脉粥样硬化的防治有积极作用。此方可显著调节NO含量，防止血管痉挛和血小板的凝聚，并能降低血浆内皮素ET的含量，从而达到缓解冠心病急性发作和加重的目的。实验中发现痰瘀同治方对体外培养的细胞液中NO、MDA、ET、SOD、TNF含量具有调节作用，且明显优于冠心Ⅱ号方（$P < 0.05 \sim 0.01$），并且抑制细胞凋亡，对细胞损伤有明显的保护作用，亦优于单纯化瘀的冠心Ⅱ号方（$P < 0.05 \sim 0.01$）。

四、结论

以上说明痰瘀同治方有较好的治疗心绞痛，改善临床症状和心电图的作用，有调节脂质代谢和改善血液流变性的功效。高脂血症时（痰瘀互结证），血液黏稠，微循环障碍，MDA、ET含量升高，NO、TNF、SOD含量降低。痰瘀同治方对冠心病心绞痛痰瘀互结证的疗效明显优于单纯的化瘀法，说明痰瘀互结是冠心病的始动和诱发因素，痰瘀同治是其有效的治疗法则，临床突出其证候学的计量观察，再次证实中医学的优势及精华在于"辨证论治"。高脂血症（痰瘀互结证）可以导致内皮损伤，诱发血管痉挛，引起冠心病心绞痛的发作。痰瘀同治方的疗效机制在于能多层次、多方位、多途径地对机体产生各种调节作用，对防治冠心病心绞痛有积极的临床效应。

（本文收入第三届国际传统医药大会文集，2004年，韩学杰、沈绍功）

降血压食品功能因子对自发性高血压大鼠降压功效的研究

【摘要】目的：建立药物诱发的高血压大鼠模型，通过观察自发性高血压大鼠的血压、生化指标等方面变化，评价降血压食品功能因子的降压效果。方法：选择了自发性高血压大鼠模型，饲养一周后将其分组，并给不同剂量的含食品功能因子药物进行干预。结果：4周后对照组大鼠血压持续升高，各治疗组自发性大鼠血压出现明显下降，表明降压食品功能因子有降低血压及改善生化指标作用。

【关键词】自发性高血压大鼠；降压食品因子；功效研究。

一、材料和方法

1. 实验动物

自发性高血压大鼠 50 只，雌雄各半，由北京维通利华实验动物技术有限公司提供（批号：SCXK400-0006），随机分为 5 组，每组 10 只，每笼 5 只喂养，在 2 级动物室喂养 1 周，适应环境后开始实验。

2. 实验药品

愈风宁心片（葛根）：北京同仁堂科技发展股份有限公司制药厂，批准文号：ZZ-0375- 京卫药准字（1996）第 004018 号，生产批号：20020530。每片含总黄酮 60mg，按动物给药剂量公式制成溶液，每毫升含总黄酮 84mg。

银杏叶片：深圳海王药业有限公司，批准文号：粤卫药准字（1994）第 918006 号，生产批号：20010901。每片含银杏叶提取物 40mg（相当于银杏总黄酮 9.6mg），按动物给药剂量公式制成溶液，每毫升含银杏提取物 40mg。

科素亚（氯沙坦钾片）：杭州默沙东制药有限公司，批准文号：国药准字 X20000371，生产批号：02021。每片含氯沙坦钾 50mg，按动物给药剂量公式制成溶液，每毫升含药 6mg。

中药：葛根、白菊花等药，水煎剂，按动物给药剂量公式制成溶液，每毫升含生药 2.8g。

3. 实验仪器

清醒大鼠血压心率测定仪：HX- Ⅲ型，由北京中日友好医院心血管研究室提供；Rick PS-100，日本 PROGRAMMABLESPHYGMANOMETER 公司产品。GL-20A 型高速低温离心机：湖南仪器仪表总厂离心机厂生产。酶标仪：美国 Beckman 公司产品。

二、实验方法

1. 分组及给药

自发性高血压大鼠 50 只，分为 5 组：对照组，葛根组、银杏组、中药组、西药组。每日一次，每次 2mL，连续 4 周给药。

对照组：自第 1 周起，给 2mL 纯净水灌胃，每日 1 次，连续 4 周。

葛根组：愈风宁心片 840mg/（kg·d）。

银杏组：银杏叶片 400mg/（kg·d）。

中药组：中药 56g/（kg·d）。

西药组：氯沙坦 60mg/（kg·d）。

2. 测定方法

测定前将自发性高血压大鼠放入 37±1℃电热恒温箱内加热，使大鼠尾动脉充分扩张，用清醒大鼠血压测定仪间接测大鼠尾动脉的收缩压，分别测定用药前、用药后 2 周、4 周的血压和心率。

三、结果

1. 一般表现

对照组大鼠急躁易怒，易处于激惹状态，毛发干枯，给药后明显有所改善。

2. 各组大鼠血压的变化（表 2-13）

实验前各组血压比较有显著性差异（$P > 0.05$），具有可比性。治疗后各组血压逐渐下降，第 4 周时血压下降更为明显。

表 2-13　各组大鼠血压的变化（$x \pm s$）

组别	n	药前（mmHg）	药后 2 周（mmHg）	药后 4 周（mmHg）
对照组	9	164.00 ± 17.15	157.11 ± 11.58	170.22 ± 7.51
葛根组	9	165.33 ± 16.94	171.86 ± 15.77 ☆	153.14 ± 5.15 ☆☆
银杏组	10	165.60 ± 18.06	172.00 ± 12.21 ☆	144.22 ± 7.84 ☆☆
中药组	9	165.11 ± 20.20	182.57 ± 26.32 ☆	148.00 ± 7.57 ☆☆
西药组	10	165.10 ± 16.95	164.00 ± 16.14	146.00 ± 5.00 ☆☆

注：与对照组比较，☆$P < 0.05$，☆☆$P < 0.01$。

3. 各组大鼠心率的变化（表 2-14）

表 2-14　各组大鼠心率的变化（$x \pm s$）

组别	n	药前（次/分）	药后 2 周（次/分）	药后 4 周（次/分）
对照组	9	411.56 ± 33.69	406.00 ± 19.66	463.33 ± 18.95 **
葛根组	7	423.67 ± 39.06	404.86 ± 15.43	423.00 ± 31.41 ☆☆
银杏组	9	422.80 ± 43.41	416.33 ± 17.65	465.89 ± 9.08 **
中药组	7	423.00 ± 42.37	412.57 ± 17.15	437.29 ± 17.10 ☆
西药组	9	395.50 ± 28.81	409.10 ± 35.89	439.44 ± 38.71 *

注：治疗前后比较，*$P < 0.05$，**$P < 0.01$；与对照组比较，☆$P < 0.05$，☆☆$P < 0.01$。

4. 各组大鼠血管紧张素 II（Ang II）的变化（表 2-15）

表 2-15　各组大鼠 Ang II 的变化（$x \pm s$）

组别	n	Ang II（pg/mL）
对照组	9	$31.99 \pm 14.99^{\#\#}$
葛根组	7	$31.71 \pm 12.56^{\#\#}$
银杏组	7	$49.79 \pm 16.34^{\#\#}$
中药组	7	$33.50 \pm 11.05^{\#\#}$
西药组	9	$231.56 \pm 136.88^{☆☆}$

四、讨论

1. 葛根的有效成分为葛根黄酮，具有扩张冠状动脉、解除血管痉挛、增加血流量、改善心肌缺血、减慢心率、抑制血小板聚集和恢复受损内皮细胞的功能，并可调整 PGI_2 和 TXA_2 系统的失衡。葛根还可以降低脂质过氧化物（LPO）、提高超氧化物歧化酶（SOD）的作用，从而具有抗自由基的作用。

2. 银杏叶主要有效成分为类黄酮，其主要作用机制是清除自由基，抑制脂质过氧化，扩张血管，增加脑血流量，改善心脑缺血缺氧，拮抗血小板活化因子。

3. 本实验中，降血压食品功能因子（葛根、银杏）在自发性大鼠动物实验显示，具有降血压、降低心率、调节血管紧张素的效应。传统的西药主要通过松弛血管平滑肌而达到降压目的，在快速降压的同时，往往引起血管壁松弛、血脂升高、血小板微血栓形成等副作用。而降血压食品功能因子是通过活血，降低血脂，消除血流外周阻力达到降压目的，平缓降压，而且无毒副作用，适宜长期服用。虽然降压效果缓慢，但通过对脏腑机能的调节，改善血压升高的病理因素，达到降压的效果。因此，降血压食品功能因子这种药食两用的药物是高血压患者日常治疗和保健比较理想的选择。

（本文发表于《中国科技信息》，2005 年，张立石、韩学杰、沈绍功等）

第三节　临床研究

原发性高血压病中医证类的临床学调查

【摘要】目的：通过对原发性高血压病中医证类的流行病学调查，分析高血压病的中医证类分布规律，探讨痰瘀互结、毒损心络证类在高血压病患者中的权重，并分析各种发病因素与证类的相关性。方法：采用问卷调查的方式对 500 例原发性高血压病患者进行横断面调查，采用 EpiData 2.0 软件作为数据录入软件。统计分析软件采用 SPSS 10.0 进行。结果：痰瘀互结、毒损心络证类在高血压发病中居首位，占 44.6%，其次为肾阴亏虚证类（8.6%）、瘀血阻络证类（7.2%）、气血亏虚证类（5.8%）、风痰上扰证类（4.4%）、阴虚血瘀证类（3.8%）、气虚血瘀证类（3.4%）、阳虚血瘀证类（2.4%）、阳虚痰瘀证类（2.4%）、气阴亏虚证类（2.2%）、肾阳不足证类（2.0%）、阴亏痰瘀证类（1.8%）、肝郁痰瘀证类（1.6%）、肝阳上亢证类（1.6%）、气虚痰瘀证类（1.2%）、阴阳两虚证类（0.4%）。结论：资料重整后，病因重定性结果，痰瘀眩总计 253 例，占 50.6%，痰瘀已演变为原发性高血压病的主要病因；五脏归属重定位结果，心眩者 321 例，占 64.2%，肾眩者 313 例，占 62.6%，心眩和肾眩在高血压病患者中占主位，而以心眩者尤多。因此，原发性高血压病的病因以痰瘀为主，五脏归属以心为主，痰瘀之毒可并存于高血压病其他各证类及其病程的各阶段。

【关键词】原发性高血压病；痰瘀互结、毒损心络证类；流行病学；横断面调查。

原发性高血压病属于中医学"眩晕""头痛""目眩""眩冒"等范畴，目前临床高血压病患者常见舌苔白腻或黄腻，舌质暗红，边有瘀点或瘀斑，脉弦滑或沉涩，当为痰瘀互结之征；患者多伴有高血脂、高血糖、高尿毒等症，这些化学物质在体内的沉积当属中医"毒"邪的范畴；同时伴有肢麻不遂之象，病久累及心、脑血管，当为中医络病表现。故而提出：原发性高血压病的主要证类应为痰瘀互结、毒损心络，其基本病机为痰瘀互结，蕴而化毒，损伤心络，而以心络受损为中心环节。我们在广泛文献调研的基础上，通过吸取前人成果、咨询相关领域专家及课题组内部反复讨论，制定了高血压病中医调查问卷，并以此展开了横断面调查。

一、资料与方法

1.研究对象

本组资料来源于 2006 年 5 月到 12 月进行的调查，被调查者来源于中国医学科学院阜外医院高血压科门诊原发性高血压病患者，共调查问卷 500 例。

2. 病例的选择标准

（1）诊断标准　①西医诊断符合《中国高血压防治指南（2005年修订版）》。②中医证类诊断参照原卫生部《新药（中药）临床研究指导原则》，分为肝阳上亢证类、风痰上扰证类、瘀血阻络证类、肾精不足证类（又分偏阴虚者、偏阳虚者和阴阳两虚者）、气血亏虚证类和痰瘀互结、毒损心络证类8个证类，并且各证类之间可以兼夹出现（目前国际标准及行业标准中没有痰瘀互结、毒损心络的诊断。

我们根据以上标准及临床实践拟定了痰瘀互结、毒损心络证类诊断标准。舌脉：舌质暗红，有瘀点或瘀斑，舌下络脉青紫，苔白腻，脉弦滑或沉涩或结代；主症：眩晕头痛，头重如裹，胸闷胸痛；兼症：口淡无味，咳吐痰涎，口唇指甲紫暗，食少体胖）。

（2）病例纳入标准　符合高血压病西医诊断标准及中医证候诊断标准。

（3）病例排除标准　继发性高血压病；合并严重心、脑、肝、肾和造血系统等严重原发性疾病、精神病患者；孕妇及哺乳期妇女。

3. 数据管理及统计分析

由计算机专业人员和统计人员共同制定数据库构建方案。采用 EpiData 2.0 软件作为数据录入软件。数据录入采用不同人员异地双录形式，并进行逐项核查，修改至两次录入数据完全一致。统计分析软件采用 SPSS10.0 进行。

二、结果

1. 人口学情况

性别：男性 260 例，占 52%；女性 240 例，占 48%。

年龄：最小者 15 岁，最大者 87 岁，平均 53.89±12.71 岁。男性超过 55 岁及女性超过 65 岁者（老年）156 例，占 31.2%；未超过者（中青年）344 例，占 68.8%。

2. 心率、血压及血脂情况

心率：最小 40 次/分，最大 102 次/分，平均 72.29±7.36 次/分。心率小于 70 次/分者 122 例，占 24.4%；大于 70 次/分者 378 例，占 75.6%。

血压：收缩压最小 99mmHg，最大 220mmHg，平均 138.50±18.64mmHg；舒张压最小 50mmHg，最大 125mmHg，平均 83.75±12.07mmHg。

血脂情况：做过血脂检测的 445 例，占 89.0%；没做过的 51 例，占 10.2%；不清楚者 4 例，占 0.8%。做过不记得结果者 11 例，占 2.2%；甘油三酯升高者 126 例，占 25.2%；总胆固醇升高者 80 例，占 16.0%；高密度脂蛋白降低者 24 例，占 4.8%；低密度脂蛋白升高者 28 例，占 5.6%。

3. 研究对象的四诊信息（表 2-16）

表 2-16　舌象及脉象

	有 n（%）	无 n（%）
舌体瘀斑或瘀点	185（37.0）	315（63.0）
舌下络脉粗张	227（45.4）	273（54.6）
络脉色紫	295（59.0）	205（41.0）

	有 n（%）	无 n（%）
络脉呈网状	3（0.6）	497（99.4）
络脉珠状结节	7（1.4）	493（98.6）
舌淡嫩	2（0.4）	498（99.6）
舌淡红	34（6.8）	466（93.2）
舌红	93（18.6）	407（81.4）
舌淡暗	76（15.2）	424（84.8）
舌暗红	283（56.6）	217（43.4）
舌紫暗	12（2.4）	488（97.6）
少苔	14（2.8）	486（97.2）
薄白苔	111（22.2）	389（77.8）
薄黄苔	79（15.8）	421（84.2）
白腻苔	47（9.4）	453（90.6）
黄腻苔	225（45.0）	275（55.0）
根部腻苔	24（4.8）	476（95.2）
脉弦	118（23.6）	382（76.4）
脉滑	226（45.2）	274（54.8）
脉数	267（53.4）	233（46.6）
脉涩	4（0.8）	496（99.2）
脉弱	11（2.2）	489（97.8）
脉缓	2（0.4）	498（99.6）
脉沉	192（38.4）	308（61.6）
脉濡	3（0.6）	497（99.4）
脉浮	2（0.4）	498（99.6）
脉细	258（51.6）	242（48.4）
脉迟	17（3.4）	483（96.6）

中医症状积分情况见表2-17。

表2-17　中医症状积分情况

证候	总是有	多数有	有	很少有	无	平均积分
眩晕	7	40	248	31	174	1.35±1.08
胸闷	2	18	207	31	242	1.01±1.04
头痛	9	22	192	19	258	1.01±1.11

沈绍功
学术传承文集

证候	总是有	多数有	有	很少有	无	平均积分
失眠	9	21	181	25	264	0.97 ± 1.11
腰酸膝软	2	15	188	43	252	0.94 ± 1.02
体倦	0	6	179	32	283	0.82 ± 0.97
多梦	7	18	144	22	309	0.78 ± 1.06
心慌	1	15	142	37	305	0.74 ± 0.98
烦躁	1	31	89	7	372	0.56 ± 1.00
耳鸣	2	14	91	33	360	0.53 ± 0.91
乏力	0	3	114	14	369	0.50 ± 0.86
自汗	2	17	84	11	386	0.48 ± 0.92
目涩	0	15	89	79	387	0.46 ± 0.89
胸痛	1	7	83	19	390	0.42 ± 0.83
怕冷	0	3	76	7	414	0.34 ± 0.75
浮肿	1	1	6	1	491	0.30 ± 0.74
烦热	0	7	62	4	427	0.30 ± 0.74
健忘	5	3	36	9	447	0.22 ± 0.69
头重脚轻	1	5	36	2	456	0.19 ± 0.62
口干咽燥	1	5	28	4	462	0.16 ± 0.57
懒言	0	1	31	7	461	0.14 ± 0.51
尿频	0	6	18	12	464	0.13 ± 0.51
咳痰	1	4	20	8	467	0.13 ± 0.51
纳呆	0	3	17	11	469	0.11 ± 0.45
嗜睡	2	2	16	4	476	0.10 ± 0.48
口唇紫绀	0	1	20	1	478	$8.80E-02 ± 0.42$
口淡乏味	0	5	11	3	481	$8.00E-02 ± 0.42$
目痛	1	1	12	2	484	$6.60E-02 ± 0.38$
干呕恶心	0	3	6	0	491	$4.20E-02 ± 0.32$
痞满	0	0	8	1	491	$3.40E-02 ± 0.25$
胁肋胀痛	0	0	6	4	490	$3.20E-02 ± 0.23$

证类分布情况见图2-6。

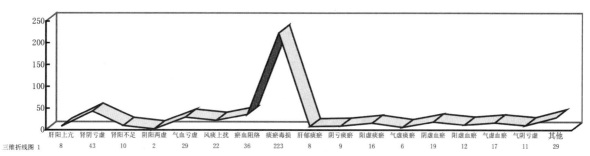

三维折线图 1	肝阳上亢	肾阴亏虚	肾阳不足	阴阳两虚	气血亏虚	风痰上扰	瘀血阻络	痰瘀毒损	肝郁痰瘀	阴亏痰瘀	阳虚痰瘀	气虚痰瘀	阴虚血瘀	阳虚血瘀	气虚血瘀	气阴亏虚	其他
	8	43	10	2	29	22	36	223	8	9	16	6	19	12	17	11	29

图 2-6　证类分布情况图

结果：由此看出，证类排名前三位依次为痰瘀互结、毒损心络证类，肾阴亏虚证类和瘀血阻络证类。

三、讨论

原发性高血压病的中医证类分型多以阴阳为纲，或与肝、肾密切相关，其病因多责之于风、火、痰、瘀、虚，中医证类方面与某些调查存在差异。关于高血压病中医辨证分型，强调复合分型，但还没有统一的标准。《中药新药治疗高血压病临床研究指导原则》将其分为肝火亢盛、阴虚火旺、阴阳两虚、痰湿壅盛四型。孔炳耀将其分为肝阳上亢、肝火亢盛、肝阴化风、肝阴虚、肾阴虚、肝肾阴虚、气阴两虚、心火亢盛、心肾不交、阴阳两虚、阳虚、痰湿壅盛/冲任不调、血瘀。葛红霞将本病分为肝阳上亢、阴虚阳亢、脾虚痰湿、气虚痰湿、阴虚痰湿、气阴两虚六型。笔者综合文献报道，将高血压病分为肝阳上亢、肾阴亏虚、肾阳亏虚、阴阳两虚、气血不足、风痰上扰、瘀血阻络和痰瘀互结、毒损心络八大类，且各证类可以存在兼夹情况。研究结果显示，痰瘀互结、毒损心络证类在高血压发病中居首位，占44.6%，其次为肾阴亏虚证类（8.6%）、瘀血阻络证类（7.2%）、气血亏虚证类（5.8%）及风痰上扰证类（4.4%）等，论证了"痰瘀之毒"是原发性高血压病的重要病因这一观点。

由于一些不可控的因素，导致本调查存在一些偏倚。体现在证类调查方面，由于高血压病本虚标实者占多数，以肝肾阴虚、气血不足为本，痰、瘀、风为标，增加了调查的难度，使得单纯证类的病例数较少［如气阴亏虚证类（2.2%）、肾阳不足证类（2.0%）、肝阳上亢证类（1.6%）、阴阳两虚证类（0.4%）等］，而出现一些兼夹证类［如阳虚痰瘀证类（2.4%）、阴亏痰瘀证类（1.8%）、肝郁痰瘀证类（1.6%）、气虚痰瘀证类（1.2%）、阴虚血瘀证类（3.8%）、气虚血瘀证类（3.4%）、阳虚血瘀证类（2.4%）等］。

在以上统计数据的基础上，将资料重新整合，对高血压病的病因重定义、五脏归属重定位。病因方面，以舌象为诊断证类的主症进行重辨证，痰眩主症为舌苔黄/白腻或根部腻；瘀眩主症为舌体瘀斑/点，或舌下络脉粗张，或舌下络脉青紫、紫红、绛紫或紫黑色，或舌下细小络脉呈暗红色或紫色网状，或舌下络脉曲张如紫色珠子状、大小不等的瘀血结节等改变；痰瘀眩为兼有上述两种表现者。病位方面，认为五脏皆可致眩晕（但肺眩者未见医家论及，且不符合高血压病的辨证，故除外），心眩主症为胸闷、心慌、胸痛、口唇紫绀、有冠心病史；脾眩主症为咳痰、食欲不振、嗜睡、口淡乏味、干呕恶心、痞满；肝眩主症为烦躁、目痛、胁肋胀痛、头重脚轻；肾眩主症为腰酸膝软、手足怕冷、五心烦热、健忘、夜尿频。具体结果如下。

1. 病因重定性

（1）痰眩 东汉张仲景在《金匮要略》中用苓桂术甘汤治疗"心下有痰饮，胸胁支满，目眩"，这是对痰眩的最早论述。之后，元代朱震亨在《丹溪心法》中提出"无痰不作眩"的著名理论。对痰眩的主症进行统计，结果舌苔黄腻者225例，占45.0%；舌苔白腻者47例，占9.4%；舌苔根部腻者24例，占4.8%。小计有痰眩主症的患者296例，占59.2%。

（2）瘀眩 宋代杨士瀛在《仁斋直指方论》中指出："新产之后，血海虚损，或瘀滞不行，皆能眩晕。"明代王绍隆在《医灯续焰》曰："血死脉凝，其脉必涩。涩为滞涩，征死血之不流行也……谓之血虚眩晕亦可。"采用四物汤治疗。对瘀眩主症进行统计，结果舌体瘀斑或瘀点者185例，占37.0%；舌下络脉粗张者227例，占45.4%；舌下络脉青紫、紫红、绛紫或紫黑色者295例，占59.0%；舌下细小络脉呈暗红色或紫色网状者3例，占0.6%；舌下络脉曲张如紫色珠子状、大小不等的瘀血结节等改变者7例，占1.4%。小计舌体有瘀血改变者407例，占81.4%。

（3）痰瘀眩 舌象既有痰又有瘀表现者总计253例，占50.6%。

由此看出，痰瘀已经演变为原发性高血压病的主要病因。这可能是由于高血压病的病程较长，迁延不愈，瘀血阻络，痰浊凝滞，痰瘀互结，蕴化生毒，损伤络道而成。

2. 五脏归属重定位

（1）心眩 清代高鼓峰《医宗己任编》认为东汉张仲景《金匮要略》中记载的"心下有痰饮，胸胁支满，目眩"是"格心火不行"，其病位在心。明代秦昌遇在《症因脉治》中指出"若为胆涎沃心，则见左关朝寸"，用朱砂安神丸、牛黄清心丸治疗。对心眩主症进行统计，结果胸闷者227例，占51.6%；心慌者158例，占31.6%；胸痛者91例，占18.2%；口唇紫绀者21例，占4.2%；有冠心病病史者71例，占4.2%。小计心眩者共321例，占64.2%。

（2）脾眩 明代秦昌遇在《症因脉治》中指出"饮食不节，伤于脾胃，失于运化，或脾胃虚寒，痰饮停留，中州积聚，清阳之气，窒塞不伸，而为恶心眩晕之症"，用二陈汤或导痰汤治疗。清代汪蕴谷在《杂症会心录》中将眩晕分为火晕和痰晕，其中"思虑则火起于脾"，"湿饮不行，则痰起于脾"。对脾眩主症进行统计，结果咳痰者25例，占5.0%；食欲不振者20例，占4.0%；嗜睡者20例，占4.0%；口淡乏味者16例，占3.2%；干呕恶心者9例，占1.8%；痞满者8例，占1.6%。小计脾眩者80例，占16.0%。

（3）肝眩 《素问·至真要大论》指出"诸风掉眩，皆属于肝"。明代秦昌遇《症因脉治》指出"（眩晕）若为肝胆之痰，则见左关滑大"，用青黛胆星汤治疗。对肝眩主症进行统计，结果烦躁者121例，占24.2%；目痛者14例，占2.8%；胁肋胀痛者6例，占1.2%；头重脚轻者42例，占8.4%。小计肝眩者155例，占31.0%。

（4）肾眩 《素问·刺疟》指出"肾疟者，令人洒洒然，腰脊痛宛转，大便难，目眴眴然，手足寒，刺足太阳、少阴"。宋代杨士瀛在《仁斋直指方论》中曰："淫欲过度，肾家不能纳气归原，使诸气逆奔而上，此眩晕出于气虚也。"对肾眩主症进行统计，结果腰酸膝软者205例，占41.0%；手足怕冷者79例，占15.8%；五心烦热者69例，占13.8%；健忘者44例，占8.8%；夜尿频者24例，占4.8%。小计肾眩者313例，占62.6%。

由此看出，在高血压病患者中以心眩和肾眩为主，而以心眩者尤多，故原发性高血压病的五脏归属当为心脏，可能因心主血脉、统五脏，若周围络脉损伤，亦可影响心的功能而出现相应病证。

3. 对痰瘀互结、毒损心络证的进一步统计

500 例原发性高血压病患者中痰瘀互结、毒损心络证者 223 例，占 44.6%；肾阳不足证合并痰瘀互结、毒损心络证者 16 例，占 3.2%；肾阴不足证合并痰瘀互结、毒损心络证者 9 例，占 1.8%；肝阳上亢证合并痰瘀互结、毒损心络证者 8 例，占 1.6%；气血亏虚证合并痰瘀互结、毒损心络证者 6 例，占 1.2%。小计有痰瘀互结、毒损心络证者（包括以此为主症和兼症者）共 262 例，占 52.4%。

由此看出，痰瘀互结、毒损心络不仅可以作为一个证类独立存在，也可以作为一种兼症存在于原发性高血压病的其他证类之中。

综上所述，原发性高血压病的病因以痰瘀为主，五脏归属以心为主，痰瘀互结、毒损心络证为高血压病的主要证类，痰瘀之毒可并存于高血压病其他各证类及其病程的各阶段。分析原因，有两方面：其一，过去医家虽在高血压病的诊断、治疗加入痰瘀的因素，但并没有把痰瘀作为一个独立的证类加以辨证施治，导致此证的诊断率很低，未受到广泛重视。其二，由于现代人在生活起居、个人饮食及精神压力等方面与古代人发生较大的变化，使得本病的证类构型亦随之发生改变，中医辨证亦当与时俱进，方能更好地适应现代社会医疗需求。

参考文献

［1］上海市高血压研究所. 高血压病［M］. 上海：上海科学技术出版社，1978：138-140.

［2］徐贵成，徐乘秋，张大荣. 平肝益肾法治疗Ⅱ型高血压病的临床研究［J］. 北京中医，1991（9）：12-15.

［3］程文江，覃志成，郭峰. 原发性高血压病 602 例中医证候流行病学研究［J］. 浙江中西医结合杂志，2003（13）：261-262.

［4］孔炳耀. 中西医结合高血压病治疗学［M］. 北京：军事医学科学出版社，2001：110-114.

［5］葛红霞. 老年高血压病的证治体会［J］. 南京中医药大学学报，1996，12（6）：54-55.

（本文收入第九次全国中医心病学术研讨会论文精选，2007 年，韩学杰、朱妍、沈绍功）

胸痹心痛治则用药的研究概况

胸痹心痛是由邪痹心络、气血不畅而致，以胸闷心痛，甚则心痛彻背，短气喘息不得卧等为主症的心脉疾病。

胸痹心痛为中医内科临床常见的一种疾病，其临床表现与西医的冠状动脉粥样硬化性心脏病心绞痛相似。西医认为本病是冠状动脉供血不足，心肌急剧的、暂时的缺血与缺氧所引起的临床综合征。本病多发生于 40 岁以上，男性多于女性，且以脑力劳动者居多，是工业发达国家的流行病，已成为欧美国家最多见的心脏病病种。作为亚洲国家，本病在我国不如在欧美国家多见，但近年有增多趋势。

一、治则概述

本病表现为本虚标实，心脉痹阻。其本虚可有气虚、血虚、阴虚、阳虚，标实为气滞、血瘀、痰浊、寒凝。急性发作期以标实为主，缓解期以本虚为主。因此，临床须严密观察病情，灵活掌握，辨证论治。本虚宜补，针对气虚、阳虚、阴虚、血虚而益气、温阳、滋阴、补血，调阴阳补气血，调整脏腑之偏衰；标实当泻，针对气滞、血瘀、寒凝、痰浊而理气、活血、温通、化痰。在胸痹心痛的治疗中，应严密观察病情变化，一旦发现胸痛剧烈，持续不解，四肢厥冷，冷汗淋漓，精神萎靡或烦躁，气短喘促，脉细数，或沉迟，或结代，或脉微欲绝等脱证之先兆时，必须尽快使用益气固脱药物，防止逆证出现。

二、历代研究

当代医家的治法，依据临床辨证论治，各有特色。

1. 痰瘀同治法

《素问·至真要大论》云"岁太阴在泉……民病饮积心痛"，治疗血枯的四乌贼骨一芦茹丸，实际上是一个痰瘀同治方。曹仁伯在《继志堂医案·痹气门》中则明确提出："胸痛彻背，是名胸痹……此痛不唯痰浊，且有瘀血，交阻膈间。方用全瓜蒌、薤白、桃仁、红花。"不仅认识到胸痹与痰瘀密切相关，而且采用了痰瘀同治的方法。沈绍功认为冠心病痰瘀互结证的主要临床表现为胸闷胸痛，口黏有痰，纳呆脘胀；兼有头重身困，恶心呕吐，心悸心慌，痰多体胖；舌脉为舌质紫暗，或见紫斑，或舌下脉络紫胀，苔腻，脉滑或数。参考"三高"（高血脂、高血糖、高血压），其中尤以苔腻质暗为主，但见苔腻质暗便是，他证不必悉具。冠心病痰瘀同治须分清虚实，辨证的关键看舌苔，苔薄为虚，苔腻为实。虚者伴心悸气短，神疲腰酸；实者伴憋闷纳呆，尿黄便干。虚者以气虚为主，或见肾亏；实者以瘀血为主，或有气滞。

临床及实验研究表明，痰瘀同治方可显著降低患者 TC、TG、LDL-C 含量，升高 HDL-C，同时亦降低全血黏度、血浆黏度及纤维蛋白原含量，改善血液流变性，同时也可降低实验性动脉粥样硬化、高脂血症家兔血清 TC、TG、LDL-C 含量及全血黏度及血浆黏度。与冠心Ⅱ号方对照，其降脂作用明显优于后者，明显降低实验性动脉硬化、高脂血症家兔血过氧化脂质的代谢终产物 MDA，升高 SOD 含量。说明本方可抑制脂质过氧化反应，对冠心病动脉粥样硬化的防治有积极作用。

2. 活血化瘀法

冠心病心绞痛的主要病机为心脉瘀阻，瘀血常贯穿于整个发展过程，活血化瘀是冠心病心绞痛的主要治疗大法。《素问·举痛论》曰："经脉流行不止，环周不休，寒气入经则稽迟，泣而不行，客于脉外则血少，客于脉中则气不通，故卒然而痛。"王清任曰："元气既虚，必不能达于血管。血中无气，必停留而瘀。"活血化瘀治疗冠心病心绞痛，不是单纯活血化瘀药物的集合，而应该是在辨证论治基础上以活血化瘀为主，通补结合，合理运用，方能取得较好疗效。①益气化瘀法适用于气虚血瘀证。②行气化瘀法适用于气滞血瘀证，即从肝论治之法。③温阳化瘀法适用于阳虚血瘀证；④燥湿化瘀法适用于痰湿血瘀证。

3. 温阳法

《千金翼方·养老大例》云："人年五十以上，阳气日衰，损与日至。""阳微"是冠心病发病之本，由于该病患者大多年事已高，且病程日久，顽固难愈，所以常常出现阳损表现。阳微正虚表现在慢性冠心病患者中尤为突出。温阳法包括温阳散寒、温阳宣痹、温阳化痰、温阳活血、温阳益气。

4. 芳香温通法

《金匮要略》用川椒、吴茱萸、干姜等驱散沉寒痼冷以疗心痛。《外台秘要》《备急千金要方》治心腹诸痛普遍使用麝香、木香、蜀椒、细辛等芳香温通之品。《奇效良方》等治疗胸痹心痛常配温经定痛药物以增强止痛效果，正如《医门法律·申明仲景律书》所言："诸经心痛……宜亟温其经，诸腑心痛……宜急温其腑。""厥心痛，急以术附汤温之。"《临证指南医案·心痛》对芳香温通之法进行了理论上的说明："脾厥心痛者用良姜、姜黄、茅术、丁香、草果、厚朴治之，以其脾寒气厥，病在脉络，为之辛香开通也。"

5. 补法

冠心病患者肝、心、肾等脏腑功能减退，阳气虚衰或阴血亏虚，心脉失养，或因气滞、血瘀、痰浊阻滞脉道，出现或先实而后虚，或先虚而后实的临床表现。正如《医门法律》中说："胸痹总因阳虚，故阴得乘之。"对冠心病的治疗，较多的人使用活血化瘀法。此法虽可改善血液高凝状态，扩张已经硬化的脉管，短时间内能缓解症状，长期应用则会耗伤机体正气，正不复则邪难祛，反而达不到预期的治疗目的。以补为主并佐以疏通脉道，才是根本的治疗方法。从另一种意义上讲，补养脏腑，增强机体功能，促进血液流畅，本身就有行气活血的作用。因此，补法在冠心病治疗过程中非常重要。

6. 从脏腑论治

从脾胃论治：路志正治疗胸痹心痛善从脾胃入手，治有五法：气虚不运者，健脾胃，补中气，治以五味异功散；血分不荣者，调脾胃，助运化，治以归脾汤加减；湿蕴者，芳香化浊，治以三仁汤加减；痰阻者，健脾化痰，治以瓜蒌薤白半夏汤或枳实薤白桂枝汤；中焦虚寒者，温中散寒，方用附子理中汤加桂枝、高良姜、半夏。

从肝胆论治：孙光一治疗冠心病多从调肝入手，疏肝、柔肝、清肝为其基本治法，方用四逆散、逍遥散加减，常用药有柴胡、郁金、青皮、白芍等。气郁及血者，用丹参、当归、川芎；肝经郁热者，用黄芩、龙胆草、夏枯草等。孙朝宗善以"和胆胃，理枢机"治之，方用温胆汤。

从肾论治：阎俊霞认为，调肾与阴维是治疗胸痹心痛的又一法则，并自拟灵枢饮，药用生地黄、熟地黄、当归、川芎、白芍、生龟甲、川牛膝、生龙骨、生牡蛎、淫羊藿等。

从肺论治：刘桂庭认为冠心病先因肺气不足，肺阳虚，胸中阳气不足为本，继则心血瘀阻，寒凝心脉，痰浊内生之继发病变为标，以致瘀血、痰浊之邪阻塞胸中，致胸中闭塞，阳气不通，血行不畅。辨证突出"肺虚""血瘀""痰浊"三个方面，多用温肺益气、宣肺祛痰、泻肺行水。

从腑论治：朱有银认为"年长者则求之于腑"，从腑论治即缓下通腑，以通为补，使得肠中常清，肠中无滓。朱氏对胸痹心痛气虚血瘀、痰浊壅塞者，常施通腑化瘀、益气温阳豁痰法，善用调胃承气汤合理中汤、桂枝茯苓丸加减。

三、用药研究

1. 用药统计分析

常用中药：丹参、川芎、黄芪、赤芍、红花、当归、党参、炙甘草、瓜蒌、薤白、麦冬、桂枝、郁金、五味子、三七、桃仁、降香、葛根、枳壳、枳实、延胡索、檀香、茯苓、白术、黄精、太子参、白芷、冰片、山楂、人参、甘草、半夏、何首乌、水蛭、石菖蒲、香附、熟地黄、淫羊藿、细辛、附子、酸枣仁。

2. 传统中医辨证用药特征

（1）治疗气虚常用中药主要为西洋参、人参、党参。

（2）治疗血虚常用中药主要为当归、鸡血藤。

（3）治疗阴虚常用中药主要为生地黄、麦冬、黄精、玉竹、五味子。

（4）治疗阳虚常用中药主要为黄芪、淫羊藿、枸杞子、附子、桂枝、薤白、淫羊藿。

（5）治疗肝气郁结常用中药主要为柴胡、降香、郁金、檀香。

（6）治疗瘀血阻滞常用中药主要为丹参、三七、川芎、赤芍药、延胡索、桃仁、红花。

（7）治疗痰湿内停常用中药主要为泽泻、瓜蒌、茯苓、半夏、陈皮、远志、枳实。

（8）治疗寒浊闭塞常用中药主要为细辛、石菖蒲。

（9）治疗火热扰心常用中药主要为黄连、苦参。

3. 根据现代药理研究

周氏等对中药复方治疗冠心病的用药规律进行研究得出以下结论。

（1）降血脂、防治动脉粥样硬化的主要药物为当归、黄精、黄芪、甘草、枳实、三七、郁金、丹参、川芎、蒲黄、山楂、泽泻、陈皮、柴胡。

（2）扩张冠状动脉、抗心绞痛的主要药物为三七、丹参、川芎、赤芍药、红花、益母草、山楂、人参、黄芪、党参、黄精、当归、地黄、瓜蒌、葛根、泽泻、陈皮。

（3）抗氧化损伤的主要药物为人参、当归、生地黄、麦冬、三七、五味子、酸枣仁、丹参、赤芍药、黄芪、甘草、川芎。

（4）抗心律不齐的主要药物为炙甘草、人参、麦冬、生地黄、苦参、赤芍药、延胡索、桂枝、柴胡、黄连。

（5）加快心率的主要药物为附子、桂枝、熟附子。

（6）减慢心率的主要药物为当归、黄精、玉竹、柏子仁、三七、龙骨、牡蛎。

4. 性味功能

严启新等指出，治疗胸痹心痛中药以辛、甘、苦味为主，以温为多，以寒为次，辅以平性；功能特征显示，以活血化瘀止痛为主，补气、行气、化痰、健脾次之，辅以凉血、补血、利水、清热等。

胸痹心痛是由于正气亏虚，痰浊、瘀血、气滞、寒凝而引起心脉痹阻不通的一种病证。其治法真可谓仁者见仁，智者见智。从不同的角度治疗胸痹心痛有着异曲同工的妙处，只要我们在全面掌握疾病的动态变化和个体化特征的前提下，运用这些方法，必定有效。

参考文献

[1] 沈绍功，王承德，闫希军. 中医心病诊断疗效标准与用药规范 [M]. 北京：北京出版社，2001：3.

[2] 韩学杰. 痰瘀同治方逆转动脉粥样硬化家兔作用机制研究 [J]. 中西医结合心脑血管病杂志，2003，1（2）：65.

[3] 韩学杰. 高脂血症（痰瘀互结证）是冠心病心绞痛的始动和诱发因素 [J]. 中华综合临床医学杂志，2003，8（12）：30.

[4] 格日勒. 从瘀论治冠心病心绞痛356例 [J]. 中国中医急诊，2002（6）：458.

[5] 韩秋玲，姜安川. 浅谈补法在冠心病治疗中的运用 [J]. 湖北中医杂志，2001，23（7）：23-24.

[6] 路志正. 路志正经验集 [M]. 北京：中国中医药出版社，1998.

[7] 严季澜. 孔光一教授治疗冠心病的经验 [J]. 贵阳中医学院学报，2006，2228（6）：17-18.

[8] 刘政，孙松生，阎俊霞. 孙朝宗治疗胸痹心痛八法 [J]. 山东中医杂志，1997（11）：515-517.

[9] 阎俊霞，孙松生，刘政. 灵枢饮治疗胸痹心痛68例 [J]. 天津中医，1997（6）：256-257.

[10] 陈萍. 刘桂廷从肺论治冠心病心绞痛经验拾粹 [J]. 实用中医内科杂志，2002，16（2）：52-53.

[11] 朱有银. 胸痹心痛从腑论治 [J]. 湖南中医药导报，1997（6）：61.

[12] 周鲁，黄煦，付超，等. 中药复方治疗冠心病的用药规律研究 [J]. 上海中医药杂志，2005，39（2）.

[13] 严启新，李秀珍，雷秀玲，等. 中药复方治疗冠心病用药规律探讨 [J]. 云南中医学院学报，1998，21（1）：17-20.

（本文收入第九次全国中医心病学术研讨会论文精选，2007年，丁毅、韩学杰、沈绍功）

原发性高血压病痰瘀互结、毒损心络证类与
相关因素的调查研究

【摘要】目的：通过对原发性高血压病中医证类的流行病学调查，分析高血压病的中医证类分布规律，探讨痰瘀互结、毒损心络证类在高血压病患者中的权重，并分析各相关发病因素与证类的相关性。方法：采用问卷调查的方式对 500 例原发性高血压病患者进行横断面调查，采用 EpiData 2.0 软件作为数据录入软件。统计分析软件采用 SPSS10.0 进行。结果：痰瘀互结、毒损心络证类在高血压发病中居首位，占 44.6%，其次为肾阴亏虚证类（8.6%）、瘀血阻络证类（7.2%）、气血亏虚证类（5.8%）、风痰上扰证类（4.4%）、阴虚血瘀证类（3.8%）、气虚血瘀证类（3.4%）、阳虚血瘀证类（2.4%）、阳虚痰瘀证类（2.4%）、气阴亏虚证类（2.2%）、肾阳不足证类（2.0%）、阴亏痰瘀证类（1.8%）、肝郁痰瘀证类（1.6%）、肝阳上亢证类（1.6%）、气虚痰瘀证类（1.2%）、阴阳两虚证类（0.4%）。同时发现，除痰瘀互结、毒损心络证类外，男性患者更易患肾阴不足证类，而女性更易患瘀血阻络证类和气血亏虚证类；中青年患者的肾阴不足证类患病率明显高于老年患者；病程延长，患瘀血阻络证类和肾阳不足证类的概率增加；超重者患痰瘀互结、毒损心络证类的整体概率增加；高脂血症者患痰瘀互结、毒损心络证类、风痰上扰证类和肝阳上亢证类的概率明显增加。结论：痰瘀互结、毒损心络证类作为高血压病的主要多发证类，不同性别、年龄、体质指数、腰围、腰臀比、饮酒、吸烟、病程、血压控制情况与中医的证类之间存在相关性。

【关键词】原发性高血压病痰瘀互结、毒损心络证类流行病学横断面调查。

原发性高血压病属于中医学"眩晕""头痛""目眩""眩冒"等范畴。目前临床所见高血压病患者常见舌苔白腻或黄腻，舌质暗红，边有瘀点或瘀斑，脉弦滑或沉涩，当为痰瘀互结之征；患者多伴有高血脂、高血糖、高尿毒等症，这些化学物质在体内的沉积当属中医"毒"邪的范畴；同时伴有肢麻不遂之象，病久累及心、脑血管，又当为中医络病表现。因此，原发性高血压病的主要证类应演变为痰瘀互结、毒损心络证类，其基本病机为痰瘀、毒邪痹阻络脉，而以心络受损为中心环节。我们在广泛文献调研的基础上，通过吸取前人成果、咨询相关领域专家及课题组内部反复讨论，制定了高血压病中医调查问卷，并以此展开了横断面调查。

一、资料与方法

1. 研究对象

本组资料来源于 2006 年 5 月到 12 月进行的调查，被调查者来源于北京市阜外医院高血压科门诊原发性高血压病患者，共调查问卷 500 例。

2. 病例的选择标准

（1）诊断标准　①西医诊断符合《中国高血压防治指南（2005 年修订版）》。②中医证类诊断参照原卫生部《新药（中药）临床研究指导原则》，分为肝阳上亢证类、风痰上扰证类、瘀血阻络证类、肾精不足证类（又分偏阴虚者、偏阳虚者和阴阳两虚者）、气血亏虚证类和痰瘀互结、毒损心络证类8 个证类，并且各证类之间可以兼夹出现。

痰瘀互结、毒损心络证类诊断标准：主症为眩晕头痛，头重如裹，胸闷胸痛；兼症为口淡无味，咳吐痰涎，口唇指甲紫暗，食少体胖；舌脉为舌质暗红，有瘀点或瘀斑，舌下络脉青紫，苔白腻，脉弦滑或沉涩或结代。

（2）病例纳入标准　符合高血压病西医诊断标准及中医证候诊断标准。

（3）病例排除标准　继发性高血压病；合并严重心、脑、肝、肾和造血系统等严重原发性疾病、精神病患者；孕妇及哺乳期妇女。

（4）超重和肥胖指标的确定标准　腰围切割点：男性为 85cm，女性为 80cm。身体质量指数（BMI，简称体质指数）= 体重 ÷ 身高 ^{2}（体重单位:kg；身高单位:m）。超重:27.9 ≥ BMI ≥ 24。肥胖：BMI ≥ 28。腰臀围比值（WHR）= 腰围 ÷ 臀围。超重或肥胖：男性 > 0.90，女性 > 0.85。

3. 数据管理及统计分析

由计算机专业人员和统计人员共同制定数据库构建方案。采用 EpiData 2.0 软件作为数据录入软件。数据录入采用不同人员异地双录形式，并进行逐项核查，修改至两次录入数据完全一致。统计分析软件采用 SPSS 10.0 进行。

二、结果

1. 人口学情况

性别：男性 260 例，占 52%；女性 240 例，占 48%。

年龄：最小者 15 岁，最大者 87 岁，平均 53.89 ± 12.71 岁。男性超过 55 岁及女性超过 65 岁者（老年）156 例，占 31.2%；未超过者（中青年）344 例，占 68.8%。

2. 文化程度、个人史及家族史情况

文化程度：不识字或识字少者 1 例，占 0.2%；小学文化程度者 13 例，占 2.6%；中学程度者 294 例，占 58.8%；大专及以上者 192 例，占 38.4%。

饮酒史：每天喝酒者 35 例，占 7.0%；有时喝酒者 84 例，占 16.8%；已戒酒超过 6 个月者 50 例，占 10.0%；从不喝酒者 33 例，占 66.2%。

吸烟史：每天吸烟者 55 例，占 11.0%；有时吸烟者 35 例，占 7.0%；已戒烟超过 6 个月者 56 例，占 11.2%；从不吸烟者 354 例，占 70.8%。

家族史：父亲有高血压病史者 131 例，占 26.2%；母亲有高血压病史者 164 例，占 32.8%。

3. 血型及病程情况

血型：A 型 13 例，占 2.6%；AB 型 12 例，占 2.4%；B 型 18 例，占 3.6%；O 型 16 例，3.2%；余为不详 441 例，占 88.2%。

病程：5 年以内者 212 例，占 42.4%；5 到 15 年者 191 例，占 38.2%；超过 15 年者 97 例，占 19.4%。

4. 超重情况、心率、血压及血脂情况

超重情况：腰围男性超过 85cm 及女性超过 80cm 者 406 例，占 81.2%；未超过者 94 例，占 18.8%。体质指数小于 24 者 144 例，占 28.8%；超过 24 者 356 例，占 71.2%。腰臀比男性超过 0.90 及女性超过 0.85 共 289 例，占 57.8%；未超过者 211 例，占 42.2%。

心率：最小 40 次 / 分，最大 102 次 / 分，平均 72.29 ± 7.36 次 / 分。心率小于 70 次 / 分者 122 例，占 24.4%；大于 70 次 / 分者 378 例，占 75.6%。

血压：收缩压最小 99mmHg，最大 220mmHg，平均 138.50 ± 18.64mmHg；舒张压最小 50mmHg，最大 125mmHg，平均 83.75 ± 12.07mmHg。

血脂情况：做过血脂检测的 445 例，占 89.0%；没做过的 51 例，占 10.2%；不清楚者 4 例，占 0.8%。做过不记得结果者 11 例，占 2.2%；甘油三酯升高者 126 例，占 25.2%；总胆固醇升高者 80 例，占 16.0%；高密度脂蛋白降低者 24 例，占 4.8%；低密度脂蛋白升高者 28 例，占 5.6%。

5. 危险因素及相关疾病情况

危险因素情况：无相关危险因素者 10 例，占 2.0%；一个危险因素者 61 例，占 12.2%；2 个危险因素者 169 例，占 33.8%；三个危险因素者 170 例，占 34.0%；4 个危险因素者 76 例，占 15.2%；5 个危险因素者 14 例，占 2.8%。

相关疾病情况：合并肾脏疾病者 4 例，占 0.8%，其中有蛋白尿者 1 例，占 0.2%；正在透析者 1 例，占 0.2%；其他 2 例，占 0.4%。合并冠心病者 71 例，占 14.2%，其中陈旧性心肌梗死者 12 例，占 2.4%；介入治疗术后者 25 例，占 5.0%；心脏搭桥术后者 5 例，占 1.0%；陈旧心梗 PTCA 术后者 3 例，占 0.6%；陈旧心梗 CABG 术后者 1 例，占 0.2%；其他 25 例，占 5.0%。合并脑卒中者 30 例，占 6.0%，其中 TIA 发作者 13 例，占 2.6%；缺血性脑卒中者 13 例，占 2.6%；脑出血者 4 例，占 0.8%。合并糖尿病者 47 例，占 9.4%。合并单纯疾病者 99 例，占 19.8%；合并复杂疾病（一个以上）者 24 例，占 4.8%；无合并疾病者 377 例，占 75.4%。

6. 研究对象的四诊信息

中医证候积分情况见表 2–18。

表 2–18　中医证候积分情况

证候	总是有	多数有	有	很少有	无	平均积分
眩晕	7	40	248	31	174	1.35 ± 1.08
胸闷	2	18	207	31	242	1.01 ± 1.04
头痛	9	22	192	19	258	1.01 ± 1.11
失眠	9	21	181	25	264	0.97 ± 1.11
腰酸膝软	2	15	188	43	252	0.94 ± 1.02
体倦	0	6	179	32	283	0.82 ± 0.97
多梦	7	18	144	22	309	0.78 ± 1.06
心慌	1	15	142	37	305	0.74 ± 0.98
烦躁	1	31	89	7	372	0.56 ± 1.00

证候	总是有	多数有	有	很少有	无	平均积分
耳鸣	2	14	91	33	360	0.53 ± 0.91
乏力	0	3	114	14	369	0.50 ± 0.86
自汗	2	17	84	11	386	0.48 ± 0.92
目涩	0	15	89	79	387	0.46 ± 0.89
胸痛	1	7	83	19	390	0.42 ± 0.83
怕冷	0	3	76	7	414	0.34 ± 0.75
浮肿	1	1	6	1	491	0.30 ± 0.74
烦热	0	7	62	4	427	0.30 ± 0.74
健忘	5	3	36	9	447	0.22 ± 0.69
头重脚轻	1	5	36	2	456	0.19 ± 0.62
口干咽燥	1	5	28	4	462	0.16 ± 0.57
懒言	0	1	31	7	461	0.14 ± 0.51
尿频	0	6	18	12	464	0.13 ± 0.51
咳痰	1	4	20	8	467	0.13 ± 0.51
纳呆	0	3	17	11	469	0.11 ± 0.45
嗜睡	2	2	16	4	476	0.10 ± 0.48
口唇紫绀	0	1	20	1	478	8.80E-02 ± 0.42
口淡乏味	0	5	11	3	481	8.00E-02 ± 0.42
目痛	1	1	12	2	484	6.60E-02 ± 0.38
干呕恶心	0	3	6	0	491	4.20E-02 ± 0.32
痞满	0	0	8	1	491	3.40E-02 ± 0.25
胁肋胀痛	0	0	6	4	490	3.20E-02 ± 0.23

舌体情况见图2-7。

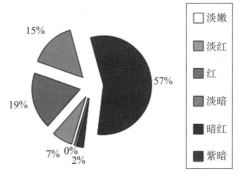

图2-7 舌体情况

脉象情况见图 2-8。

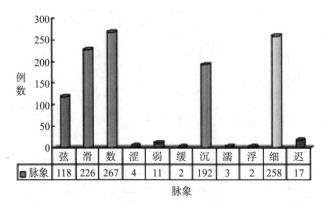

脉象	弦	滑	数	涩	弱	缓	沉	濡	浮	细	迟
脉象	118	226	267	4	11	2	192	3	2	258	17

图 2-8 脉象情况

证类调查结果见图 2-9。

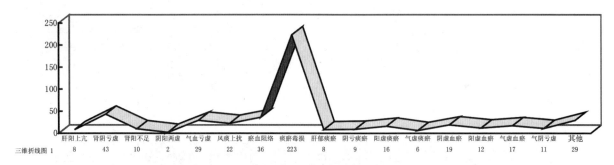

三维折线图 1	肝阳上亢	肾阴亏虚	肾阳不足	阴阳两虚	气血亏虚	风痰上扰	瘀血阻络	痰瘀毒损	肝郁痰瘀	阴虚痰瘀	阳虚痰瘀	气虚痰瘀	阴虚血瘀	阳虚血瘀	气虚血瘀	气阴亏虚	其他
	8	43	10	2	29	22	36	223	8	9	16	6	19	12	17	11	29

图 2-9 证类调查结果

7. 相关因素与证类的相关性分析结果（表 2-19 ~ 表 2-26）

表 2-19 性别和证类的相关性

证类	性别		合计	χ^2	P
	男 n（%）	女 n（%）	n（%）		
肝阳上亢	16（52.3）	14（46.7）	30（100）	0.023	0.880
肾阴不足	46（52.9）	41（47.1）	87（100）	0.032	0.858
肾阳不足	13（31.0）	29（69.0）	42（100）	8.138	0.004
阴阳两虚	3（25.0）	9（75.0）	12（100）	3.591	0.058
气血亏虚	29（40.8）	42（59.2）	71（100）	4.125	0.042
风痰上扰	16（51.6）	15（48.4）	31（100）	0.002	0.964
瘀血阻络	45（48.9）	47（51.1）	92（100）	0.430	0.512
痰瘀互结	145（54.3）	122（45.7）	267（100）	1.222	0.269
合计 n（%）	260（52.0）	240（48.0）	500（100）		

结果：男性患肾阳不足证类与气血亏虚证类的概率大于女性，有统计学相关性（$P < 0.05$）。

表 2-20　年龄和证类的相关性

证类	年龄 n（%）		合计 n（%）	χ^2	P
	中青年 n（%）	老年 n（%）			
肝阳上亢	24（80.0）	6（20.0）	30（100）	1.865	0.172
肾阴不足	64（73.6）	23（26.4）	87（100）	1.113	0.291
肾阳不足	23（54.8）	19（45.2）	42（100）	4.209	0.040
阴阳两虚	9（75.0）	3（25.0）	12（100）	0.220	0.639
气血亏虚	58（81.7）	13（18.3）	71（100）	6.405	0.011
风痰上扰	17（54.8）	14（45.2）	31（100）	3.001	0.083
瘀血阻络	62（67.4）	30（32.6）	92（100）	0.104	0.747
痰瘀互结	183（68.5）	84（31.5）	267（100）	0.018	0.893
合计 n（%）	344（68.8）	156（31.2）	500（100）		

结果：中青年患者患肾阳不足证类与气血亏虚证类的概率大于老年患者，有统计学相关性（$P < 0.05$）。

表 2-21　病程和证类的相关性

证类	病程			合计 n（%）	χ^2	P
	< 5n（%）	5~15n（%）	≥ 15n（%）			
肝阳上亢	13（43.3）	10（33.3）	7（23.3）	30（100）	0.459	0.795
肾阴不足	42（48.3）	29（33.3）	16（18.4）	87（100）	1.566	0.457
肾阳不足	12（28.6）	16（38.1）	14（33.3）	42（100）	6.657	0.036
阴阳两虚	6（50.0）	4（33.3）	2（16.7）	12（100）	0.291	0.865
气血亏虚	32（45.1）	23（32.4）	16（22.5）	71（100）	1.289	0.525
风痰上扰	10（32.3）	17（54.8）	4（12.9）	31（100）	3.916	0.141
瘀血阻络	36（39.1）	34（37.0）	22（23.9）	92（100）	1.514	0.469
痰瘀互结	115（43.1）	102（38.2）	50（18.7）	267（100）	0.195	0.907
合计 n（%）	212（42.4）	191（38.2）	97（19.4）	500（100）		

结果：病程越长，中医诊断肾阳不足者越多，有统计学相关性（$P < 0.05$）。

表 2-22　饮酒史和证类的相关性

证类	饮酒史		合计 n（%）	χ^2	P
	不饮酒 n（%）	饮酒 n（%）			
肝阳上亢	21（70.0）	9（30.0）	30（100）	0.676	0.411
肾阴不足	68（78.2）	19（21.8）	87（100）	0.223	0.637

续表

证类	饮酒史		合计 n（%）	χ^2	P
	不饮酒 n（%）	饮酒 n（%）			
肾阳不足	38（90.5）	4（9.5）	42（100）	5.153	0.023
阴阳两虚	11（91.7）	1（8.3）	12（100）	1.622	0.203
气血亏虚	58（81.7）	13（18.3）	71（100）	1.375	0.241
风痰上扰	23（74.2）	8（25.8）	31（100）	0.073	0.787
瘀血阻络	76（82.6）	16（17.4）	92（100）	2.553	0.110
痰瘀互结	195（73.0）	72（27.0）	267（100）	3.167	0.075
合计 n（%）	381（76.2）	119（23.8）	500（100）		

结果：不饮酒者易患肾阳不足证类，有统计学相关性（$P < 0.05$）。

表 2-23　危险因素和证类的相关性

证类	危险因素 n（%）		合计 n（%）	χ^2	P
	≤ 2n（%）	> 2n（%）			
肝阳上亢	10（33.3）	20（66.7）	30（100）	2.751	0.097
肾阴不足	50（57.5）	37（42.5）	87（100）	3.785	0.052
肾阳不足	26（61.9）	16（38.1）	42（100）	3.552	0.059
阴阳两虚	6（50.0）	6（50.0）	12（100）	0.020	0.888
气血亏虚	47（66.2）	24（33.8）	71（100）	10.978	0.001
风痰上扰	12（38.7）	19（61.3）	31（100）	1.143	0.285
瘀血阻络	47（51.1）	45（48.9）	92（100）	0.430	0.512
痰瘀互结	121（45.3）	146（54.7）	267（100）	1.651	0.199
合计 n（%）	240（48.0）	260（52.0）	500（100）		

结果：合并危险因素相对较少的患者患气血亏虚证类的概率大于危险因素多者，有统计学相关性（$P < 0.01$）。

表 2-24　危险程度分层和证类的相关性

证类	危险分层				合计 n（%）	χ^2	P
	非危组 n（%）	中度 n（%）	高度 n（%）	极高度 n（%）			
肝阳上亢	6（20.0）	8（26.7）	9（30.0）	7（23.3）	30（100）	2.772	0.428
肾阴不足	23（26.4）	35（40.2）	23（26.4）	6（8.3）	87（100）	5.451	0.142
肾阳不足	8（19.0）	19（45.2）	9（21.4）	6（14.3）	42（100）	2.933	0.402
阴阳两虚	2（16.7）	4（33.3）	4（33.3）	2（16.7）	12（100）	0.638	0.888
气血亏虚	20（28.2）	33（46.5）	13（18.3）	5（7.0）	71（100）	9.348	0.025

证类	危险分层				合计 n（%）	χ^2	P
	非危组 n（%）	中度 n（%）	高度 n（%）	极高度 n（%）			
风痰上扰	6（19.4）	10（32.3）	9（29.0）	6（19.4）	31（100）	1.149	0.765
瘀血阻络	17（18.5）	83（31.1）	66（24.7）	46（17.2）	92（100）	5.598	0.133
痰瘀互结	72（27.0）	83（31.1）	66（24.7）	46（17.2）	267（100）	5.598	0.133
合计 n（%）	127（25.4）	169（33.8）	132（26.4）	72（14.4）	500（100）		

结果：随着危险程度增加，患气血亏虚证类的概率加大，有统计学相关性（$P < 0.05$）。

表 2-25　血压和证类的相关性 1

证类	收缩压 < 140mmHg 且舒张压 < 90mmHg	140mmHg ≤收缩压< 160mmHg 或 90mmHg ≤舒张压 < 95mmHg	收缩压 ≥ 160mmHg 或舒张压 ≥ 95mmHg	合计 n（%）	χ^2	P
肝阳上亢	8（26.7）	17（56.7）	5（16.7）	30（100）	9.861	0.007
肾阴不足	44（50.6）	19（21.8）	24（27.6）	87（100）	5.588	0.061
肾阳不足	18（42.9）	12（28.6）	12（28.6）	42（100）	0.156	0.925
阴阳两虚	4（33.3）	4（33.3）	4（33.3）	12（100）	0.270	0.874
气血亏虚	37（52.1）	20（28.2）	14（19.7）	71（100）	5.306	0.070
风痰上扰	12（38.7）	12（38.7）	7（22.6）	31（100）	1.076	0.584
瘀血阻络	35（38.0）	32（34.8）	25（17.5）	92（100）	0.756	0.685
痰瘀互结	98（36.7）	79（29.6）	90（33.7）	267（100）	7.533	0.023
合计 n（%）	202（40.4）	155（31.0）	143（28.6）	500（100）		

表 2-26　血压和证类的相关性 2

证类	非单纯收缩期高血压	收缩压≤140mmHg 且舒张压> 90mmHg	合计 n（%）	χ^2	P
肝阳上亢	20（66.7）	10（33.3）	30（100）	1.524	0.217
肾阴不足	73（83.9）	14（16.1）	87（100）	3.611	0.057
肾阳不足	28（66.7）	14（33.3）	42（100）	2.190	0.139
阴阳两虚	9（75.0）	3（25.0）	12（100）	0.007	0.935
气血亏虚	60（84.5）	11（15.5）	71（100）	3.283	0.070
风痰上扰	27（87.1）	4（12.9）	31（100）	2.231	0.135
瘀血阻络	62（67.4）	30（32.6）	92（100）	4.581	0.032
痰瘀互结	198（74.2）	69（25.8）	267（100）	1.067	0.302
合计 n（%）	380（76.0）	120（24.0）	500（100）		

结果：由表 2-25、表 2-26 看出，药后血压控制理想者患肾阴不足证类和气血亏虚证的概率大，而药后血压控制不理想者患肝阳上亢和痰瘀互结、毒损心络的概率大，瘀血阻络证类患者患单纯收缩期高血压的概率相对较低，有统计学相关性。

而文化程度、吸烟史、相关临床疾病情况、腰围、腰臀比、体质指数、心率、血脂与中医证类诊断相关性不大。西药、血型与证类的相关性调查，因病例数较少，有待进一步研究。

三、讨论

在不考虑兼夹证类的情况下，分析结果如下。

按性别分析，男性依次为痰瘀互结、毒损心络证类（55.8%），肾阴不足证类（17.7%），瘀血阻络证类（17.3%），气血亏虚证类（11.2%），肝阳上亢证类（6.2%），风痰上扰证类（6.2%），肾阳不足证类（5.0%），阴阳两虚证类（1.2%）；女性依次为痰瘀互结、毒损心络证类（50.8%），瘀血阻络证类（19.6%），气血亏虚证类（17.5%），肾阴不足证类（17.1%），肾阳不足证类（12.1%），风痰上扰证类（6.3%），肝阳上亢证类（5.8%），阴阳两虚证类（3.8%）。此结果与某些调查存在差异。根据本结果分析，除痰瘀互结、毒损心络证类外，男性患者更易患肾阴不足证类，而女性更易患瘀血阻络证类和气血亏虚证类。究其原因，女性"以阴血为用""肝气为本"，伴经、孕、胎、产等特有生理，易致气血亏虚、气滞血瘀。男性承受的社会与工作压力较女性为重，生活更加不规律，致肾气亏虚，劳伤阴精，故肾阴不足证类较女性明显多见。

按年龄分析，中青年患者证类依次为痰瘀互结、毒损心络证类（53.2%），肾阴不足证类（18.6%），瘀血阻络证类（18.0%），气血亏虚证类（16.9%），肝阳上亢证类（7.0%），肾阳不足证类（6.7%），风痰上扰证类（4.9%），阴阳两虚证类（2.6%）；老年患者依次为痰瘀互结、毒损心络证类（53.8%），瘀血阻络证类（19.2%），肾阴不足证类（14.7%），肾阳不足证类（12.2%），风痰上扰证类（9.0%），气血亏虚证类（8.3%），肝阳上亢证类（3.8%），阴阳两虚证类（1.9%）。由此看出，中青年患者的肾阴不足证类患病率明显高于老年患者，可能与中青年人的工作、学习、生活等多方面压力较老年人大，身体过度消耗有关；而老年人患瘀血阻络证类的概率较中青年大，可能与老年人多伴动脉硬化、糖尿病、心脑血管病，导致血液循环受阻有关。

按病程分析，病程小于 5 年者易患证类依次为痰瘀互结、毒损心络证类（54.2%），肾阴不足证类（19.8%），瘀血阻络证类（17.0%），气血亏虚证类（15.1%），肝阳上亢证类（6.1%），肾阳不足证类（5.7%），风痰上扰证类（4.7%），阴阳两虚证类（2.8%）；病程在 5 到 15 年之间者依次为痰瘀互结、毒损心络证类（53.4%），瘀血阻络证类（17.8%），肾阴不足证类（15.2%），气血亏虚证类（12.0%），风痰上扰证类（8.9%），肾阳不足证类（8.4%），肝阳上亢证类（5.2%），阴阳两虚证类（2.1%）；病程大于 15 年者依次为痰瘀互结、毒损心络证类（51.5%），瘀血阻络证类（22.7%），肾阴不足证类（16.5%），气血亏虚证类（16.5%），肾阳不足证类（14.4%），肝阳上亢证类（7.2%），风痰上扰证类（4.1%），阴阳两虚证类（2.1%）。说明病程延长，患瘀血阻络证类和肾阳不足证类的概率增加。这与随着高血压病病程的持续，病久不愈，身体逐渐耗伤或络脉阻滞有关。

综合腰围、腰臀比和体质指数的结果分析，超重者患痰瘀互结、毒损心络证类的整体概率增加。与程利等的研究一致，符合中医"肥人多痰"的理论。

综合血脂的结果分析，高脂血症者患痰瘀互结、毒损心络证类、风痰上扰证类和肝阳上亢证类的概率明显增加。与文献报道一致，如梁东辉等的研究显示，与正常组对比，EH 患者肝阳上亢组、阴虚阳亢组、阴阳两虚组的 TG 均升高（$P < 0.05$）。痰浊中阻组的 TG、LDL-C、TC/HDLC、LDL-C/HDL-C 升高（$P < 0.01$）。贺燕勤等观察到，EH 的脂质异常以痰湿内盛证类和阴虚阳亢证类为最重。

总之，高血压病患者不同的性别、年龄、体质指数、腰围、腰臀比、饮酒、吸烟、病程、血压控制情况与中医证类之间存在相关性（$P < 0.05$），与叶人等的报道一致。研究结果说明，痰与瘀是贯穿于高血压病发生发展始终的致病因素，痰瘀的发生发展与西医学的血脂、血黏度、动脉硬化、血浆肾素水平、组织因子、内皮素、NO 等因素有关。祛痰化瘀法不仅改善高血压患者的症状，还具有改善左室病理性重构、调节血脂代谢、改善血黏度等功能。因此，当重视祛痰化瘀法在高血压病治疗中的作用，把祛痰化瘀方作为高血压病的基础方。其组成为生牡蛎、生龙骨、益母草、丹参、川牛膝、莱菔子、川芎、天麻、钩藤、泽泻，根据临证加减。同时注意体育锻炼的作用，体育锻炼作为干预高血压病的理想手段，不仅能使人体产生一系列生理和代谢反应，还可通过控制糖尿病、肥胖和降低血浆纤维蛋白原水平、血小板活性，增加血浆组织纤维溶酶原激活物活性及高密度脂蛋白浓度。

参考文献

［1］陈曦，程广书，王玉民. 原发性高血压病中医流行病学分析［J］. 医药论坛杂志，2003，24（15）：58.

［2］程利，张文，赵春华，等. 部队年轻人高血压发病情况及有关因素初步探讨（附 1801 例调查报告）［J］. 高血压杂志，1999（1）：69-71.

［3］梁东辉，张敏，李小敏，等. 高血压中医辨证分型与血脂水平关系的探讨［J］. 辽宁中医杂志，2002，23（4）：148.

［4］贺燕勤，于顾然，范德荣，等. 高血压病中医证型与胰岛素抵抗、脂质及红细胞膜 ATP 酶活性的关系［J］. 中医研究，1999，12（5）：18.

［5］叶人，程志清，徐晓峰. 高血压病的影响因素与中医证型的相关性研究［J］. 浙江中医学院学报，2002，26（6）：17-20.

［6］陈利群. 健脾化痰活血祛瘀法对痰瘀互阻型原发性高血压病患者血脂和血液流变学的影响［J］. 河北中医，2005，27（2）：93-95.

［7］肖艳，邹旭，罗英. 痰瘀兼夹型高血压病与动脉粥样硬化的关系［J］. 中华实用中西医杂志，2004，4（17）：2246-2247.

［8］于向东，周文泉，崔玲，等. 络活胶囊降压作用及对血浆肾上腺髓质素和组织因子途径抑制物的影响［J］. 中国中西医结合杂志，2003，23（9）：668-672.

［9］金龙，周文泉. 络活胶囊治疗痰瘀阻络型高血压病的临床研究［J］. 中国中西医结合杂志，2004，24（7）：610-612.

［10］吴国生. 祛痰化瘀法治疗原发性高血压病 32 例［J］. 安徽中医学院学报，2006，9（4）：17-18.

［11］严灿，张新春，邓中炎，等. 心肌康对高血压性 LVH 逆转的临床作用观察及机理探讨［J］. 中国中医药科技，1995，2（5）：17.

［12］Philip B, Gorelick, Ralph l, et al. Prevention of a first stroke: A review of guidelines and a multidisciplinary consensus statement from the national stroke association［J］. JAMA, 1999（281）: 1112-1120.

（本文发表于《中国中医急症》，2008 年，韩学杰、朱妍、沈绍功等）

高血压病痰瘀互结证与炎症因子相关的动态临床研究

【摘要】目的：从炎症因子 CRF（C–反应蛋白）、NO（一氧化氮）、TNF（肿瘤坏死因子）含量的动态变化揭示高血压病痰瘀互结证与炎症因子的相关性。方法：通过队列研究方法，3个月连续临床观察患者症状、血压及炎症因子数值变化。结果：高血压病痰瘀互结证患者炎症因子的含量与血压数值呈正相关；随着疗程的延长，炎症因子浓度含量明显下降，趋向于正常水平。结论：痰瘀同治、解毒调络法不仅可以降低血压，还可明显减少西药的用量，使部分患者可以停服西药，血压稳定，减少炎症因子含量。

【关键词】高血压病；痰瘀互结；炎症因子；动态临床研究。

高血压病（essential hypertension，EH）是一种严重危害人类健康并且发病率呈逐年上升趋势的常见的多发的多基因遗传性疾病。临证过程中发现高血压病患者舌质暗，舌苔腻，边有瘀斑或瘀点，即痰瘀互结证比例增加。探索其原因，高血压病患者常伴有高脂血症，由高脂血所化生的痰浊导致血液黏稠性增高，血液流动性降低，聚集性增高，最终导致内皮细胞损伤，血管痉挛。这是由痰致瘀的主要病理特征。瘀血内阻可影响津液输布，瘀血与血黏度、血液流变及微循环等密切相关，血脉瘀滞而出现津液凝聚为痰，痰瘀互结为患，蕴久而化毒，损伤心络，引起血管内皮微炎症及损伤，加重了高血压的危害。因此，本课题针对高血压病痰瘀互结证与炎症因子的相关性进行动态临床观察，现将结果汇报如下。

一、资料与方法

1. 诊断标准

（1）高血压病中医证类标准　根据 2008 年中华中医药学会心病分会发布的"高血压病中医诊疗方案"的证类标准，确定痰瘀互结证：舌质暗红，有瘀点或瘀斑，苔腻，脉弦滑或沉涩或结代，眩晕头痛，头重如裹，胸闷胸痛，口淡无味，咳吐痰涎，口唇指甲紫暗，舌下络脉青紫，食少体胖。

（2）高血压病诊断标准　参照《中国高血压防治指南（2007 年修订版）》，以静息、非药物状态下 2 次或 2 次以上非同日多次重复血压测定所得平均值作为依据。收缩压 ≥ 140mmHg 和（或）舒张压 ≥ 90mmHg，并排除继发因素。

2. 病例选择

（1）病例来源　本课题资料来自 2007 年 4 月 19 日至 2008 年 12 月 31 日于中国中医科学院中医门诊部就诊的高血压病患者，共收集病例 112 例，符合条件者 70 例，连续观察 3 个月。血样抽取情况：正常组 10 人，取血 1 次，痰瘀互结患者 6 例，取血 4 次，分别为疗前、疗后 1 个月、疗后 2 个月、疗后 3 个月，收集血样进行检测。

（2）病例的纳入标准　符合高血压病西医诊断标准及中医证类诊断标准；年龄在 25 ～ 75 岁之间；分级主要为Ⅰ、Ⅱ级，分层主要为低危、中危的高血压病；签署知情同意书；未服降压药或者高血压病患者欲停减西药及血压控制不理想者。

（3）病例的排除标准　年龄在 25 岁以下或 75 岁以上；继发性高血压；经检查证实为冠心病急性心肌梗死以及其他严重性心脏疾病、重度神经官能症、更年期综合征、甲亢、胆心病、胃及食管反流等所致胸痛者；合并重度心肺功能不全，重度心律失常，肝、肾、造血系统等严重原发性疾病，精神病患者；妊娠或哺乳期妇女；过敏体质及对多种药物、射线过敏者。

3. 治疗方法

痰瘀互结证组：服用痰瘀同治、解毒调络方加减（莱菔子、泽泻、川芎、水蛭）。每日 1 剂，水煎分 2 次，餐后 40min 温热服，1 个月为 1 个疗程，共观察 3 个疗程。

4. 观察指标

（1）一般资料　患者年龄、性别、职业等人口学情况分析，以及进行血压、心率、心律等的测量。

（2）每个疗程血压的变化情况　疗后与疗前收缩压及舒张压及其差值变化的比较。

（3）炎症因子及生化检测　炎症因子检测指标：CRP、TNF-α；生化检测指标：NO。

①标本处理：清晨空腹，严格无菌条件下于肘静脉取血 10mL 左右，加到 EDTA-Na$_2$ 的试管中，混匀，在 3000r/min 水平离心 15min，用移液管吸取上层血清分装在 EP 管中。将血清和血浆均贮存于 -60℃冰箱保存待测。

②炎症因子（CRP）：采用酶联免疫吸附剂测定（enzyme-linked immunosorbent assay ）血清 CPR 浓度，试剂盒由美国 ICLLB 公司提供。

③炎症因子（TNF-α）：采用酶联免疫吸附剂测定，试剂盒由美国 Ray Biotech 公司提供。

④生化指标（NO）：采用酶联免疫吸附剂测定，试剂盒由美国 BIOVISION 公司提供。

二、结果

1. 一般情况

性别情况：男性患者 46 例，占 65.71%；女性患者 24 例，占 34.29%。

年龄情况：年龄 < 50 岁的患者 34 例，占 48.57%；年龄 ≥ 50 岁的患者 36 例，占 51.43%。

职业情况：脑力劳动者 43 人，占总人数的 61.43%，体力劳动者 18 人，占总人数的 25.71%。

2. 疗程与降压疗效的相关性

从图 2-10 可见，70 例高血压病患者随着治疗时间的延长，显效率由第 1 疗程后的 19.51%，增加到第 3 疗程后的 25.61%，无效比例由 35.37% 降低到 18.29%。从表 2-27 可见，中药治疗前后收缩压和舒张压具有明显变化，且随着治疗时间的延长，降压效果更加显著（$P < 0.05$ 或 $P < 0.01$）。

3. 炎症因子的检测

（1）正常组 CRP、NO、TNF-α 的情况　从图 2-11 可见，正常组的 NO、TNF-α 曲线图，基线较平稳，CRP 基线波动较大，这可能与慢性感染和吸烟有关。

（2）痰瘀互结组治疗前后 CRP、NO、TNF-α 的变化　见图 2-12、图 2-13、图 2-14。随着疗程的延长，痰瘀互结组患者的 CRP、NO、TNF-α 浓度含量均有下降，有些患者的数值有所波动，第 3 疗程后基本趋于正常水平。

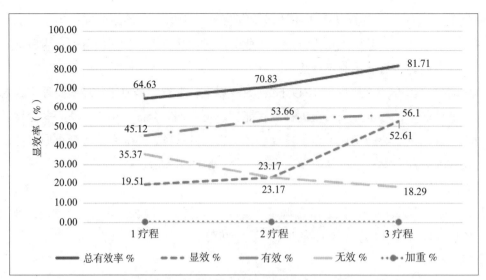

图 2-10　患者各疗程中药降压疗效趋势

表 2-27　患者各疗程中药治疗前后血压变化比较（$\bar{x} \pm s$）

时间	例数	收缩压（mmHg）	舒张压（mmHg）	收缩压差值	舒张压差值
治疗前	70	138.09 ± 14.89	91.35 ± 12.55	−	−
1 疗程（%）	70	131.339 ± 10.729	85.72 ± 8.46	6.75 ± 14.14	5.63 ± 12.47
t	−	−	−	4.300	3.986
P	−	0.000[**]	0.002[**]	0.000[**]	0.000[**]
2 疗程（%）	82	133.76 ± 11.53	86.84 ± 10.01	−2.65 ± 13.16	−1.06 ± 10.80
t	−	−	−	−1.787	−0.875
P	−	0.007[**]	0.004[**]	0.078	0.384
3 疗程（%）	82	134.81 ± 12.76	88.27 ± 10.10	−1.35 ± 9.97	−1.42 ± 7.38
t	−	−	−	−1.211	−1.730
P	−	0.000[**]	0.000[**]	0.230	0.087

注：与治疗前比较，[*]$P < 0.05$，[**]$P < 0.01$。

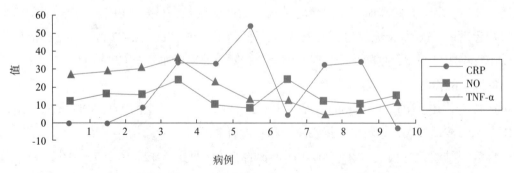

CRP 浓度单位 ng/mL，NO 浓度单位 nmol/μL，TNF-α 浓度单位 pg/mL

图 2-11　正常组 10 人 CRP、NO、TNF-α 的情况

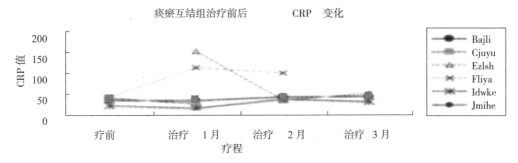

图 2-12　痰瘀互结组治疗前后 CRP 变化

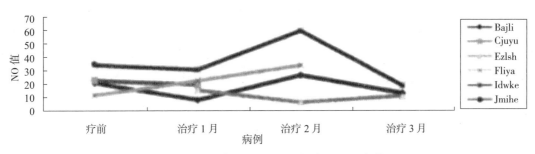

图 2-13　痰瘀互结组治疗前后 NO 变化

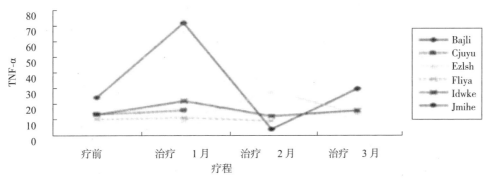

图 2-14　痰瘀互结组治疗前后 TNF-α 变化

4. 服中药后西药的停减

70 例高血压患者，1 个疗程后血压降至正常者 17 例，占入组人数的 24.64%；3 个疗程后血压降到正常者 7 例，占入组时血压高人数的 11.15%。3 个疗程共有 22 例患者血压降至正常，占 29.31%。同时，1 个疗程后减药的人数为 19 人，占入组时血压高人数的 27.59%，治疗 3 个疗程后减药人数为 17 人，占入组时血压高人数的 24.14%，停减人数总和为 53.45%。

三、讨论

1. 痰瘀与炎症反应密切相关

近年来，痰瘀互结与炎症的关系受到诸多学者的关注。洪永敦等发现 ACS（急性冠脉综合征）痰瘀证组的炎症因子水平高于血瘀证组，提示前者的炎症活动可能更为活跃。林桂永等研究显示 CRP、TNF-Ⅱ 及 D- 二聚体等炎症因子介导的免疫炎症活动与 ACS 痰瘀证的形成密切相关，可能是 ACS 痰瘀证形成的始动因素；CRP、TNF-α、D- 二聚体等免疫、炎症因子有可能成为 ACS 痰瘀证划分的客观指标。华军益等用 ELISA 法测痰瘀互结组与非痰非瘀组血清 MCP-1、MMP-9、slCAM-1 水平，结果显示血清 MCP-1 和 MMP-9 水平与冠心病痰瘀辨证之间具有相关性（$P < 0.05$ 或 $P < 0.01$），血清炎症因子 MMP-9 和 MCP-1 水平可为冠心病痰瘀辨证分型提供客观依据。本研究发现，高血压病痰瘀互结证患者炎症因子含量明显增高，炎症因子的含量与血压数值呈正相关，经过中药干预，不仅可以降低患者血压和稳定血压，还可以明显减少降压药的用量。

2. 祛痰化瘀、解毒调络法是治疗高血压病的有效途径

本研究结果显示，痰瘀同治、解毒调络法不仅可以降低血压，还可以调节脏腑机能，明显改善患者的症状，调节患者的心理状态，提高患者的生活质量。随着疗程的延长，降压效果更加显著，病程越短，疗效越佳，疗程延长，疗效较好。

方中莱菔子消食化积除胀，降气化痰，其提取液有缓和而持久的降压作用，效果稳定，还有改善排尿功能、降低胆固醇及防治动脉硬化等作用；泽泻利水消肿、渗湿、泄热，有降压作用，还有抗脂肪肝作用；水蛭味咸苦，性平，破血通经，逐瘀消癥，水煎剂能改善血液流变学，能降血脂，消除动脉粥样硬化斑块，缓解颅内压升高，改善局部血循环。全方共奏祛痰化瘀、解毒调络之功效，可能是通过祛除体内的痰湿水饮，化瘀消癥通络，排出体内毒素，降血脂和改善血液流变学，扩张血管和改善血液高凝状态，修复血管内皮，纠正炎症因子紊乱，从而起到降压的作用。

参考文献

［1］宋卫华. 原发性高血压相关基因研究进展［J］. 中国分子心脏病学杂志，2005，5（2）：500-502.

［2］洪永敦，张智琳，李小兵，等. 急性冠脉综合征痰瘀证候若干炎症因子的临床研究［J］. 新中医，2007，39（7）：18-21.

［3］林桂永，阮威君. 急性冠脉综合征痰瘀证与炎症关系的临床研究［J］. 中国民康医学，2008，18（1）：10-14.

［4］华军益，刘艳，王坤根. 冠心病痰瘀辨证与血清炎症因子关系的临床研究［J］. 中西医结合，2008，37（3）：112-114.

（本文发表于《中华中医药杂志》，2010 年，韩学杰、李娜、沈绍功等）

高血压病痰瘀互结证患者血管彩超的动态临床研究

【摘要】目的：观察高血压病痰瘀互结证患者经方证对应汤剂治疗后其颈动脉内膜、心脏功能及结构血管超声的动态变化，以揭示其发生发展规律及动脉硬化的相关性。方法：根据舌诊、脉诊及主症辨证共入组82例患者，其中给予70例痰瘀互结证患者祛痰化瘀、解毒调络方加减治疗，连续3个疗程后观察患者症状、血压变化及心脏、颈动脉血管形态变化。结果：3个疗程后，高血压病痰瘀互结证患者在颈动脉超声检测中异常者由36例（占51.43%）降至33例（占47.14%），在心脏检测中异常者由30例（占42.86%）降至29例（占41.43%）。结论：高血压病痰瘀互结证患者经痰瘀同治法干预后，可以明显改善患者的症状，提高心脏舒张功能，减少动脉内膜中层增厚、粥样斑块形成，对于兼夹颈动脉粥样硬化早期表现患者较为有效。

【关键词】高血压病；痰瘀互结；心脏及颈动脉血管超声；动态临床研究。

高血压病属于中医学"眩晕""头痛"范畴。中医学认为，高血压病的形成是一个长期的病理生理过程，不是单一因素，而是由素体、精神、饮食、劳欲等多种因素交互作用所致，其中病理因素以风、火、痰、瘀论述最多。高血压不仅是多种心脑血管疾病的重要病因，也是动脉粥样硬化的主要危险因素。随着人们生活水平的提高，精神压力的增大，生活规律的失衡，高脂血症、高尿酸症的患者日益增多，舌质暗、舌苔腻的患者占多数。因此，痰瘀互结在高血压病的发生发展过程起着关键作用，祛痰化瘀、痰瘀同治法对于高血压的临床疗效日益突显。我们对82例高血压病患者进行了3个月的系统观察，包括患者症状、血压变化及心脏、颈动脉血管形态变化，以及痰瘀同治的干预效果，现报道如下。

一、资料与方法

1.临床资料

（1）一般资料　本课题资料收集起自2007年4月19日～2008年8月31日中国中医科学院中医门诊部就诊的高血压病患者，共收集病例100例，符合条件者82例。根据高血压病中医证类标准对患者（82例）进行辨证分组，分为痰瘀互结证组（70例）与肝肾阴虚证组（12例），并按照就诊顺序将病例进行分号管理。

（2）诊断标准　①高血压病中医证类标准：根据2008年中华中医药学会心病分会编写的《高血压病诊疗方案》中"高血压病"的中医证类标准。②高血压病诊断标准：参照《中国高血压防治指南（2005年修订版）》。

（3）纳入标准　符合高血压病西医诊断标准及中医证类诊断标准，年龄在25～75岁之间，分级主要为Ⅰ、Ⅱ级，分层主要为低危、中危的高血压病患者，并签署知情同意书者，未服降压药或者高血压病患者欲停、减降压西药者。

（4）排除标准　年龄在 25 岁以下或 75 岁以上者；继发性高血压；经检查证实为冠心病急性心肌梗死以及其他严重性心脏疾病、重度神经官能症、更年期综合征、甲亢、胆心病、胃及食管反流等所致胸痛者；合并重度心肺功能不全，重度心律失常，肝、肾、造血系统等严重原发性疾病，精神病患者；妊娠或哺乳期妇女；过敏体质及对多种药物、射线过敏者。

2. 方法

（1）治疗方法

痰瘀互结证组：服用祛痰化瘀、解毒调络方（莱菔子 10g，泽泻 10g，川芎 10g，水蛭 5g）加减。

肝肾阴虚证组：服用杞菊地黄汤方（枸杞子 10g，白菊花 10g，生地黄 10g，黄精 10g，生杜仲 10g，桑寄生 10g）加减。上药每日 1 剂，水煎分 2 次，餐后 40 分钟温热服，1 个月为 1 个疗程，共观察 3 个疗程。

（2）观察指标　对患者年龄、性别、职业等人口学情况进行分析；进行血压等的测量；分析四诊信息；观察心脏及颈动脉血管超声检测指标。

（3）指标测量方法　仪器均采用美国 GE 公司提供的彩色多普勒超声仪，探头频率为 5.0 ～ 10.0MHz，取收缩期 R 波波峰时刻记录数据。均采用二维超声、M 型超声心动图，彩色多普勒血流显像（CDFI）等与彩超相结合观察。

3. 统计学处理

使用 R 软件进行一般数据的统计，用 SPSS 13.0 统计软件进行以下分析：心脏超声检测结果与中医证型之间的关系、颈部超声检测结果与证候之间的关系。

二、结果

1. 人口学情况

性别情况：男性患者 55 例，女性患者 27 例。

年龄情况：年龄 < 50 岁的患者 41 例，年龄 ≥ 50 岁的患者 41 例，年龄最大 74 岁，最小 28 岁，均值为 47.58 岁。

职业情况：脑力劳动者 50 例，体力劳动者 21 例，退休者 11 例。

2. 超声检测结果与证型之间的相关性

本研究只列出入组时和第 3 个疗程后超声检测结果与证型之间的相关性。

（1）颈动脉检测结果与中医证型之间的关系

①高血压病痰瘀互结证患者在颈动脉超声检测中异常者 36 例，占 51.43%；肝肾阴虚证患者颈动脉检测异常者 5 例，占 41.67%。其中颈动脉粥样硬化早期表现者 24 例，占颈部异常患者的 58.54%，粥样硬化斑块形成 16 例，占 39.02%，且多呈现动脉粥样硬化等，易引发脑血管事件的病变。结果见表 2-28。

表 2-28　入组时颈动脉检测结果与中医证型之间的关系 [n（%）]

证型	正常	粥样硬化早期表现	粥样硬化斑块形成	颈动脉狭窄	Z	P
痰瘀互结证	34（48.57）	21（30.00）	14（17.07）	1（1.43）	−0.252	0.845
肝肾阴虚证	7（58.33）	3（25.00）	2（16.67）	0（0.00）		

②第 3 个疗程高血压病痰瘀互结证患者在颈动脉超声检测中异常者 33 例，占 47.14%，粥样硬化早期表现者 18 例，占 25.71%，粥样硬化斑块形成者 14 例，占 20.00%，颈动脉狭窄者 1 例，占 1.43%；肝肾阴虚证患者颈动脉检测异常者 5 例，占 41.67%。其中颈动脉粥样硬化早期表现者 21 例，占颈部异常患者的 55.26%，粥样硬化斑块形成 16 例，占 42.11%。结果见表 2-29。

表 2-29　第 3 个疗程后颈动脉检测结果与中医证型之间的关系 [n（%）]

证型	正常	粥样硬化早期表现	粥样硬化斑块形成	颈动脉狭窄	Z	P
痰瘀互结证	37（52.86）	18（25.71）	14（20.00）	1（1.43）	−0.280	0.764
肝肾阴虚证	7（58.33）	3（25.00）	2（16.67）	0（0.00）		

（2）心脏检测结果与中医证类之间的关系

①从表 2-30 中可以看出，心脏超声检测中痰瘀互结证心脏异常者 30 例，占 42.86%，肝肾阴虚证心脏异常者 4 例，占 33.33%，且多呈现心脏舒张功能降低、心室肥大等，易引发心血管病变。

表 2-30　入组时心脏检测结果与中医各个证型之间的关系 [n（%）]

证型	心检测正常	心检测异常	校正 χ^2	P
痰瘀互结证	40（55.14）	30（42.86）	0.091	0.763
肝肾阴虚证	8（66.67）	4（33.33）		

②从表 2-31 中可以看出，心脏超声检测中痰瘀互结证心脏异常者 29 例，占 41.43%，肝肾阴虚证心脏异常者 2 例，占 16.67%，且多呈现心脏舒张功能降低、心室肥大等，易引发心血管病变。

表 2-31　第 3 疗程后心脏检测结果与中医各个证型之间的关系 [n（%）]

证型	心检测正常	心检测异常	校正 χ^2	P
痰瘀互结证	41（58.57）	29（41.43）	1.722	0.189
肝肾阴虚证	10（83.33）	2（16.67）		

（3）颈部检测与患者症状及舌象之间的关系

颈动脉检测粥样硬化早期和斑块形成的患者多见头晕、胸闷、咳痰、腰酸软、记忆力下降、口干欲饮、烦躁、易怒、舌下络脉粗张、舌苔厚等症。结果见表 2-32、表 2-33。

表 2-32　入组时颈部检测与患者症状及舌象之间的关系 [n（%）]

症状或舌象	颈部正常	粥样硬化早期表现	粥样硬化斑块形成	颈动脉狭窄	Fisher 精确 χ^2	P
头晕	19（40.43）	15（31.91）	12（25.53）	1（2.13）	3.408	0.284
胸闷	20（51.28）	9（23.08）	9（23.08）	1（2.56）	1.854	0.647
咳痰	14（40.00）	13（37.14）	7（20.00）	1（2.86）	4.101	0.209
腰酸软	24（50.00）	13（27.08）	10（20.83）	1（2.08）	0.864	0.951
记忆力下降	19（48.72）	10（25.64）	9（23.08）	1（2.56）	1.278	0.858
口干欲饮	21（53.85）	10（25.64）	7（17.95）	1（2.56）	2.126	0.567

症状或舌象	颈部正常	粥样硬化早期表现	粥样硬化斑块形成	颈动脉狭窄	Fisher 精确 χ^2	P
烦躁	26（47.27）	16（29.09）	12（21.82）	1（1.82）	0.675	0.968
易怒	29（48.33）	16（26.67）	14（23.33）	1（1.67）	0.818	0.926
乏力	23（46.00）	15（30.00）	11（22.00）	1（2.00）	1.003	0.924
舌下络脉粗张	26（48.15）	16（29.63）	12（22.22）	0（0.00）	1.971	0.645
舌苔厚	19（48.72）	10（25.64）	10（25.64）	0（0.00）	1.489	0.786
患者人数（例）	44	21	16	1		

注：按颈部检测异常人数降序排列。

表 2-33　第 3 个疗程后颈部检测与患者症状及舌象之间的关系 [n（%）]

症状或舌象	颈部正常	粥样硬化早期表现	粥样硬化斑块形成	颈动脉狭窄	Fisher 精确 χ^2	P
头晕	22（46.81）	12（25.33）	12（25.53）	1（2.13）	2.506	0.491
胸闷	21（53.85）	8（20.51）	9（23.08）	1（2.56）	1.349	0.851
咳痰	17（48.57）	10（40.00）	7（20.00）	1（2.86）	2.456	0.503
腰酸软	27（56.25）	10（26.32）	10（20.83）	1（2.08）	1.211	0.879
记忆力下降	19（48.72）	10（34.48）	9（23.08）	1（2.56）	1.661	0.743
口干欲饮	22（56.41）	9（30.00）	7（17.95）	1（2.56）	1.706	0.726
烦躁	29（52.73）	13（30.95）	12（21.82）	1（1.82）	0.587	1.000
易怒	32（53.33）	13（27.66）	14（23.33）	1（1.67）	0.895	0.887
乏力	25（50.00）	13（35.14）	11（22.00）	1（2.00）	1.358	0.808
舌下络脉粗张	29（53.70）	13（31.71）	12（22.22）	0（0.00）	1.883	0.683
舌苔厚	21（56.76）	7（23.33）	9（24.32）	0（0.00）	1.602	0.757
患者人数（例）	44	21	16	1		

注：按颈部检测异常人数降序排列。

（4）心脏检测与患者症状及舌象之间的关系

在心脏检测异常的高血压病患者中，多见易怒、头晕、烦躁、乏力、舌下络脉粗张、腰酸软、舌苔厚、头胀痛、记忆力下降、咳痰、口唇紫暗、肥胖以及口干欲饮等症状。结果见表 2-34、表 2-35。

表 2-34　入组时心脏检测与患者症状及舌象之间的关系 [n（%）]

症状或舌象	正常	异常	χ^2/校正 χ^2	P
易怒	33（55.0）	27（45.0）	1.152	0.283
头晕	24（51.1）	23（48.9）	2.533	0.111

症状或舌象	正常	异常	χ^2/校正 χ^2	P
烦躁	33（60.0）	22（40.0）	0.147	0.701
乏力	28（56.0）	22（44.0）	0.340	0.560
舌下络脉粗张	32（59.3）	22（40.7）	0.034	0.854
腰酸软	28（58.3）	20（41.7）	0.002	0.965
舌苔厚	22（56.4）	17（45.6）	0.139	0.710
头胀痛	17（51.5）	16（48.5）	1.122	0.290
记忆力下降	24（61.5）	15（38.5）	0.276	0.599
咳痰	20（57.1）	15（42.9）	0.049	0.825
口唇紫暗	15（51.7）	14（48.3）	0.858	0.354
肥胖	17（54.8）	14（45.2）	0.281	0.596
口干欲饮	25（64.1）	14（35.9）	0.949	0.330
患者人数（例）	48	34		

注：按心脏检测异常者人数降序排列。

表 2-35 第 3 个疗程后心脏检测与患者症状及舌象之间的关系 ［n（%）］

症状或舌象	正常	异常	χ^2/校正 χ^2	P
易怒	35（58.3）	25（41.7）	1.418	0.234
头晕	27（57.4）	20（42.6）	1.056	0.304
烦躁	33（60.0）	22（40.0）	0.342	0.558
乏力	28（56.0）	22（44.0）	2.091	0.148
舌下络脉粗张	33（61.1）	21（38.9）	0.079	0.779
腰酸软	31（64.6）	17（35.4）	0.281	0.596
舌苔厚	22（59.5）	15（40.5）	0.215	0.643
头胀痛	19（57.6）	14（42.4）	0.501	0.479
记忆力下降	24（61.5）	15（38.5）	0.014	0.907
咳痰	21（60.0）	14（40.0）	0.049	0.825
口唇紫暗	15（51.7）	14（48.3）	2.092	0.148
肥胖	18（58.1）	13（41.9）	0.362	0.548
口干欲饮	26（66.7）	13（33.3）	0.632	0.426
患者人数（例）	51	31		

注：按心脏检测异常者人数降序排列。

三、讨论

1. 痰瘀互结是高血压病的主要病因病机

随着时代的变迁，人们的生活环境、生活方式与饮食习惯逐渐改变，高血压病的致病因素、常见证类也发生了变化，痰瘀所致的高血压病患者日趋增多。通过对高血压病中医证类的流行病学调查，发现痰瘀已经演变为原发性高血压病的主要病因，痰瘀互结不仅可以作为一个证类独立存在，也可以作为一种兼症存在于原发性高血压病的其他证类之中。沈绍功教授认为，痰和瘀既是病因，又是病理产物，乃为毒邪，在新世纪高血压病患者中常见苔腻、舌质紫暗、舌下静脉显露，提出"痰瘀互结、毒损心络"为高血压病的核心病机。

2. 高血压病痰瘀互结与血管相关性

我们临床发现，高血压病痰瘀互结证患者的颈动脉内膜中层增厚、斑块形成等动脉粥样硬化病变及心脏舒张功能降低、左心室肥大等异常者明显多于肝肾阴虚证患者，而这些病变是引发心脑血管事件的主要病理因素。有研究也证实，颈动脉的内膜中层增厚与心血管疾病有密切联系。以上说明痰瘀互结证患者的血管病变较重，应该进行早期干预。肖艳等对151例痰瘀兼夹型高血压病患者的颈动脉彩超结果进行观察和分析，痰瘀兼夹型的高血压患者与非兼夹痰瘀型者比较有诸多差异，说明中医辨证中痰瘀互结与动脉粥样硬化之间存在明显相关性。

3. 痰瘀同治法治疗高血压病有明显优势

2007年《欧洲高血压治疗指南》把高血压病的并发症也列为其治疗目的，而不是以单纯降低血压为目的。西药虽然能很快地达到降压的目的，但是血压波动太大，改善头晕、头痛等症状的效果欠佳，且西药有毒副作用，影响患者的生活质量。中医治疗高血压病强调辨证论治，痰瘀同治贯穿始终，依据兼夹症状加减用药，可明显提高治疗效果。

本试验结果表明，痰瘀同治法可明显改善患者症状，降低血压，提高患者停、减降压西药比例，有效地调整机体或药物引起的阴阳之偏盛偏衰，在治疗中有半数患者停减西药，表明中药治疗高血压病不仅降低血压，还可以改善患者的生活质量，调节血脂，保护心、脑、肾等重要器官及血管系统的功能，减轻西药毒副作用，对高血压病患者具有明显的疗效优势，在逆转靶器官损害和预防并发症方面显示了良好的前景。

参考文献

[1] 韩学杰，沈绍功. 高血压病的中医研究现状及述评 [J]. 中国中医基础医学杂志，2005，11（4）：320-322.

[2] 吕敏，师绿江，史平，等. 中老年自然人群中高血压和亚临床颈动脉粥样硬化的关联研究 [J]. 中华流行病学杂志，2004，25（10）：841-844.

[3] 田作军，刘磊，董亚贤，等. 影响颈动脉斑块形成因素的临床分析 [J]. 中华神经医学杂志，2008，7（11）：1168-1173.

[4] 中国高血压防治指南修订委员会. 中国高血压防治指南（2005年修订版）[M]. 北京：人民卫生出版社，2005：20.

[5] 韩学杰，沈绍功. 中医心病单元组合辨证分类法临证运用 [J]. 中华中医药杂志，2007，22（11）：777-780.

［6］韩学杰，朱妍，陈捷等. 原发性高血压病痰瘀互结、毒损心络中医证类的临床流行病学调查研究［J］. 中国中医基础医学杂志，2008，14（6）：453-455.

［7］沈绍功. 沈绍功中医方略论［M］. 北京：科学出版社，2004：236-238.

［8］匡调元. 中医体质病理学［M］. 上海：上海科学普及出版社，1996：88-90.

［9］肖艳，邹旭，罗英. 痰瘀兼夹型高血压病与动脉粥样硬化的关系［J］. 中华实用中西医杂志，2004，17（15）：2246-2247.

（本文发表于《世界中西医结合杂志》，2011 年，韩学杰、李娜、沈绍功等）

痰瘀同治法治疗顽固性高血压真实世界疗效评价的思路与方法

【摘要】临床疗效评价实际上是干预措施与临床结局间因果关系的判断。痰瘀同治法治疗顽固性高血压在临床真实环境下的疗效优势是客观存在的事实，但由于缺乏科学的疗效评价方法，使其疗效很难得到行业认可。据此，我们在明确痰瘀同治法治疗顽固性高血压有效性的基础上，开展真实世界研究中因果推断的方法研究，以期为该治法的疗效证据奠定方法学基础。

【关键词】痰瘀同治；顽固性高血压；真实世界研究；疗效评价。

顽固性高血压（resistant hypertension）是指高血压患者在接受了至少 3 种降压药物后，血压仍高于目标值或者需要至少 4 种药物才可以控制其血压。2008 年美国心脏协会（American Heart Association，AHA）首次公布的顽固性高血压诊疗建议中显示，高血压患者中有 20% ～ 30% 为顽固性高血压。

研究显示，患者血压水平从 110/75mmHg 开始，随着血压水平的升高，心血管病发病危险持续增加。由于顽固性高血压与糖尿病、阻塞性睡眠呼吸暂停综合征及慢性肾炎有关，所以相对于高血压病，顽固性高血压更具有高心血管病发病风险。因此，有效治疗顽固性高血压，降低心血管病发生的风险是医学界关注的热点。

目前西医无标准的顽固性高血压治疗方法，虽然痰瘀同治在临床实际中治疗顽固性高血压有效，但缺乏国际医学界认可的辨证论治疗效评价方法，缺乏充分的临床证据。因此，很难科学、客观地回答"痰瘀同治法治疗顽固性高血压有效性的问题"。据此，本文探索在真实世界中痰瘀同治顽固性高血压的疗效评价方法。

一、痰瘀同治法治疗顽固性高血压能体现中医辨证论治的疗效优势

中医学认为，高血压是在人至中老年后脏腑渐损，阴阳气血失调的基础上化生风、火、痰、瘀而发病；治疗应从标本辨治，认为"以肝肾阴虚、气血不足为本，风火痰瘀为标"。有学者从高血压病的分级上探讨病机特征，认为Ⅰ级高血压多见于高血压的始发态，多因劳烦过度、忧思恼怒而引发肝阳变动，动则为风，风阳上旋，或脏腑气机失调，风阳卷痰上扰而致血压升高，清化风火、平肝潜阳可见效；但Ⅱ、Ⅲ级高血压多发生在肝肾阴虚、气血内亏的基础上，风阳夹痰带瘀凝滞络脉，临床中不少患者并发高脂血症、动脉硬化，血压值居高难降，故而顽固性高血压多发生在高血压病Ⅱ、Ⅲ级。如沈绍功教授认为，风痰滞津凝血，从而形成痰与瘀胶结，这是顽固性高血压的主要病机特征；而痰湿阻滞、痰瘀胶结、瘀血阻络是主要的证候类型。研究显示，化瘀通络治疗顽固性高血压不仅能扩张血管、减少外周阻力而使血压下降，还能改善微循环障碍及血液浓黏凝聚状态，甚至可逆转高血

压左室肥厚，重塑因平滑肌细胞增殖导致的血管损伤，减少高血压对终端器官的损害。

综上所述，风阳化生痰瘀是顽固性高血压的病机特点，也是引发心血管疾病的病理因素，从痰瘀同治顽固性高血压的有效性不断在临床中得到证实。因此，开展临床真实环境下，痰瘀同治法治疗顽固性高血压疗效评价方法的研究具有重要的临床意义。

二、真实世界研究能反映在临床真实环境下痰瘀同治法对患者疗效的受益程度

真实世界研究（real-world study，RWS）是临床研究中的新理念，虽然随机对照试验（randomized controlled trial，RCT）被认为是临床评价的"金标准"，但是作为中医诊疗技术的辨证论治，其所反映的多态性数据特征往往难以通过 RCT 来评价，所以越来越多的研究者开始探讨 RWS 在中医临床中的应用。RWS 的最大优势在于它可以为日常临床环境下治疗措施的有效性和安全性提供证据。在过去 50 年里，医学研究者非常重视 RCT，特别是解释性随机对照试验（explanatory randomized controlled trial，ERCT）。但高级别的临床证据，特别是来自 RCT 的证据，其在社区和"真实世界"医疗实践中的推广性常常受到质疑。严格实施的 RCT 的价值无可争议，但关键的问题是这些试验的结果是否与日常医疗决策的制定相关。必须承认，一些 RCT 得出的结论缺乏实际应用机制，所以临床医生和研究者往往更关注药物或干预措施在真实临床环境下带给患者的受益程度，而非药物或干预措施在理想临床环境下带给患者的受益程度。

RWS 在研究人群的选择、样本量的大小、随机和对照的应用、评价的时间点和指标的确定、数据收集和统计分析等方面具有自身的特点。在研究对象上，RWS 旨在通过使用宽泛的纳入标准和较少的排除标准，获得一组无选择偏倚或较少选择偏倚的受试者。RWS 所需的样本量大小主要根据研究的目的和试验条件的不同而不同。在随机和对照上，在 RWS 中，研究人员通常是根据患者的实际病情和意愿选择药物或干预措施，而非随机分组的方法。在评价的时间点和指标上，RWS 的结局测量主要针对有广泛临床意义的指标，而不是以一个特定症状或特征为评价目标。在数据采集和统计分析上，RWS 需根据数据的类型灵活选用统计方法。质量控制是 RWS 研究中非常值得关注的问题，通过临床医生和受试者的培训，在数据采集、管理和分析上采取严格的控制措施，研究者希望通过 RWS 得到"真实"的结论。因此，我们认为 RWS 可以解决痰瘀同治法治疗顽固性高血压在日常临床环境下所体现中医疗效的真实性问题。

三、因果推断可精确定义真实世界中中医干预措施与临床结局间因果效应

评价临床疗效，必须依据临床事实进行合乎逻辑的推理和判断。探讨事物之间的因果关系是医学研究的最终目的，故因果模型作为因果推断的一种非常重要的工具，已逐渐成为流行病学和医学研究中进行因果推断的标准。因果推断是运用一定的法则对事物之间是否具有因果关系的推理和判断过程，它不仅可以给出关于因果作用的最精确的定义和描述，同时给混杂以完整的形式化定义。

从因果推断这一层面看，中医药临床疗效评价实际上是中医药干预措施与临床结局之间是否具有因果关系的研究。因果模型既可以用于 RCT 的疗效评价，也可以用于观察性试验的疗效评价。我们前期研究发现，虚拟事实因果模型可以客观评价中医药实用性 RCT 的疗效。传统的统计方法如 t 检验、卡方检验往往得到的是相关关系，但是相关关系不等同于因果关系，因为随机化使得暴露因素和非暴露因素具有可替代性，所以只有在经典的 ERCT 中，相关关系可以等同于因果关系，相关的干预措施可以被解释为产生结果的干预措施。但是在真实世界中，由于暴露因素和非暴露因素一般是不能

相互替代的，所以相关关系不能解释为因果关系。据此，在真实世界中进行痰瘀同治法治疗顽固性高血压的疗效评价思路与方法如下。

1. 精确定义痰瘀同治与顽固性高血压临床结局间因果关系的科学内涵

痰瘀同治法治疗顽固性高血压的临床疗效评价，就是痰瘀同治与顽固性高血压临床结局间是否具有因果关系的判定。根据虚拟事实因果模型的原理，引入潜在的虚拟结果，若同一个顽固性高血压患者接受痰瘀同治和未接受痰瘀同治的两个相应结果都能观测到，这两个相应结果的差可以用来评价痰瘀同治对这个患者的因果作用。在临床实际中，在同一个时间点，每一个顽固性高血压患者或者接受痰瘀同治，或者不接受痰瘀同治，仅处在一个处理状态下，其观测不到的结果是虚拟结果。但是临床实际中，人们往往更关注痰瘀同治对一个顽固性高血压群体的疗效，而不是对某一个患者的疗效。如果能找到试验组和对照组两组同质的顽固性高血压患者，则未接受痰瘀同治患者的观测值就是对照组的观测值。因此，如何找到两组同质的患者是评价痰瘀同治法治疗顽固性高血压临床疗效的关键。

2. 识别和处理真实世界中的混杂因素，建立两个同质顽固性高血压群体

RWS 中根据顽固性高血压患者的意愿和病情分组，造成两组间在合并疾病、病程、年龄、生活方式等方面可能存在差异，这种差异的因素为混杂。混杂因素的识别和处理是正确进行因果推断的关键。采用虚拟事实因果模型的可比较性准则进行混杂因素的识别，若存在混杂因素，则采用倾向性评分法进行混杂因素的处理。通过识别和处理真实世界中痰瘀同治法治疗顽固性高血压的混杂因素，使得试验组和对照组成为两个同质的顽固性高血压群体。

3. 构建虚拟事实因果模型，计算总体平均因果作用值（ACE）

明确设置自变量和因变量，构建虚拟事实因果模型。在混杂因素识别和处理的基础上，筛选出两组同质人群，利用同质人群估算潜在的虚拟结果值，计算出顽固性高血压痰瘀同治的总体 ACE。

设置痰瘀同治为自变量，血压、心电图、血脂、心血管事件发生率等顽固性高血压的临床结果指标为因变量，自变量与因变量的关系为一因多果的关系。在混杂因素识别和处理的基础上，使得混杂因素在试验组和对照组间达到平衡，两组顽固性高血压人群达到同质，因果关系判断的假设成立，建立虚拟事实因果模型，根据对照组的数据估算虚拟量，计算出 ACE。即通过试验组的平均效应值减去对照组的平均效应值，分别评价出痰瘀同治对顽固性高血压患者血压、心电图、血脂、心血管事件的 ACE。

四、结论

总之，正确评价中医临床疗效的两个关键环节是建立中医干预措施有效性科学假说和利用科学方法检验假说。科学的本质是可靠的方法学。在我们此前开展的顽固性高血压研究中，以痰瘀同治法治疗顽固性高血压的临床疗效已得到证实，那么，假说 RWS 中的观察设计能为痰瘀同治在临床真实环境下的有效性、安全性提供证据，而虚拟事实因果模型又能精确定义和描述干预措施的因果效应和混杂因素，我们就有必要开展痰瘀同治法治疗顽固性高血压在真实环境下的因果关系评价方法研究。

参考文献

［1］Calhoun DA，Jones D，Textor S，et al. Resistant hypertension：diagnosis，evaluation，and treatment：a scientific statement from the American heart association professional education committee of the council for high blood hypertension research［J］. Circulation，2008，117（25）：e510-e526.

［2］王薇，赵冬，刘静，等．中国35～64岁人群血压水平与10年心血管病危险的前瞻性研究［J］．中华内科杂志，2004，43（10）：730-734．

［3］Levin JS，Class TA，Kushi LH，et al． Quantitative methods in research on complementary and alternative medicine．A methodological manifesto［J］．Med Care，1997，35（1）：1079-1094．

［4］王永炎，鲁兆麟．中医内科学［M］．北京：人民卫生出版社，1999：285-286．

［5］刘力，沈舒文．顽固性高血压的中医分型治疗［J］．陕西中医，2002，23（8）：754-755．

［6］韩学杰，朱妍，李成卫，等．痰瘀互结、毒损心络导致高血压病的理论探讨［J］．中国中医基础医学杂志，2008，14（3）：201-204．

［7］韩学杰，王丽颖，李娜，等．痰瘀同治、解毒通络法治疗高血压病的动态临床研究［J］．中国中医急症，2011，20（3）：377-379．

［8］Cazzoletti L，Marcon A，Janson C，et al．Asthma control in Europe：a real world evaluation based on an international population-based study［J］．J Allergy Clin Immunol，2007，120（6）：1360-1367．

［9］Gale CP，Manda SOM，Batin PD，et al． Predictors of inhospital mortality for patients admitted with ST-elevation myocardial infarction：a real-world study using the Myocardial Infarction National Audit Project（MINAP）data-base［J］．Heart，2008，94（11）：1407-1412．

［10］刘保延．真实世界的中医临床科研范式［J］．中医杂志，2013，54（6）：451-455．

［11］Sharpe N．Clinical trials and the real world：selection bias and generalisability of trial results［J］．Cardiovasc Drug Ther，2002，16（1）：75-77．

［12］Grapow MT，Von Wattenwyl R，Guller U，et al．Randomized controlled trials do not reflect reality：real-world analysis are critical for treatment guidelines［J］．J Thorac Cardiovasc Surg，2006，132（1）：5-7．

［13］Kraemer HC．"Rules" of evidence in assessing the efficacy and effectiveness of treatment［J］．Dev Neuropsychol，2003，24（2-3）：705-718．

［14］Wichramaratne PJ，Holford TR．Confounding in epidemiologic studies the adequacy of the control groups as a measure of confounding［J］．Biometrics，1987，43（4）：751-765．

［15］Geng Z．Collapsibility of relative risks in contingency tables with a response variable［J］．J R Statist Soc B，1992，54（2）：585-593．

［16］Greenland S，Robins JM．Identifiability exchangeability and epidemiologic confounding［J］．Int J Epidemiol，1986，15（3）：413-419．

［17］赖世隆．中医药临床疗效评价因果关联推断的探讨［J］．中国中西医结合杂志，2005，25（4）：293-296．

［18］宇文亚，谢雁鸣，赵性泉，等．中医综合康复方案对缺血性中风患者早期康复的影响［J］．世界科学技术-中医药现代化，2010，12（4）：526-530．

［19］谢雁鸣，宇文亚，耿直，等．基于因果模型的中医临床疗效评价方法探讨［J］．中国中医基础医学杂志，2008，14（10）：777-779．

［20］Hernan MA，Robins JM．Estimating causal effects from epidemiological data［J］．J Epidemiol Community Health，2006，60（7）：578-586．

［21］魏华凤，郑培水，季光．中医疗效评价的思路与方法［J］．中西医结合学报，2005，3（3）：185-186．

（本文发表于《中医杂志》，2013年，宇文亚、韩学杰、沈绍功等）

基于分子网络分析方法探索沈氏降压四物汤治疗
高血压的分子机制

【摘要】目的：探索沈氏降压四物汤治疗高血压的分子机制。方法：参考《中药大辞典（第二版）》查找降压四物汤（组成为钩藤、泽泻、川芎、莱菔子）每味药的活性成分，应用 PubChem 数据库检索这些成分对应的靶蛋白；在 PubMed gene 数据库中检索高血压的相关基因；将上述数据集导入分子网络分析平台，分别构建靶蛋白和基因的分子网络及生物学通路；通过网络比较，可视化呈现降压四物汤治疗高血压的作用靶点和分子网络机制。结果：降压四物汤主要针对核因子-κB（nuclear factor-κB，NF-κB），血管内皮生长因子（vascular endothelial growth factor，VEGF）和细胞外信号调节激酶1/2（extracellular signal-regulated kinase1/2，ERK1/2）分子靶点及通过调控 G 蛋白偶联受体信号通路（G-protein coupled receptor signaling，GPCR signaling）和血管内皮生长因子信号通路（VEGF signaling）对高血压发挥疗效。结论：降压四物汤是治疗高血压的有效方剂，采用分子网络分析方法能够预测中药复方治疗病证的分子机制。

【关键词】沈氏降压四物汤；高血压；分子机制；分子网络分析。

高血压是一种以动脉压升高为特征，可伴有心脏、血管、脑和肾脏等器官功能性或器质性改变的全身性疾病。临床实践证明，具有整体调整功能的中药复方对高血压具有良好疗效。沈氏降压四物汤（组成为钩藤、泽泻、川芎、莱菔子）是沈绍功教授在深入总结前人经验及长期临床验证、反复筛试的基础上拟定的治疗高血压的中药复方，安全性好，疗效可靠。探讨该方的作用机制对其推广应用和深度研发具有重要意义。

中药复方具有多成分、多途径、多靶点协同作用的复杂体系特征，针对其开展作用机制研究是中医学的重点和难点研究领域。长期以来，由于传统思路和方法的限制，该项研究难以取得突破性进展。随着系统生物学、生物信息学、网络生物学和网络药理学的兴起和发展，基于已有的海量生物信息和分子网络分析技术探索药物作用机制成为当前中药复方研究的重要模式和方向之一。网络生物学认为，生命体是多种分子相互作用形成的复杂网络，疾病的发生、发展与一系列相互作用的基因或蛋白相关，呈现出复杂的网络关系特征。药物是通过作用于疾病网络中的多个靶点，对各靶点的作用产生协同效应，从而对其发生、发展进行干预而达到治疗效果。在分子网络层面探索复方效应机制，能够整合多种"组学"数据，通过各种数学模型和算法，以网络图形象地表示相应的数据集，从中提取有意义的信息，有助于更全面、更准确地把握复方效应整体性。

本研究首次把分子网络分析技术用于名老中医经验方的研究，具体探索沈氏降压四物汤治疗高血压的分子网络机制，不仅为中药复方多靶点治疗病证的机制研究提供了方法学参考，而且拓展了中医传承的研究思路。

一、材料与方法

1. 中药靶蛋白和高血压相关基因的检索

首先从《中药大辞典（第二版）》中分别查找钩藤、泽泻、川芎、莱菔子的化学成分，然后从美国国家卫生研究所（national institutes of health，NIH）建立的小分子生物活性数据库（http://pubchem.ncbi.him.nih.gov）中检索活性成分对应的人类靶蛋白；以"高血压（hypertension）"为关键词，在NIH 基因数据库（http://www.ncbi.nlm.nih.gov/gene）中查找高血压的相关基因（检索日期 2014 年 4 月18 日）。

2. 分子网络分析

将中药靶蛋白和高血压相关基因（种子分子）分别导入分子网络分析平台（ingenuity pathway analysis，IPA）。首先，聚焦于"种子分子"和与其有密切相互作用的分子，加入 IPA 数据库中的非焦点分子构建网络，对结果网络进行打分（score =–log［Fisher's Exact test result］）排序，并得到网络分子相关的"初始通路"。其次，检验种子分子与已知功能和通路之间的关联是否来自随机匹配，采用 Right-Tailed Fisher's Exact Test 算法，生成 2 个评价参数 P-value 和 Z-score。P-value 反映种子分子与已知功能和通路的相关度；Z-score 反映种子分子作用于另一个分子的方向效应或数据集中分子变化倍数对生物学过程产生的效应。然后，采用分子网络和通路活性 Overlay 工具，比较种子分子表达模式与显著分子网络和经典通路可能的信号调控模式间的异同，采用分子活性预测 MAP 工具，显示通路被预测为激活 / 抑制时预期的信号传递模式及上游调节子可能的调控或激活关系，以此说明数据集中种子分子表达的变化原因。最后，通过 transcription regulator 模拟测算法对参数进行外显整合排序，获得具有显著意义的关键分子和途径。

二、结果

1. 中药靶蛋白和疾病基因

截至 2014 年 4 月，查找到钩藤靶蛋白 50 个、泽泻靶蛋白 25 个、川芎靶蛋白 131 个、莱菔子靶蛋白 47 个；高血压相关基因 351 个。从靶蛋白或基因全称、对应 ID、定位及性质 4 个方面对每个基因进行描述。

2. 沈氏降压四物汤功能预测

钩藤、泽泻、川芎、莱菔子 4 味中药最显著的功能是分别针对心理障碍、心血管疾病、机体损伤和畸形及胃肠疾病。四药联合的功能，显著性由高到低，排在前五依次是心理障碍、机体损伤和畸形、心血管疾病、神经系统疾病和肌肉骨骼失调症。具体见表 2-36。

表 2-36　沈氏降压四物汤的功能

功能分类	药物	P-value
心理障碍	钩藤	$3.08 \times 10^{-12} \sim 2.22 \times 10^{-3}$
	泽泻	$3.52 \times 10^{-6} \sim 5.53 \times 10^{-3}$
	川芎	$4.56 \times 10^{-24} \sim 2.21 \times 10^{-5}$
	莱菔子	$3.3 \times 10^{-9} \sim 4.54 \times 10^{-3}$

续表

功能分类	药物	P–value
机体损伤和畸形	钩藤	$1.06 \times 10^{-11} \sim 2.22 \times 10^{-3}$
	泽泻	$2.79 \times 10^{-6} \sim 6.27 \times 10^{-3}$
	川芎	$2.27 \times 10^{-27} \sim 8.08 \times 10^{-5}$
	莱菔子	$4.87 \times 10^{-6} \sim 4.54 \times 10^{-3}$
心血管疾病	钩藤	$1.71 \times 10^{-11} \sim 2.22 \times 10^{-3}$
	泽泻	$2.79 \times 10^{-6} \sim 5.03 \times 10^{-3}$
	川芎	$3.22 \times 10^{-17} \sim 5.63 \times 10^{-5}$
	莱菔子	$1.4 \times 10^{-4} \sim 4.54 \times 10^{-3}$
神经系统疾病	钩藤	$2.81 \times 10^{-11} \sim 2.22 \times 10^{-3}$
	泽泻	$9.31 \times 10^{-6} \sim 5.91 \times 10^{-3}$
	川芎	$5.5 \times 10^{-23} \sim 3.21 \times 10^{-5}$
	莱菔子	$3.3 \times 10^{-9} \sim 4.54 \times 10^{-3}$
肌肉骨骼失调症	钩藤	$8.73 \times 10^{-11} \sim 2.22 \times 10^{-3}$
	泽泻	$9.31 \times 10^{-6} \sim 5.28 \times 10^{-3}$
	川芎	$3.4 \times 10^{-15} \sim 3.26 \times 10^{-5}$
	莱菔子	$7.91 \times 10^{-7} \sim 4.54 \times 10^{-3}$

3. 沈氏降压四物汤网络功能和高连接分子

4 味中药靶蛋白之间相互联系，形成复杂的网络关系（图 2-15），其功能涉及能量产生、脂类代谢、内分泌系统发育和功能、细胞坏死和存活、代谢性疾病、神经系统疾病、心血管疾病、心理障碍、胃肠疾病等。对该网络进行富集化处理，形成 4 个子网络，其网络核心（高连接分子）分别是细胞外信号调节激酶 1/2（extracellular signal–regulated kinase1/2，ERK1/2）、蛋白激酶 B（v–akt murine thymoma viral oncogene homolog，Akt）、血管内皮生长因子（vascular endothelial growth factor，VEGF）和核因子 –κB（nuclear factor–κB，NF–κB）（图 2-16）。提示沈氏降压四物汤有广泛的效应，例如不仅可以影响能量代谢、细胞凋亡，而且可以影响代谢性疾病、心血管疾病等。其发挥疗效的靶点主要集中在以上高连接分子。

4. 高血压网络功能和高连接分子

高血压基因之间相互联系，形成复杂网络关系（图 2-17），其功能涉及分子转运、细胞坏死和生存、脂类代谢、自由基清除、细胞信号传导和相互作用等。对该网络进行富集化处理，形成 6 个子网络，其网络核心（高连接分子）分别是维甲酸受体（retinoid x receptor，Rxr）、VEGF、ERK1/2、转化生长因子 –β_1（transforming growth factor beta 1，TGF–β_1）、上皮钠通道（epithelial sodium channel，ENaC）和 NF–κB（图 2-18）。提示高血压的形成机制与分子转运、细胞凋亡与再生、脂质代谢、自由基清除等有关，集中体现在以上高连接分子的调控异常。

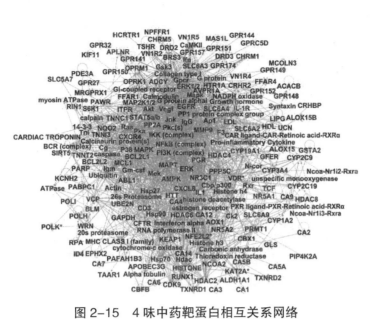

图 2-15　4 味中药靶蛋白相互关系网络

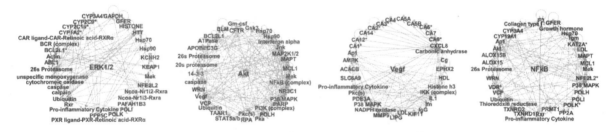

图 2-16　4 味中药靶蛋白相互关系子网络

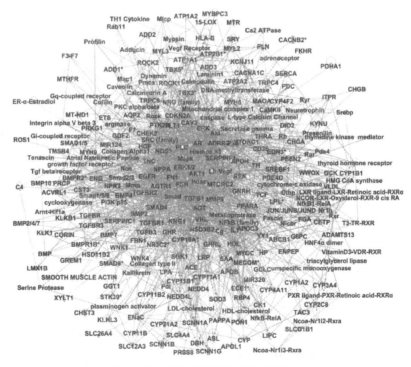

图 2-17　高血压基因相互关系网络

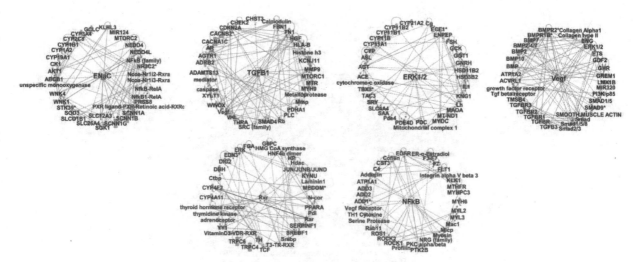

图 2-18　高血压基因相互关系子网络

5. 高血压相关的生物学通路

高血压与 21 个生物学通路相关，根据显著性由大到小排序，排在前十的通路：脊椎动物促心脏发育因子通路、动脉粥样硬化信号通路、通过 BMP 感受器的心肌分化通路、心血管系统一氧化氮信号通路、心脏肥大信号通路、凝血酶敏感蛋白介导的血管生成抑制通路、内生凝血素激活通路、昔多芬细胞效应通路、G 蛋白偶联受体信号通路（G-protein coupled receptor signaling，GPCR signaling）和 VEGF 信号通路，见表 2-37。提示高血压的发病与病情进展与这些通路的扰动有关。

表 2-37　高血压相关的生物学通路

相关生物学通路	$-\log(P\text{-value})$
脊椎动物促心脏发育因子通路	15.00
动脉粥样硬化信号通路	14.50
心肌分化通路	12.70
心血管系统一氧化氮信号通路	9.93
心脏肥大信号通路	9.40
凝血酶敏感蛋白介导的血管生成抑制通路	8.52
内生凝血素激活通路	7.70
昔多芬细胞效应通路	7.38
G 蛋白偶联受体信号通路	6.84
血管内皮生长因子信号通路	6.32

6. 沈氏降压四物汤治疗高血压的关键分子

把沈氏降压四物汤和高血压的分子网络进行整合并富集化处理，发现 ERK1/2、VEGF 和 NF-κB 是它们共同的高连接分子，提示沈氏降压四物汤可能主要通过调节这些分子对高血压发挥疗效。

7. 沈氏降压四物汤治疗高血压相关的生物学通路

通过靶蛋白和相关基因的整合分析，发现 GPCR 信号通路和 VEGF 信号通路是沈氏降压四物汤和高血压共同参与的生物学通路。展示相关的前五个通路（表 2-38）。提示沈氏降压四物汤通过调控以上两条生物学通路对高血压发挥疗效，对其进行可视化（图 2-19）。

表 2-38　沈氏降压四物汤治疗高血压相关的主要生物学通路

相关生物学通路	疾病＆中药	−log（P−value）
昔多芬细胞效应通路	高血压	7.380
	钩藤	0.617
	川芎	0.705
G 蛋白偶联受体信号通路	高血压	6.840
	钩藤	2.630
	泽泻	4.790
	川芎	13.200
	莱菔子	2.590
血管内皮生长因子信号通路	高血压	6.320
	钩藤	0.745
	泽泻	0.961
	川芎	5.690
	莱菔子	0.736
内皮一氧化氮合酶信号通路	高血压	6.080
	川芎	6.560
缺氧诱导因子信号通路	高血压	5.800
	川芎	5.350

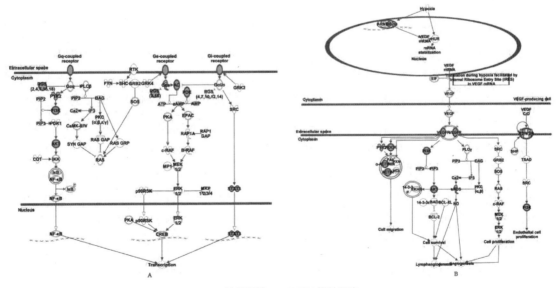

A. GPCR 信号通路；B. VEGF 信号通路

图 2-19　沈氏降压四物汤治疗高血压相关的生物学通路

三、讨论

名老中医经验是名老中医在长期与疾病作斗争的过程中逐渐形成的，是理论与实践相结合的产物。名老中医经验的总结不仅能丰富中医学的理论体系，还能为中医学的学术进步产生巨大的推动作用。名老中医经验的传承是继承和抢救名老中医学术经验的重要手段，是培养、造就新一代名中医的重要途径。

沈氏女科流派肇始于明初，传承 21 代，业经 600 余载。在漫长的历史积淀中，沈氏门人勤求古训、博采众方，诊治范围不断扩大，男女均治，积累了丰富的临证经验。尤其当代的沈绍功教授，发皇古义、融会新知，在深入总结前人经验及长期临床验证、反复筛试的基础上，创立了许多安全有效的方剂。采用现代生物医学科技手段，深入挖掘这些方剂的生物学基础，是促进其推广应用的有力保证，也是时代赋予沈氏门人刻不容缓的责任。

沈绍功教授在辨治高血压方面有丰富的临床经验，提出"痰瘀互结、毒损心络"为其核心病机，创立降压四物汤为基础方，针对不同体质状态精确辨治高血压，取得了良好的疗效，但其机制尚不明确。中药复方具有多组分、多途径、多靶点协同作用的特点；疾病的发生、发展与一系列相互作用的基因或蛋白相关，呈现出复杂的网络关系特征。在分子网络层面探索复方的效应机制，才有可能更全面、更准确地把握其效应整体性。因此，本研究基于分子网络分析平台探索沈氏降压四物汤治疗高血压的分子机制。结果显示，沈氏降压四物汤主要针对 NF-κB、VEGF 和 ERK1/2 分子靶点，通过调控 GPCR 信号通路和 VEGF 信号通路对高血压发挥疗效。

NF-κB 是一类具有多向转录调节作用的核蛋白因子，能与多种细胞基因启动子或增强子序列的特定位点发生特异性结合而促进转录和表达，影响炎症反应、免疫应答及细胞增生、转化和凋亡等重要的病理生理过程。高血压是与免疫密切相关的、低度的全身炎症状态性疾病。血管内皮损伤在原发性高血压的发生发展过程中起重要作用，高血压患者的内皮功能均存在不同程度的损伤。NF-κB 信号途径介导的炎症反应和免疫紊乱是高血压病血管内皮损伤的机制之一，通过抑制其表达保护血管内皮细胞损伤。笔者提出，"痰瘀互结、毒损心络"是高血压的基本病机，经研究发现 NF-κB 炎性因子是高血压病"毒"的生物学基础。VEGF 是一种促血管生长因子，由一系列细胞包括肾小球脏层上皮细胞、系膜细胞、心肌细胞、平滑肌细胞产生。VEGF 特异性作用于血管内皮细胞，具有增加微静脉通透性、促进血管生成和维持血管功能等作用，是反映血管内皮通透性和增殖性的指标。VEGF 在正常冠状动脉内皮细胞无表达，在损伤处的内皮细胞呈激活状态，呈阳性表达。ERK1/2 是广泛存在于真核细胞内的一类丝氨酸/苏氨酸蛋白激酶。活化后的 ERK1/2 能将多种细胞外信号通过磷酸化活化逐级传递至细胞核，调控细胞生长、发育、分裂及分化。高血压所致的心脏肥大是以心肌细胞肥大和间质细胞增殖为基础的。已有研究提示，心脏中出现 ERK1/2 高表达可能参与高血压的维持和心脏病变的形成。微小动脉病变和重构既是高血压的结果，也是高血压发展和继发病变形成的基础。高血压大鼠血管平滑肌伴有 ERK1/2 和 p-ERK1/2 的高表达，说明在血管重构的过程中 ERK1/2 发挥了重要的作用，通过抑制 ERK1/2 的磷酸化减轻肾微小动脉的重构。G 蛋白偶联受体激酶（G-protein-coupled receptors kinase，GRKs）属丝氨酸/苏氨酸蛋白激酶家族，GRK5 属 GRK4 家族中的一员，在血管平滑肌、心脏表达丰富，它通过对 G 蛋白偶联受体及一些细胞因子的调控来实现对血压的调节。GRK5 的高表达很可能对心肌损伤、心肌肥大及心力衰竭也有一定作用。

总之，通过对降压四物汤治疗高血压的分子网络机制的研究，发现了与其疗效相关的分子靶点和生物学通路，为进一步生物学验证进而诠释治疗高血压效应机制奠定了基础。

参考文献

[1] Zheng G, Jiang M, He X, et al. Discrete derivative：a data slicing algorithm for exploration of sharing biological networks between rheumatoid arthritis and coronary heart disease [J]. Bio Data Min, 2011, 4 (1): 18.

[2] Zhao N, Li J, Li L, et al. Molecular network-based analysis of guizhi-shaoyao-zhimu decoction, a TCM herbal formula, for treatment of diabetic peripheral neuropathy [J]. Acta Pharmacol Sin, 2015, 36 (6): 716-723.

[3] Barabasi A L, Gulbahce N, Loscalzo J. Network medicine：a network-based approach to human disease [J]. Nat Rev Genet, 2011, 12 (1): 56-68.

[4] 徐炎. 多靶点药物治疗及药物发现 [J]. 药学学报, 2009, 44 (3): 226-228.

[5] 陈寅萤. 网络分析方法在疾病和药物研究中的应用 [J]. 中国中药杂志, 2013, 38 (5): 773-776.

[6] Das U N. Hypertension as a low-grade systemic inflammatory condition that has its origins in the perinatal period [J]. J Assoc Physicians India, 2006, 54: 133-142.

[7] 华琦, 李梅, 刘力松. 高血压病患者脉压与内皮功能损害的相关性 [J]. 中华内科杂志, 2003, 42 (8): 574-575.

[8] 张竞之, 陈利国, 胡小勤, 等. 黄芪多糖对高血压病患者血清致伤血管内皮细胞TLR4、NF-κB表达的影响 [J]. 山东大学学报：医学版, 2010, 48 (12): 121-123, 133.

[9] 韩学杰, 丁毅, 王丽颖, 等. 高血压病痰瘀互结与炎症因子相关的机制探讨 [J]. 中华中医药杂志, 2010, 25 (3): 361-364.

[10] Matsumoto K, Kanmatsuse K. Elevated vascular endothelial growth factor levels in the urine of patients with minimal-change nephroticsyndrome [J]. Clin Nephrol, 2001, 55 (4): 269-274.

[11] Valabhji J, Dhanjil S, Nicolaides A N, et al. Correlation between carotid artery distensibility and serum vascular endothelial growth factor concentrations intype 1 diabetic subjects and nondiabetic subjects [J]. Metabolism, 2001, 50 (7): 825-829.

[12] Karin M. The regulation of AP-1 activity by mitogenactivated protein kinases [J]. J Biol Chem, 1995, 270 (28): 16483-16486.

[13] 孙宁玲, 王鸿懿, 陈源源. ERK表达及活化在自发性高血压大鼠心肌肥厚中作用的研究 [J]. 高血压杂志, 2002, 10 (4): 51-54.

[14] Gennaro G, Ménard C, Michaud S E, et al. Inhibition of vascular smooth muscle cell proliferation and neointimal formation in injuredarteries by a novel, oral mitogenactivated protein kinase/extracellular signal-regulated kinase inhibitor [J]. Circulation, 2004, 110 (21): 3367-3371.

[15] Derhaschnig U, Shehata M, Herkner H, et al. Increased levels of transforming growth factor-beta1 in essential hypertension [J]. Am J Hypertens, 2002, 15 (3): 207-211.

[16] Skov K, Mulvany M J. Structure of renal afferent arterioles in the pathogenesis of hypertension [J]. Acta Physiol Scand, 2004, 181 (4): 397-405.

[17] TouyzR M, Yao G, Schiffrin E L. Role of the actin cytoskeleton in angiotensin II signaling in human

vascular smooth muscle cells［J］. Can J Physiol Pharmacol，2005，83（1）：91-97.

［18］Kuwasako K，Kitamura K，Nagata S. Characterization of the single transmembrane domain of human receptor activitymodifying protein 3 in adrenomedullin receptor internalization［J］. Biochem Biophys Res Commun，2012，420（3）：582-587.

［19］陈新建，杨剑. GRK5 在高血压发病中的调控作用［J］. 国际心血管病杂志，2010，37（5）：272-274.

（本文发表于《中国实验方剂学杂志》，2016 年，谭勇、韩学杰、沈绍功等）

第四章　急症诊治研究

第一节　理论研究

外感疾病的辨证分类

六淫致病有四个特性：季节性、感受性、复杂性和转化性。

季节性：风、寒、暑、湿、燥、火是自然界正常的六种不同气候变化，统称"六气"。如果这些气候发生异常，人体又不能适应这些异常变化，便引发疾病，此时的"六气"便称为"六淫"，所谓的"六气淫胜"。一般讲，春季多风病，夏季多暑病，夏秋之交称长夏，多湿病，秋季多燥病，冬季多寒病。

感受性：六淫侵袭易从以下途径入侵：一是从皮毛而入，一是从口鼻而入，或两个途径同时受邪，统称为"外感病"。六淫致病的感受性也包含现代的一些传染病在内，中医称为"毒气""疠气"。

复杂性：六淫可以单独致病，又可两种以上同时侵袭，如风寒或风热感冒，湿热或寒湿泄泻，风寒湿或风热湿痹证等。可以是外来的异常气候变化，也可以是内生的脏腑病理变化。六淫除暑以外都有内外之分，除共同的特性外，两者均可互相影响。如内风、外风都有游走性和发病急、变化快的特性；内湿、外湿都有肢体沉重的特性；表阳不固，易受寒邪；外湿困脾可以引动内湿等。内生的五淫也可在没有外邪侵袭的情况下，由脏腑本身功能失调所生，外来的六淫又可由于体质的不同，所表现的证候、病程、转归有所差异。因此，六淫致病相当复杂。

转化性：六淫致病既可互相影响，又能互相转化，如风寒发展可以化热而现高热不退；湿邪日久也可化热而成湿热黄疸；暑邪可化燥伤阴而见口渴舌红；热极又可生风，发生抽搐。

现分别以六淫的性质和病证概述如下。

一、风邪

春季多风邪，故多风病。汗出当风，迎风而卧是感受风邪的重要原因。

1. 性质

（1）百病之长。外邪致病以风邪为先导，诸邪均依附于风而侵犯人体，所以风成为外感病因的总称，被古人列作首因。《素问·风论》曰："风者，百病之长也。"

（2）升发开泄。风邪具有向上、向外的特点，故属阳邪。风邪伤人，易犯头面、肌表而见头痛、鼻塞、出汗、恶风诸症。《素问·太阴阳明论》曰："伤于风者，上先受之。"

（3）善行数变。善行者，游走而无定处。数变者，变化无常，发展迅速。如行痹之善行，卒中之数变。《素问·风论》曰："风者，善行而数变。"

（4）主动强直。动摇强直一类的症状也属风的病变。《素问·阴阳应象大论》曰："风胜则动。"《素问·至真要大论》曰："诸暴强直，皆属于风。"

2. 病证

（1）外风主症　恶风，发热，脉浮。

（2）外风兼症

风寒——恶风重，发热轻，咳痰清稀，无汗鼻塞，骨节痛楚，苔薄白，脉浮紧。治则为祛风散寒。方选荆防败毒散加减。

风热——恶风轻，发热重，咳痰稠黏，出汗头痛，咽痛口渴，苔薄黄，脉浮数。治则为疏风清热。方选银翘败毒散加减。

风湿——侵渍皮肤：肤癣、湿疹、风疹、风水。流窜经络：行痹风湿、口眼歪斜。治则为祛风除湿。方选羌活胜湿汤加减。

总之，风性犯表，善动善变，属阳邪；外风多兼症，属邪侵肌表，可见于伤风感冒、某些传染病初期、慢性风湿性关节炎、皮肤病、水肿病、面神经麻痹等；内风多与肝、心、肾的病变有关，涉及筋、目、精神的异常，可见于神经系统的一些疾病及脑血管疾患。

二、寒邪

冬季多寒邪，故多寒病。严冬衣着单薄，冒风顶雪，或汗出贪凉，都易感受寒邪。

1. 性质

（1）易伤阳气，属阴邪。外寒侵袭肌表则卫阳被郁，如直中脾胃，则脾阳受损。内寒所生又系脾肾阳虚，温运无力。阳气不足，则寒证发生（机体的生理功能和代谢活动低下）。《素问·阴阳应象大论》曰："阴胜则寒""阴胜则阳病"。

（2）寒性收引。寒侵肌表可使毛窍收缩，无汗身痛。寒客经络可使筋脉拘挛，关节不利，如类风湿性关节炎（寒痹）。《素问·举痛论》曰："寒则气收。"

（3）寒性凝滞。阴寒偏盛，阳气就不能振奋，经脉气血凝闭阻滞而致痛，如痛经、闭经（宫寒）。《素问·举痛论》曰："寒气入经……泣而不行……故卒然而痛。"

（4）寒邪由表入里，易于化热。

2. 病证

（1）外寒主症　恶寒发热，咳痰稀薄，无汗头痛，苔薄白，脉浮紧。即风寒证，又名"伤寒"。

（2）外寒变证

痛痹——寒伤经络筋骨，关节冷痛或拘急不利，得热则缓，又名"寒痹"。治则为散寒通络。方选麻黄附子细辛汤加减。

内寒——寒伤脾胃，腹痛吐泻，四肢不温，苔白滑，脉沉迟。治则为温中散寒。方选理中汤加减。

中寒——天气大寒，突然战栗，面青身冷，手足挛急或昏迷僵直，脉象沉伏。治则为温阳祛寒，方选四逆汤加减。

寒性收引凝滞，易伤阳气，属阴邪，多见痛证、虚寒证。外寒客于肌表叫"伤寒"，直中脏腑叫"中寒"，可见于感冒、某些感染性疾病初期、关节炎、急性胃肠炎、小儿消化不良。内寒生于阳气不足，以脾肾为主，涉及心、肺、肝，可见于慢性病后，自主神经功能紊乱，机体生理功能、代谢活动低下时。内寒、外寒虽有区别，但又关联。外寒侵表，积久不散，损伤阳气而生内寒。阳虚内寒之人又易感外寒。

三、暑邪

唯在夏季才有暑邪。盛夏烈日当头，露天作业或室内闷热，通风不良，均易感受暑邪。

1. 性质

（1）暑邪易伤津耗气。暑性升散，腠理开而多汗，气随津泄而虚，故暑邪为病，常有气阴两虚症状。

（2）暑为火热所化，属阳邪，见热证，且多夹湿（一则长夏多雨潮湿，二则此时人们喜食生冷）。

2. 病证

（1）伤暑主症　高热，烦渴，汗多，苔腻，脉洪。

（2）伤暑兼症

暑热——头痛，尿赤，苔黄，脉数。治则为清热解暑。方选白虎汤加减。

暑湿——寒热阵发，身倦肢困，胸闷呕恶，纳呆腹泻，苔白脉滑。治则为清暑祛湿解表，方选新加香薷饮。

（3）中暑证　轻则头晕恶心，胸闷难舒，重则突然昏倒，喘喝冷汗，手足发冷，脉沉小数。治则为祛暑和胃。方选藿香正气散。

暑邪属热，易伤津耗气，多夹湿；暑邪纯属外暑，无内暑。外暑分伤暑和中暑。前者可见于暑天感冒、急性胃肠炎、某些感染性疾病，后者可见于中暑。

四、火邪

外邪侵入都可化火，亦可直接感受，脏腑功能失调、精神刺激也可内生火邪，这是火邪的由来。

1. 性质

（1）火性上炎　一则火属阳邪，多见高热、烦渴、脉数等热证。二则火邪易扰乱神明，见神经系统症状（心烦、失眠、躁动、昏迷）。三则见于人体上部的症状，如口舌生疮（心火）、齿眼肿痛（胃火）、头痛目赤（肝火）。

（2）耗伤津液　火邪既可迫津外泄（汗出），又可消灼阴液。临床除见热证外，还伴有燥证。

（3）生风动血　一则"热极生风"，二则灼伤脉络，迫血妄行，而见血证，或聚于局部，腐蚀血肉而发为痈肿疮疡。

2. 病证

（1）外火主症　初起发热恶风，咽喉肿痛，继而高热不寒，目赤汗多，烦渴饮冷，便结尿赤，入血则见血证，失眠，甚则动风，苔薄黄，脉浮数。治则为清热利尿。方选导赤散、清胃散、泻黄散、龙胆泻肝汤、八正散加减。

（2）内伤火证　实火如下。

心火——口舌生疮，口苦心烦，甚则神昏谵语。

肝火——头痛目赤，胁满易怒。

肺火——鼻腔干热，咳吐黏痰，或咳血鼻衄。

胃火——齿肿出血，烦渴引饮，呕吐嘈杂。

脾热——口唇赤肿，消谷善饥，弄舌不停。

大肠火——便秘或下痢，便血，肛门灼热，热结旁流（稀便中夹小干粪球）。

小肠火——尿痛，尿血，舌疮。

膀胱热——淋浊，癃闭，尿血。

火、热、温、暑均属同性，可以混称，如火热、温热、暑热。但同中有异，一般外邪为"热"（风热、湿热），内生为"火"。另外，火还可指正气而言，如《黄帝内经》称"少火"（阳气），但太盛反伤正而成火邪，《黄帝内经》称为"壮火"。火属阳邪，其性炎上，伤阴、生风、动血，常见一派热证。火有内外之别，但要分清虚实。实火由直接感受火邪，外邪化热转成，或脏腑情志所生，其病急、病程短，以热盛证为主，可见于流感及某些传染性、感染性疾病。虚火只有内生，与内燥关系密切，起病慢、病程长，以阴虚证为主，可见于各种慢性病，如肺结核、肿瘤、神经衰弱等。

（本文收入中华中医药学会第六届急诊学术年会论文集，2006 年，韩学杰、沈绍功）

第二节　临床研究

清开灵治疗急性胰腺炎 26 例疗效观察

为了探索清开灵治疗急性胰腺炎的效果，我们从 1984 年 1 月至 1985 年 5 月治疗观察了 26 例急诊留观患者，疗效较好，报告如下。

一、临床资料

1. 一般资料

在急诊室留观的 26 例患者中，男性 11 例，女性 15 例。年龄最小 15 岁，最大 73 岁，平均为 42.5 岁。急性水肿型胰腺炎 25 例，其中有并发症者 7 例；急性坏死型胰腺炎 1 例。从中医证型来看，湿热型 18 例，气滞型 7 例，蛔虫上扰型 1 例。

2. 观察对象与治疗方法

（1）观察对象　凡以上腹疼痛为主症，病程在 3 天以内，血、尿淀粉酶化验高于正常者，即收急诊室留观，均以清开灵治疗。

（2）治疗方法　清开灵 40 ～ 60mL，加入 5% 葡萄糖氯化钠注射液、10% 葡萄糖注射液各 500mL，以每分钟 30 ～ 60 滴的速度静脉点滴。辅助治疗：①腹痛剧烈者，可选用下列方法之一以缓解疼痛。针灸：取内关、足三里，强刺激，留针 20 分钟；实痛片（延胡索、香附、木香为主组成）：每次口服 5 片，日 2 次。②血常规较高者，可加用复方地丁 4mL 肌肉注射，每日 2 次。

3. 疗效标准与治疗结果

（1）疗效标准　本组病例以症状和体征消失，血、尿淀粉酶及白细胞计数均降至正常者为痊愈；症状和体征减轻，血、尿淀粉酶及白细胞计数均明显下降者为好转；治疗前后症状、体征和化验均未见明显改善者为无效。

（2）治疗结果　26 例急性胰腺炎患者，经用清开灵治疗后，痊愈 20 例，占 76.9%，好转 5 例，占 19.2%，无效 1 例，占 3.9%。有效率达 96.1%。疗程最短为 1 天，最长为 10 天，平均为 3.1 天。

4. 病案举例

张某，男，40 岁，病历号 159815，于 1985 年 1 月 30 日下午 3 时留院观察。

患者左上腹疼痛 14 小时。昨日晚饭后 3 小时许，患者自觉腹满胀痛，以左上腹为重，持续性疼痛，阵发性加剧，伴呕恶吞酸，便溏不爽，遂去某医院就诊，诊为"肠胃炎"，予黄连素、颠茄、胃得乐等。药后痛无缓解，呕吐反剧，已达六七次，口苦、咽干、舌燥，患者不堪其苦，即来我院急诊。查体：体温 37℃，患者神志清楚，呈急性病痛苦面容，被动下蹲位，巩膜、皮肤无黄染，皮肤黏膜未见出血斑点，心肺（–），左上腹压痛（++），无肌紧张及反跳痛，余者（–）。舌质红、苔黄厚腻，脉弦滑有力。血白细胞计数 10.3×10^9/L，白细胞分类中性 87%，尿淀粉酶 144U/L，血淀粉酶 72U/L（均为比色法）。诊断为急性胰腺炎（水肿型）。中医辨证为腹痛（湿热型），治以清热化湿、健脾和胃。药用清开灵 40mL，加入 5% 葡萄糖氯化钠注射液 500mL 及 10% 葡萄糖注射液 500mL 中，静脉点滴，每日 1 次。经用上述方法治疗 3 天后，腹痛消失，恶心呕吐止，二便调，舌脉如常，查尿淀粉酶 47.2U/L，血白细胞计数 6.3×10^9/L，中性 61%，痊愈出院。

二、讨论与体会

1. 急性胰腺炎的病因病机

急性胰腺炎是一种常见急腹症，是胰腺酶消化胰腺本身所引起的急性炎症。中医学虽无胰腺炎之名，但在胁腹痛、胃脘痛、心脾痛、结胸膈痛等门类中有类似本病的丰富记载。

急性胰腺炎属肝胆脾胃之病，多因嗜酒伤中、恣食油腻、暴食暴饮，或因情志不遂、暴怒伤肝，或因蛔虫上扰等而致病。肝胆气滞，木郁犯土，或胃失和降，脾失健运，湿由内生，郁而化热，湿热交阻，不通则痛，故临床常见腹痛不移，恶心呕吐，舌红、苔黄厚腻，脉弦滑数等症。在 26 例患者中，湿热型 18 例，其他证型 8 例，且不同程度地夹杂湿热，故清热化湿乃治疗急性胰腺炎之大法。

2. 清开灵治疗急性胰腺炎机理探讨

清开灵注射液系北京中医学院中药系（现北京中医药大学中药学院）在《温病条辨》安宫牛黄丸的基础上研制而成。清开灵的主要组成为牛黄、水牛角、珍珠母、黄芩、栀子、金银花、板蓝根七味，功效清热解毒、化湿去浊，逊于开窍醒神。急性胰腺炎为肝胆脾胃湿热，清开灵甚为合拍，静脉点滴，直达病所，肝胆得以疏泄，脾胃因之健运，邪去正安，疗效满意。

清开灵治疗急性胰腺炎，对于湿热蕴结日久者，疗效不理想，其机理值得进一步研讨。

（本文发表于《中医杂志》，1986 年，徐凌云、沈绍功、李瑛）

第五章　其　他

浅析"气化"与物质代谢

一、气化的含义

从"气一元论"古代哲学，衍生出医哲合璧的中医理论，其核心在一个"动"字（亦即"化"字）。《老子》曰"道生一，一生二，二生三，三生万物，万物负阴而抱阳，冲气以为和"。《管子·内业》曰"凡物之精，此则为生，下生五谷，上为列星……""一切能化谓之神……化不易气"。"气化"已谈数千年，今犹不知"气"所涵，又不识"气化"为何。《管子》曰："春秋冬夏，阴阳之推移也。时之短长，阴阳之利用也。日夜之易，阴阳之化也。"姑不问宇宙缘何自然有序，能否将"气化"解释为"规律"？人体"气化"又该如何理解？《素问·六微旨大论》曰："物之生从乎化，物之极由乎变，变化之相薄，成败之所由也。"指出"气化"是生命的基本特征。又曰"上下之位，气交之中，人之居也"；"气交之分，人气从之，万物由之，此之谓也"；"非出入则无以生长壮老已，非升降则无以生长化收藏"；"出入废则神机化灭，升降息则气立孤危"，言明"气化"的本质就是机体内部阴阳消长转化的矛盾运动，"气化"表现为人体机能自然协调的运动过程。然而，抽象模糊的解释仍让人难以理解。

气具有物质与功能的双重性，那么"气化"应释为在能量转化的同时伴随着功能的实现，或"气化"是一个伴随着功能实现的能量转化的动态过程。

二、气化与自由能代谢

《素问·阴阳应象大论》曰："味归形，形归气，气归精，精归化。精食气，形食味，化生精，气生形。"《素问·经脉别论》曰："食气入胃，散精……淫气……淫精……输精……""饮入于胃，游溢精气，上输于脾。脾气散精，上归于肺，通调水道，下输膀胱，水精四布，五经并行……"强调了饮、食的气化过程。人体是一个与环境之间有物质交换和能量传递的开放体系。在生命活动中，机体所利用的能量来源于光能转化为化学能的化学物质的分解代谢，将能量再释放促进机体功能的完成，同时机体向周围环境释放正熵，使机体始终处于动态平衡的"气化状态"。在这一状态中，自由能来源于机体内生物氧化。蛋白质、脂肪、糖等作为自由能储存的表现实物，在体内参与氧化反应，最终以高能磷酸化合物如 ATP 形式储存于细胞核、细胞质、线粒体内。当机体做功需要时，ATP 即被水解，释放能量并表现为功能的完成。自由能的代谢伴随着生命的始终，"气化"体现于生命的全过程。

三、气化与代谢动态

气化是在一定的形质基础上的能量转化和功能实现，正如人们要表达自己的某一行为，是在具有完整形质的有机体，经大脑高级神经细胞科学思维的基础上借助某一工具（如纸、笔、电脑等实体）来完成这一功能一样，"气化"在有机体表现得更易为人们所认知。从单个活细胞中的化学变化到一个细胞周期（$S \rightarrow M \rightarrow G_1 \rightarrow G_2$）的结束，伴随着衰老细胞的死亡和下一代子细胞的功能构建这样一个渐变的过程，实现了个体发育和系统发育，也体现了生命发展历程的能量代谢同样伴随着生物进化的代谢动态过程。

气化体现了实体与属性功能的统一，气化即动态代谢过程的高度概括。

四、气化稳态

1. 气化稳态即"气化"稳定协调的动态平衡状态

人体自身的平衡是有机体各个部分统一运动的结果。

机体同一组织从单个活细胞内各细胞器之间，细胞与细胞之间，细胞与整个脏器之间彼此协调、和谐、相适应的动态过程体现了同一脏器在不同层次由低级向高级运动形式的气化过程——本脏总能量代谢和功能的不断实现。

机体同一系统内部子系统各要素，如心血管系统心脏（心肌、传导系统、心脏血管系统、感知系统、心脏内分泌系统等构成心脏的子系统）、血管（动静脉血管内膜系统、中层肌性系统、外膜系统、感知系统等构成血管子系统）与血液内环境之间的协调稳定的动态过程，体现了本系统内部的一种气化稳态，即本系统内部自由能代谢和功能得以正常实现的"气化"状态。

机体各系统之间在神经－内分泌－免疫网络系统的调节下相互协调的动态过程，体现了有机体的整体气化稳态。这一气化稳态的实现保证了人体免受各种致病因素的侵扰，从而使机体保持健康的气化状态。

2. 人体与自然界气化状态息息相关

人体属于自然界，自然界的气化状态与人体的气化状态处于不断地相互协调、相互适应的过程，体现了人与自然界气化状态的统一性。同时，人又属于社会，自然灾害、战争、瘟疫流行等必然殃及人类，破坏人体的正常气化状态，从而导致疾病的发生。

综上所述，气化是伴随着能量代谢的功能实现的过程。气化是抽象化的中医学概念，是中医理论的精髓所在，是在高层次上抽象的综合认识，是从感性上的具体忽略了质和量的规定性，一跃成为思维中的具体。尽管我们还不能完全揭示"气化"的基础属性是什么，但绝不能说这是一种空洞无核心的具体。随着现代科学技术的发展，回归自然的世界潮流为揭示其基础创造了良好的机遇，正如量子的提出对物理学、基因的提出对生物医学、电子计算机网络系统的开发对信息的传递都有力地推动了学科的发展一样，必将对中医学的发展产生强劲的推动力，因为自然界的事物总是普遍联系、相互作用的。注重分析研究的西医学恰恰补充了中医学对质和量规定性忽略之不足。实证研究已取得的成果和正在蓬勃开展的工作，必将使中医基础理论步上一个更高的水平。

（本文发表于《中国中医基础医学杂志》，1998年，张页、沈绍功）

决策与判断在中医诊疗中的思辨

【摘要】中医临证思辨，不仅要运用中医思维及现代检测指标，还要涉及社会、心理、认知、心智等学科，决策与判断中的方法涉及最多，如期望效用理论、因果归因理论等。本文将决策与判断的相关理论运用到中医的诊疗思维过程中进行分析和总结，力求探讨中医诊疗思维的规律，并通过经验的运用与扩展，提出处方时遵循的原则：勿用有毒之品、固护脾胃之气、巧用引经药物、注意寒热反佐、给邪出路排毒，以确保临床的安全性、有效性、实用性、经济性。

【关键词】中医诊疗；决策与判断；思辨。

在大科学及高概念时代，中医内涵的科学性受到质疑，例如名词术语的独特性及普适性，中医诊断的模糊性及不确定性，病位的广泛性及关联性，病因的多发性及隐匿性，治疗途径的多靶点和综合性，中药成分的复杂性和多样性等都会受到攻击。即使临床有效，也会被某些人认为是偶然结果或无证可循而否认。因此，中医疗法在国际上被称为补充替代疗法，不时还陷入中药是安慰剂等争论的漩涡，中医同仁们常面临尴尬的局面。

那么，是何种原因导致中医的科学内涵无法阐述？当今的科学技术和方法是否适合解释中医的临证思维？患者的身体和心理变化是否能够被很好地观察与表达？或者用社会、心理、认知、心智等学科中的技术和方法，来阐释中医师的临证思维过程及处方规律，是否有可能会更有效地促进中医的发展？针对诸多的困惑，笔者试就决策与判断的相关理论如何运用到中医的诊疗思维过程中进行分析和总结，力求探讨中医诊疗思维的规律。

《决策与判断》由美国斯科特·普劳斯编著，他成功地将人类决策和判断的心理学研究成果运用到经济科学研究中，为现代经济学理论和研究方法注入了新的见解。本文试图将此心理学研究成果引入中医的理论与实践中，希冀能为中医的理论研究、临床应用及诊疗标准化的制定提供新的思路与方法。

一、期望效用理论权重及地位

期望效用理论是一种标准化行为理论。经典的效用理论并不是要描述人们的实际行为，而是要解释在满足一定的理性决策条件下人们将如何表现自己的行为。这个理论的主要目的是为理性决策提供一套明确的基本假设或者公理。它包括有序性、占优性、相消性、传递性、连续性和恒定性，期望效用理论的大多数公式都至少包含以上6条原则中的1条。在中医临证时，它的原则在诊疗过程中都有体现。例如，中医师除了四诊合参，综合患者的症状、体征、生化指标及物理检查结果外，还要分析患者的体质、心理、生活环境、所忧虑之事及家族遗传病等，寻找问题的症结。为了减少判断的误差，保证决策的准确性及方案的可靠性，期望效用理论的原则在中医诊疗中的应用主要体现在以下6

个方面。

1. 有序性

决策者可以对任意两个备选方案进行比较，要么偏好其中一个，要么对两个都无所谓。医师在问诊时，都要按照"十问歌"的顺序进行询问。清代陈修园在前人的基础上将"十问歌"修改补充为"一问寒热二问汗，三问头身四问便，五问饮食六胸腹，七聋八渴俱当辨，九问旧病十问因，再兼服药参机变，妇女尤必问经期，迟速闭崩皆可见，再添片语告儿科，天花麻疹全占验。"这作为中医辨证的基础而在临床广泛使用，之后还要参照西医病名及理化、影像学检查结果，这样才能依据八纲辨证，分清表里、寒热、虚实、阴阳，对证做出判断。中医临床这一问诊辨证的过程遵循的是有序性的原则，先从中医十问入手，收集临床患者的症状、体征，再中西医配合，参照西医的检查和诊断，为中医的辨证提供有益的参考，以此来做到诊断辨证的全面、客观、准确，减少诊断误差，为治疗提供有力的依据。

2. 传递性

传递性是指如果一个理性决策者在面对方案 A 和方案 B 时，要选择偏好方案。人体是一个有机整体，同时与自然、社会融为一体，外界的四季变化影响着五脏。五脏相互调节，感传着内外的信息与变化，就像五匹马，生理状态下相互依存与关联，病理状态下互相影响与制约。在中医诊治疾病中要根据传递性的原则来分析疾病涉及的相关脏腑、影响因素，以及可能的传变方式。

3. 占优性

占优性是指理性的个体永远都不会采取一个被其他策略占有的策略。如果一项策略与其他策略相比较，至少在某些方面比其他策略好。这一占优性可以体现在中医对复杂疾病和慢性病的诊断过程中，因为涉及多因素、多脏器的功能受到损害，因此应挖掘与分析它的主要病因及相关因素，确定主要问题与矛盾，使中医的诊断更加明确，使用的方案更加合理和优化。

4. 相消性

相消性是指在进行选择时，只需要比较那些不同的结果，而不是比较两种选择都具有的相同结果，相同因素应该互相抵消。这一原则在中医临床可以应用于选择治疗方案及药物时，要针对病因进行消除、疏利和分解，建立新的平衡。尤其是内伤及虚损性疾病不可能消灭或根除病因，如恶性肿瘤患者，只能是带瘤生存。治疗原则是扶持正气，驱邪外出，恢复身体的自调节、自稳态功能。

5. 连续性

连续性是指对于任何一组的结果，如果出现最好结果的概率非常大，决策者总是偏好在最好和最坏的结果中进行赌博，而不是选择一个中间值。在中医临证时要坚持渐进性和连续性的原则，慢性病的治疗期在 3～6 个月，严重性疾病可能要治 1～2 年，恶性肿瘤中晚期不建议选择手术及放化疗，否则可能寿命会更短，建议患者持续用药 3～5 年，才会有叠加效果或者改变患者身体内环境，逆转某些病理状态，提高生活质量，延长生存期。

6. 恒定性

恒定性也称稳定性，即身体处于一个相对稳定状态，但又不是静止不动的，时刻都在调节自己适应内外环境。当身体处于平衡状态时，就处于相对健康状态；失衡时，身体就处于疾病及病理状态。因此，在任何环境下保持身体的相对平衡尤为重要。

经过以上分析，有序性、传递性、占优性的原则多用于疾病的诊断，相消性、连续性、恒定性多用于治疗方案的制定。

二、因果归因的理论

因果归因的心理学理论，是对行为及行为结果产生的原因进行解释。它被认为是决策中的规范性理论，但与期望效用理论不同的是，归因理论针对人们的日常行为提出一个描述性模型，这个模型也被称为"变异框架模型"，根据这个模型用不同的方式来解释行为的原因。行为人——情境中的个体可能是行为产生的原因；环境——情境中的某些固有特征可能是导致行为的原因；时间——特定时刻的某些因素引起了行为。这3种归因方式主要依据3种不同的信息来源：共同反应、独特性、一致性。共同反应：在相同的情境中，其他人是否采取同样的行为反应？独特性：其他的情境或者其他的刺激是否产生相同的行为？一致性：同样的事情是不是在临证时每时每刻都发生，医生在临床时用得最多的判断是因果关系判断及因果归因理论。目前的疾病或者不适状态是因何所致？例如冠心病心绞痛，患者表现为胸闷心痛，医生要针对此症状进行询问。何种情况下导致病情发作或加重？与劳累、饮酒、饱食、紧张、受寒、情绪、熬夜是否有关？如劳累后加重，是由于心气不足，心失所养；饮酒后加重，是因湿气太重，肝气郁滞；饱食后加重，是由于胃气受纳失司，气血阻滞；受寒后加重，是由于寒凝经脉，阳气不舒；熬夜后加重，是由于肾气亏损，水火不济；紧张后加重，是由于心肝气滞，经脉瘀阻。另外，还要区别年龄和性别：40岁以下者，易出现痰瘀互结、肝郁气滞等实证；50岁以上易出现肾气不足、阴阳失调之虚证；男性以气为本，女性以血为主。因此，临证时应寻找病因，突出主要因素，减少归因误差。

三、经验的运用与扩展

经过期望效应理论和归因理论的推测与判断，找出主要病因，运用已有经验，制定最佳方案，即选最优处方，针对主要病因，用多靶点药物进行治疗。

中医处方讲究用药如用兵，配伍君臣佐使，同时讲究圆机活法，个性化治疗，但是它的基础是规范化和标准化，需要遵循一定的原则和路径。通过分析多位专家的临床经验，中医处方应遵循五大原则，才能保证处方的安全性、有效性、实用性和经济性。

1. 勿用有毒之品

处方时，勿选用有毒及副作用大的药物，以避免对脏器的损伤，或引发其他病证的发生。应选一些药食同源的药物，或毒副作用小的药物，以保证治疗的有效性和安全性。如肿瘤患者，不能一味清热解毒、活血化瘀、软坚散结，而应固护脾胃，以资生化之源，在稳定期调肾阴阳，以提高患者的免疫力及抵抗力，抑制肿瘤细胞的过度生长及对免疫功能的损害。

2. 固护脾胃之气

脾胃为后天之本，气血生化之源。脾胃强盛，则可振奋五脏之气，驱邪外出。另外，汤药或中成药均需口服，经消化吸收，输布至全身。若胃肠受损，运化功能失司，则药物无法到达病所，或服药后刺激胃肠，使其负担加重，则影响疗效。《黄帝内经》云："谷不入，半日则气衰，一日则气少矣。"因此，在治疗疾病的过程中，固护脾胃起着决定性作用。

3. 巧用引经药物

在处方中，需要有引经药，其他药物方可作用于五脏及病所。根据病变的部位及深浅选择不同的药物，如病在皮毛或肺者，选用轻清之品，如桔梗、蝉蜕、荆芥、桑白皮等透窍宣肺之品；病在脾胃及肌肉者，选用健脾消食、芳香化湿之品，如木香、砂仁、白蔻仁、藿香、佩兰等；病在肝胆者，选用疏肝理气、清利湿热之品，如柴胡、白芍、夏枯草、白菊花等；病在肾系者，选调肾阴阳之品，阳虚者选生杜仲、桑寄生、续断、菟丝子、蛇床子等温润之品，阴虚者选知母、黄柏、生地黄、黄精等滋阴润燥之物。

4. 注意寒热反佐

处方以平和为主，除寒凝证或火热证患者外，一般勿用大寒大热之品。身体本处于恒温状态，过于寒凉或燥热之物进入身体后易引起强烈反应。如用热药后，易见牙痛眼热、口干舌燥、尿黄便干等；用寒药后，易见纳差腹泻、胃脘部疼痛等。有些患者因惧怕不良反应而停服药物，影响临床疗效。

5. 给邪出路以排毒

机体患病，是由于邪盛正衰所致，或正不胜邪，致使邪从外入，或患从内生。因此，为了恢复正常状态，必须给邪出路以排毒，才能避免对身体的威胁。

给邪以出路有 5 个途径：发汗、祛痰、排大便、利小便、从血分而解。发汗法用于外感疾病，因邪在肺卫，病情轻浅，运用汗法使邪从肌表而出，切勿用寒凉重剂及动血之品，以免引邪入内。祛痰法用于肺系疾病，痰为病因，也为诱发因素，也会与其他因素胶结而发病，祛除痰浊，截断病源，利于咳嗽、哮喘等疾病的康复。排大便法用于肺与大肠疾病，通过通腑泄浊，排除体内毒邪。利小便法能祛除体内的邪热，心与小肠相表里，心系及小肠、膀胱疾病经过泄热，病情好转。病入血分，易伤津动血，故用凉血清热、活血化瘀之法，使邪从血分而解。另外，再根据五脏的相生相克而调节五脏功能。

综上所述，中医临证是一个复杂而综合的思维和判断过程，涉及多种学科知识的交叉和融合。医生在观察时应尽量全面收集信息和资料，进行决策与判断，患者要积极配合医生，提供可靠的症状和发病因素及心理状态，为其处方提供科学依据，以确保治疗的有效性及患者利益的最大化。

参考文献

［1］王永炎，张志强，王燕平. 大科学背景下的中医药学形势及整合［J］. 环球中药，2011，4（5）：321–325.

［2］智·F. 瓦雷拉，加·E. 汤普森，美·E. 罗施. 具身心智：认知科学和人类经验［M］. 杭州：浙江大学出版社，2010：3–5.

［3］美·斯科特·普劳斯. 决策与判断［M］. 北京：人民邮电出版社，2004：70–153.

（本文发表于《中华中医药杂志》，2014 年，韩学杰、连智华、沈绍功等）

第三篇 沈氏女科及后学发挥

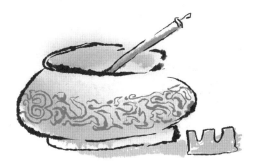

第六章　沈氏女科源流介绍

沈氏女科传承脉络梳理及学术思想创新

【摘要】沈氏女科源远流长，为全国第一批中医学术流派传承工作室建设项目，始于明洪武年间（1368 年），传承至今已逾 600 余年、21 代之久。沈氏行医崇德重效，在继承中医药传统理论的同时，在学术上提出了颇多的创新观点，通过历代不断完善与发挥，已经拓展为除了手法、手术之外，凡处方用药者均予诊治的全科中医。梳理沈氏女科学术流派的传承脉络及整理研究其学术思想内涵这一工作，必将为中医学术流派的研究发展做出积极的贡献。

【关键词】沈氏女科；传承脉络；学术思想。

沈氏女科全称"上海大场枸橘篱沈氏女科"，始于明洪武年间（1368 年），传承至今有 21 代，逾 600 余年。第 19 代传人沈绍功 1963 年于上海中医药大学六年制医疗系毕业后，经国家统一分配到中国中医科学院工作，从此沈氏女科迁居京城，翻开新的篇章。沈氏女科讲究医德，崇尚疗效，积累了丰富的临床经验，成为中医学界的一颗明珠。同时，沈氏女科的传承发展也得到了政府有关部门的大力支持。2012 年，沈氏女科学术流派被国家中医药管理局列为第一批全国中医学术流派传承工作室建设项目。2013 年，沈氏女科传承保护被列为北京市西城区级非物质文化遗产名录项目。继续传承并保护沈氏女科必将对发展中医学术、提高临床疗效做出更大的贡献。

一、学术特征

1. 源远流长

沈氏女科一脉相承、延绵不断，自明太祖朱元璋洪武年间（1368 年）始，至今已传承 600 余年、21 代之久。第 19 代传人沈绍功为第三批全国老中医药专家学术经验继承工作指导老师，沈氏女科首次进入官方名册。

2. 系统全科

沈氏女科在 600 余年的传承中，不断总结提高，兼收并蓄，逐步形成了系统性的学术理论，在长期的临床实践中，重视理论对实践的指导作用，如针对妇科病诊疗时"理、法、方、药"的运用就是其系统性的具体体现。

同时，沈氏女科不仅诊治妇科病一端，而是不断完善与发挥，其行医范围比较广泛，以妇科、内科为主，涉及外科、儿科、肿瘤科、肛肠科、皮肤科、骨科、五官科等，除了手法、手术之外，凡处方用药者均予诊治，拓展成为全科中医。

3. 崇尚医德

沈氏祖辈注重医德，效仿先哲，治愈一人，不收财礼，只在庄内植杏树一株，以示济世。堂前悬挂金字楹联，上联书"橘井甘泉分来申浦"，下联写"杏林春雨出自山庄"。当年"春雨山庄"杏树成林，气宇非凡，遂有"上海大场枸橘篱女科"之美称。沈氏女科第17代传人沈心九注重医德，凡遇贫苦患者，非但分文不取，兼施药末以解其苦。其德艺双馨，有口皆碑，为沈氏女科树立了典范，并立下家训："为医者要重视病情而轻视钱财"，"医家须有割股之心，视患者为亲人，视医技为根本"，"医无止境，精益求精"。

4. 疗效显著

沈氏女科经21代的传承发扬，不但在调经、止带、不孕、不育以及内科疑难杂症，而且在中医全科上积累了丰富的临证经验及独到的心得体会，临床疗效显著。同时保存了祖传效方近50首，屡用屡效，患者纷至沓来，遍布大江南北。

5. 与时俱进

沈氏女科在传承中不断吸收古今中医药发展成果来丰富自己，与时俱进。第18代后，不局限于女性患者，内妇各科、男女患者均纳入了诊治范围。第19代传人沈绍功先生在坚持中医辨证论治基础上，积极吸收西医药学研究成果，强调"中西医配合"，同时发扬沈氏女科学术思想，出版专著《沈绍功中医方略论》，提倡"从痰论治"，虚者"补气祛痰"，实者"痰瘀同治"，治法依证而立，随证而变；提出了"辨证序列方药诊治冠心病"和"冠心病宜从痰论治"，创建了"病证相配单元组合式分类辨证诊断法"。

6. 广泛传播

1982年，沈绍功担任第五届全国西医学习中医班教研组长，至今共举办3届中医急诊研修班、10届高级中医讲习班、6届全国老中医经验传承班、3届沈氏女科学术经验专题讲习班；举办基层医师培训班25期，推广、普及沈氏女科的学术经验，倾囊相授，学员达数千人，颁发证书、嫡传弟子50余名，受到广大基层医生的尊崇和爱戴。经过30年的教学生涯，为祖国各地培养了数以千计出色的中医临床人才。

二、重要价值

其重要价值体现在以下4个方面。

1. 历史价值

沈氏女科延续至今已有600多年的历史，是中医药学术流派的重要组成部分，为中医妇科乃至中医药的延续发挥了重要作用。沈氏女科的传承见证了我国中医药的兴衰史。

2. 文化价值

沈氏女科是中医药文化的重要载体，其中医德文化和养生文化底蕴尤为深厚。沈氏历代医家尊崇医德为先的教诲，追求医德双馨，深受患者信赖。养生方面提出"养生先养神"，强调"谨和五味""起居有常"，通过妙用"药食同源"，意疗与艺疗相结合，以及养生功法来达到抗衰益寿和"治未病"的目的。

3. 临床价值

沈氏女科崇尚疗效，一切从临床出发，通过600余年的行医实践，积累了丰富的临证经验，掌握了可信的取效"绝技",虽非万能，但值得总结、完善、推广、发扬，以启迪同仁，造福民众，利于患者。

4. 社会价值

沈氏后代，代代为医，救死扶伤，同时以博大胸怀广收传人，并将沈氏女科家传之学和不传之秘编撰成册，出版传播，使得沈氏女科的辐射范围逐年扩大，受益人群逐年递增，不仅为中医药的传承做出了贡献，还为更多的患者减轻了痛苦，产生了巨大的社会效益。目前，已在北京、深圳、包头、沈阳、石家庄、鹤岗等地设立了 10 家沈绍功学术思想基层推广示范网点，遍布全国东西南北中各地域，使沈氏女科扎根广大基层并开花结果，夯实了传承的社会基础，为中医药传承发展、为解决老百姓"看病难、看病贵"的问题起到了积极的推动作用。此项活动得到当地老百姓的热烈欢迎，并受到当地卫生主管部门的广泛关注和大力支持。

三、传承脉络

1. 沈氏世医传承脉络

第 1 代沈庶崇尚"不为良相为良医"的信条，于明洪武年间（1368 年）在浙江东阳悬壶业医，善治女科诸疾且通晓内科，著有《女科抉微》《内科证治》等医籍，成为上海沈氏女科的开山鼻祖。嗣后，上海沈氏女科世代相传，延绵不断。

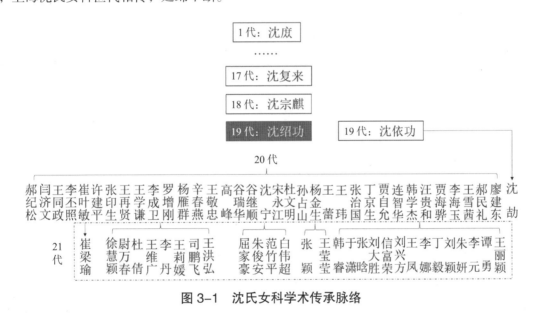

图 3-1 沈氏女科学术传承脉络

14 代孙字辈，于清光绪年间（1875 年）率沈氏族支迁居申浦（上海市前身），在北郊大场镇置地筑宅，名曰"春雨山庄"，周边植以枸橘爬藤为篱墙。沈氏女科以疗效出众，患者络绎不绝，遐迩闻名，并建宗族祠堂，诸子排辈列序："孙曾元来宗功永保，仁义忠信天爵咸尊"，定名"崇厚堂"，祖业辉辉，沈氏女科进入鼎盛时期。

1931 年淞沪抗战爆发，大场遭日本侵略者狂轰滥炸，使"春雨山庄"毁于战火，珍贵医业、传世医籍皆佚失。沈氏女科第 17 代传人沈复来，号心九先生（来字辈），遂携妻子金氏及子女痛别故里，迁居上海城区，在现今的静安区成都北路置宅定居，悬壶业医，决心重振祖业，并组织创立"神州医学会"。心九先生勤奋刻苦，天赋敏慧，老而弥笃，又善广交医友，重情厚谊，时与沪上名医秦伯未、唐亮臣等交往笃深，时常相聚，甚至赴上海近郊南翔古漪园切磋医道，吟诗作词，医文并茂。

仅仅数年间，沈氏女科竟在心九先生一辈中重振雄风，求医者纷至沓来。心九先生一生行医 50 余载，给后辈留下不可磨灭的印象，后因积劳成疾，于 1950 年谢世。他一生忙于诊务，未及著书立说，但面授口述留下众多十分珍贵又独具特色的沈氏女科临证"诀窍"。

第 18 代沈宗麒，号祥之，系心九先生长子，遵循家规"传子不传婿"，由持志大学（上海外国语学院的前身）法律系毕业后，不当律师而侍奉父亲，悬壶济世。由于文学功底丰厚，又勤奋好学，刻苦钻研，他很快领悟了沈氏女科的临证真谛，从师 3 年即能独立应诊，且疗效卓著，深得患者好评，当时患者中流传"小沈医师医道不小"的美誉。作为沈氏女科第 18 代传人，他一生兢兢业业，唯以患者为上，有精湛的医技和高尚的医德。中华民国成立后，为反对国民党反动当局取缔中医的错误政策，他联络同仁，积极抵制，是非分明，态度坚决。中华人民共和国成立后，为响应政府发掘祖国医学伟大宝库和中西医结合的号召，他踊跃参加西医进修班，以"中西医结合，洋为中用"为原则，不断积极完善并深化中医学术，以去伪存真、去粗取精的科学态度，提升中医理论水平和中医临床疗效，曾经创办第八联合诊所。沈宗麒行医 60 余载，在调经、止带、不孕、不育以及妇女内科疑难杂症上均累积了丰富的临证经验及独到的心得体会，继承完善了沈氏女科效方近 50 首。其一生恪守沈氏女科家训，实为我辈之楷模。

第 19 代沈绍功，主任医师，博士研究生导师，原人事部、原卫生部、国家中医药管理局指定的全国老中医药专家学术经验继承工作指导老师，享受国务院政府特殊津贴。沈绍功精于临证，勤于笔耕，共编写专著近 20 部，撰写论文近百篇。他立志继承祖业，传承医道，重视发扬创新。其专著《沈绍功中医方略论》在其父珍贵效方的基础上，融入自己近半个世纪的从医经验，在医理、临证、方药 3 个主体里阐述中医之道，总结临证之得，发挥医疗之新，洋洋 70 余万字，为上海沈氏女科首次留下文字记载，并荣获中华中医药学会优秀著作奖。《上海沈氏女科全科临证方略》全面整理和系统总结了沈氏女科的学术成就和临床经验，并进行了完善和发挥，增加了中医外科、儿科、五官科、皮肤科等方面的内容，保持了沈氏女科的完整性和实践性。2012 年，"沈绍功教授单元式组合辨证论治法的理论与创新研究"被列入中国中医科学院"名医名家传承"项目。沈绍功行医 50 余年，在学术上追求创新，事业上追求精品，成果上追求效益，学风上追求实干，处事上追求真诚，其格言是"为了临床，疗效是硬道理"。他的座右铭为"全身心地投入，一切为了患者的康复，一切为了民众的保健"，被国医大师路志正教授赞誉为"深得患者信赖的临床医学家"，被中国工程院院士王永炎教授誉为"中医临床家"。

第 19 代沈依功，1968 年于上海中医药大学六年制医疗系毕业后，始终坚持参与临床一线工作，在心脑血管病、妇科病、糖尿病、胃肠病、肾病等方面累积了丰富的临证经验。在 40 余年的行医历程中，他一方面传承上海沈氏女科宝贵的经验，另一方面在努力继承传统中医学理论的同时，富于发扬创新精神。他临证强调中医辨证论治，突出整体观念和生克制化特色；反对将疾病拘泥于简单分型归类，设定专方，生搬硬套，对号入座的机械操作；认为"中药西用"绝非中医辨证论治，亦不符合中西医结合宗旨，应予否定；积极提倡"洋为中用""西为中用"，吸纳西医学先进科技理论和检测手段，为中医辨证、诊断、治疗、推断疾病预后等提供依据和服务，为加速中医现代化积极创造条件。在《心血管病名医验案集》里，他将中医心病治法精辟地归结为补益心气、滋养心阴、振奋心阳、祛痰化浊、活血化瘀、理气散寒六法，并以验案证明其说。

第 20 代沈宁，号永宁，沈绍功之子，1995 年毕业于北京中医药大学，国家执业医师和执业药师，中华中医药学会妇科分会委员，全国老中医药专家沈绍功学术经验继承人，国家中医药管理局公布的第一批全国中医学术流派传承工作室建设项目——"沈氏女科流派传承工作室"负责人之一。其代表著作《沈氏女科六百年养生秘诀》讲述了沈氏女科的养生精华,弘扬完善、创新提升了沈氏女科养生保健家学。其主编了《战胜糖尿病》、同仁堂《蔬菜养生事典》,参编了著作 20 余部,在核心期刊发表学术论文 3 篇,临证擅长中医妇科、内科,并收徒白伟超、范竹萍 2 人。

第 20 代沈劼,号永劼,沈依功之子,自上海中医药大学毕业后已取得执业医师资格证书及中医内科、中西医结合内科主治医师职称,临证十余载。

2. 沈氏门人传承脉络

"一枝独秀不是春,万紫千红才是春"。沈绍功抛弃门户偏见,打破"传男不传女、传内不传外"的家规,通过家族传承、硕博培养和师带徒相结合等形式大力培养传承人才,打造沈氏女科流派人才群体,形成了"老中青"三代"传、帮、带"的合理人才梯队,扩大流派影响力,使有 600 余年历史的沈氏女科在祖国大江南北皆有传薪火种,为更多的百姓提供健康服务。传承人中有来自中国中医科学院和北京中医药大学的博士 11 人、硕士 4 人,另有本科学历传承人 10 余人,成为沈氏女科的中坚力量。同时,传承人中的博士研究生导师和硕士研究生导师招收的博士和硕士构成了沈氏女科的后备人才队伍,这些高学历人才将为沈氏女科的进一步传承创新提供坚实的基础。

(1)学术经验继承人　2002 年,沈绍功被原人事部、原卫生部、国家中医药管理局指定为第三批全国老中医药专家学术经验继承工作指导老师,沈宁、韩学杰被指定为学术经验继承人。沈氏女科世代由民间传承,首次被政府承认,列入官方名册,首传异姓传人。

(2)硕博培养　1992 年起,沈绍功在中国中医科学院招收硕士研究生和博士研究生,共培养硕士高峰、韩学杰、张页 3 人,博士韩学杰 1 人。

(3)师徒传授　沈绍功全国收徒 30 位(沈宁、韩学杰、杨金生、张印生、罗增刚、高峰、李成卫、连智华、丁京生、贾海骅、张治国、王蕾、杜文明、王学谦、孙占山、谷瑞华、谷继顺、杨雁群、贾自允、王再贤、崔叶敏、汪贵和、王敬忠、辛春艳、宋永江、郝民礼、李海玉、王雪茜、王玮、刘兴方),并扩展学术思想传承示范基地,包括包头、沈阳、北京、石家庄、鹤岗、霸州、长春、山东共 8 处。

四、学术创新

沈绍功扩大诊治范围,男女老幼患者皆可诊治,除手法、手术外,遍及临床各科,使沈氏女科成为全科中医。同时开枝散叶,既传承,又扩展,既培养后继人才,又创新学术观点,使沈氏女科在北京别具一格,更有可靠的疗效,为中医学术的发展、中医疗效的提高贡献了力量。

1. 提出"辨证序列方药诊治冠心病"和"冠心病宜从痰论治"的新思路

沈绍功在担任全国中医胸痹(冠心病)急症协作组组长时,总结了 20 世纪 70 年代以来中医药诊治冠心病的经验和不足,提出病名规范化、辨证实用化、证候计量化、治疗系列化和实验同步化,强调辨证序列、整体方案、从痰论治和分辨虚实,从而开辟了一条中医药治疗冠心病的新途径。

(1)提倡病名规范化　中医学没有冠心病的病名,以往笼统地称为"厥心痛""真心痛""心痛""胸痹"等,没有统一的病名。1986 年,沈绍功首次以《金匮要略》为准,把冠心病病名——与西医病名相对应,即胸痹病(冠心病)、胸痹心痛(冠心病心绞痛)、胸痹心悸(冠心病心律失常)、胸痹心衰(冠心病心力衰竭)、胸痹心厥(冠心病心肌梗死)等。这套冠心病规范化的中医创新病名,被收入国家中医药管理局 1990 年编印的《中医内科急症诊疗规范第一辑(试行)》的"中医心痛(冠心病心绞痛）急症诊疗规范"中，以医政（1990）13号文下发，自1990年7月1日起在全国各级各类中医院中施行。经过多年临床的验证，切实可行，已被中医药行业标准和国家标准所采纳，促进了学术的发展和学科的交流。主编的《中医心病诊断疗效标准与用药规范》获得中华中医药学会2004年度科学技术学术著作一等奖。作为中医药标准化工作先驱之一，于2004年荣获国家标准化管理委员会颁发的"从事标准化工作20年以上工作者"荣誉称号。

（2）创建了"病证相配单元组合式分类辨证诊断法" 将冠心病的中医证类分成6个单元，即"心气虚损""心阴不足""心阳不振""痰浊闭塞""心血瘀阻""寒凝气滞"。根据临证实际加以单元组合更切合实际，达到"辨证准"的目的，并针对不同的证类进行治疗。

（3）大力提倡冠心病从痰论治 随着人们生活水平的提高，饮食结构的改变，竞争的日益加剧，空气环境的日渐污染，冠心病的中医证候谱发生了重大变化。传统的气虚血瘀或气滞血瘀证类已较少见，而痰浊闭塞证类大量增加。其立法应当从"补气活血"转到"补气祛痰"，从"理气活血"转到"痰瘀同治"上来。沈绍功从传统方剂入手，首创了温胆汤合三参饮化裁组方。由于切中临床证类，在冠心病的治疗中收到了明显的效果。

2. 提出治疗2型糖尿病的新思路，即从传统的"养阴清热"法转换到"补气养阴"上来

沈绍功在长期治疗糖尿病的基础上，经临床仔细观察，发现2型糖尿病"三多"症状并不明显，而以气短乏力、心悸消瘦为主症，且多苔薄白，质淡，脉象沉细而弱，中医证候分类属"气阴两虚"。故创建了补气为主、养阴为辅、气阴双补的立方原则，创制了补气为主，重用生黄芪，养阴为辅，配用生地黄，气阴双补的"降糖甲片"方剂，在治疗上收到很好的效果。在586例2型糖尿病患者使用过程中，总有效率达89.8%。1979年编写的《糖尿病知识问答》已由上海科学技术出版社出版发行。

3. 提出肿瘤病治疗以"扶正培本为主，保护胃气为先"的理论依据

对于肿瘤病的治疗，沈绍功主张遵循肿瘤局部与整体相结合、扶正与祛邪相结合、中医与西医相配合的三大防治原则。通过调整肾的阴阳，扶助脾胃正气，采取药膳、心理治疗双管齐下的综合疗法，增强患者的免疫力，提高患者自身抗癌机能，既改善患者的生存质量，又有效控制和消除癌细胞，争取做到"人瘤同在，人在瘤消"，从而达到扶正以祛邪的治疗目的。保护胃气，首先振奋食欲，分两类：舌苔腻者投芳香护胃，以温胆汤、保和丸为主方；舌苔薄者投养阴护胃，以养胃汤为主方。这些新思路、新方法突破了中医治疗恶性肿瘤不顾胃纳，一味投以清热解毒、活血化瘀、软坚散结等以毒攻毒的传统框框，创制了新方"平瘤建功散"，而且提倡药疗与食疗、意疗、体疗互相配合的综合方案，明显缓解了患者症状，延长了生存期，提高了生存质量，减轻了放化疗的毒副作用。其间，他主笔的科研论文"猪苓多糖治疗原发性肺癌116例扶正作用的临床观察"获1981年度中国中医研究院科研成果三等奖。

4. 提出中西医配合，发挥中医药治疗急症的特色和优势

沈绍功以救死扶伤为最高准则，开展中医诊治急性高热、脑中风、冠心病、急性痛证以及急性中毒等疾病的科研工作。20世纪80年代，沈绍功在任广安门医院急诊科主任期间，组织急诊科制订并印制了《广安门医院单病种中医急症诊疗常规》，自制"清解合剂""温解合剂""清暑合剂""复方地丁注射液""石韦注射液"等近20种医院内部制剂，使中医急症工作扎扎实实地开展起来。1987年，论文"心痛气雾剂临床应用与实验研究"获国家中医药管理局全国（部级）中医药重大科技成果乙等奖及《中国医药学报》首届优秀论文三等奖，1989年被收入原国家科学技术委员会《科学技术研究成果公报》第4期。

5. 其他

经过 50 年的临床磨炼，沈绍功积累了丰富的临证经验，在学术上不断突破和升华，既传承了中医的基本理论，又充分吸取沈氏女科的宝贵经验，并进行不断创新，总结为如下 24 条观点。

（1）"一切为了临床，疗效是硬道理"。"对中医药相信不够，要迷信；热爱不够，要酷爱"。"原生态就是辨证论治，辨证要准，论治应活"。

（2）中医诊病讲究望、闻、问、切四诊，其中舌诊最为客观，可以"一锤定音"，但要简化才能实用。三指切脉是中医学的标志，不可丢。脉诊宜粗不宜细，要分清 8 种主脉和 18 种兼脉。舌脉是中医的金标准，要放在首位。

（3）问诊主要是两口，上口问食欲，下口问两便。

（4）中医把疾病分成两大类，即外感时病和内伤杂病。外感病分清风寒、风热，内伤病抓住虚证、实证。

（5）舌脉、寒热、咳痰、汗痛 4 个指标可以辨别风寒、风热。

（6）外感病活治有四，即辛温解表和辛凉解表，注意透表，重视分利，强调扶正。

（7）实证应当采用淫、痰、饮、湿、滞、瘀、食、虫八大纲目，尤以淫、痰、瘀、滞四纲为主。

（8）内伤实证活治当痰瘀同治，以温胆汤为主方，注意"有痰必致瘀"，"有瘀必夹痰"。

（9）内伤虚证应当采用切合临证的"单元组合辨证分类法"。阴阳气血 4 个基本虚证和五脏定位证共 9 个单元加以临证组合，便于舍繁从简，比较精当，又切合临证辨清虚证。

（10）内伤虚证活治，健脾不如补肾，补肾不如调肾，"杞菊地黄汤""知柏地黄汤""二仙汤"随证活用。

（11）注意间治取效，处理虚实夹杂宜先祛邪，后补虚，祛邪时不伤正，补虚时不恋邪。

（12）注意补而不滞，防止虚不受补，重视反佐，注意引经，升清降浊。

（13）调经分期论治，经前调气，经期调血，平时调肾。

（14）带下病辨虚实，按色论治，重用三子（蛇床子、地肤子、葶苈子）。

（15）不孕调治四法为调肾、和营、开郁、祛痰。

（16）不育不可一味壮阳耗精，建十二味种子方。

（17）保胎脾肾两本同治，创十二味保胎方。

（18）乳腺增生、附件囊肿、子宫肌瘤均应调肾，注意引经。

（19）冠心病提倡从痰论治。

（20）脑中风治重豁痰醒神，巧配化瘀通腑。

（21）治疗糖尿病补气为主，养阴为辅，重用参芪。

（22）肺系病有咳、喘、痰、炎、热 5 个主症，首要祛痰。

（23）关节炎分虚实，虚者补肝肾，用独活寄生汤；实者祛风湿，创茵陈四逆散。

（24）癌症难治并非不治，应先开胃口，后调阴阳。

参考文献

［1］韩学杰，李成卫. 沈绍功验案精选［M］. 北京：学苑出版社，2006.

［2］沈绍功. 沈绍功中医方略论［M］. 北京：科学出版社，2004.

（本文发表于《中国中医基础医学杂志》，2014 年，沈绍功、沈宁、韩学杰等）

沈氏女科临证思辨及诊治技巧

【摘要】沈氏女科始于明代，传承 600 余年，绵延至今已 21 代。沈氏女科的优势特色是整体观、恒动观、开放观、综合观；临证的指导思想是中西医要配合、传统和现代要连接、线性和非线性相结合、实体本体论和关系本体论并重、混沌无序与清晰有序要区分；临床强调脏腑辨证，但要根据病情、病证灵活结合三焦辨证、六经辨证综合应用。临证处方要掌握几大原则：勿用有毒之品、固护脾胃之气、巧用引经药物、注意寒热反佐、给邪出路排毒，以提高临床疗效。

【关键词】沈氏女科；中医临证指导思想；证候要素；辨证技巧；处方原则。

沈氏女科全称"上海大场枸橘篱沈氏女科"，始于明太祖朱元璋洪武年间（1368 年），传承至今已逾 650 年，有 21 代，目前的传承人达 60 余。其经久不衰的秘诀是重视医德，临证在巧；辨证要准，论治要活；用药贵专，注重反佐；给邪出路，适时扶正。同时，沈氏女科旁通各科，广纳弟子，重在基层，厚德载物，使其能够发扬光大，福泽百姓。

作为沈氏女科的学术继承人，认真研究其理论渊源和学术思想，寻找诊治规律，总结临证技巧是我们的职责和使命。沈氏女科作为杏林中一支特色鲜明的学术流派，其学术思想在中医学理论优势与特色的基础上，进一步汲取发展，形成了自己独特的诊疗思想、证候要素确定方法、临床辨证技巧、处方思路特色，对快速准确地做出临床思辨具有重要价值。

一、优势与特色

1. 整体观

整体观念是对事物和现象的完整性、统一性和关联性的认识。中医学把人体内脏和体表各部的组织、器官看成是一个有机整体，同时认为四时气候、地土方宜、周围环境等因素对人体的生理病理有不同程度的影响，既强调人体内部的统一性，又重视机体与外界环境的协调性。

2. 恒动观

运动是物质的存在形式及其固有属性。世界上的各种现象都是物质运动的表现形式。运动是绝对的、永恒的、整体的，静止则是相对的、暂时的、局部的。中医的诊断和治疗原则也是随着病情的变化不断进行调整的，是恒动的、变化的，而不是静止不变的。

3. 开放观

中医人要学习各学科的知识，接受新鲜事物，尤其是要学习现代科学技术及西医学知识，对各种化验检查要能读懂，明白其内涵，扩大四诊的视野和范围，提高诊断疾病的水平。

4. 综合观

运用综合手段治疗疾病，根据病情的轻重缓急选择治疗方案。如急危重症时，要选用中西医结合的方法，如静脉滴注，口服汤药、西药，也可选用针灸疗法缩短病程，提高临床疗效；在恢复期以汤药为主，配合少量西药；稳定期汤药减量，或服用中成药。如有人服汤药呕吐，可采用少量多次服用的方法，也可运用针灸、按摩、足浴等综合方法。

二、中医临证指导思想

中医临证是一个复杂的思维过程，需要在全面收集四诊信息的基础上，参照西医的相关知识，运用逻辑思维及其他相关知识进行决策与判断，以下是诊疗思维中运用的指导原则和思想。

1. 中西医要配合

中西医有各自的诊疗体系和特色，但是面对的是一个共同体，在一定条件下可以互相转化。疾病的中西医名称虽然不完全相同，但有时可以互相转化，如中医的病名胸痹，有些患者不易理解，如果诊断为冠心病心绞痛，就易理解和接受；再如患者有尿频、尿急、尿痛的症状，西医根据化验结果诊断为泌尿系感染，中医诊断为淋证，有些人会误认为淋病，因为淋病属于传染性疾病，易引起焦虑和恐惧，造成不必要的精神负担。因此，若产生歧义时，最好选用病名明了、定义明确的疾病名称。在治疗时，选用既快速又有效的方法，中西医应该互相配合。

2. 传统和现代要连接

一般人认为中医是传统的，西医是现代的，西医对疾病的把握是可以量化的，中医是整体的、模糊的、不易衡量的。如通过中医诊脉，可以找出哪个脏腑出现了问题，分清寒热虚实，定性的问题可以确定，但是定量的问题没法精准，如血红蛋白的含量、血压的高低、骨髓象如何，所以要和现代检测技术和西医的相关知识结合起来。

3. 线性和非线性相结合

线性关系就是有一定的直接联系，通过假设条件可以推理出结果。比如腹痛的患者首先应进行检查，区分胃穿孔、阑尾炎、坏死性胰腺炎等，如果排除了器质性病变，肌注 654-2（消旋山莨菪碱）可以止痛，而不是一开始就用止痛药，容易掩盖病情，延误病机。中医治疗胃痛，要先分清寒热虚实，然后才可处方用药。

4. 实体本体论和关系本体论并重

中医学认为脾胃是消化吸收系统，脾主运化水谷，升清降浊，脾主统血，胃主受纳，主通降。西医学讲胃为消化器官，脾是最大的淋巴器官。患者食后打嗝，腹部胀满，排气不畅，属于胃气不降、气机不畅，通腑降气就可减轻症状。若打嗝与饮食无关，而是因生气所得，则需疏肝理气方能获效。因此，其结构和功能都很重要，不要只停留在器官是否损害，还要观察它的功能是否失调。

5. 混沌无序与清晰有序要区分

混沌描述了一种复杂的、不可预测的、无序的状态。例如中医的诊断有可能模糊不清，但治疗的时候可以根据患者的情况全面调理，常会收到意想不到的效果。西医诊断清楚，方案明确，可以称为清晰有序，但是药物有很大的不良反应，对肝肾及其他器官会造成损害。因此，用药时中病即止，或者选用不良反应较小的药物，也要避免中药中的有毒及有害药物，避免对机体不必要的损害。

三、证候要素的确定

中医证候是指疾病发生和演变过程中某阶段以及患者个体当时所处特定内、外环境本质的反映，它以相应的症、形、色、神、舌、脉表现出来，能够不同程度地揭示病因、病位、病性、病势等病机内容，为辨证论治提供依据。中医的"证"是指疾病在演变过程中各种病理因素在体质、自然环境、社会心理等因素和多种矛盾综合作用于机体的整体反应，由诊察和思辨所得，是在疾病过程中，具有内在联系的一组症状和体征。"证"实际上包括"证候"和"证名"。

1. 病、证、征与症的关系

"证"是中医学特有的概念，包括证名、证候。证名是对病变所处一定阶段的病因、病性、病位等所做的概括，证候是该病的特定临床表现。"症"是指患者主观能感觉到的单个症状。"征"是指被客观发现的体征。"病"代表该具体疾病全过程的特点和规律。

医生对疾病的把握要做到心中有数，什么样的疾病可以用中医治疗，什么样的疾病需要中西医配合，哪些可能危及生命，需要前去急诊或者住院治疗。对癌症晚期的患者要给予相应的人文关怀，给其生存的希望。

2. 方、病、证的关系

中医证候是指疾病发生和演变过程中某阶段以及患者个体当时所处特定内、外环境本质的反映，疾病是由若干个证候组成的，处方是根据某一特定环境下的证候表现，按照君、臣、佐、使原则，把相应的药物组合在一起而成为治疗该病的处方。虽然我们有固定的处方，但是应该根据当前的证候和症状加减。如杞菊地黄丸可以治疗肝肾阴虚证，知柏地黄丸治疗阴虚火旺证，在临证时，应根据患者的证候和症状甄别选用。

3. 病机规律

疾病的发生是由于邪气炽盛，正气虚弱所致。时久迁延难愈，证候就易出现虚实夹杂，寒热并见，在特殊情况下还可传化，有时顺传，有时逆传，治疗时也比较棘手。此时，治疗原则就是祛邪不伤正，扶正不留邪，有时要攻补兼施。

4. 靶位的提取

所谓靶位就是治疗的靶点和目标，也就是中医处方的治疗方位。一张中医处方针对主要病机进行治疗，同时又要治疗主要兼症，做到主症清晰，兼症明确，有效提取治疗靶点。

如治疗高血压病，既往大多数中医认为其主要证候为肝阳上亢、阴虚火旺。现在临证时，除了肝阳上亢、阴虚火旺外，也常见到阴阳失调、肾阴不足、痰湿阻络、中气不足等证。所以靶位的提取很关键，靶位提取不准确，治疗思路就存在偏差和错误。临床上常会遇到一些患者开始服用中药时效果很好，时间久了效果减弱，造成这种结果的原因可能是患者耐药，也可能是患者的靶点发生了变化。如高血压病患者疾病初期易头晕头痛，经治疗后头部症状减轻，出现了心慌、遗尿等症状，这时治疗除了原有的靶点，还要兼顾变化的靶点，临床处方中法随证变，才能提高疗效。

四、中医辨证的技巧

实际临床中，患者的病情复杂，中医证候更具有内实外虚、动态时空、多维界面、证候兼夹等特征。因此，我们要把它分解为最小的证候要素，王永炎院士提出"以象为素、以素为候、以候为证、病证结合、方证相应"的理念，因此临证时应找出疾病的最小证候单元。在临证时除了脏腑辨证外，还要重视三焦辨证及卫气营血辨证，根据疾病特点选用不同的中医辨证方法。

1. 脏腑辨证

脏腑辨证适用于内伤杂病。它主要根据脏腑的生理功能和病理特点，辨别脏腑病位及脏腑阴阳、气血、虚实、寒热等变化，是为治疗提供依据的辨证方法。脏腑辨证是临床各科辨证的基础，为辨证体系中的重要组成部分。中医学的辨证方法虽然多种多样，各有特点，但最后大都落在脏腑的病变上，即证候的定位是辨证内容组成的基本要素之一。例如，八纲辨证是辨证的纲领，但八纲辨证只是分析、归纳各种证候的类别、部位、性质、正邪盛衰等关系的纲领，如果要进一步分析疾病的具体病理变化，仍需用脏腑辨证的方法解决。脏腑辨证的主要内容包括脏病辨证、腑病辨证及脏腑兼病辨证等。

2. 三焦辨证

三焦辨证适用于对温病及传染性疾病过程中的各种临床表现进行综合分析和概括。三焦辨证主要是根据温病发生、发展的一般规律及症状变化的特点，以上焦、中焦、下焦为纲，区分病程阶段、识别病情传变、明确病变部位、归纳证候分类、分析病机特点、确立治疗原则并推测预后转归。三焦辨证的创立使温病辨证在前人基础上有了进一步的发展。三焦辨证反映了邪气侵犯人体后发展变化的 3 个不同阶段，据病邪种类，大致可分上焦温热、上焦湿热、中焦温热、中焦湿热、下焦温热、下焦湿热等。

3. 六经辨证

六经辨证是对外感疾病演变过程中的各种证候群进行综合分析的辨证方法，归纳其病变部位，寒热趋向，邪正盛衰，而区分为太阳、阳明、少阳、太阴、厥阴、少阴六经。几千年来，它有效地指导着中医学的辨证施治。六经病证是经络、脏腑病理变化的反映。其中，三阳病证以六腑的病变为基础，三阴病证以五脏的病变为基础，所以六经病证基本上概括了脏腑和十二经的病变。六经辨证不局限于外感病的诊治，对肿瘤和内伤杂病的论治也同样具有指导意义。

4. 卫气营血辨证

卫气营血辨证是外感热病常用的一种辨证方法，由六经辨证发展而来。它代表病证深浅的 4 个不同的层次或阶段，用以说明某些温热病发展过程中的病情轻重、病变部位、各阶段病理变化和疾病的变化规律。这就是中医常说的"卫之后方言气，营之后方言血"。温病的发展一般是按卫、气、营、血这 4 个阶段传变的。病在卫分或气分为病浅，病在营分或血分则为病深。卫气营血辨证反映了外感温热病不同阶段的不同证类以及邪正斗争的形势，揭示了外感温热病由表入里、由浅入深的一般规律，从而为治疗提供依据。另外，病情危重时可能也会直入，危及生命，所以临证时应根据不同的病情，区分其轻重缓急。

五、处方原则

中医处方讲究用药如用兵，君、臣、佐、使配伍，同时讲究圆机活法，个性化治疗，但是它的基础是规范化和标准化，需要遵循一定的原则和路径。沈氏女科的治疗方法是执简驭繁，单刀直入，根据虚实寒热选择用药，强调处方应遵循五大原则，保证处方的安全性、有效性、实用性和经济性。

1. 勿用有毒之品

处方时，勿选用有毒及不良反应大的药物，以避免损伤脏器，或引发其他病证的发生。应选一些药食同源或不良反应小的药物，以保证治疗的有效性和安全性。

2. 固护脾胃之气

脾胃为后天之本，气血生化之源，脾胃强盛，可振奋五脏之气，驱邪外出。另外，汤药或中成药均要经过口服，经消化吸收，输布至全身。若胃肠受损，运化功能失司，药物无法到达病所，或服药后刺激胃肠，使其负担加重，则影响疗效。

3. 巧用引经药物

在处方中，需要有引经药的帮助，其他药物方可到达五脏及病所。如根据病变的部位及深浅选择不同的药物，病在皮毛或肺者，选用轻清之品，如桔梗、蝉蜕、荆芥、桑白皮等透窍宣肺之品；病在脾胃及肌肉者，选用健脾消食、芳香化湿之品，如木香、砂仁、白蔻仁、藿香、佩兰等；病在肝胆者，选用疏肝理气、清利湿热之品，如柴胡、白芍、夏枯草、白菊花等；病在肾系者，选调肾阴阳之品，阳虚者选生杜仲、桑寄生、川续断、菟丝子、蛇床子等温润之品，阴虚者选知母、黄柏、生地黄、黄精等滋阴润燥之物。

4. 注意寒热反佐

处方以平和为期，除寒凝证或火热证患者外，一般勿用大寒大热之品。身体本处于恒温状态，过于寒凉或燥热之物进入机体后，易引起强烈反应。如用热药后，易见牙痛眼热、口干舌燥、尿黄便干；用寒药后，易见纳差腹泻、胃脘部疼痛等。有些患者因惧怕不良反应而停服药物，影响临床疗效。

5. 给邪出路排毒

机体患病，是由于邪盛正衰所致，或正不胜邪，使邪从外入，或患从内生。因此为了恢复正常状态，必须给邪出路以排毒。

给邪以出路有5个途径：发汗、祛痰、排大便、利小便、从血分而解。发汗法用于外感疾病，因邪在肺卫，病情轻浅，运用汗法使邪从肌表而出，切勿用寒凉重剂及动血之品，以免引邪入内。祛痰法用于肺系疾病，痰为病因，也为诱发因素，也会与其他因素胶结而发病，祛除痰浊，截断病源，利于咳嗽、哮喘等疾病的康复。排大便法适用于肺与大肠的疾病，通过通腑泄浊，排除体内毒邪。利小便法能祛除体内的邪热，心与小肠相表里，心系及小肠、膀胱疾病经泄热，病情好转。病入血分，易伤津动血，故治以凉血清热、活血化瘀，使邪从血分而解。另外，再根据五脏的相生相克而调节五脏功能。

综上所述，中医临证是一个复杂而综合的思维和判断过程，涉及多种学科知识的交叉和融合。医生在诊察时应尽量全面收集信息和资料，进行决策与判断。患者要积极配合医生，提供可靠的症状和发病因素及心理状态，为医生处方提供科学依据，以确保治疗的有效性及患者利益的最大化。

参考文献

［1］沈绍功，沈宁，韩学杰，等. 沈氏女科传承脉络梳理及学术思想创新［J］. 中国中医基础医学杂志，2014，20（2）：143-152.

［2］王永炎. 完善中医辨证方法的建议［J］. 中医杂志，2004，45（10）：729-731.

［3］韩学杰，连智华，王丽颖，等. 决策与判断在中医诊疗中的思辨［J］. 中华中医药杂志，2014，29（7）：2256-2258.

（本文发表于《中华中医药杂志》，2021年，韩学杰、刘大胜、沈绍功等）

第七章 沈氏女科诊治经验

沈绍功 "家传种嗣五法" 辨治不孕的临证经验

沈氏女科全称"上海大场枸橘篱沈氏女科"，是在女科领域流传悠久的重要医学流派。沈氏女科始于明洪武年间，传承至今已逾 600 年，有 21 代之久，为全国第一批中医学术流派传承工作室建设项目。沈绍功教授作为第 19 代传人，在继承中医药传统理论的同时，在学术上提出了颇多创新观点。沈绍功凝练沈氏家传心得，吸收、传承中医药有关"孕育"研究成果，结合自身临床体悟，形成了鲜明的辨治不孕学术特色。对不孕的临证诊治，从调经、止带、控制良性肿瘤三方面入手，并以沈氏女科诊治不孕的调肾、和营、开郁、止带、化痰"家传种嗣五法"为框架调治，其中调肾法则为核心，并贯彻始终。

本文以深入分析沈绍功治疗不孕临证医案为基础，依据沈氏女科辨治疾病"重于证而略于病"的原则，系统整理沈绍功针对不孕辨治法则的运用思路与经验方药，阐明其独特的经验特色。

一、求子之法，莫先调经

1. 经前调气，开郁法则

妇人经前多见如胀、烦、肿、痛等经前期诸症，这与女性多郁善怒的情志特性有关。气结则血亦结，故沈绍功强调"调经而不理气，非其治也"。妇人以肝为本，治重疏肝理气，调气主要是调肝。其主药是香附、乌药，并酌配鸡血藤活血通络，以助气机畅达。临证常见肝郁与肝寒两类证型。

肝郁的主要表现为乳胀胁满、少腹引痛、烦躁不安、舌苔薄黄、脉弦细，治宜疏肝，以逍遥散或柴胡疏肝散为主方。肝寒则见腹凉下坠、隐痛筋掣、形寒乏力、苔薄白、舌质淡、脉沉细迟，治宜暖肝，以温经汤为主方。若临证无明显自觉症状，亦需配香附、鸡血藤调气活血。

在经前期应用开郁法则的同时，不可忽略调肾法则，诚如《傅青主女科》指出："夫经本于肾，而其流五脏六腑之血皆归之，故经来而诸经之血尽来附益。"所以肾精充盈与肾之阴阳协调在月经的产生及维持其按周期来潮中起决定性作用。其作用核心为肾藏精，精化血，精血同源，相互滋生，是经血的物质来源；肾气的盛衰还决定着天癸的发生与衰竭，从而决定了月经的来潮与停止。调节肾之阴阳协调平衡的关键是药物的选择。调肾阴的药物选加枸杞子、龟甲、鳖甲、川续断、女贞子，调肾阳的药物选加蛇床子、菟丝子、淫羊藿、紫河车粉、鹿角霜、补骨脂，并注意加菖蒲、郁金、泽兰、益母草等调整内分泌的平衡，共同达成调肾的目标。

2. 经期调血，和营法则

经期调血以"见红"为进入经期的标志，强调3个治则：问量定向，量多者补摄，量少者通；问凉定性，寒者温之，热者寒之；必须调肝，女子以肝为本。如《万病回春》指出："妇人之道，始于求子。求子之法，莫先调经。每见妇人无子者，其经必或前或后，或多或少，或将行作痛，或行后作痛，或紫或黑，或淡或凝而不调。不调则血气乖争不能成矣。"并认为妇人无子多因"血气俱虚，不能摄养精神故也"。对经期诸多症状的阐述可谓详尽，然沈绍功认为繁杂的症状容易引发辨证的混乱，所以要抓住疾病的关键问题，即经量多与少，小腹部凉与热，兼顾调肝。

薛立斋在《校注妇人良方》中言："妇人不孕，亦有因六淫七情之邪损伤冲任，或宿邪淹留，传遗脏腑，或子宫虚冷，或气旺血衰，或血中伏火，或有脾胃虚弱不能荣养冲任。"指出经期诸症成因，不外血热、血虚、血瘀、血滞、气虚、气滞等，治法多以四物汤随症加味。沈绍功围绕调经的关键问题和主症形成了五类辨治，其简便易行，紧扣核心病机。①月经量多，小腹凉者，方用胶艾四物汤化裁，药用熟地四物汤加阿胶、艾叶炭、肉桂炭、赤石脂、生龙骨、生牡蛎、荆芥炭、生黄芪、党参、橘核等。②月经量多，小腹热者，方用栀芩四物汤化裁，药用生地四物汤加生栀子、黄芩炭、薄荷炭、茜草、地榆、乌贼骨、藕节炭、香附、牡丹皮等。③月经量少，小腹凉者，方用八珍汤化裁，加生黄芪、桂枝、白芍、川牛膝、柴胡、炮姜、鸡血藤等。④月经量少，小腹不凉者，方用桃红四物汤化裁，药用生地四物汤加丹参、桃仁、红花、泽兰、香附、茺蔚子、三七粉等。⑤高龄欲受孕，无明显不适者，方用桂枝龙骨牡蛎汤化裁，药用桂枝龙骨牡蛎汤加巴戟天、肉苁蓉、淫羊藿、菟丝子、九香虫、香附、红花等。

3. 平时调肾，调肾法则

平时调肾主要是指月经干净后到下次月经来潮前，涵盖西医的卵泡期、排卵期、黄体期。在此期间，沈绍功以调肾法则为总体治疗原则，利用肾的阴阳互根达到调肾的目的。

肾为先天之本，元气之根，主藏精气。肾有肾精和肾气两个方面。一般而言，肾气是肾精的功能体现，肾精是肾气的物质基础。肾精足则肾气旺盛，精能生血，血能化精，精血同源而能相互资生，成为月经的物质基础之一。肾为天癸之源，肾气的盛衰主宰着天癸的至与竭，而天癸的盛衰主宰着月经的来潮与断绝。肾精所化生的精气包含肾阴和肾阳两个方面，当肾之阴阳达到相对平衡时，天癸成熟泌至，导致任通冲盛，月事以时下，故有"冲任之本在肾"之说，因此肾在月经的产生及生理活动中起主导作用。

肾主藏精，为生命之本，元气之根，主宰人体的生长发育和生殖，而胞络系于肾，故肾的功能失调可直接影响精血，导致天癸、冲任功能失调，而发生经、带、胎、产诸疾。肾阴包括肾精血与肾水。肾精血不足可导致月经后期、月经稀发、月经过少、闭经、不孕等；肾水不足则虚火妄动，引发月经先期、崩漏等；若肾阳不足，则命门火衰，气化失常，不能温养脾阳与胞宫，可出现带下病、宫寒不孕。由此可知，肾的阴阳失调是妇人不孕的根本原因，调理肾中阴阳是治疗不孕的重要原则。

经由调肾使阳得阴生、阴得阳化，阴阳平衡，以维系女性之生理功能。基于上述中医理论，沈绍功选择了3首调肾方剂，即清代董西园《医级》杞菊地黄丸化裁、清代吴谦《医宗金鉴》知柏地黄丸化裁、沈氏女科家传二仙汤化裁。杞菊地黄丸化裁，组成为野菊花、枸杞子、生地黄、山茱萸、黄精、生杜仲、桑寄生；知柏地黄丸化裁，组成为知母、黄柏、生地黄、山茱萸、黄精、生杜仲、桑寄生。以上两方用于五心烦热、腰膝酸软、舌净质红、脉细数为主症的肾阴虚者，知柏地黄丸化裁则多用于40岁以上患者，体现"壮水之主，以制阳光"的思想。二仙汤是沈氏女科家传经验方，组成为蛇床子、淫羊藿、巴戟天、当归、益母草、黄柏、知母，具有滋肾阴而泻虚火、温肾阳、调冲任的功效。该方主要用于内分泌功能紊乱者，见头痛且晕、五心烦热、腰膝酸软、尿频失眠、月经不调、苔黄质红、脉沉细数，属肾阴亏损、阴阳失调、虚火上炎证类。临证时可加行气透窍、调整大脑皮质功能的菖蒲、郁金，调肾阴阳的生杜仲、桑寄生、川续断，调理冲任的泽兰、鸡血藤，宁心安神的炒枣仁、夜交藤，补而不滞的茯苓、泽泻、陈皮。

二、带下病证，分色辨虚实

针对带下病，《太平圣惠方》有这样的评述："夫妇人带下五色者，由劳伤血气，损动冲脉、任脉，致令其血与秽液，兼带而下也。冲任之脉为经脉之海，经血之行，内荣五脏。五脏俱虚损者，故其色随秽液而下，为带下五色也。"沈绍功遵古而不泥古，执繁入简，提出有鲜明特色的辨治带下法则。

1. 止带先辨虚实

实者多见湿热下注。湿热的形成，一则在脾，脾失健运，湿浊内困；二则在膀胱，邪不得渗利，湿邪内留。其治疗之法为清利湿浊，实证燥湿，方选《成方便读》的四妙丸或《傅青主女科》易黄汤，可加苦参、车前草、萆薢、桑白皮、白鲜皮、荆芥炭；虚证多见脾虚下陷、冲任不固而带下者，其治法为健脾举陷，方选《傅青主女科》完带汤，可加升麻炭、荆芥炭、蝉蜕、生黄芪等。

2. 抓住风、寒、湿三邪

带下病常因六淫所传，沈绍功特别关注风、寒、湿三邪为患。如《圣济总录·带下论》言："带下有三十六种，名虽不同，所致则一。盖妇人冲任，为经脉之海，上为乳汁，下为月事，血气和平，则生育之道得矣。苟乖保养，风寒乘虚袭于胞络，冲任不能循流，血气蕴积，冷热相搏，故成带下也。冷则色白，热则色赤，冷与热并，则赤白杂下，间有五色者，各随五脏虚损而应焉。"认为风寒之邪是带下的主要病因。

沈绍功以风、寒、湿三邪特性为辨治依据，因风邪为百病之长，人体下部又多湿象，带色多现白色，寒象明显，故认为风寒湿为带下主因。散风者用苍耳子，祛寒者用蛇床子，化湿者用地肤子，止带必投三子。另因带下日久，必损伤脾胃，气虚易滑脱，故久带宜涩，选用乌贼骨、煅龙牡、补骨脂、芡实、金樱子等以获良效。

3. 分色论治提高疗效

分色论治较易获得辨证的准确性，提高临床疗效。沈绍功将其分别归纳为白带属脾虚湿盛，治重化湿，以山药、薏苡仁、扁豆为主；黄带属湿热偏火，治重泻火，以黄柏、栀子、大黄为主；赤带属热入血分，治重凉血，以牡丹皮、茜草、水牛角粉为主；黑带属阴虚内热，治重滋肾，以生地黄、女贞子、知母为主。

三、控制良性肿瘤，化痰法则，痰瘀同治

沈绍功所指的良性肿瘤在妇科主要是乳腺增生、子宫肌瘤、子宫内膜异位症、多囊卵巢综合征等，属于中医学妇人癥瘕范畴。《济阴纲目·论妇人癥瘕》云："妇人癥瘕，由饮食失节，脾胃亏损，邪正相搏，积于腹中，牢固不动，有可征验，故名曰癥，气道壅塞，故名曰瘕。得冷则发，冷入子脏则不孕，入胞络则月水不通。"将妇人的癥瘕直接列为导致月经不调甚至不孕的重要病机。

1. 强调实证祛痰、痰瘀同治，采用化痰法则

痰浊既是病因，又是病理产物，其形成与肺、脾、肾、三焦的水液代谢有关。近年来，由于人们饮食结构的改变，蛋白质的摄入量增加，使痰浊致病的发生率明显上升。在妇科疾病中，痰瘀并见的临床表现和特征符合西医学病理变化的特性：组织增生和变性，如乳腺增生、子宫肌瘤、多囊卵巢综合征，都是由于局部组织的病理性增生和变性所致；对于这类病证使用祛痰化瘀、软坚散结的药物，有利于病理的增生和变性得以消散和吸收；局部组织的充血、水肿、瘢痕，如子宫内膜异位症局部都有充血、水肿、瘢痕等慢性炎症的改变，使用祛痰药可能有软化粘连、修复因组织纤维化而引起的瘢痕作用，尤其对于子宫内膜异位症有抑制异位内膜增生、吸收消散异位内膜结节的作用。《妇人大全良方》中有类似的记载："夫妇人腹中瘀血者，由月经否涩不通，或产后余秽未尽，因而乘风取凉，为风冷所乘，血得冷则成瘀血也。血瘀在内则时时体热面黄，瘀久不消则变成积聚癥瘕也。"

沈绍功在控制良性肿瘤时采用化痰法则，痰瘀同治，并强调应用调肾法则的必要性。妇人良性肿瘤的发生总与内分泌功能紊乱有关，如《普济方》曰："夫妇人阴阳不调，劳伤血气，风冷伤于冲任之脉……既为风冷所乘，则血积在内，因其饮食不化，结聚相搏，成其癥块也"，对癥块形成有阴阳不调的论述，就是肾之阴阳失调的本意，故将调肾法则贯彻始终，有良好的治疗效果。

2. 对经验方药的介绍

沈绍功临证对乳腺增生的治疗，以橘叶、蒲公英、山慈菇、丹参、生牡蛎为主药，选加枸杞子、女贞子、川续断、蛇床子、补骨脂等，重在补肾通络；对子宫肌瘤的治疗，以桂枝、茯苓、王不留行、生薏苡仁、昆布、三七为主药，选加淫羊藿、巴戟天、当归、知母、黄柏、泽兰等，重在调补阴阳；对多囊卵巢综合征的治疗，以伸筋草、鸡血藤、皂角刺为主药，选加柴胡、枳壳、白芍、地龙、水蛭、夏枯草，重在疏肝透络；对子宫内膜异位症的治疗，以花蕊石、红花、浙贝母、皂角刺为主药，寒瘀选加苏木、艾叶、乌药、吴茱萸，热瘀选加牡丹皮、赤芍、丹参，重在化瘀止痛。沈绍功对临证时的兼症提出五加味的原则：腹痛可选用延胡索、郁金、五灵脂、地龙、益母草，便溏可选用生龙骨、生牡蛎、山药、炒白术、煨葛根、禹余粮、补骨脂、金樱子、五倍子，浮肿可选用防风、防己、桑白皮、生黄芪、泽泻、冬瓜皮、茯苓、车前草，腰酸可选用鸡血藤、老鹳草、狗脊、桑寄生、川续断，促孕可选用蛇床子、菟丝子、金樱子、肉苁蓉、黄柏、川楝子、龟甲、泽兰等。沈绍功认为，不孕病变虽然复杂多变，病证虚实寒热错杂，但只要辨证准确，掌握家传种嗣五法，运用调治得当必能取得最佳疗效。

不孕是临床的常见病，对患者及家庭造成困扰与隐患。不孕的临证经验是沈绍功凝练沈氏家传女科结合临床体悟所得，通过梳理其学术源流的传承脉络及整理研究其学术思想内涵，可为中医学诊疗不孕的研究发展提供相应的借鉴。

参考文献

沈绍功. 沈绍功中医方略论［M］. 北京：科学出版社，2004.

（本文发表于《中国中医基础医学杂志》，2016年，贾海骅、张宇鹏、张治国等）

沈氏女科辨治产后病经验举隅

【摘要】上海大场枸橘篱沈氏女科始于明洪武年间，传承至今已逾600年，为全国第一批中医学术流派传承工作室建设项目。沈氏女科行医崇德重效，经过不断吸收历代医家思想和总结发挥，在产后病方面积累了独到的诊疗经验，如产后节楚以温通立法，产后低热从甘温论治，产后乳痈宜补托活络，产后下乳宜温补脾肾。同时辨证注重患者舌脉及禀赋，尤其是舌诊，论治法随机变，用药灵活，以和为妥，重视意疗和食疗。

【关键词】沈氏女科；产后病；沈绍功。

沈氏女科全称上海大场枸橘篱沈氏女科，2012年被国家中医药管理局列入全国第一批中医学术流派传承工作室建设项目。沈绍功凝练沈氏家传心得，吸收、传承中医药有关"孕育"研究成果，结合自身临床体悟，在继承中医药传统理论的同时，在学术上提出了颇多的创新观点，形成了鲜明的辨治学术特色，其中产后病的诊治独具代表性。

产后病是指产妇在产褥期内发生与分娩或产褥有关的疾病，常见的有产后小便不通、产后腹痛、恶露不绝等。沈氏女科历代传人在诊治产后病时不断汲取各家精华，辨证注重患者舌脉及禀赋，尤其强调舌诊的重要性，论治法随机变，用药灵活，以和为妥，重视意疗和食疗，现总结如下。

一、辨治举隅

1. 产后节楚以温通立法

产后脏腑伤动，百节空虚，腠理不实，卫表不固，摄生稍有不慎感受风寒，骨节酸楚一证最难治愈。沈氏女科遵循"产后宜温"的原则，以温补气血为重，亦不可忽视温通之力，补而不通其楚难除。方药：生黄芪15g，当归10g，鸡血藤10g，老鹳草10g，桂枝10g，生杜仲10g，秦艽10g，川续断15g，怀牛膝15g，防风10g，桃仁10g，桑寄生10g，蚕沙10g（包），三七粉3g（冲），防己10g。可加引经药以直达病所，增其药力，如颈部加葛根10g，上肢加桑枝30g，下肢加木瓜10g，腰部加狗脊15g，腰骶痛甚加川续断10g，生杜仲10g，胁肋部选加青皮10g，关节不利选加青风藤10g。

2. 产后低热从甘温论治

产后低热常以虚证为主，多因素体营阴亏虚或产时亡血伤精等，最宜甘温除热法，再佐清退虚热之品。方药：生黄芪15g，太子参15g，当归10g，银柴胡10g，黄精10g，炒白术10g，茯苓10g，陈皮10g，升麻5g，白菊花5g，地骨皮10g，青蒿15g（后下）。若低热起伏、自汗、面色潮红、心悸、头晕眼花，多为血虚发热为主，可选加白芍10g、当归10g、熟地黄10g等；若见低热起伏、午后较甚、口渴喜饮、五心烦热，多为阴虚发热为主，可选加鳖甲15g、生地黄10g、知母10g等。

3. 产后乳痈宜补托活络

产后乳痈多认为毒热内壅所致，故医者常投清热解毒之品，殊不知其药性常苦寒易伤胃气，可致寒中胞宫而为后患。产后乳痈应少投清热解毒药,立法最宜补托活络。方药:生黄芪 15g,当归 10g,鹿角霜 15g,蒲公英 10g,炒橘核 15g,丹参 30g,香附 10g,赤芍 10g,路路通 10g,制大黄 10g,青皮 10g,王不留行 10g 等。

临证还需分期辨治,初期宜加强疏肝清热、通乳散结的力度,药选柴胡 10g,黄芩 10g,皂角刺 10g 等;酿脓期强调清热解毒、通乳透脓,药选黄芩 10g,黄柏 10g,野菊花 10g 等;溃脓期治当排脓托毒、调理气血,药选川芎 10g,生甘草 10g,桔梗 10g,生薏苡仁 10g 等。在补托活络的基础上分期论治,临床疗效更加稳定可靠。

4. 产后下乳宜温补脾肾

产后 3 天乳汁不下或下之甚少,宜速投温补之剂,注重调补脾肾,还要三佐:佐和血通络以通利乳络;反佐寒性药以防上火;佐和胃消导以免腻滞。方药:生黄芪 15g,当归 10g,蛇床子 10g,菟丝子 10g,炒白术 10g,川芎 10g,蒲公英 10g,王不留行 10g,炒橘核 1g,路路通 10g,生麦芽、谷麦芽各 30g。

气血虚弱者选加补肾养血药,如黄精 10g,生地黄 10g,生杜仲 10g,桑寄生 10g 等。肝郁气滞者治重疏肝解郁、通络下乳,选加柴胡 10g,赤芍 10g,丝瓜络 10g,瓜蒌 30g 等。服药后可用加热的木梳由乳房四周沿乳腺管轻轻向乳头方向梳理乳房。

二、典型病案

田某,女,25 岁。患者产后月余周身关节痛楚拘急,下肢尤甚,遇冷加重,面色少华,头晕乏力。症见舌淡苔白,脉细无力。辨证属产后气血骤伤,百脉空虚,筋脉失养,故周身关节痛楚拘急,血虚不能上荣于头面,外荣于肌肤,故头晕乏力、面色少华,舌淡苔白、脉细无力皆为气血不足之象。病位在关节,证属气血虚弱、筋脉失养,诊断为产后关节痛,治宜益气养血、温通止痛。《金匮要略》黄芪桂枝五物汤化裁:生黄芪 15g,当归 10g,桂枝 10g,白芍 10g,木香 10g,蒲公英 10g,丹参 30g,益母草 10g,鸡血藤 10g,鹿角霜 15g,川牛膝 15g,每日 1 剂,水煎服分 2 次。连服 7 剂,关节痛减,头晕亦轻,面色转润,舌淡苔薄白,脉来沉细。前法已获效,仍守原方出入,加党参 10g,阿胶珠 10g 以增益气养血之力。再服 7 剂,诸症皆除,嘱其服用人参养荣丸,早晚各 6g,丸药缓图,冀其巩固,后未再复诊。

按语:"产后气血骤伤,百脉空虚",故其治疗总以温补为先,用参、芪、当归、阿胶珠之辈,佐以温通的桂枝、白芍、鹿角霜、鸡血藤配当归养血活血通络,生黄芪配当归,益气以生血,助血运行。补而不滞用木香,寒性反佐以蒲公英,下肢用引经药川牛膝,使药达病所。产后必有败血,投丹参、益母草祛瘀生新。全方温而不燥、补而不滞,专事补虚扶正而获效,并以丸药缓图,巩固其效。

三、治则四要

1. 因证随人,宜重三审

产后亡血伤津,本虚为主,然亦多夹痰瘀,虚实夹杂,纯虚少见。辨证时务必四诊合参,尤其是注重舌诊,一般苔薄为虚、苔厚为实,并虑及禀赋。治疗时务必圆机活法,随证随人。虚证不可一味大补,以免滞邪、助邪。实证不可一味攻伐,亦不可一味顾虑其虚延误治疗,反致病情加重。诚如《温病条辨》所云:"手下所治系实证,目中心中意中注定是产后。识证真,对病确,一击而罢;治上不犯中,治中不犯下。"虚实夹杂者治当补虚祛实,运用时务必灵活,宜有主次先后。如"产后必有败血"，若腹痛喜按则为虚，补络为主，投养血活络之品；腹痛拒按则为实，化瘀当先，投祛瘀生新之品，兼顾养血。治疗时还需区分瘀血停滞的部位，如停于脾胃则见腹胀痛、呕吐上逆，选加三七、丹参等；流注肌肤则见浮肿麻木，选加泽兰、益母草等；留滞关节则见痛楚挛急，选加鸡血藤、地龙等。

产后需审察妇人的腹痛情况、大便、乳汁与饮食诸方面，以测新产妇人疾病之预后。由此立法，行滞、通便和下乳便成产后治则的三个关键。行滞常选用乌药、木香、郁金。通便常选用菊花、当归、决明子、瓜蒌、莱菔子、桃仁。下乳常选用生谷芽、生麦芽、路路通。

2. 产后宜温，以和为顺

因"产后气血骤伤，百脉空虚"的病机特性，本着"勿拘于产后，亦勿忘于产后"的原则，切忌攻伐，亦不能峻补，故其治疗总以温补为先，同时必须照顾气血，以和为妥。常用大补的参、芪、当归、阿胶珠等，佐以温通的桂枝、鹿角霜、炮姜之类。切记产后虚寒多见，虚热亦常有，温经多能补虚，然补虚难以清热，故应注意补而不滞，温而不燥，滋而不腻，常配用砂仁、木香、焦三仙、生鸡内金，以及寒性反佐的蒲公英、连翘等。产后如感风寒，切忌过汗，遇忧郁勿专耗散，如有停食，必兼醒脾，如有热象，不可过用苦寒。

3. 产后诸疾，意疗相随

七情内伤，情志致病在产后病中时有所见，因而心理治疗在产后疾患中占有很重要的位置。临床上，沈氏女科根据产后患者特有的心理特点，根据患者的不同情况，采取相应的疏导与宣教治疗，且非常注意运用语言方面的技巧，使患者放下思想包袱，心情舒畅地配合治疗。如对于情志抑郁的患者，深入与其谈心，找到其抑郁的原因，采取针对性的语言给予疏导，从而达到疏肝解郁的目的。对于自己的疾病表现得过于担心的患者，对其进行适当的指导，使之正确地认识疾病，消除不必要的顾虑和担心。

4. 产后调理，食疗为宜

沈氏女科认为，食疗具有不伤脏腑、适合久服的优点，故以食治病常常胜于用药，所谓"药补不如食补"。产后疾病有多虚多瘀的病理特点，此时用药化瘀有恐伤正，补虚亦虑留瘀，且需考虑到药物对患者哺乳的影响，投药常感棘手。若辨证施养，采取饮食疗法可免此忧。如张仲景的《金匮要略》中有用当归生姜羊肉汤治"产后腹中痛"，后世蹈其法、用其方者治验甚多。因此，产后疾病宜于食疗者，当尽量用之。食疗养生有着悠久的历史和丰富的内容，产后调理也有诸多的方法，切实可行，可择机使用。

参考文献

[1] 张安莉. 产后病与产褥期调理的中医文献研究 [D]. 武汉：湖北中医学院，2009.

[2] 马宝璋，欧阳惠卿，吴高媛，等. 中医妇科学 [M]. 上海：上海科学技术出版社，1997：178.

[3] 杨利侠. 妇科病七情致病特点的探讨 [J]. 时珍国医国药，2007，18（10）：2554-2555.

（本文发表于《中国中医基础医学杂志》，2016 年，沈宁、沈绍功、韩学杰等）

沈氏女科临证诊治不孕症思路

【摘要】不孕症以其高发病率，成为威胁人类健康的重要疾病。传承600余年的沈氏女科在不孕症诊治领域有其独特的经验及特色。沈氏女科提出不孕症诊治首先应从3个方面入手：调经、止带、控制良性肿瘤，并以调肾、和营、开郁、止带、化痰的"家传种嗣五法"为调治框架。同时，沈氏女科强调男女双调，以增加受孕概率；针对高龄妇女及人工授精患者运用调肾法以提高受孕成功率。

【关键词】不孕症；沈氏女科；诊治特色；男女双调；学术流派；调经；止带；受孕。

不孕症是指女子与配偶有正常性生活，同居1年未避孕而未孕者，其中从未有过妊娠者称为原发性不孕，曾有过妊娠，未避孕而又1年未孕者称为继发性不孕。中国国际不孕不育高峰论坛最新调查数据显示，我国不孕不育患者目前已超过4000万，约占育龄人口的12.5%。据一些学者调查显示，在不同国家、不同地区有很大差别，发达国家有3.5%～16.7%的夫妇受到不孕症的影响，不发达国家不孕症的发病率为6.9%～9.3%。据2003年报道，虽然不同地区不孕症发病率不同（5%～30%），但全世界范围约有10%的夫妇存在原发性或继发性不孕，根据预测，不孕症将成为21世纪仅次于肿瘤和心脑血管病的第三大疾病。

沈氏女科全称"上海大场枸橘篱沈氏女科"，起源于明代洪武年间（1368年），传承至今已有600余年之久，为国家中医药管理局第一批64家中医学术流派之一。沈氏女科从立派之初便以诊治妇人内科病为主，其中主要包含妇科病及不孕症，男人病主要治疗不育症。所以在不孕不育方面积累了大量的经验，有其独特的特色，临床疗效确切，在此分享如下。

一、病因病机

中医古籍对不孕症的病因病机有详细论述。《校注妇人良方·求嗣门》云："窃谓妇人之不孕，亦有因六淫七情之邪，有伤冲任，或宿疾淹留，传遗脏腑，或子宫虚冷，或气旺血衰，或血中伏热，又有脾胃虚损，不能营养冲任。"《妇科心法要诀·妇人不孕之故》指出："不孕之故伤任冲，不调带下经漏崩，或因积血胞寒热，痰饮脂膜病子宫。"《外经微言·回天生育篇》更是将女子不能生育扩展为女子十病："女子十病者，胞胎寒也，脾胃冷也，带脉急也，肝气郁也，痰气盛也，相火旺也，肾水衰也，任督病也，膀胱气化不行也，气血虚而不能摄也。"沈氏女科认为不孕症主要与肝肾两脏、痰瘀二因密不可分。主要因为肝郁气滞及肾阴阳失调为主，而痰瘀既是病因，又是病理产物，与肺、脾、肾、三焦水液代谢异常密不可分。

二、沈氏女科诊治特色

沈氏女科第19代传人沈绍功教授在祖传师授的基础上，提出不孕症的诊治应从3个方面入手：

调经、止带、控制良性肿瘤，并以沈氏女科诊治不孕的调肾、和营、开郁、止带、化痰"家传种嗣五法"为框架调治。同时，沈氏女科还有高龄妇人的调治方法，对胎儿发育迟缓也给出有效方药，以调肾法则为核心，贯穿始终。另外，沈氏女科强调男女双调，以增强受孕概率。对于一些人工授精的患者，沈氏女科提倡在前后使用中药补肾固胎，以增强孕育的成功率。

1. 求子之法，当先调经

正常的月经是女性孕育的前提，因此沈氏女科诊治不孕症首先调经。沈氏女科提出"经前调气，经期调血，经后调肾"的分期论治的法则。

（1）经前调气　妇人经前多见如胀、烦、肿、痛等经前期诸症，这与女性多郁善怒的情志特性有关。气结则血亦结，"调经而不理气，非其治也"。妇人以肝为本，治重疏肝理气。其主药为香附、乌药，配伍鸡血藤活血通络以助气机畅达。临证常见两种证类：肝郁与肝寒。肝郁的主要表现为乳胀胁满，少腹引痛，烦躁不安，舌苔薄黄，脉弦细，治宜疏肝解郁，以逍遥散或柴胡疏肝散为主方。肝寒主要表现为腹凉下坠，隐痛筋挛，形寒乏力，苔薄白，舌质淡，脉沉细迟，治宜暖肝散寒，以温经汤为主方。若临证无明显自觉症状，亦需配香附、鸡血藤调气活血。

（2）经期调血　经期调血以和营法则为主。月经开始的标志为"见红"，治疗时强调3个治则：问量定向——量多者补摄，量少者通利；问凉定性——寒者温之，热者寒之；必须调肝——女子以肝为本。沈氏女科认为繁杂的症状容易引发辨证混乱，所以要抓住疾病的关键问题，即经量多与少，小腹凉与热，兼顾调肝，并围绕调经的关键问题和主症形成了五类辨治，简便易行，紧扣核心病机。①月经量多，小腹凉者，方用胶艾四物汤化裁，药用熟地四物汤加阿胶、艾叶炭、肉桂炭、赤石脂、生龙骨、生牡蛎、荆芥炭、生黄芪、党参、橘核等。②月经量多，小腹热者，方用栀芩四物汤化裁，药用生地四物汤加生栀子、黄芩炭、薄荷炭、茜草、地榆、乌贼骨、藕节炭、香附、牡丹皮等。③月经量少，小腹凉者，方用八珍汤化裁，加生黄芪、桂枝、白芍、川牛膝、柴胡、炮姜、鸡血藤等。④月经量少，小腹不凉者，方用桃红四物汤化裁，药用生地四物汤加丹参、桃仁、红花、泽兰、香附、茺蔚子、三七粉等。⑤高龄欲受孕，无明显不适者，方用桂枝龙骨牡蛎汤化裁，药用桂枝龙骨牡蛎汤加巴戟天、肉苁蓉、淫羊藿、菟丝子、九香虫、香附、红花等。

（3）经后调肾　经后指在月经干净后到下次月经来潮之前（涵盖西医的卵泡期、排卵期、黄体期）。沈氏女科主张以调肾法为总体治疗原则，利用肾的阴阳互根作用达到调肾的目的。肾精所化生的精气包含肾阴和肾阳两个方面，当肾之阴阳达到相对平衡时，则天癸成熟泌至，任通冲盛，月事以时下，故有"冲任之本在肾"之说。肾阴包括肾精血与肾水。肾精血不足者，可导致月经后期、月经稀发、月经过少、闭经、不孕等；肾水不足者，则虚火妄动，引发月经先期、崩漏等。若肾阳不足，则命门火衰，气化失常，不能温养脾阳与胞宫，可出现带下病、宫寒不孕。因此，肾的阴阳失调是妇人不孕的根本所在，调理肾之阴阳是治疗不孕的重要原则。

基于上述中医理论，沈氏女科临证时主要选择3首调肾方剂：①清代董西园《医级》杞菊地黄丸化裁，药物组成为野菊花、枸杞子、生地黄、山茱萸、黄精、生杜仲、桑寄生。②清代吴谦《医宗金鉴》知柏地黄丸化裁，药物组成为知母、黄柏、生地黄、山茱萸、黄精、生杜仲、桑寄生。以上两方用于五心烦热、腰膝酸软、舌净质红、脉细数为主症的肾阴虚者，知柏地黄丸化裁多侧重于40岁以上患者，体现"壮水之主，以制阳光"的思想。③沈氏女科家传"二仙汤"化裁，药物组成为蛇床子、淫羊藿、巴戟天、当归、益母草、黄柏、知母，具有滋肾阴而泻虚火、温肾阳而调冲任的功效，主要用于内分泌功能紊乱者，如头晕头痛、五心烦热、腰膝酸软、尿频失眠、月经不调、苔黄质红、脉沉细数，属肾阴亏损、阴阳失调、虚火上炎证类。在排卵期，用沈氏女科家传的种嗣十二子汤（菟丝子、蛇床子、金樱子、女贞子、枸杞子、川楝子、车前子、补骨脂、覆盆子、芫蔚子、五味子、香附子），以增加受孕概率，提高胚胎质量。

2. 分色止带，首辨虚实

带下病也是导致妇女不孕的重要原因之一。沈氏女科临床中执简驭繁，提出了"首分虚实、尤重风寒湿邪、分色论治"的特色鲜明的带下病治疗思路。

（1）首分虚实　指止带当先辨虚实。实证多因脾失健运或膀胱气化不利，导致湿邪内困，湿热下注。治疗以燥湿清利为主，方选《成方便读》的四妙丸或《傅青主女科》易黄汤加减，主药为苦参、车前草、萆薢、桑白皮、白鲜皮、荆芥炭。虚证多因脾虚下陷、冲任不固，治以健脾举陷，方选《傅青主女科》完带汤加减，可加升麻炭、荆芥炭、蝉蜕、生黄芪等。

（2）尤重风、寒、湿邪　带下病多为六淫所传，其中风为百病之长，下身又多湿象，且带色多见白色，寒证明显，故沈氏女科认为风、寒、湿三邪为带下主因。散风用苍耳子，祛寒用蛇床子，化湿用地肤子，止带必投三子。另因带下日久，致脾胃受损，气虚滑脱，故久带宜涩，多以乌贼骨、煅龙骨、煅牡蛎、补骨脂、芡实、金樱子等药为主。

（3）分色论治　沈氏女科辨治带下病时根据带下颜色辨证用药。白带属脾虚湿盛，治重化湿，以山药、薏苡仁、扁豆为主；黄带属湿热偏火，治重泻火，以黄柏、生栀子、大黄为主；赤带属热入血分，治重凉血，以牡丹皮、茜草、水牛角粉为主；黑带属阴虚内热，治重滋肾，以生地黄、女贞子、知母为主。

3. 控制良性肿瘤

良性肿瘤在妇科主要指乳腺增生、子宫肌瘤、子宫内膜异位症等，属于中医学"癥瘕"范畴。《济阴纲目·论癥瘕》云："妇人癥瘕，由饮食失节，脾胃亏损，邪正相搏，积于腹中，牢固不动，有可征验，故名曰癥，气道壅塞，故名曰瘕。得冷则发，冷入子脏则不孕，入胞络则月水不通。"将妇人癥瘕列为导致月经不调甚至不孕的重要病机。

沈氏女科临床辨治良性肿瘤强调痰瘀同治，以化痰法为主，还要时刻注意调肾的必要性。在临床治疗良性肿瘤时，有针对不同疾病的经验用药。如乳腺增生，以橘叶、蒲公英、山慈菇、丹参、生牡蛎为主药，选加枸杞子、女贞子、川续断、蛇床子、补骨脂等，重在补肾通络；子宫肌瘤以桂枝、茯苓、王不留行、生薏苡仁、昆布、三七为主药，选加淫羊藿、巴戟天、当归、知母、黄柏、泽兰等，重在调补阴阳；多囊卵巢综合征以伸筋草、鸡血藤、皂角刺为主药，选加柴胡、枳壳、白芍、地龙、水蛭、夏枯草，重在疏肝透络；子宫内膜异位症以花蕊石、红花、浙贝母、皂角刺为主药，寒瘀选加苏木、艾叶、乌药、吴茱萸，热瘀选加牡丹皮、赤芍、丹参，重在化瘀止痛。

4. 男女双调，提高受孕概率

《医学入门·求嗣》指出："求嗣之理非玄微，山无不草木，人无不生育，妇人要经调，男子要神足。"《普济方·胤嗣》则言明需察夫妇双方之病而治："夫有夫妇，则有父子。婚姻之后，必求嗣续。凡欲求子，当先察夫妇有无劳伤痼害之属，依方调治，使内外和平，则夫妇谐乐有子矣。"据临床观察，不孕症的原因有些是由于男方精液不液化、精子活力低下、精子畸形率高、死精症或无精症所致。因此，需根据具体情况进行辨证施治，如精液不液化多属于痰瘀互结，宗筋失于疏泄，治则为祛痰化瘀，疏泄肝脉，调畅宗筋。

为了提高种嗣的成功率，沈氏女科提出在排卵期用中药提升优势卵泡的排出及精子的活力，男女双方均可以使用。增加受孕概率、促孕及促精的中药有蛇床子、菟丝子、金樱子、肉苁蓉、黄柏、川楝子、泽兰、西红花等。

5. 人工授精，补肾固胎

人工授精指将精子通过非性交方式注入女性生殖道内，使其受孕的一种技术。目前人工授精的成功率仅有 15%～20%，而且费用相对较高，且人工授精早期自发流产率高，这可能与宫腔内授精越过了宫颈黏液对精子的自然选择有关。虽然在整个精液处理、冷冻及人工授精过程中均严格按照无菌操作，但采集到的精液本身并非绝对无菌。若注入精液时压力过高，速度过快，可引起子宫痉挛性收缩，表现为女方下腹疼痛不适，甚至引起出血和损伤，也可引起妇女对精子敏感性增加的危险。另外，人工授精是性交方式的改变，会对人产生一种心理影响，这也可能造成精神紧张与迫切要求妊娠的心理，从而对排卵活动的规律性造成一定影响。

中医学认为接受人工授精的孕妇因自身体质及人工授精过程的影响，中医辨证多属阴阳失调、气血不足、胞脉失养，治疗原则多以调肾阴阳、养血固胎为主。多选用沈氏女科"二仙汤"加减，常用药物有淫羊藿、补骨脂、知母、黄柏、生杜仲、桑寄生、川续断、白扁豆、黄芩等。

三、小结

沈氏女科认为不孕症虽然病因复杂多变，病证虚实寒热错杂，但临床辨证应当抓住重点，分期论治。沈氏女科在治疗不孕症过程中以"调经、止带、控制良性肿瘤"为主，在调治过程中时刻不忘调肾法则，注意调整肾之阴阳，使肾气充盛，阴阳平衡，氤氲气足，自然受孕。另外，男女同调也是沈氏女科诊治不孕症的一大特色，经过调治使男性精子与女性卵泡均达到最佳状态，增加受孕概率。笔者在临床中发现，经过中药综合调治的胎儿，往往先天肾气充足，体质改善明显，对优生优育有很好的借鉴作用。

参考文献

［1］罗颂平，谈勇. 中医妇科学［M］. 北京：人民卫生出版社，2002：258-259.

［2］Boivin J，Bunting L，Collins J A，et al. International estimates of infertility prevalence and treatment-seeking：Potential need and demand for infertility medical care［J］. Human Reproduction，2007，22（6）：1506-1512.

［3］沈劼，刘兴方，李正宏，等. 沈氏女科不孕不育诊治经验［M］. 武汉：湖北科学技术出版社，2016：5.

［4］沈绍功，沈依功. 上海沈氏女科全科临证方略［M］. 北京：中国中医药出版社，2012：19-20.

［5］谢幸，孔北华，段涛. 妇产科学［M］. 9版. 北京：人民卫生出版社，2018：364.

［6］连智华，刘大胜，韩学杰. 围绝经期骨痛症单元组合辨证分类法分期整体治疗策略［J］. 中华中医药杂志，2018，33（9）：3975-3978.

（本文发表于《中华中医药杂志》，2020 年，韩学杰、刘大胜、贾海骅）

沈绍功教授辨治多囊卵巢综合征的经验

【摘要】全国名老中医、中国中医科学院博士研究生导师沈绍功教授擅长治疗女科疾病，尤其对多囊卵巢综合征疗效良好。沈绍功教授认为多囊卵巢综合征以肾虚为本，以痰瘀互结、阻滞胞脉为标，治疗重在调肾阴阳和痰瘀同治，同时调肝贯穿始终，善用调肾阴阳方和温胆汤。

【关键词】多囊卵巢综合征；调肾阴阳；痰瘀同治；临床经验；沈绍功。

沈绍功，中国中医科学院教授，主任医师，博士研究生导师，第三批全国老中医药专家学术经验继承工作指导老师，系上海大场枸橘篱沈氏女科第 19 代传人。沈教授行医 50 余年，对多囊卵巢综合征有着独特的思路和诊疗方法。笔者随师学习，获益匪浅，现将沈教授的诊疗特色总结如下。

多囊卵巢综合征是妇科临床的一种常见内分泌紊乱疾病。在西医学中，其以持续性无排卵、高雄激素或胰岛素抵抗为特征，以月经稀发甚或闭经、不孕、多毛、肥胖伴双侧卵巢增大为主要临床表现。中医古籍中对本病未有专篇记载，有关本病的临床表现按闭经、月经不调、不孕等病辨证治疗。由于该病病因病机复杂，临床疗效欠佳，属于妇科疑难病证。

一、对病因病机的认识

1. 以肾虚为本

女性生理状态与机体一般的生理活动和一定的年龄范围内的生殖活动息息相关。前者是指脏腑能生化精、气、血、津液，用以维持人体生命之需求，并为肾－天癸－冲任－胞宫生殖轴的功能成熟与稳定提供足够的物质基础；后者是指女性周期性、规律性的子宫出血及妊娠、分娩与哺乳的生理特点。而保证此两者能够正常进行的莫过于肾的作用。

沈教授认为，肾主生殖，肾虚则无力摄精成孕，故多囊卵巢综合征以肾虚为本。若肾阴精不足，则精血化生乏源，可导致月经后期、月经稀发、闭经、不孕等；若肾阳不足，命门火衰，上不能温煦脾阳，下不能温养胞宫（胞脉胞络），失去对气血的温煦推动作用则致瘀血；同时，气化不利，津液运行失常，则痰浊化生。终至痰瘀互结，阻滞冲任胞脉，使排卵缺乏原动力，出现月经延期、量少或闭经等。肾虚是多囊卵巢综合征的根本所在，补肾是基本治则。

2. 以痰瘀互结为标

痰浊既是病因又是病理产物，其形成在于肺脾肾三焦水液代谢异常。沈教授认为，由于饮食结构的改变，以及生活节奏加快，竞争压力加重，气候环境恶化等因素，使痰浊致病率有明显的增加。"百病皆由痰作祟"，正如《杂病源流犀烛·痰饮源流》所云："而其为物则流动不测，故其为害，上至巅顶，下至涌泉，随气升降，周身内外皆到，五脏六腑俱有。"若痰浊流注冲任胞脉，则血海不能充盈，生殖之精难以化生，出现闭经、不育。另外，部分患有多囊卵巢综合征的女性体形丰满，有的甚至肥胖，也是导致痰浊内生的原因之一，正如《傅青主女科·种子篇》云："妇人素体肥胖，兼恣膏粱厚味，以致痰湿内生，流注冲任胞脉；或因体脂过盛，壅塞胞脉和胞宫而致不孕。"

瘀血是多囊卵巢综合征形成的另一重要因素。沈教授认为，情志内伤，气滞血停，是妇女形成瘀血内结证候的主要病因。清代名医陈修园在《妇科要旨·种子》篇中云："妇人无子，皆因经水不调，经水所以不调者，皆由内有七情之伤。""妇人以血为海，每多忧思愤怒，郁气居多；忧思过度则气结，气结则血亦结；愤怒过度则气逆，气逆则血亦逆；气血结逆于脏腑经络，经事是乎不调矣。"万全在《万氏女科》中云："忧愁思虑、恼怒怨恨、气郁血滞而经不行。"《临证指南医案》云："女子以肝为先天，阴性凝结，易于拂郁，郁则气滞血亦滞。"肝以血为体，以气为用，体阴而用阳，性喜条达恶抑郁。若肝气郁结，疏泄失常，则气有余而血不足，气滞则血滞，或肝郁久化火，湿热互结，阻滞气机，气血不和，冲任失调，导致月经失调、痤疮、不孕等。

痰病致瘀，瘀病生痰，互为病因，终致痰瘀互结，故朱丹溪有"痰夹瘀血，遂成窠囊"之说，卵巢呈多囊性改变并均匀性增大。痰瘀冲任阻滞，血海不能满溢则闭经、不孕。《灵枢·五音五味》曰："今妇人之生，有余于气，不足于血，以其数脱血也，冲任之脉，不荣口唇，故须不生焉。"多囊卵巢综合征患者痰瘀阻滞冲任，气血不能顺利下行血海，循经上行，故可出现胡须和多毛等症。

二、治疗特点

1. 重调肾之阴阳

肾亏是不孕的重要病因，故不孕症治当补肾。沈教授认为，单纯的肾阴肾阳亏虚较为少见，临床多以肾阴、肾阳皆有亏虚的肾中阴阳失调多见，故提出"补肾不如调肾""补肾重在调其阴阳"的观点，遵循张景岳"善补阳者，必于阴中求阳""善补阴者，必于阳中求阴"之要义，以"阴阳互求"作为调肾第一要义。

沈氏调肾法以杞菊地黄丸为主方，以枸杞子、菊花、生地黄、黄精、生杜仲、桑寄生6味药为主药。"阴中求阳"，故温阳药中应酌加女贞子、旱莲草、山茱萸等滋阴药，滋阴药中免用熟地黄、石斛等药，以防滋腻碍胃；"阳中求阴"，故滋阴药中应酌加淫羊藿、蛇床子、补骨脂、肉苁蓉、巴戟天等温阳药，免用温燥的附子、肉桂、仙茅、阳起石等药，以防伤阴耗液。通过调肾，使阳得阴生，阴得阳化，阴阳平衡，以维系女性的正常生理和生殖活动。

2. 不忘调肝

女子以肝为本。沈教授认为妇人病的治疗，调肝须贯彻始终。叶天士《临证指南医案·淋带门》云："女科病，多倍于男子，而胎产调经为主……女子以肝为先天。"此段话对女子的生理病理特点进行了高度概括。从生理特点来看，女性的经、带、胎、产均与"血"密不可分，如《灵枢·本神》云"肝藏血"，肝血充盈、藏血功能正常，其血方可下注血海，使冲脉盛满，血海充盈；从女子病理特点来看，女子多伤于情志，如《备急千金要方》云"女子嗜欲多于丈夫，感情倍于男子，加之慈爱恋憎，嫉妒忧恚，染着坚牢，情不自抑"，肝失舒畅，则可导致或加重气滞、血瘀和痰浊。正如《读医随笔》云："凡病之气结、血凝、痰饮……皆肝气之不得舒畅所致也。或肝虚而力不能舒，或肝郁而力不得舒，日久遂气停血滞，水邪泛滥。"沈教授诊治女子疾病，重视情志之伤，故以肝为重点，重视调肝之法，疏肝常用炒橘核、香附等，柔肝常用当归、白芍等。

3. 痰瘀同治

沈教授治疗多囊卵巢综合征痰瘀互结证，以祛痰为主，以化瘀为辅，使痰瘀分消。祛痰以温胆汤为主方，抓住口黏、胸满、纳呆、心悸、苔腻、脉滑等临床应用指征。沈教授强调："但见苔腻一症便是，其余不必悉具。"温胆汤以竹茹为君药，清化痰热。化痰必须行气，气行痰自化，故用枳壳。脾为生痰之源，茯苓健脾，陈皮和胃，亦为主药。至于方中的半夏之燥、甘草之甜、生姜之温、大枣之腻，均于痰浊特别是对痰热不利，故均不用。故沈教授将温胆汤方改为竹茹10g，枳壳10g，茯苓10g，陈皮10g。痰浊黏滞，蒙蔽清窍，故常配合石菖蒲、郁金，以透窍开郁。沈教授化瘀以桂枝汤合逐瘀汤为主方，并非一味活血化瘀，常配以温通、和血之药，常用药物为桂枝、赤芍、桃仁、红花、地龙、当归、苏木、生山楂、制大黄等。值得一提的是，沈教授认为治实邪必须"给邪以出路"，通过汗、吐、粪、尿等方式均能祛邪外出，但以利小便或通大便最为安全有效，故常配伍车前草通利小便、决明子润肠通便。

4. 意疗

《校注妇人良方》云："……郁怒倍于男子。"从女性本身的情志特点来看，女子多较为敏感，多疑多虑，忧郁恼怒，情绪不稳等，所以女性易被情志所伤而致各种疾病。沈教授认为，多囊卵巢综合征患者多因生育问题，表现为对自己的病情过分忧虑担心、多疑、信心不足、急躁易怒，对医护人员缺乏信任等，因而心理治疗在妇科疾病中占有很重要的地位。沈教授根据妇科患者特有心理特点，对患者采取相应的疏导与宣教治疗，使患者放下思想包袱，心情舒畅地配合治疗。如对于情志抑郁的患者，深入与其谈心，找到其抑郁的原因，采取针对性的疏导，从而到达疏肝解郁的目的；对于自己的疾病表现得过于担心的患者，对其进行适当的宣教，使之正确认识疾病，消除不必要的顾虑和担心。

5. 饮食宜忌

沈教授特别重视"饮食致病"，嘱咐患者饮食宜忌已经成为治疗的重要补充。沈教授认为，多囊卵巢综合征患者不宜食用两类食物：①甜食，甜（甘）属脾属土，过食甜食则土盛乘水，导致肾虚，加重内分泌紊乱，尤其不适宜体胖妇女食用。②冷饮，易导致寒湿内生，加重痰瘀互结。适宜食品为大豆和黑豆，其营养价值很高，含丰富的优质蛋白和微量元素，可预防骨质疏松，以及促进胆固醇排泄。更为重要的是，大豆和黑豆含有天然雌激素，可提高体内雌激素水平，对多囊卵巢综合征有一定的治疗作用。

三、病案举隅

患者，女，30岁，2008年12月18日初诊。

患者婚后3年未孕，停经6个月，形体略胖，情绪抑郁，乳胀，腰痛，白带可，纳呆，二便调，舌暗红、苔白腻，脉细滑，尿妊娠试验阴性，初经15岁，血激素：LH/FSH > 3，E_2 低于正常参考值，T、PRL均高，B超示卵巢多囊性改变。西医诊断：多囊卵巢综合征，原发不孕。中医诊断：不孕（痰瘀互结，胞脉闭塞）。治拟祛痰化瘀，疏肝调经。

温胆汤加减：竹茹10g，枳壳10g，茯苓10g，陈皮10g，石菖蒲10g，郁金10g，鸡血藤10g，伸筋草10g，蛇床子10g，川续断10g，泽兰10g，桂枝10g，赤芍10g，地龙10g，红花10g，苏木10g，生山楂20g，车前草30g。7剂，每日1剂，水煎服，嘱调畅情志。

2008年12月25日二诊：月经仍未至，余症减轻，舌质暗红、苔白，脉细弦。上方加炒橘核30g，香附10g，桃仁10g，以增强疏肝理气、活血化瘀之力，前后共服用21剂。

2009年1月15日三诊：2009年1月14日月经至，量可，色暗，有血块，腰酸，小腹稍痛，舌质略暗较胖，苔薄白，脉沉细，尺部弱。中医辨证：肾中阴阳失调。治拟调肾阴阳。沈氏调肾阴阳方加减：枸杞子 10g，野菊花 10g，生地黄 10g，黄精 10g，山茱萸 10g，生杜仲 10g，桑寄生 10g，蛇床子 10g，菟丝子 10g，川续断 10g，泽兰 10g，鸡血藤 10g，伸筋草 10g，老鹳草 10g，当归 10g，赤芍 10g。前后守方加减服用 60 剂，月经准期来潮，量增多。

2009 年 3 月，月经后期 10 天未行，尿妊娠试验阳性。

按：患者初诊时形体略胖，情绪抑郁，乳胀，腰痛，白带可，纳呆，二便调，舌暗红、苔白腻，脉细滑。形体丰盛、纳呆、苔白腻为痰浊内阻之象，情绪抑郁、乳胀、舌暗为气滞血瘀之象，结合闭经不孕，故辨证为痰瘀互结，胞脉闭塞，方用温胆汤加减。竹茹、枳壳、茯苓、陈皮四药理气祛痰；石菖蒲、郁金透窍开郁，西医学证明其有调节大脑皮层的作用；蛇床子、川续断、泽兰同用，调整内分泌功能，此三药是沈教授的经验用药；鸡血藤活血调经，伸筋草引经报使，二药是沈教授治疗卵巢疾病的经验药对；时值严冬，"血得寒则凝，得温则行"，故用桂枝温经通络，配合赤芍、地龙、红花、苏木、生山楂活血化瘀，疏通胞络。二诊增炒橘核、香附、桃仁，加大行气活血之力；车前草利尿泄浊，给痰瘀之邪以出路。三诊月经至，伴腰酸，舌质略暗较胖，苔薄白，脉沉细，尺部弱，一派肾虚征象，调肾阴阳方主之。枸杞子、野菊花、生地黄、黄精、山茱萸滋补肾阴；生杜仲、桑寄生、蛇床子、菟丝子、川续断等温润之药温补肾阳；避免使用温燥之药，以防伤及阴精；川续断、老鹳草为补肾强腰之要药，共奏阴中求阳、阳中求阴之效。

参考文献

[1] 沈绍功. 沈绍功中医方略论 [M]. 北京：科学出版社，2004：335-338.

[2] 韩学杰，李成卫. 沈绍功验案精选 [M]. 北京：学苑出版社，2006：212-214.

（本文发表于《中华中医药杂志》，2011 年，张治国、沈宁、沈绍功等）

沈氏女科宫颈癌的中医治疗策略

【摘要】沈绍功教授通过脉证合参，以舌诊为要，用药扶正祛邪，以胃气为本，对证加减治疗宫颈癌，使许多重症患者，尤其是不能手术、放化疗者，能够延长生存期，稳定病情，减少痛苦，使轻症患者不用放化疗而带癌生存多年。

【关键词】治疗；策略；宫颈癌。

宫颈癌是最常见的妇科恶性肿瘤之一。宫颈癌分原位癌和浸润癌两种。其中原位癌高发年龄为 30 ～ 35 岁，浸润癌高发年龄为 45 ～ 55 岁。根据大样本流行病学统计，近年来其发病有年轻化的趋势。近十几年因宫颈细胞学筛查的普遍应用，以及女性患者重视健康体检，使宫颈癌和癌前病变得以早期发现和治疗，宫颈癌的发病率和死亡率已有明显下降。宫颈癌的病因病机及诊断明确，西医治疗宫颈癌，手术、化疗、放疗为其常规治法，但对人体损伤都比较大，且效果不尽如人意，尤其是中晚期宫颈癌患者，往往因体质虚弱不能接受而丧失生命，使西医治疗宫颈癌走入困境。

中国中医科学院著名中医专家、上海沈氏女科第 19 代传人、国家中医药管理局中医流派沈氏女科流派传承人沈绍功教授，1976 年担任中国中医科学院附属广安门医院肿瘤科肿瘤课题组长，开始治疗肿瘤患者，经多年长期大量实践经验，大胆提出了治疗肿瘤的新思路、新方法。笔者从 2005 年开始跟从沈教授、韩老师在中国中医科学院门诊部出门诊，2009 年 10 月正式拜入沈绍功教授门下，成为上海沈氏女科第 20 代传人，2013 年 5 月成为国家中医药管理局中医流派沈氏女科流派传承人。老师言传身教，使我在治疗肿瘤方面受益匪浅。现将沈教授对宫颈癌的治疗经验介绍如下。

宫颈癌属中医学癥瘕、带下、漏证等范畴。中医学认为宫颈癌的发病由脾湿、肝郁、肾虚等脏腑功能亏损，致冲任失调，督带失约而成。《黄帝内经》中提到任脉为病，男子内结七疝，女子带下瘕聚。沈绍功教授在家传医学的基础上结合西医学，治疗肿瘤效果突出，尤其是对妇科肿瘤的治疗，有其独到之处。他认为中医治疗宫颈癌一定要保持整体观念的特色，不仅抗癌消瘤，更要着重于阴阳、气血、脏腑、经络、心身的整体调治，尤其重视疏肝解郁法，以达到增强机体免疫功能、提高自身抗癌能力、防止肿瘤复发转移、减轻病痛及提高生存质量、延长生命之目的。沈绍功教授还提出治疗本病当以"胃气为本"，以保护胃气为先，通过振奋食纳而扶正，从而调肾阴阳。现将沈教授具体诊治宫颈癌的思路阐述如下。

一、诊断舌诊一锤定音，脉诊配合

沈教授强调中医辨证论治的整体和综合优势，遣方用药以证为准，辨证辨病以舌诊为要。舌诊可帮助判断宫颈癌患者脏腑气血盛衰，分辨病邪性质，了解病位深浅，掌握病变范围，辨寒热、痰湿、瘀血，分析肿瘤病机所在，判断正邪消长及病势的进退。沈教授在临床诊断治疗宫颈癌均以舌诊为准，舌质多反映五脏精气的盛衰，舌苔多反映病邪的性质及病位的深浅。

1. 舌诊

（1）舌体　舌体先观其色。淡红色病情轻浅，多见于肿瘤早期或病情稳定；淡白色属气虚阳虚，多见于术后或肿瘤晚期；红色属阴虚或实火，可见于应用放疗后；绛色为热入营血；紫色为寒盛或瘀血；紫斑为瘀血阻络，病情危重、凶险，预示转移。其次观舌体胖瘦。舌胖有齿痕或裙边舌，属脾肾阳虚，气化失常，多见于化疗后；舌体瘦小属阴虚、阴血不足及气血两虚，见于中晚期肿瘤患者，晚期多见。

（2）舌苔　舌苔先观其色。黄苔属热属实；白苔属寒属虚；舌苔黄灰黑相间，舌苔粗糙干裂，舌质红或紫暗，说明邪热内盛，癌毒发展迅速，患者出现尿黄便秘，口燥咽干；黑苔质干为阴虚燥热，黑苔滋润为阳虚，焦黑干燥苔多见于放疗后，热极津伤津枯，患者多表现为口干咽燥，不欲饮食，便干尿黄，重者患者甚至出现喜冷饮，饮冷后腹胀、腹痛、便溏。

观舌苔厚薄。苔厚属实，为痰湿或食阻，或见于宫颈癌患者术后或放化疗后，患者易出现倦怠、纳差、便秘、尿黄等征象；苔薄为表证或虚证，为气血阴阳虚损，多见于宫颈癌晚期或病情稳定期。初次化疗患者多舌苔厚腻或黄厚腻，为热毒炽盛损伤；多次化疗患者舌质红、无苔，为阴虚，因化疗伤及阴液。

观舌苔润燥。润者属正常，表示阴精未伤，燥者为伤阴亏津，多见于放化疗热毒伤及人体气血津液。

观察舌苔剥脱有特殊意义。舌苔是脾胃功能的具体表现，根据舌苔的剥脱情况可以推测胃气、胃阴的存亡，以及疾病的预后。肿瘤患者可以导致胃气、胃阴不足，或气血两虚，二者最易引起舌苔剥脱。阴虚舌红苔剥脱最为常见。舌质淡或轻度紫暗伴苔剥脱，多为宫颈癌引起的血虚或气血两虚；舌苔花剥伴厚腻苔，说明痰浊邪气重的同时正气不足，病情危重。镜面舌最为严重，多见于宫颈癌晚期，胃阴竭，胃气大伤，属于危候。

2. 脉诊　脉弦滑数为气血瘀滞、痰热炽盛或癌痛，为病情发展之象；脉细弱属气血两亏、脏腑虚损；体虚脉盛为热毒炽盛，体虚脉弱为正气不足。

二、治疗以胃气为本，重视肝、脾、肾

"胃气为本"语出《素问·平人气象论》，《灵枢·五味》亦云"五脏六腑皆禀气于胃"。胃气代表人体的消化吸收功能，是人体抗病能力的标志。临床上"有胃气则生，无胃气则死"，是治疗宫颈癌患者成败的关键。

在临床治疗宫颈癌，首先要注意胃气，把开胃纳谷放在首位。纳呆影响消化吸收，导致患者抗病能力降低，药效降低。苔腻纳呆属湿阻中焦，治宜芳香开窍，投沈教授温胆汤合保和丸化裁，常用竹茹、茯苓、陈皮、枳壳、石菖蒲、郁金、莱菔子、焦三仙、生鸡内金、蒲公英、白花蛇舌草；苔薄纳呆属脾不健运，治宜健脾开胃，投香砂六君子、养胃汤化裁，常用党参、白术、茯苓、陈皮、木香、砂仁、芦根、生杜仲、白扁豆、生山楂等。经芳香开胃或健脾开胃后，患者食欲大增，消化吸收功能恢复，药物吸收完全，然后再辨证论治，治疗效果大增。故治肿瘤要注重"胃气为本"，这是治疗肿瘤取效之关键。

脾属脏，胃属腑，脾升胃降，脾运胃纳，脾燥胃润，升降纳运，喜燥喜润，对立统一，共同协调完成人体的正常生理功能，使人体保持健康，而脾胃虚弱是贯穿肿瘤疾病整个过程的一个重要因素。

女子以肝为本，沈教授认为宫颈癌的治疗，调肝疏肝同样要贯穿始终。叶天士《临证指南医案

淋带门》认为女科病多倍于男子，而胎产调经为主……女子以肝为先天，从女子病理特点来看，女子多伤于情志，而致气机郁滞。情志抑郁、气机郁滞最易伤肝，肝气郁，诸证起，所以治疗宫颈癌要调肝治郁，重视调肝。

肾除了包括解剖学上形体的肾之外，更重要的是一个复杂的功能单位，其功能远远超过了西医学肾的功能，不仅与某些神经、内分泌系统有关系，还具有西医学难以解释的许多功能，如提升中枢神经系统的兴奋和抑制过程，加强循环动力，提高人体生理功能，促进某些内分泌腺的活动，兴奋和加强人体防御系统，促进机体组织细胞的新生等。

中医学认为肾为先天之本，是人体各脏腑的调节中心，各脏腑病久伤肾。五脏六腑之阴由肾阴供给，五脏六腑之阳由肾阳温养。因此，在宫颈癌病情稳定后，临床治疗应以调肾为主。

三、掌握辨证论治，治法活而不拘

沈教授临证活而不拘，遣方用药合于治法，辨证抓住要害，诊断以舌诊为要，治法随证而变，方证对应，配伍巧妙。

宫颈癌须适当服用具有抗癌作用的药物。具有抗癌作用的药物多为驱邪之品，须驱邪不伤正气，攻毒中病即止，尽量选用抗癌解毒不伤正气之药，配合扶正不敛邪之品。

1. 宫颈癌常用药物

黄柏、苍术、芡实、三棱、莪术、墓头回、柴胡、香附、白花蛇舌草、蒲公英、丹参、生薏苡仁、全瓜蒌、莱菔子、白扁豆、仙鹤草、灵芝、浙贝母、夏枯草、当归、白芍。

黄柏、苍术、芡实清热燥湿止带；三棱、莪术行气破瘀，消积止痛；墓头回为止崩漏带下要药；柴胡、香附疏肝理气；白花蛇舌草、蒲公英、薏苡仁渗湿解毒，引毒邪从小便出；全瓜蒌、莱菔子祛痰通腑，导毒邪痰浊从大便出；丹参养血活血，功同四物；白扁豆、仙鹤草、灵芝益气扶正而驱邪；浙贝母、夏枯草清热解毒，化痰消积；当归、白芍养血和血。诸药合用，同治痰瘀，渗湿解毒，给邪以出路，活血益气而不伤正气，现代药理研究证实，上述诸药均有广谱抗肿瘤作用。

2. 分型临证应用

（1）肝郁气滞　患者胸胁胀满不适或胁肋胀痛，情绪改变，月经不调，苔薄腻，脉弦，治宜疏肝理气，以四逆散为主方。

（2）气郁化火　患者出现胁肋胀痛，烦躁易怒，口干口苦，目红头痛，舌红苔黄，脉弦数，治宜清肝解郁，方宜丹栀逍遥散为主方。

（3）痰浊阻滞　见于宫颈癌各期，"但见苔腻一症便是，不必悉具"，患者头重胸闷，口黏纳呆，倦怠乏力，苔腻或黄厚腻，脉滑。基本方为沈教授温胆汤加减：竹茹、茯苓、陈皮、枳壳、石菖蒲、郁金。

（4）瘀毒蕴结　宫颈癌重症或病久，身体或肿瘤部位刺痛，下腹痛牵扯后背部、腰骶部、肌肤甲错，舌质紫暗，舌有瘀点或瘀斑，舌下络脉紫粗曲张，脉涩弦紧，治以血府逐瘀汤加减。

（5）肾阴不足　见于放化疗后，或晚期患者，腰膝酸软乏力，五心烦热，苔薄不腻，脉沉细。用沈教授调肾阴阳方加减：枸杞子、野菊花、生地黄、黄精、生杜仲、桑寄生等。

（6）脾气亏虚　宫颈癌患者常见纳差便溏，神疲乏力，舌淡苔白，脉缓无力，治以香砂六君子汤加减。

（7）津液亏虚　多见于化疗或放疗后，或疾病晚期，患者便秘口渴，舌质干红，脉细，治以增液汤加减。

3. 对证加减

（1）化痰软坚　化痰软坚以软化肿核，消除肿块，泻火泄热，消除病因。痰既是病理产物，又是致病因素，且病证变化多端，所以治疗时不能孤立地从一个症状来诊断，而应将所有的症状联合起来，分清痰的性质、部位和疾病的主次，或消其痰，或利其气，或泄其热，随证加减，灵活应用。

常用药物：夏枯草、海藻、昆布、浙贝母、山慈菇、瓜蒌、桔梗。

（2）滋阴补肾　滋阴补肾不仅能消除或改善阴虚证候，同时对中晚期宫颈癌患者出现肾阴亏损和肺肾阴虚等症有改善作用，实验报道可提高机体的免疫功能，延长机体存活时间。

常用药物：枸杞子、生地黄、黄精、龟甲、鳖甲、制首乌、菟丝子、桑寄生、百合。

（3）健脾化湿　健脾化湿能祛除脾胃湿浊，健运脾胃，增进食欲，促进胃肠道的消化吸收，增强机体吞噬细胞的吞噬能力，提高机体免疫功能。

常用药物：白术、茯苓、陈皮、白蔻仁、砂仁、木香、生薏苡仁、土茯苓、白扁豆、藿香、佩兰。

（4）消肿止痛　虚中夹实之证，攻下则正气不足，补之则邪气益盛，故采用渐消缓散之法，使宫颈癌肿渐消缓散。消肿止痛法一般用活血化瘀、理气行滞、软坚散结、燥湿化痰等药物。因肿和痛往往是由于气滞、血瘀、痰凝等几种因素交织在一起逐渐形成，通过理气、调畅气机，气机阻滞得以畅通，瘀血消散，使肿消痛止。

常用药物：当归、桃仁、红花、三棱、莪术、延胡索、五灵脂、木香、炮山甲、山慈菇、石见穿。

（5）活血化瘀　活血化瘀药具有通行血脉、促进血行、消散瘀血、改善血液循环、抑制宫颈癌的生长以及消除肿块等作用。

常用药物：当归、赤芍、川芎、丹参、桃仁、红花、郁金、三七、延胡索、炮山甲、三棱、莪术、泽兰、水蛭、刘寄奴、石见穿。

（6）清热解毒　清热解毒能控制宫颈癌周围炎症和其他感染，提高机体免疫功能，祛邪扶正。

常用药物：白花蛇舌草、蒲公英、金银花、连翘、鱼腥草、大青叶、黄芩、黄柏、黄连、苦参。

4. 特色用药

沈教授家传加味犀黄丸用于治疗宫颈癌各期效果显著。加味犀黄丸组成：麝香、牛黄、西洋参、三七粉、海马粉、黄芪、当归、杜仲、桑寄生、茯苓、生薏苡仁、仙鹤草、丹参、炒白术、白花蛇舌草、黄柏等药物，共研细末，装 10 号胶囊，每次 3～5 粒，日 3 次，口服。宫颈癌放疗时，由于易损伤机体组织、血管、黏膜、淋巴管等，造成盆腔的急性炎症、狭窄、粘连、溃疡等，临床多表现为热毒伤津、肾阴不足的症状，故治疗应以养阴清热为主。由于机体要对破坏的组织进行修复，所以微循环的重建非常重要，故方中加入丹参、赤芍、鸡血藤等活血药物，对于改善症状有很好的作用。

5. 保护胃气

胃气代表人体消化吸收功能，有胃气则生，无胃气则死，故保护胃气是治疗肿瘤的首要任务。胃纳开，可修复放化疗对脾胃运化功能的损伤，可解除由于患者情绪波动、肝气郁结对脾胃的损伤，增强消化吸收，可提高患者抗病能力，鼓舞战胜疾病之信心。待胃纳可、苔薄不腻或基本苔薄纳可，可用沈教授调肾阴阳方加减。沈教授认为，补虚之法，健脾不如补肾，补肾不如调肾。调肾可调肾之阴阳，补肾固元；恢复正气，提高机体免疫力，使患者精神健旺，生活质量提高，同时亦增强抗病之信心。

6.扶正与祛邪的把握

中医扶正补益之法对增强网状内皮系统的功能，提高机体的免疫力，维持体内免疫功能的相对稳定有一定作用，尤其是在提高非特异性免疫力方面。

掌握整体与局部的对立统一的辩证关系，是治疗宫颈癌不可忽视的重要环节。整体状况好者，当侧重于局部肿块的攻伐；晚期宫颈癌患者病情恶化，全身衰竭时，侧重于整体功能的维护，调整脾胃，补养气血，增强患者抗病能力，延长生命。

7.治疗疗程

一般根据病情的轻重决定治疗的疗程。病情轻浅者，服用中药汤剂 1 年后，改为 2 日 1 剂，晚上服用；病情重者，根据患者情况，可坚持服用汤剂 1 年半～ 2 年，然后减量；患者病情稳定，服药 2 年以上，将有效的方剂 5 倍药量，共研细末，装胶囊服用，以防止复发，或服用杞菊地黄丸亦可。

四、重视宜忌、心理疏导

1.饮食宜忌

饮食忌口亦非常重要，忌食鱼虾、羊肉、甲鱼、狗肉、香菜、香椿、茴香、韭菜，多食蘑菇、银耳、木耳、菜花、卷心菜、胡萝卜等。

2.情志调理

人的思想情志等心理活动与机体的生理、病理密切相关，对疾病的发展预后有重大影响。女子以肝为本，所以治疗宫颈癌要重视疏肝调肝之法。宫颈癌患者大多消极悲观、忧愁抑郁，甚至丧失治疗的信心、生活的勇气。医生不仅要治疗其疾病，还要从心理上疏导患者，多方鼓励，增强其意志，树立起信心，主动配合医生的治疗，调动机体积极因素，从而提高治疗效果。心理的疏导往往在临床治疗过程中能起到事半功倍的效果。病情稳定后，治疗的重心由抗癌消瘤转移到防止肿瘤的复发。

沈教授通过上述方法治疗，使许多重症患者，尤其是不能手术、放化疗者，能够延长生存期，病情稳定，减少痛苦，使轻症患者不用放化疗而带癌生存多年。

五、病案举例

王某，女，23 岁，2009 年 6 月 10 日初诊。

患者因下腹坠胀不适，阴道不规则出血半年，在省某医院确诊为宫颈癌，手术切除病灶后进行首次化疗，化疗结束后前来就诊。刻下：患者神疲乏力，经期紊乱，月经量少，白带色黄有味，经行腹痛，纳差，大便稍干。舌质紫，苔薄黄腻，舌下络脉粗紫，脉细滑涩。

辨证：痰阻中焦故纳谷不香；湿热困于胞脉则白带多有味；经行腹痛，舌质紫暗，舌下络脉粗紫属血瘀；化疗、手术伤及元气及脾胃，故神疲乏力。病位在胞脉，证属痰瘀互结，湿热下注。

诊断：中医诊断为癥瘕（痰瘀互结，湿热下注），西医诊断为宫颈癌（术后）。

治法：化痰祛瘀，清利湿热。

方药：沈氏温胆汤化裁。竹茹 10g，茯苓 10g，陈皮 10g，枳壳 10g，石菖蒲 10g，郁金 10g，白花蛇舌草 30g，蒲公英 10g，白扁豆 10g，焦三仙各 30g，生鸡内金 30g，丹参 30g，浙贝母粉 5g，野菊花 15g，灵芝 10g，赤芍 10g，牡丹皮 10g，知母 10g，黄柏 10g。上方每日 1 剂，水煎分 2 次服。

第三煎加花椒 10 粒，煎好药液，每晚坐浴 30 分钟，经期停用。

二诊：患者服上方 20 剂后，腹痛轻，纳可，白带正常，苔薄白，舌质暗红，脉沉细，口干不欲饮。此为阴虚之象，瘀血仍存，用沈氏调肾阴阳方化裁。枸杞子 10g，野菊花 10g，生地黄 10g，黄精 10g，生杜仲 10g，桑寄生 10g，菟丝子 10g，泽兰 10g，续断 10g，白花蛇舌草 30g，白扁豆 10g，仙鹤草 10g，川牛膝 10g，浙贝母 10g，山慈菇 10g，薏苡仁 20g，灵芝 10g，鸡血藤 15g，伸筋草 10g，芦根 15g。上方每日 1 剂，水煎分 2 次服。

三诊：上方加减治疗半年，湿滞加藿香、佩兰、白豆蔻，脾虚加党参、白术、山药，肝郁加柴胡、川楝子、香附，血瘀加丹参、桃仁、红花、三棱、莪术，血虚加当归、赤芍。患者复查未见局部复发和全身转移迹象，肿瘤四项检查为阴性，省某医院原准备化疗 8 次，放疗 20 次，因复查情况良好，故提前结束化疗，不再进行放疗。予患者沈氏调肾阴阳方加减调治 1 年，改为 1 剂服 2 天。随诊至今，2015 年 4 月 22 日患者复查，未见异常变化。

参考文献

［1］韩学杰，李成卫. 沈绍功验案精选［M］. 北京：学苑出版社，2006.
［2］沈绍功. 沈绍功中医方略论［M］. 北京：科学出版社，2004.

（本文发表于《四川中医》，2015 年，崔叶敏、郑艳芬、崔梁瑜等）

沈绍功治疗恶性肿瘤经验拾萃

【摘要】沈绍功教授为中国中医科学院主任医师，博士研究生导师，全国老中医药专家学术经验继承工作指导老师，享受国务院政府特殊津贴。沈教授临证50余载，在治疗恶性肿瘤时，提出应当先开胃口，后调阴阳，充分发挥中医辨证论治的整体和综合优势，重视扶助正气。治疗过程中注意辨病与辨证相结合，同时注意病机证类相一致，在临床中收效甚佳。

【关键词】恶性肿瘤；中医药；临床经验；沈绍功。

沈绍功教授在50余年的临床实践中提出：癌症难治并非不治，应当先开胃口，后调阴阳。治疗恶性肿瘤时，不能仅关注癌瘤本身，要充分发挥中医辨证论治的整体和综合优势，重视扶助机体正气。治疗过程中注意病证结合，遣方用药以证为准，辨病用药提高疗效，且需要与病机证类相一致。现将具体治法及思路总结如下。

一、首先开胃，化生气血

恶性肿瘤患者在中晚期，多因正气日虚，脾胃运化不足，出现舌苔厚腻、胃纳不佳。《素问·平人气象论》曰："胃气为本。"《灵枢·五味》曰："五脏六腑皆禀气于胃。"从病理因素而言，"有胃气则生，无胃气则死"，所以恶性肿瘤的治疗当以开胃纳谷为首要。开胃之法有以下三种。

第一，芳香开胃。舌腻纳呆、脘腹胀满属于湿阻中焦，宜芳香开胃，投《三因极一病证方论》温胆汤及《丹溪心法》保和丸化裁。痰瘀互结者加丹参以痰瘀同治；痰阻气伤者加黄芪以益气祛痰、扶正脱毒。

沈绍功临床注重舌苔，"但见苔腻一症便是，不必悉具"。化苔又提出序贯五步法：第一步加生薏苡仁、车前草、白花蛇舌草清热利尿，全瓜蒌、白菊花、当归等润肠通便，分利二便，给痰以出路；如腻苔不退，第二步以"三竹"换用，竹茹清化，便干热盛者用天竺黄，痰多咳促者用竹沥水；仍不奏效加茵陈、泽泻增强利湿祛痰之力，此为第三步；继而加入软坚散结之海藻、昆布，是为第四步；苔腻依然不退，投以"三石汤"（生龙骨、生牡蛎、海蛤壳），祛顽痰的同时又镇静安神，此为第五步。此五步之法，多可祛痰化苔，胃口得开。

第二，健脾开胃。苔薄而不腻，纳谷不香者多为脾不健运，临床宜健脾开胃，以香砂六君子化裁。以党参、炒白术、茯苓、陈皮、木香、砂仁、生鸡内金、焦三仙等为主药，使脾气健运，胃纳易开。

第三，养阴开胃。无苔或少苔者，此为胃阴不足之证，治宜养阴开胃。以乌梅、芦根、茯苓、生山楂、黄精、生鸡内金、蒲公英、木香为主药，以滋养胃阴。

二、顾护正气，调肾阴阳

沈教授强调在治疗恶性肿瘤的过程中要时刻牢记"处处顾正"的原则。恶性肿瘤复发转移的一个重要原因便是只顾抗癌而疏忽保养机体，很多患者并非死于癌瘤本身，而是亡于机体的衰弱，所以顾护正气对治疗恶性肿瘤非常重要。

顾正又有护"二本"之说，即健脾与调肾。健脾者，补益气血，以顾后天之本，补中益气汤最为适宜，可以采用西洋参和生黄芪。同时也要注意气血的互补关系，采用生黄芪、当归组成的"当归补血汤"比较适宜。同时沈教授认为，补虚之法，"健脾不如补肾，补肾不如调肾"。直接健脾，一是可因药性温热，火性炎上而致口干咽燥，甚至鼻衄烦躁；二是味腻易致胃纳受碍，常服影响食欲。调肾者在调整肾之阴阳、水火，以固先天之本，进而蒸化脾土，以助五脏六腑之充养。补肾之法还要注意阴阳同治，遵张景岳善补阳者，必于阴中求阳，善补阴者，必于阳中求阴之训，以杞菊地黄汤为主，用枸杞子、野菊花、生地黄、黄精四味药组合滋肾阴以"阴中求阳"，同时佐以温润的生杜仲、桑寄生、蛇床子、菟丝子等以"阳中求阴"。"处处顾正"不是说只顾正而不顾癌灶，而是在选取抗癌药时注意避开一些苦寒伤胃之品，可选用蒲公英、连翘、白花蛇舌草、生薏苡仁、全瓜蒌、鱼腥草、仙鹤草及少量的苦参、山慈菇等既能抗癌又可护胃的药物。"处处顾正"体现了中医治未病中"既病防变"的思想，通过增强机体的免疫抗病能力，以求提高抗癌的能力。

三、汤半丸缓，防止复发

恶性肿瘤虽可以暂时抑制，但因其易受情绪、饮食、劳累等多因素的影响，复发率较高。虽然治疗上需要中病即止，但应当建议恶性肿瘤患者在情绪稳定后，酌情减少药量，汤剂可由每日1剂减少为两日1剂，同时建议患者长期服用丸药，巩固疗效，防止复发。一般患者可以长期服用加味保和丸及杞菊地黄胶囊，重症患者可以重新组成胶囊方，如加味西黄丸（贵重药如麝香、牛黄、西洋参、三七粉、羚羊角粉、海马粉、熊胆、冬虫夏草、灵芝；一般药如生黄芪、当归、生杜仲、桑寄生、茯苓、生薏苡仁、仙鹤草、山药、丹参、焦三仙、生鸡内金、炙乳香、炙没药、炒白术、白花蛇舌草；酌加药如各病种的首选中药）。贵重药单独研末，一般药和酌加药共研细末，同贵重药粉和匀，装入1号胶囊（每粒0.3g），每天3次，每次10粒。加味西黄丸不仅可以顾护正气，还可以开胃健脾，化瘀消瘤，长期服用可有效抑制肿瘤的复发及转移。

四、意疗配合，综合调理

沈教授认为，精神情志因素也是恶性肿瘤患者病情急剧恶化的因素之一。很多患者及家属一旦得知是癌瘤，精神轰然倒塌，丧失求生欲望，不积极治疗，导致病情急速恶化。意疗主要有两个方面：一是在患者不知道病情的情况下尽可能保密，使患者保留较强的求生欲望；二是充分鼓励患者，减轻患者的思想压力，正确开导，耐心解释，使患者充满信心，在愉快轻松的氛围中逐渐康复。

在意疗的基础上还可以采用食疗、体疗及针灸等康复保健疗法，以提高机体免疫力，缓解疼痛，减轻患者放化疗的毒副反应。

五、注意饮食，忌食发物

沈绍功教授提出，恶性肿瘤除需要患者配合治疗外，还要控制饮食，特别是辛热的发物，容易使肿瘤加速生长，对病情不利。具体饮食应当忌服羊肉、鱼虾、甲鱼、香菜、香椿、茴香、韭菜等，宜服猪肉、鸡肉、鸭肉、牛肉、菜花、圆白菜、蘑菇、木耳等。

（本文发表于《中国中医基础医学杂志》，2015 年，刘大胜、王凤、信富荣等）

沈绍功辨治乳腺增生病经验

【摘要】本文主要介绍沈绍功教授治疗乳腺增生病的经验。沈绍功教授提出乳腺增生病以肾虚为本，以肝郁气滞、痰瘀互结为标，治疗重在调肾温通、柔肝和痰瘀同治，同时散结贯穿始终。常用调肾阴阳方、二仙汤、逍遥散、温胆汤。

【关键词】乳腺增生病；临床经验；沈绍功。

乳腺增生病是妇女最常见的非炎性、非肿瘤的良性增生性疾病。临床表现主要为双侧乳房胀痛和乳房肿块，常伴有月经失调及情绪改变。组织学表现为乳腺组织结构在形态和数量上出现异常改变，故而也有学者从组织学观点出发，称此病为乳腺结构不良。本病属中医学"乳癖"范畴。近些年来，随着生活水平的提高和社会环境的改变，乳腺增生的发病率呈逐年上升趋势，发病年龄也越来越低龄化。沈绍功教授认为本病以肾虚为本，以肝郁气滞、痰瘀互结为标，提出重在调肾温通、柔肝和痰瘀同治，同时散结贯穿始终，治疗常用调肾阴阳方、二仙汤、逍遥散、温胆汤。

一、对病因病机的认识

1. 肾虚为本

肾与冲任并行，冲任二脉起于胞宫，冲任二脉隶属于肾，其气血上行为乳，下行为经。《外证医案汇编》曰："乳中结核，虽云肝病，其本在肾。"论述了肾对乳癖发病的影响。若肾虚则冲任失调，气血瘀滞于乳房、胞宫，致乳房疼痛而结块。

沈教授认为女性增生性疾病包括乳腺增生、子宫肌瘤、卵巢囊肿，由于内分泌紊乱所引起的激素紊乱导致的良性肿瘤，在中医均属于肾虚。沈教授认为"肾气为天癸之本"，肾脏属下焦，为水火之宅，是人体生命活动的原动力，肾气充则主宰有力。脏腑的生理功能全赖肾气的蒸化。肾脏衰弱则寒凝，阻于乳络则生乳癖肿痛。肾虚是乳腺增生的根本原因，治疗以调肾温通为基本法则。

2. 肝郁气滞为标

《灵枢·本神》曰"肝藏血"，女性生理特征均与"血"密不可分，"女子以肝为本"。诊治女子疾病要以肝为根本，以肝为重点。《疡科心得集》曰："乳中结核，何不责阳明而责肝，以阳明胃土，最畏肝木，肝气有所不舒，胃见木之郁，唯恐来克，伏而不扬，肝气不舒，而肿硬之形成。"强调了乳癖的发生与肝气郁结有关。

"百病生于气"，沈教授认为妇人多郁善怒，情志变化最显，气结则血亦结。情志不畅导致肝气郁结，气滞入络，气血不行而成乳癖，故临床上沈教授强调女子调肝解郁。

3. 痰瘀互结为标

痰浊、瘀血两者既是病因，又为病理产物。《灵枢·邪客》曰："营气者，泌其津液，注之于脉，化以为血。"津液与血同源。肺、脾、肾及三焦的水液代谢异常导致痰浊形成。另一方面，情志内伤致气滞，经络之气不利，也易致血瘀，而且不能输布津液而生痰浊湿饮。沈教授认为，由于现代人生活饮食习惯改变，生活节奏变快，工作竞争加剧，以及外在环境的变化，导致痰浊及瘀血致病率明显增高，并认为瘀血痰结，郁久成积，则成癥瘕，痰瘀互结，毒损乳络而成乳癖。

二、治疗策略

治疗策略主要包括虚证调整阴阳，实证疏通为先、先痰后瘀、给邪以出路。

1. 调整阴阳

阴阳偏衰，主要是肾的阴虚和阳虚。根据肾脏为水火之脏的特点，结合患者临床表现，沈教授认为单纯的肾阴虚和肾阳虚临床并不常见，皆以肾阴阳两虚、肾阴阳失调较为多见，提出"补肾不如调肾"，"调肾重在调其阴阳"。对临床阴阳失调的患者，沈教授治以调肾阴阳方，遵循张介宾的提示，"善补阴者，必于阳中求阴"，佐加补骨脂、淫羊藿、菟丝子；"善补阳者，必于阴中求阳"，佐加枸杞子、女贞子、杜仲等。

2. 疏通为先

女性由于其特殊的生理特点，易致气滞、血瘀、寒凝，故而提出疏通为先。对于实证，沈教授认为疏通方能祛邪。疏通之法有四：透窍，闭窍之邪必须透之，用川芎、石菖蒲；理气，专通气滞之邪，用柴胡、郁金；活血，专疏瘀血之邪，用泽兰、王不留行；温通，专散寒凝之邪，用桂枝、川椒。

3. 先痰后瘀

沈教授临证治疗强调先后次序，对于痰瘀互结证提出先痰后瘀。津液代谢失常则为痰饮、水湿，影响血液循环，导致血行受阻，则为血瘀。《血证论》曰："若水一停，则气便阻滞。"气有推动血液运行的作用，气滞则血瘀。因此，沈教授临床强调先祛痰浊，后祛瘀血，祛痰为主，化瘀为辅，痰去则气顺血行。

4. 给邪以出路

沈教授强调治疗实性和虚实夹杂的疾病，需要给邪以出路，以使其排出体外。出路有四：微汗法从肌表出，可用防风、桔梗等；缓泻法从腑行出，药用制大黄、决明子等；淡渗法从溲尿出，并认为该法最为安全，而且排出量大，常用车前草、泽泻、生薏苡仁；凉血法从营血出，常用生地黄、牡丹皮、赤芍、生栀子。对于乳腺增生病，沈教授常采用缓泻法、淡渗法、凉血法给邪以出路。

三、辨治特点

1. 重在调肾活络

沈教授认为乳腺增生病是由于内分泌紊乱引起的激素紊乱所致，不能一味地活血化瘀、软坚散结，重点应在调肾温通。

临床上若见双侧或单侧乳房疼痛、月经量少、腰酸膝软、五心烦热、舌红苔黄、脉沉细数为主要症状者，属肾亏精损，阴阳失调，偏阴虚多者。其对应组方单元为调肾阴阳方加减：枸杞子 10g，野菊花 10g，生地黄 10g，黄精 10g，山茱萸 10g，蛇床子 10g，桂枝 10g，泽兰 10g，生杜仲 10g，桑寄生 10g，白花蛇舌草 30g。枸杞子、野菊花、生地黄、黄精滋补肾精；山茱萸、蛇床子温肾而不燥，佐以桂枝增加温通之力；杜仲、桑寄生调肾阴阳；泽兰活络通滞，调理冲任；白花蛇舌草利尿排邪，给邪以出路。全方旨在调肾阴阳，通滞活络。

临床上表现为双侧或单侧乳房疼痛、肿块，月经量少、形寒肢冷、腰膝酸软、舌淡苔白、脉沉为主要症状者，属阴阳失调，乳络失养阻滞。其对应组方单元为二仙汤，由仙茅 10g，淫羊藿 5g，当归 10g，巴戟天 10g，黄柏 10g，知母 10g 六味组成。沈教授临床应用中因仙茅温燥有小毒，换之以蛇床子 10g，再佐以生杜仲 10g，桑寄生 10g，桂枝 10g，鹿角霜 10g，白花蛇舌草 30g。淫羊藿、巴戟天温肾补精；知母、黄柏滋阴泻火；生杜仲、桑寄生调肾之阴阳；当归调理冲任；佐以桂枝增强温通之力；白花蛇舌草利尿排邪，给邪以出路。全方旨在温肾阳、滋肾阴而泻虚火，调冲任。

2. 柔肝治郁

肝郁气滞的乳腺增生病的主要症状为双侧或单侧乳房胀痛、胸脘腹胁胀满、情绪改变、舌淡红，苔薄白。对应的组方单元是逍遥散。沈教授认为调肝之法可分为调气为主的疏肝、泻肝、伐肝、抑肝、和肝，清热为主的清肝、泻肝，以及滋养为主的平肝、养肝、柔肝。肝血的特点是体阴用阳，内寄相火。调气之法常易香燥伤阴，致肝气上逆；清热之法又易苦寒伤胃，致肝胃不和、肝脾不调；滋养之法可从滋养肝之体阴着手而调肝之用阳病理，故而柔肝之法调治肝病最佳。对于乳腺增生病，沈教授选用柔肝的代表方逍遥散。药用当归 10g，白芍 10g，首乌 10g，枸杞子 10g，女贞子 10g 等。对于乳腺增生病肝郁者，少佐疏肝理气之柴胡 10g，香附 10g，枳壳 10g，郁金 10g；对于肝郁化火者，加以清肝泻火的牡丹皮 10g，生栀子 10g，川楝子 10g，夏枯草 10g。

3. 痰瘀同治

痰瘀互结的乳腺增生病临床表现为双侧或单侧乳房刺痛、体胖、胸闷、舌色暗红、舌苔腻、脉弦滑。沈教授治疗乳腺增生病痰瘀互结证时以祛痰为主，以化瘀为辅。对应组方单元是温胆汤。沈教授提出温胆汤的 6 个主症：头重、胸满、口黏、纳呆、苔腻、脉滑，其中以苔腻为要。沈教授对温胆汤进行化裁，选用清热化痰的竹茹 10g 为主药，茯苓 15g，陈皮 15g，以健脾化痰；枳壳 10g，以理气行滞；又因痰浊最易闭窍，配伍透窍豁痰的石菖蒲 10g，畅行气血的郁金 10g。对于顽痰者，可加以三石汤，即生龙骨 30g，生牡蛎 30g，海蛤壳 30g。化瘀再配红花、赤芍、丹参、桃仁、鸡血藤、伸筋草、苏木、地龙等化瘀药，以达痰瘀分消、止痛散癖之功。

4. 善用散结奇药

沈教授在治疗乳腺增生病时常用山慈菇、夏枯草、蒲公英。针对上述证型，选择加入此三味药以散结。山慈菇可解毒散结，对乳腺增生病疗效甚佳，但有小毒，临床煎剂用 5～10g。夏枯草可泻肝、散结、祛痰浊，治疗乳腺增生病乳络阻滞，临床煎剂可用至 15g。蒲公英是清热解毒、消痈散结的主药，可疏通阻塞的乳腺管，还可护胃，临床煎剂用 10g。

四、病案举例

肖某，女，27 岁，2014 年 4 月 27 日初诊。

病史：患者双侧乳房胀痛 2 年，经前尤甚。平素形寒肢冷，腰酸乏力，带下清稀。月经后期，末次月经 2014 年 3 月 16 日，量小色淡，经行腹痛，腹凉。舌质淡，苔薄白，尺脉沉弱。双乳压痛。

中医诊断：乳癖，阴阳两虚，冲任失调证。西医诊断：乳腺增生。

治以平衡阴阳，调理冲任。药用知母 10g，黄柏 10g，淫羊藿 5g，蛇床子 10g，山慈菇 10g，泽兰 10g，蒲公英 10g，夏枯草 15g，浙贝母 10g，白花蛇舌草 30g，丹参 30g，桂枝 10g，炒橘核 30g，川牛膝 15g，7 剂，每日 1 剂，水煎服，并嘱畅情志。

连用 7 剂后患者诉乳胀减轻，上方加生杜仲 10g，桑寄生 10g，苏木 10g，红花 10g，鹿角霜 10g，继续服用，2个月后患者诉乳胀痛基本消失，经期正常。

患者初诊时乳房胀痛，经前尤甚，肾中阴阳两虚，冲任失调，乳络失养致疼痛。阴阳两虚致腰酸乏力、带下清稀。肾阴阳两虚导致寒凝，致月经错后，腹痛腹凉，月经量减。舌脉亦是肾阴阳两虚之象。阴阳失调，阳虚偏重，方用二仙汤加减。初诊方用淫羊藿、巴戟天温肾补精；知母、黄柏滋阴泻火；蛇床子温肾而不燥，泽兰活络通滞，调理冲任，两药均可调节内分泌；山慈菇、蒲公英、夏枯草、浙贝母均可散结，是沈教授的经验用药；丹参、川牛膝活血祛瘀，川牛膝还可引血下行；炒橘核理气；患者形寒肢冷，佐桂枝以增强温通之力。二诊加生杜仲、桑寄生，以增加调理肾之阴阳的药力；加苏木、红花活血祛瘀；加鹿角霜增温补肾阳、温通之力。沈教授临证倡鹿茸不可乱用，可多用鹿角霜，认为鹿角霜温补肾阳、益精养血之功虽小犹存，但温通之力大增，又可收涩，也不滋腻。全方调肾阴阳、温通经络为主，理气、活血祛瘀为辅。

参考文献

［1］宋爱莉，李湘奇. 乳腺病中医特色诊疗［M］. 北京：人民军医出版社，2009：17.

［2］吴祥德，董守义. 乳腺疾病诊治［M］. 北京：人民卫生出版社，2009：48.

［3］韩学杰，李成卫. 沈绍功验案精选［M］. 北京：学苑出版社，2007：207.

［4］沈绍功. 沈绍功中医方略论［M］. 北京：科学出版社，2004：365.

（本文发表于《辽宁中医杂志》，2016年，徐慧颖、李成卫、沈绍功等）

沈绍功痰虚分治序贯治疗多囊卵巢综合征经验

【摘要】沈绍功认为痰浊和肾虚是多囊卵巢综合征的核心病机。痰虚分治的序贯治疗方案是在该病机的基础上，结合患者的兼症、体质差异而提出的。该方案以祛痰、补肾为主，配合体质辨证、中药周期疗法，提出基本处方与辨证单元、组方单元及治疗理论相结合，对中药治疗多囊卵巢综合征有重要的指导意义。

【关键词】多囊卵巢综合征；痰浊；肾虚；名医经验；沈绍功。

沈绍功，主任医师，博士研究生导师，中国中医科学院研究员，上海大场枸橘篱沈氏女科第19代传人，北京市非物质文化遗产"沈氏女科"继承人，第三批全国老中医药专家学术经验继承工作指导老师。在50余年的行医、科研与教学过程中，其对中医诊治急性高热、脑卒中、冠心病、急性胰腺炎等急症做了大量的科研与临床工作，在糖尿病、冠心病、恶性肿瘤及妇科生殖疾病方面积累了丰富的临床经验。

多囊卵巢综合征（polycystic ovarian syndrome，PCOS）是一种以高雄激素血症、排卵障碍及多囊卵巢为特征的病变。PCOS常发病于青春期和生育期，是临床上公认的导致女性无排卵性不孕症的主要原因，也是导致2型糖尿病、心血管疾病、妊娠高血压等疾病的重要危险因素。近年来，该病的发生率逐渐上升，2013年我国对10个省市社区育龄女性的大样本调查显示本病的发病率为5.6%。PCOS属中医学"月经后期""闭经""不孕"范畴，部分属"崩漏"范畴。中国中医科学院沈绍功教授是上海大场枸橘篱沈氏女科第19代传人，沈教授提出痰虚分治是治疗本病的基本法则，兹将沈教授治疗PCOS的经验整理如下。

一、PCOS的病因病机及治法

1. 病因病机

（1）肾虚为本　肾为先天之本，主藏精与生殖，为天癸之源、冲任之本。《素问·上古天真论》云："二七而天癸至，任脉通，太冲脉盛，月事以时下，故有子。"肾精充盛，月经正常是胎孕的根本。肾气亏虚必然影响天癸的生成，进而影响月经的发生，如虞抟《医学正传》所言："月经全借肾水施化，肾水既乏，则经血日以干涸。"肾精和天癸的不足亦影响卵子的发育成熟，导致卵巢无优势卵泡形成，使得卵巢发生多囊性变。肾虚则气血运行无力，瘀滞冲任胞脉，故卵子不能排出，而致不孕。因此，肾虚为PCOS发病的根本，补肾则是PCOS的治本之策，如《医学纲目》所言："调经之法，必先补肾。"

与肾虚同时存在的另一个关键病机是肾的阴阳失调。女性正常的月经周期正是由肾阴、肾阳的相互作用和消长平衡来维持的，在每个月经周期中，肾阴、肾阳维持着动态平衡。在PCOS的发病中，这种阴阳失衡较多表现为肾阴虚，相火亢。一方面，肾阴亏虚，天癸不足，则月经量少、延期甚至闭经，正如唐容川所云："虚证经闭者，肾中天癸之水不至胞中，则不能引动冲脉之血。"另一方面，相火亢盛，则导致痤疮、多毛、皮肤粗糙以及色素沉着等。壮火食气，相火偏亢则使肾阳受损，推动之力不行，使得卵泡不能排出，导致排卵障碍。同时，肾阳不足又会影响水液代谢，形成痰浊留于体内。

（2）痰浊为标　痰凝湿阻是 PCOS 发病的重要环节，也是其重要病机。宋代陈素庵明确提出："经水不通有属积痰者。……痰久则下流胞门，闭塞不行，或积久成块，占住血海，经水闭绝。亦有妇人体肥脑满，积痰生热，热结则血不通。"

在 PCOS 的发病中，痰凝湿阻主要表现在以下 3 个方面：①肥胖，40% ～ 60% 的 PCOS 患者的体质指数（BMI）≥ 25。②血脂代谢异常，水谷精微不从正化而酿生痰浊，留于血脉则发生高脂血症。③卵巢多囊性改变，痰浊与瘀血凝结于卵泡，则使卵泡壁增厚而形成坚韧的闭锁卵泡，影响正常排卵。近年来有研究提示，痰湿体质与本病发生有密切关系，痰湿体质是 PCOS 的最易感体质。

（3）其他致病因素　除肾虚与痰阻之外，在治疗过程中也需要兼顾各种兼夹证。其中脾虚、肝郁、血瘀、郁热等是 PCOS 发病过程中常见的兼夹因素。痰浊为 PCOS 的核心病机之一，痰浊困脾则影响脾的运化，水谷精微不能运化又酿湿生痰，加重痰浊。同时脾为生痰之源，痰湿体质之人往往伴有脾虚。女子以肝为先天，阴性凝结，易于拂郁，郁则气滞血亦滞，PCOS 病情缠绵，久病更易抑郁，故肝郁亦为常见的兼夹证。肝气郁滞，气滞则血凝，卵巢、胞宫皆为肝经所过，则瘀血易留于卵巢与胞宫。瘀血又与痰浊胶结，"痰瘀互结，遂成窠囊"。气滞血瘀日久均可化热，而见心烦、痤疮、不寐、手足心热等郁热之象，则应清透郁热。应当指出的是，兼夹证的处理必须在痰虚分治的基础上进行。

2. 痰虚分治是 PCOS 的基本治则

基于以上对 PCOS 病因病机的分析，沈教授提出了痰虚分治序贯治疗方案。痰虚分治是对 PCOS 治疗原则的高度概括，痰浊与肾虚是 PCOS 的核心病机，祛痰与补虚则是该病治疗的基本法则。在此基础上，结合患者体质，沈教授提出"分治"理论，该理论包括祛痰治标、补虚求本、祛痰补虚序贯治疗以及中药周期疗法四个方面。

痰虚分治是贯穿 PCOS 治疗始终的指导原则。在病机上，痰浊为标，肾虚为本，且二者又分属虚实两端，所以治疗上必须顾及补虚与泻实这对矛盾，补虚不能助湿，祛痰不能伤正。痰虚分治的序贯治疗方案正是基于这对矛盾而提出的治疗策略，该治疗方案以祛痰为先，痰去方可补虚。

二、PCOS 痰虚分治序贯治疗方案设计

1. 痰浊阻滞

头重、胸满、纳呆、口黏、苔腻、脉滑，其中以苔腻为要。轻者以温胆汤化裁：竹茹 10g、炒枳壳 10g、茯苓 10g、陈皮 10g、郁金 10g、石菖蒲 10g。该方以温胆汤去半夏、炙甘草、生姜、大枣，加石菖蒲、郁金。半夏温燥，生姜辛温，均易致痰浊化热，炙甘草、大枣为甘补滋腻之品，不利于痰浊的祛除，故去之；同时加入透窍豁痰的石菖蒲、畅行气血的郁金。对于痰浊过盛的体胖患者，则使用平胃散或苍附导痰汤化裁：炒苍术 15g、法半夏 10g、厚朴 10g、茯苓 10g、陈皮 10g、神曲 10g、丹参 30g。

2. 肾虚阴阳失调

湿去之后，当以补虚调肾为主。由于 PCOS 的肾虚本质为肾阴阳失调，故沈教授指出补肾不若调

肾，以杞菊地黄汤化裁：枸杞子 10g，菊花 10g，生地黄 10g，当归 10g，杜仲 10g，桑寄生 10g。该方去泽泻、牡丹皮、茯苓"三泻"，以补为主，同时以生地黄易熟地黄，以减其滋腻之性，加当归以养血，加杜仲、桑寄生以调肾阴阳。若虚火偏盛，见手足心热、痤疮等，则以二仙汤化裁：知母 10g，黄柏 10g，淫羊藿 5g，当归 10g，蛇床子 10g，菟丝子 10g。方中去温燥之仙茅、巴戟天，而易以温润之蛇床子、菟丝子，同时加当归以养血。

三、典型证类

1. 痰浊阻滞证

痰浊阻滞是 PCOS 较为常见的一种证型，患者多以痰湿体质为主，多形体偏盛，月经闭止，多毛，口黏多痰，难以受孕等。其病机为痰浊阻滞胞宫，以致天癸不至、月经不行。对于月经闭止日久者，又当考虑痰瘀互结于胞宫，佐以化瘀；女子以肝为先天，调肝亦为必要。故临床以温胆汤化裁，以清利痰浊为主，佐以活血疏肝之法，基础方：竹茹 10g，枳壳 10g，茯苓 10g，陈皮 10g，石菖蒲 10g，郁金 10g，炒苍术 10g，醋香附 10g，鸡血藤 15g，红花 10g，丹参 30g。

2. 阴阳失调证

阴阳失调是 PCOS 的根本病机，PCOS 患者在痰浊祛除之后，虚象显露，而以此证为多见。患者常见月经延期或闭经，腰膝酸软，带下量少等。脾为生痰之源，痰浊去后当顾护脾胃，以防痰浊再生。临床多以杞菊地黄汤化裁，以调肾阴阳为主，佐以疏肝运脾，基础方：枸杞子 10g，菊花 10g，生地黄 10g，当归 10g，山茱萸 10g，杜仲 10g，桑寄生 10g，菟丝子 10g，石菖蒲 10g，郁金 10g，木香 10g，香附 10g。

3. 相火亢旺证

相火亢旺是阴阳失调的程度较为严重，并以阴虚为主，为常见证型。患者常表现为闭经、多毛、痤疮、五心烦热等，亦见于曾长期使用激素治疗的患者。临床治疗多以二仙汤化裁为主，对于有痤疮者，又当佐以清透郁热，基础方：知母 10g，黄柏 10g，淫羊藿 5g，蛇床子 10g，菟丝子 10g，补骨脂 10g，续断 10g，泽兰 10g，牡丹皮 10g，桑白皮 15g，蒲公英 10g。

四、治疗策略

1. 中药周期治疗

PCOS 的治疗应根据月经周期选择不同方药。在月经期，当配合使用活血药物和利水药物，使经水排出干净；经后初期以调肾补虚为主，促进阴血的恢复；排卵期前后以肾虚为主者重在补肾，痰浊为主者加重化痰祛湿力度，均配以活血和温通药物，促进排卵；经前期以补肾活血为主，尤其注意阴中求阳与温通胞脉，以促进月经来潮。

2. 初期祛湿化痰为主

PCOS 患者在治疗初期往往伴有体胖、口黏、大便黏、苔腻、脉滑等，这一时期治疗当以祛痰为主，并根据患者情况佐以健脾、活血、疏肝等。以祛湿化痰基本方为主方，湿重者可加茵陈 15g（后下），泽泻 10g，车前草 30g。

3. 后期补虚调肾为主

痰浊祛除之后，当以调肾补虚为主。根据患者个体差异，选择加减杞菊地黄汤或加减二仙汤为主方。调肾补虚应注意 3 点：①滋阴切勿过于滋腻，当使用补而不腻之品，如生地黄、山茱萸等，熟地黄、玉竹等滋腻之品当慎用。②温阳当使用温润之品，如蛇床子、补骨脂、肉苁蓉、鹿角霜等，禁用温燥之品如巴戟天、仙茅等。③注意阴阳互根，治疗时当阴中求阳，阳中求阴，使用杜仲、桑寄生、菟丝子等。

4. 结合患者体质用药

体质是指在人体的生命过程中，在先天禀赋和后天获得的基础上所形成的形态结构、生理功能和心理状态方面综合的、相对稳定的固有特质，表现为结构、功能、代谢以及对外界刺激反应等方面的个体差异性，对某些病因和疾病的易感性，以及疾病传变转归中的某种倾向性。因此，在辨证论治的同时，也需要结合辨体质用药，如对于痰湿体质的 PCOS 患者，应在排卵期前后一周内服用加减平胃散以化痰浊，促进排卵。

五、典型病例

患者，女，26 岁，2014 年 6 月 17 日初诊。

主诉：闭经 3 个月余。患者 2013 年 10 月因闭经 4 个月诊断为 PCOS，服用炔雌醇环丙孕酮片（达英 –35）等治疗，效果不明显。末次月经 2014 年 3 月 9 日，月经量少色暗。患者形体偏胖，颜面部痤疮，体毛较多，平素易烦躁，睡眠差，舌略红苔薄，脉滑略弦。

西医诊断：PCOS。中医诊断：闭经，辨证为肾阴亏虚，相火亢盛，瘀血阻滞。

处方：知母 10g，黄柏 10g，淫羊藿 5g，补骨脂 10g，蛇床子 10g，菟丝子 10g，续断 10g，杜仲 10g，桑寄生 10g，益母草 15g，泽兰 15g，红花 10g，生地黄 15g，牡丹皮 15g，桑白皮 15g。14 剂，每日 1 剂，分两次口服。

2014 年 7 月 1 日二诊：2014 年 6 月 29 日月经来潮，量少色暗，无痛经，睡眠改善，痤疮减轻。此时月经将净，当于滋阴清热中加入养血之品。处方：知母 10g，黄柏 10g，淫羊藿 5g，补骨脂 10g，蛇床子 10g，菟丝子 10g，续断 10g，杜仲 10g，桑寄生 10g，牡丹皮 10g，当归 15g，白芍 10g，生地黄 20g，山茱萸 10g。14 剂，每日 1 剂，分两次口服。

2014 年 7 月 15 日三诊：痤疮明显减轻，腰酸，白带量少，舌淡红苔薄，脉略弦。治以调肾之阴阳以促排卵。处方：枸杞子 10g，野菊花 10g，生地黄 20g，山茱萸 10g，鹿角霜 15g，杜仲 10g，桑寄生 10g，当归 15g，白芍 10g，郁金 10g，鸡血藤 15g，续断 10g。14 剂，每日 1 剂，分两次口服。

2014 年 8 月 12 日四诊：2014 年 8 月 4 日月经来潮，量略有增加。依照序贯疗法，服药至 12 月初。服药期间，月经 29 ～ 35 日一行，量色逐渐改善，经期 3 ～ 6 天。停药后随访 3 个月，月经 30 天左右，可自行来潮。

按语：患者闭经 3 个月，又经激素治疗，初诊时一派相火偏亢之象，故以清泻相火为先，佐以活血通经，选择二仙汤加减治疗。二诊考虑到月经将净，痤疮减轻，虑其月经量少，故以滋养阴血为主，辅以清泻相火，于二仙汤化裁方中加入当归、白芍、生地黄、山茱萸等。三诊见其相火已平，虚象显露，故更方以调肾阴阳为主，同时加入鹿角霜温通冲任，鸡血藤活血通络，以促进排卵。PCOS 病情缠绵，停药后易反复，故患者需长期服药。

六、结语

综上，沈教授认为肾虚和痰浊是 PCOS 的核心病机，以痰虚分治为基础的序贯疗法是 PCOS 的基本治法，在此基础上，结合患者兼夹证的个体差异和体质差异，在中药周期疗法的基础上进行辨证论治是 PCOS 的治疗策略。在核心病机基本方基础上与辨证单元、组方单元及治疗理论的结合，加强了中医辨证论治的灵活性、系统性和标准化，对 PCOS 的治疗有着重要的意义。

参考文献

［1］丰有吉，沈铿. 妇产科学［M］. 北京：人民卫生出版社，2011：256-258.

［2］LIR，ZHANG QF，YANG D，et al. Prevalence of polycystic ovary syndrome in women in China：a large community-based study［J］. Hum Reprod，2013，28（9）：2562.

［3］唐容川. 血证论［M］. 北京：人民卫生出版社，2011：110.

［4］单书键，陈子华. 古今名医临证金鉴：妇科卷（上）［M］. 北京：中国中医药出版社，2008：124.

［5］杜海燕. 多囊卵巢综合征与痰湿体质关系的研究［D］. 济南：山东中医药大学，2007.

［6］叶天士. 临证指南医案［M］. 北京：人民卫生出版社，2006：436.

［7］王琦. 中医体质学研究与应用［M］. 北京：中国中医药出版社，2012：37.

［8］沈绍功，沈依功. 上海沈氏女科全科临证方略［M］. 北京：中国中医药出版社，2012：29.

（本文发表于《中医杂志》，2016 年，司鹏飞、李成卫、沈绍功）

上海沈氏女科调肝八法

妇科经带胎产诸疾，临证应注重从肝论治，上海沈氏女科归纳为调肝八法。

一、疏肝理气法

肝主疏泄，性喜条达，思虑过度，悲哀抑郁，致使肝气拂逆，疏泄失常，气血失畅，郁而成疾。出现乳胸胀痛、胁腹痞满、忧恚不乐、时欲叹息、嗳气纳呆、月经延期、量少不畅等症，宜疏肝理气。

用药：柴胡、郁金、白芍、木香、香附、川楝子、枳壳、枳实、佛手、青皮、陈皮之类。若肝郁化火，出现口苦、咽干、心烦等热象，可加黄芩、菊花、决明子、夏枯草、牡丹皮、山栀；痰气郁结，日久成癥而见乳房肿块、甲状腺结节、子宫肌瘤、卵巢囊肿等，可加生牡蛎、海藻、昆布、山慈菇、贝母、莱菔子、夏枯草。疏肝解郁之品多芳香燥烈，易伤阴液，不宜过服久服。

二、清肝凉血法

肝藏血而司血海，阳盛之体感受热邪或郁怒伤肝，肝郁化火，或过食辛辣，热伤冲任，血海不藏，迫血妄行，出现月经先期，量多色鲜，伴有血块，甚则经来如崩，面红目赤，心烦口干，溲赤便秘，舌红苔黄，脉象弦数，治宜清肝凉血。

用药：生地黄、牡丹皮、地骨皮、玄参、旱莲草、赤白芍、黄芩、黄柏、山栀、仙鹤草、大小蓟、侧柏叶等。阴虚加女贞子、枸杞子、龟甲、鳖甲；经前或经期血随气逆而吐衄倒经者，可加川牛膝、知母、白茅根；经行头疼加石决明、白芷、川芎、细辛、川楝子、延胡索；失血过多，气随血脱，虚实并见者，可加人参、黄芪、黄精。

三、平肝滋肾法

肝体阴而用阳，经量过多，崩中漏下，产后失血，更年期阴血亏损，失于调养，血去阴伤，可见头晕目眩、四肢无力、寐则多梦、手足心热、口干便结、心悸健忘等肝阴不足之证，甚则出现经前头痛、烦躁易怒、耳鸣如蝉等阴虚阳亢之证，宜平肝滋肾。

用药：生地黄、枸杞子、山茱萸、何首乌、天冬、麦冬、玄参、白芍、桑叶、菊花、石决明、生龙牡、龟甲、鳖甲等。投用养阴药物必须因人制宜，脾胃虚弱、纳呆便溏者应慎用、少用，且须配伍白术、山药等健脾补气药以顾护胃气。

四、养肝潜阳法

女子血常不足。妊娠期血聚养胎，肝血不足；经量过多或产后失血，肝失潜藏；更年期阴血亏耗，均可导致血虚风动，出现头晕目眩、耳鸣心悸、肢麻肤痒、筋惕肉瞤、夜寐多梦、舌红脉细弦等，宜养肝潜阳。

用药：生地黄、熟地黄、白芍、女贞子、旱莲草、钩藤、潼白蒺藜、生龙牡、珍珠母、龟甲、鳖甲等。

五、泻肝利湿法

肝经循少腹、绕阴器，肝经湿热下注，则见带下腥臭、色黄而稠、阴痒尿黄、舌红苔黄腻、脉弦数等，宜泻肝利湿。

用药：黄芩、龙胆草、山栀、黄柏、苦参、茵陈蒿、生薏苡仁、车前草、鱼腥草等。

六、温肝散寒法

经期涉水，感寒饮冷，寒邪客袭肝经；或坐卧湿地，寒湿伤于下焦，客于胞宫，寒血相搏，滞而作痛，出现经前少腹剧痛、经行量少、色黑难下、面白肢冷、舌淡苔薄白、脉沉紧等，宜温肝散寒。

用药：附子、干姜、川草乌、淫羊藿、巴戟天、乌药、桂枝、川楝子、延胡索、乳香、没药、蒲黄、五灵脂等。

七、调和肝脾法

肝藏血而主疏泄，脾统血而主运化。肝郁气滞，脾运受阻，食积不化，水湿内停，发为子肿、妊娠腹痛，或妇科术后出现食欲不振、纳谷不香、食后脘胀、大便溏薄、脉细、苔薄腻等，宜调和肝脾。

用药：焦三仙、鸡内金、莱菔子、陈皮、苍术、白术、茯苓皮、大腹皮、生姜皮、香附、佛手、川楝子、当归、白芍等。

八、补肝益气法

妇女情志疾病以情绪、思维、精神为具体形式，表现虽错综复杂，但肝气不足为主要病机，可见情绪波动、思维迟钝、精神倦怠、惶恐不安、怔忡不宁、舌淡苔薄、脉虚大无力等，宜补肝益气。

用药：人参、黄芪、党参、白术、黄精、当归、柴胡、香附、陈皮、丹参等。补养肝气以重用黄芪为主，少佐理气活血之品。

九、验案

章某，女，60岁。2017年4月发现双侧甲状腺多发结节，左侧为甚。咽堵口苦，胸闷心烦，两胁胀满，情绪抑郁，寐差多梦，纳少便溏。患者曾服平消片、小金丹、夏枯草膏等药效果不理想，特来就诊。舌红、苔黄腻，脉弦细。颈部双侧甲状腺可触及多个大小不等肿块，表面光滑，无触痛。B超显示双侧甲状腺多枚结节，左侧为甚。

辨证：咽堵胸闷、两胁胀满、情绪抑郁乃肝郁气滞，疏泄失常所致；郁久化火则有口苦心烦、寐差多梦、舌红苔黄诸症；痰气郁结，气血失畅则成结节；肝木侮土，脾失健运则见纳少便溏；脉弦细、苔腻亦为肝郁脾虚、痰气互结之证。病位在肝脾，证属肝郁脾虚，痰气互结。

诊断：瘿瘤（肝郁脾虚，痰气互结）。

治法：疏肝健脾，祛痰散结。

处方：逍遥散合温胆汤化裁。

用药：柴胡 10g，薄荷 6g（后下），白术 20g，茯苓 30g，生牡蛎 30g（先煎），丹参 30g，夏枯草 15g，川芎 10g，陈皮 10g，枳壳 10g，竹茹 10g，山慈菇 30g，黄芩 10g，生栀子 7g。上方每日 1 剂，水煎分 2 次服。连服 14 剂后诸症减轻，情绪渐复，黄腻苔亦退。原方去薄荷、枳壳、竹茹、黄芩、生栀子，加郁金 10g，莱菔子 15g，昆布 30g，续服 1 个月后诸症明显减轻。

本例瘿瘤属肝郁脾虚，痰气互结，治宜扶土抑木，祛痰散结，选用逍遥散合温胆汤化裁。方中柴胡、薄荷、夏枯草疏肝理气；牡蛎、丹参、川芎、山慈菇活血化瘀，软坚散结（川芎兼能引药上行以达病所）；白术、茯苓、陈皮、枳壳、竹茹健脾和胃，理气祛痰；黄芩、生栀子清肝泻火。诸药配伍，共建疏肝健脾、祛痰散结之功。服药两周病情减轻，邪热亦退，故去薄荷、枳壳、竹茹、黄芩、生栀子，加用郁金、莱菔子、昆布三味以增强活血祛痰散结之力，续服 1 个月后，B 超复查收效显著。

（本文发表于《中国中医药报》，2018 年，沈宁）

沈氏女科胃癌证治

【摘要】运用沈氏女科诊疗思路治疗胃癌，通过脉证合参，以舌诊为要，以胃气为本，针药并用，对证加减，延长胃癌患者生存期，提高其生活质量，稳定病情，减少痛苦，使患者带癌生存多年。

【关键词】沈氏女科；针药并用；治疗；策略；胃癌证治。

胃癌是现在临床最常见的消化道恶性肿瘤之一，居恶性肿瘤发病率之首。胃癌可发生于胃的各个部位，病灶在胃窦幽门区最多，胃底、贲门区次之，胃体部少，可侵犯胃壁的不同深度和广度，高发年龄 50～60 岁，近两年发病年龄有下降趋势，男性多于女性，其早期临床症状多表现为胃脘区不适、呃逆、恶心等，而中晚期表现为食欲不振、胃腹胀满、消瘦、腹部肿块、大便带血、恶病质等。

西医学认为胃癌的病因主要包括个人因素、自然环境因素和遗传因素，与生活饮食习惯、心理及精神因素、既往胃病史以及幽门螺旋杆菌、EB 病毒感染等有联系。

胃癌在中医学中属于"噎膈""反胃""癥瘕""积聚""伏梁""心腹痞""胃脘痛"范畴。《素问·通评虚实论》云："隔塞闭绝，上下不通。"《金匮要略·呕吐哕下利病脉证治》云："脉弦者，虚也，胃气无余，朝食暮吐，变为胃反。"而更多的学者则以为古人所谓"心之积"的"伏梁"，在很大程度上就是现今部分胃肿瘤的临床表现。

中医学认为本病的发生与正气虚损和邪毒入侵有比较密切的关系。饮食不节，过嗜肥甘厚腻、辛辣、烧烤、熏制、油炸等食品，使脾失健运，不能运化水谷精微，气滞津停，酿湿生痰；或过食生冷，伤败脾胃之阳气，不能温化水饮，则水湿内生。同时，情志失调，忧思伤脾，导致脾失健运，聚湿生痰；或气郁气滞伤肝，肝气郁结，克伐脾土，脾伤则气结，水湿失运。正气内虚如有慢性胃病胃痛、痞满等病证者，久治未愈，正气亏虚，痰瘀互结而致本病。

我的恩师中国中医科学院著名中医专家沈绍功教授认为，胃癌病位在胃，与肝、脾、肾等脏关系密切。胃与脾相表里，脾失健运则酿湿生痰，阻于胃腑；胃气以降为顺，以通为用，其和降有赖于肝气之条达，肝失条达则胃失和降，气机郁滞，进而可以发展为气滞血瘀，日久形成积块；中焦脾胃有赖肾之濡养、温煦，若肾阴不足，失于濡养，胃阴不足，胃失濡润，可发为胃癌，或肾阳不足，脾胃失于温煦，虚寒内生。初期痰气交阻、痰湿凝滞为患，以标实为主；久病则本虚标实，本虚以胃阴亏虚、脾胃虚寒和脾肾虚为主，标实则以痰瘀互结多见。

沈教授认为，中医治疗胃癌要有整体观念，抗癌消瘤，同时着重于阴阳、气血、脏腑、经络、心身的整体调治，达到增强机体免疫功能，提高自身抗癌抑瘤能力，防止癌瘤复发转移，减轻病痛，提高生存质量，延长生命。

沈教授非常强调中医辨证论治的整体和综合优势，遣方用药以证为准，辨证辨病以舌诊为要。

一、辨治诀窍

1. 首辨胃气的有无

食欲尚可、舌苔正常、面色荣润、脉搏从容和缓是有胃气之象，病情尚浅，预后较好，反之则胃气衰败，病情重，预后不良。《中藏经·论胃虚实寒热生死逆顺》说："胃者，人之根本也。胃气壮，五脏六腑皆壮。……胃气绝，则五日死。"胃气的虚实关系着人体之强弱，甚至生命之存亡。《素问·平人气象论》曰："胃气为本。"《灵枢·五味》曰："五脏六腑皆禀气于胃。"胃代表人体的消化吸收功能，是人体抗病能力的标志。故沈教授认为，治肿瘤首先要注意其"胃气"，把开胃纳放在首位。同时，开胃纳对于肿瘤的治疗意义尤其重大，可以修复放化疗对脾胃运化功能的损伤，可解除由于患者情绪波动、肝气郁结对脾胃的克伐，增强消化，提高患者抗病能力，能鼓舞战胜疾病的信心。

2. 重视舌诊在辨治胃癌中的应用

沈教授认为，舌诊可帮助判断脏腑气血盛衰，分辨病邪性质，了解病位深浅，掌握病变范围，辨寒热、痰湿瘀血，分析肿瘤病机所在，判断正邪消长及病势的进退，并且比较直观明了。舌淡、苔薄属气血两虚；舌红、中有裂痕属阴虚火旺，或化疗药物燥性大伤津液所致；苔薄属寒属虚；苔厚黄腻为实为热，或化疗刚结束，脾胃运化水湿功能紊乱；苔腻为湿重；黑苔质干为阴虚燥热；黑苔滋润为阳虚；舌质暗红或红绛为内有热毒；舌质有瘀斑点属瘀血内阻；舌下络脉青紫为瘀血，紫粗为瘀血重，病情重，呈串珠样病情最重，舌下络脉紫粗曲张者多有转移。

3. 治疗重视开胃法

（1）芳香开胃法　患者苔腻脉滑，头重胸闷，口黏纳呆，以沈氏温胆汤加减治疗，主药为竹茹、茯苓、陈皮、枳壳、石菖蒲、郁金，用治痰浊化热。竹茹为清热化痰主药；茯苓、陈皮健脾祛痰，截断生痰之源，为辅药；枳壳理气行滞，利于痰浊的排除，为佐使药；石菖蒲、郁金透窍豁痰，畅行气血，防痰浊闭窍。配白花蛇舌草、蒲公英、生薏苡仁渗湿解毒，引毒邪从小便出；莱菔子祛痰通腑理气，引毒邪痰浊从大便出；丹参养血活血；白扁豆、仙鹤草、灵芝益气扶正祛邪。

（2）健脾开胃法　患者舌淡苔白，脉细无力，神疲乏力，胃脘不适，纳差便溏。基本方为香砂六君子汤加减：党参（或用西洋参）、茯苓、陈皮、枳壳、白术、木香、砂仁、石菖蒲、郁金。石菖蒲、郁金透窍消导，使香砂六君子汤补而不滞，调整大脑皮层功能，利于稳定患者情绪。

（3）养阴开胃法　患者无苔或少苔，纳呆，属胃阴不足，当养阴开胃，投养胃汤或增液汤化裁。

4. 针灸并用

（1）针刺重视内关和足三里　内关可以疏通气滞、气郁、痰邪、瘀血，治疗首要是行气，气行则血行，血行则瘀去，同样痰邪也可随之而去。

足三里可治腹部诸疾，同时可以兼顾全身上下。足三里不仅可以调节胃肠功能，还可以引邪下行，导邪外出。

（2）艾灸必用上脘、中脘、下脘　先灸上脘，上脘内应贲门，灸之可促进气向下行，建立正常胃肠蠕动；再灸中脘，内应胃中，近胃小弯处，温胃散郁结；最后灸下脘，内应胃大弯，可以使气下行进入肠道。灸穴次序不能颠倒。灸上、中、下脘可以起到温阳散寒之功效，同时可以顾护胃气，使患者胃气复，肠腹通，气下行，患者愈。

二、辨证分型

1. 痰瘀互结

患者胃脘胀满不适，胃脘区有包块，触之硬痛，舌质紫暗，有瘀斑点，苔黄腻或厚腻，舌下络脉紫粗曲张，脉弦滑或涩。治宜祛痰散结，活血化瘀。方选沈氏温胆汤化裁。主药：竹茹、茯苓、陈皮、枳壳、石菖蒲、郁金、白花蛇舌草、蒲公英、山药、薏苡仁、木香、砂仁、三棱、莪术、丹参、野葡萄藤、藤梨根、浙贝母、灵芝等。

2. 肝气不舒

患者胃脘胀满不适，胁肋胀满不适，呃逆，嗳气频频，右侧胁肋部有包块，触之痞硬，肝区及右侧胁肋部有叩击痛，舌质稍紫，苔薄黄，舌两侧舌苔稍厚，舌下络脉紫，脉弦或弦紧。治宜疏肝理气，解毒散结。方选柴胡疏肝散加减。主药：柴胡、香附、茯苓、陈皮、枳实、白花蛇舌草、蒲公英、山药、薏苡仁、川楝子、延胡索、三棱、莪术、香橼、夏枯草、浙贝母、野葡萄藤、藤梨根、丹参等。

3. 脾虚

患者出现倦怠乏力，气短懒言，胃脘不适，便溏或大便不成形，寐差梦多，舌淡苔薄，或舌体胖大，舌两侧有齿痕，舌下络脉稍紫，或舌下络脉紫色淡。治宜健脾补气，抗癌祛毒。方选自拟健脾汤。主药：党参、黄芪、白术、白花蛇舌草、蒲公英、山药、薏苡仁、白扁豆、仙鹤草、乌药、小茴香、芦根、灵芝、焦三仙、鸡内金、灵芝、野葡萄藤、藤梨根、桂枝、夜交藤、生牡蛎、苍术等。

4. 脾肾两虚

患者出现倦怠乏力，胃脘不适，梦多寐差，腰膝酸软，下肢无力，便溏或不成形，舌淡苔薄或舌体胖大，颜色淡，舌下络脉稍紫，脉细或按之无力。方选自拟调肾健脾汤加减。主药：枸杞子、野菊花、生地黄、黄精、杜仲、桑寄生、菟丝子、泽兰、续断、白花蛇舌草、蒲公英、山药、薏苡仁、白扁豆、仙鹤草、怀牛膝、当归、丹参、炒枣仁、野葡萄藤、藤梨根、灵芝等。

三、其他方面

经现代药理及临床研究，已筛选出一些较常用的抗胃癌及其他消化道肿瘤的中药，如清热解毒类的白花蛇舌草、半枝莲、菝葜、肿节风、藤梨根、拳参、苦参、野菊花、野葡萄藤等；活血化瘀类的鬼箭羽、丹参、虎杖、三棱、莪术、铁树叶等；化痰散结类的牡蛎、海蛤、半夏、瓜蒌、石菖蒲等；利水渗湿类的防己、泽泻等。上述这些具有一定抗癌作用的药物，可在辨证论治的基础上，结合胃癌的具体情况，酌情选用。

中医治疗肿瘤大法不外祛邪与扶正。祛邪针对其气滞血瘀、痰浊瘀滞、热毒蕴结等邪实亢盛之病机，采用破血逐瘀、祛痰导滞、清热解毒及以毒攻毒的治法。扶正针对其脏腑虚弱、气血亏虚、阴阳不足等正气虚损之征象，采用补益脏腑、益气养血、养阴生津及滋阴温阳的方药。

在用药同时，需配合意疗。《古今医统大全》曰："以五志诱之，然后药之，取效易。""先定其心志，然后济之以药，是得治三要也。"中医治疗肿瘤，意疗往往能起到意想不到的疗效，可以使患者放下心理包袱，产生强烈的求生欲望，保持精神饱满，心态平和，同样可以增强疗效。同时，打太极拳、慢步走等形体活动，效果更佳。饮食忌口非常重要，忌食羊肉、海鲜、甲鱼、狗肉、香菜、香椿、茴香、韭菜，多食蘑菇、木耳、菜花、卷心菜、胡萝卜。

患者用药祛痰散瘀，清热通腑，针内关行气散瘀、止吐，针足三里通调上下，引邪下行，导邪外出，灸三脘顾护胃气，温胃散寒，可以使患者胃气复，肠腹通，气下行，患者愈。

通过上述综合治疗方法，使许多胃癌患者，尤其是不能手术、放化疗者，能够提高生存质量，延长生存期。

参考文献

韩学杰，李成卫. 沈绍功验案精选［M］. 北京：学苑出版社，2006.

（本文收入中华中医药学会第三届肿瘤阳光论坛暨中华中医药学会
肿瘤创新共同体第二届会议论文集，2018年，崔叶敏）

基于"分级用药"理论的沈氏女科活血止痛药应用分析

【摘要】沈氏女科在其不断的临床实践与传承创新的过程中积累了大量的用药技巧,"分级用药"便是其中之一。笔者根据中医古籍文献,梳理出沈氏女科活血止痛药分级应用的医学史源流,分别叙述汉代、晋唐、宋元3个时期活血止痛药的分级应用。根据沈氏女科的用药经验,将活血止痛药划分为行气活血、活血化瘀、化瘀剔络3个级别。分析其"识别-定级-调整"应用模式的思维步骤,将瘀血疼痛的诊治划分为药证识别、级别确定以及调整处理3个步骤,并附验案加以验证。

【关键词】分级用药;沈氏女科;活血止痛药。

沈氏女科,全称"上海大场枸橘篱沈氏女科",始于明洪武年间(1368年)。自第1代沈庶悬壶业医,世代相传,绵延至今,已历21代,达600余年。在其不断的临床实践与传承创新的过程中,积累了大量的用药技巧。"分级用药",即根据患者症状或体征的轻重程度,确定用药级别,选择该适应级别内的药物进行组方的临床用药策略,肇端于《黄帝内经》,是历代中医作为"隐性知识"运用于处方过程中的用药原则,其在沈氏女科长期积累的用药经验中同样存在。沈氏女科的"分级用药"理论,不仅厘定了药物最终选择的依据,更提示了方剂应用的加减原则,具有临床指导意义。沈氏女科对活血止痛药的级别划分以及分级序贯使用是其运用"分级用药"理论进行处方用药的一个典型案例。

一、活血止痛药分级应用的医学史源流

1.汉代活血止痛药的分级应用

以目前可考的医学史文献来看,活血止痛药的分级应用最初见于汉代张仲景的《伤寒杂病论》。张仲景重视疼痛的治疗,《伤寒论》中涉及疼痛的条文总计55条,直接提及疼痛的方证50余个;《金匮要略》中提到"痛"或"疼"的条文共有99条,治疗疼痛的方药共60余首。张仲景治疗疼痛方法很多,其中活血止痛法是其应用较多的止痛方法之一。根据其原著中的方证条文,他将常用的活血止痛药划分为轻、中、重3个级别,视血瘀及疼痛的程度,确定相应的用药级别。以瘀血腹痛为例,当血瘀、疼痛程度较轻时,张仲景选用当归、芎䓖、芍药等以活血止痛,如防己黄芪汤证的"腹痛加芍药";当血瘀、疼痛较甚时,张仲景选用大黄、桃仁等以祛瘀止痛,如"肠痈者,少腹肿痞,按之即痛"的大黄牡丹汤证,升级至大黄、桃仁同用;而当患者血瘀达到抵当汤证"少腹当鞕满""其人发狂"的程度时,条文虽未明言腹痛程度,其疼痛之剧烈当可想而知,张仲景以水蛭、虻虫等以剔络止痛。可以说,到东汉末年的张仲景时代,活血止痛药的分级应用模式业已建立。

2.晋唐活血止痛药的分级应用

晋承汉粹,隋唐仍之。自张仲景奠定了活血止痛药的分级应用模式后,历代医家根据自己的用

药习惯和临床经验，完善着活血止痛药的分级应用体系。仍以腹痛为例，唐代孙思邈《备急千金要方·卷第四妇人方下·月水不通第二》中记载了当时治疗月水不通同时伴有瘀血腹痛的效方。其中有"治月水不通，小腹坚痛不得近"的干漆汤，其瘀血腹痛程度较重，方中活血止痛的部分用到了大黄、当归、芍药等药，可见其用药风格仍较张仲景时代为近；其后又记载了"治月经不通，心腹绞痛欲死"的通血止痛方，根据其方证的叙述，可知其疼痛程度较前文干漆汤证为甚，而此方中除了当归、芍药、芎䓖、大黄、桃仁等张仲景活血止痛药的第一级别与第二级别用药外，更用到了虻虫、水蛭等第三级别剔络止痛药，可见晋唐的分级用药体系仍宗张仲景。

3. 宋元活血止痛药的分级应用

经历宋金元时期的大规模社会、思想变动后，医学界反思局方之弊，出现了与汉唐不同的用药倾向，其用药谱更加广泛，用药轻重的拿捏更趋精细。到了朱丹溪的时代，这种倾向更为明显。如《丹溪心法》中论述"妇人临经来时肚痛"，就用了"痛甚者""痛缓者"等明确指明疼痛级别的用语；而其用药方面，也在汉唐分级用药的前两个均以活血化瘀止痛为主、看似不太分明的用药级别之前，加入了延胡索、陈皮、香附等药力更轻的行气活血止痛药。沈氏女科诞生于明代初年的浙江省东阳县（与朱丹溪所在的义乌同属今浙江省金华市），地域、时代均极其邻近，具体用药上亦有相似之处，因此可以说，至此，沈氏女科序贯活血止痛法产生的条件已经成熟。

二、沈氏女科活血止痛药的级别划分

沈氏女科最初以治疗女子的妇科、内科病证为主，因此在治疗瘀血疼痛方面积累了大量宝贵的临床经验。笔者总结沈氏女科的临床用药经验，得到其治疗瘀血疼痛的常用药物，可将其划分为行气活血、活血化瘀、化瘀剔络 3 个级别，根据不同级别的瘀血、疼痛程度，确定相应的用药级别。

1. 级别一：行气活血以止痛

延胡索所含生物碱能明显提高痛阈而缓解痉挛性疼痛，《本草纲目》称其"能行血中气滞，气中血滞，故专治一身上下诸痛……盖延胡索活血化气，第一品药也"。川楝子善能疏肝止痛，被医者视为止痛效药。《太平圣惠方》中的金铃子散由川楝子、延胡索组成，是沈氏女科的镇痛主方。香附所含挥发油可明显提高痛阈，缓解平滑肌痉挛，故有良好的镇痛作用，对胸胁脘腹作痛、疝气睾丸胀痛、乳房肿痛、经闭经痛、胎漏坠痛、头痛目疼、龈痛伤痛，均可列为主药。此类药物均通过行气活血来发挥止痛的功效。正如《医宗金鉴·妇科心法要诀》所说："血之行止与顺逆，皆由一气率而行。"血的运行离不开气的推动，当血分运行不畅而导致疼痛时，须先用此类药行气活血以止痛。

2. 级别二：活血化瘀以止痛

苏木活血破瘀，消肿止痛，多用于血滞经闭，血阻痛经，产后瘀结，跌打损伤，瘀肿而痛。山楂除消食外，具有破气散瘀的功效，能收缩子宫，适用于痛经、产后腹痛、疝气坠痛等瘀血疼痛，《医学衷中参西录》言其为"善入血分而化瘀血之要药"，"能除疵癖癥瘕、女子月闭、产后瘀血作痛……疗心腹疼痛"，且其"若以甘药佐之，化瘀血而不伤新血"。丹参是沈氏女科的血证首药，所含丹参酮可抑制血小板聚集、抗血栓形成而活血行瘀、通经止痛，用于血瘀作痛。牡丹皮除清热凉血之外，也具有活血化瘀止痛之功，适用于血瘀血热的经闭痛经、癥瘕积聚、跌仆伤痛。赤芍清泻肝火，凉血活血，散瘀消肿，善治肝火瘀血的头痛目赤、胁腹诸痛、经闭经痛、疮痈肿痛，跌打损伤的红肿热痛，以及痰瘀互结的冠心病心绞痛等。此类药物均主要作用于血分，通过活血化瘀来发挥止痛的作用。当瘀血较重，疼痛程度明显超过第一级别时，考虑使用该级别的活血止痛药活血化瘀以止痛。

3. 级别三：化瘀剔络以止痛

水蛭破血逐瘀，所含的抗凝血物质可溶栓，抗血栓形成，改善血液流变性，增加心肌营养血流量，促进脑血肿吸收，减轻其周围炎症及水肿而缓解颅内血压升高，可用于心脑血管病。沈氏女科认为水蛭无毒，但过敏体质者须慎用；因其味奇臭，一般用散剂装胶囊吞服。地龙、土鳖虫等其他虫类药，剔络力宏，同样可用于瘀血程度较重的瘀血疼痛，是沈氏女科级别最高的活血止痛药，临床运用须明辨瘀血程度，非虫类剔络不能破逐时再行使用，且须反佐补益药以扶正，否则有"药过病所"、戕伐正气之虞。

三、沈氏女科活血止痛药的序贯应用

为将药物级别划分等陈述性知识直接应用于临床，当构建处方的一般思维步骤，形成识别瘀血疼痛药证、确定瘀血疼痛级别、根据病情变化调整处理的思考流程，即"识别 – 定级 – 调整"的应用模式。沈氏女科长于治疗妇科病，在长期的临床实践中形成了"经前调气，经期调血，平时调肾"的调经思路。痛经是妇科常见病，也是中医的优势病种之一。沈氏女科治疗痛经，处方用药同样遵循"识别 – 定级 – 调整"的思维步骤。李成卫副教授系沈氏女科第 20 代嫡传弟子，擅长治疗卵巢囊肿、乳腺增生、子宫肌瘤、腺肌症、痛经、不孕、围绝经期综合征等妇科疾病。下面以其治疗痛经的验案为例，展示沈氏女科药证识别、级别确定、调整处理 3 个处方步骤的思维过程。

患者，24 岁，2017 年 6 月 3 日初诊。主诉：痛经 11 年。病史：患者 13 岁月经初潮，经行腹痛，食用生冷或受寒后疼痛明显加重，偶有血块，影响睡眠和正常生活。今日经期第 2 天，小腹冷痛，得温痛减，月经量少，无瘀块，胸胁胀痛，心悸心烦，眠差，纳减。舌质暗红，苔薄黄，脉沉滑。

识别：详究病史，患者之痛经与寒温密切相关，辨属寒凝血瘀证，寒瘀相搏于胞宫，不通则痛，故出现经行腹痛、量少喜温。以舌定证，其舌质暗红亦符合瘀血指征，故将其痛经病因识别为寒凝血瘀阻碍胞宫所致的经行腹痛。

定级：患者痛经影响生活，可知其疼痛程度较为强烈，且考察其刻下诸症，月经量少，平素又偶有瘀块，瘀血有形可征，提示血瘀较重，须用第二级别的活血止痛药活血化瘀以止痛。但此次月经无瘀块，且伴心烦、眠差，须兼顾行气止痛，故又用第一级别的活血止痛药辅助止痛，结合全身状态，酌用四物汤合酸枣仁汤加减：当归 20g，赤芍 10g，生地黄 10g，川芎 10g，炒酸枣仁 15g，延胡索 10g，生山楂 15g，益母草 15g，制香附 10g，川续断 10g，肉桂 3g，砂仁 10g，木香 10g，焦麦芽 10g。3 剂，每日 1 剂，水煎分 2 次服。

调整：上方连服 3 剂，经行较畅，经量增多，腹凉稍减，腹痛缓解，胁胀不显。嘱患者下次月经前 1 周再来复诊，予行气温阳之品先驱散积寒，使经血未至，寒凝先消。待月经来潮，用 2017 年 6 月 3 日方去肉桂，加蛇床子，考虑其仍有腹痛，宜乘胜追击，故提高用药级别，加地龙 3g 增化瘀之力，起到剔络以止痛的目的。再服 5 剂，此次经期腹痛大减。下月仍以该法先温阳后活血止痛，患者诉未再腹痛。

四、结语

沈氏女科第 19 代传人沈绍功说："一切为了临床，疗效是硬道理。"疾病是复杂的，影响疗效的因素纷繁多变，只有单独一套诊疗方案是远远不够的。为了提高疗效，对于一个主症的对症治疗，多套轻重不同的治疗方案是非常必要的。瘀血导致的疼痛尤其具有难以一次性准确确定症状轻重的特点，因而更需要我们采用"识别－定级－调整"的思维过程来进行序贯处方用药。本文的意义在于：①理清了沈氏女科以前活血止痛药分级应用的历史沿革，明确了沈氏女科序贯应用活血止痛药的理论基础。②深化了对沈氏女科活血止痛药的认识，尤其是总结了沈氏女科活血止痛药的分级体系，促进了该类药物的现代临床应用。③讨论了沈氏女科运用活血止痛药"识别－定级－调整"的思维步骤，辨析了沈氏女科处方加减药物的思路，丰富了沈氏女科的学术体系，推进了沈氏女科学术的传承创新。

参考文献

［1］沈绍功，沈宁，韩学杰，等. 沈氏女科传承脉络梳理及学术思想创新［J］. 中国中医基础医学杂志，2014，20（2）：143-146，152.

［2］张凯文，李成卫. 基于"分级用药"理论的经方温阳止痛药应用［J］. 世界中医药，2017，12（11）：2598-2601.

［3］张林. 张仲景辨治疼痛的方法及其特点研究［D］. 北京：北京中医药大学，2007：22.

［4］韩学杰，李成卫. 沈绍功验案精选［M］. 北京：学苑出版社，2006：1.

［5］沈绍功. 沈绍功中医方略论［M］. 北京：科学出版社，2004：339-340.

［6］高樱，杨龙飞，翟阳，等. 具有活血化瘀功效的中药药理作用及机制研究进展［J］. 中华中医药杂志，2018，33（11）：5053-5056.

［7］沈宁，韩学杰. 沈绍功全科临证精要［M］. 武汉：湖北科学技术出版社，2015：6.

（本文发表于《中华中医药杂志》，2019 年，张凯文、周盈、陈晓涵等）

第四篇 学术著作提要

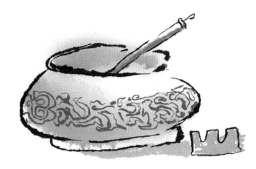

第八章　沈绍功主编学术著作提要

《叶心清医案选》

1991 年，中医古籍出版社出版，徐承秋、张大荣、叶成亮、陈绍武、沈绍功、叶成鹄编撰。

本书收录了叶心清临证医案 50 余例，涉及内科、妇科、儿科、皮肤科及骨科等多种临床常见和疑难杂症，如咳嗽、耳鸣耳聋、眩晕、胃脘痛、腹痛、胁痛、泄泻、失眠等常见疾病，如哮喘、肺痨（肺结核）、口噤、噎膈、阴黄鼓胀、白浊、痿证、麻木、抽搐、癥瘕等疑难杂症，各案大都经过随访，未有复发者。

叶心清，蜀中名医，从医近 50 载，学验宏富，医技精湛，擅长中医内、妇、儿、针灸各科临床。其治学严谨，不拘门户，熔古今于一炉，无论经方时方皆能融会贯通。疗疾则针药并举，各臻其妙，而起沉疴重症。叶心清临证重在肝脾，调肝健脾为治疗关键所在。其主张理虚从肾亏阴损着眼，而宗养阴清热之旨。其主张保养胃气，善用膏滋丸丹收功，巩固疗效而防止复发。小儿用药则当健脾消食、解表。叶心清重针灸之施，首当辨识病变之所在，在经、在络、在脏、在腑有别，循经取穴，用针少而刺灸轻。其在治病中注意采用中西医结合办法，对西医无门户之见。

医案为初入临床不可缺少的参考书。如俞震的《古今医案按》，内、外、妇、幼各科俱备，俞氏在案后所加按语极为精辟，柳宝诒的《柳选四家医案》尤为医案名著，为医林所嘉许。《叶心清医案选》全面反映了叶心清临证经验与学术精华，对于继承名医经验、弘扬中医学术有极其重要的价值。

《胸痹心痛证治与研究》

1991年，上海医学院出版社（现复旦大学出版社）出版，苏诚炼、沈绍功主编。

胸痹心痛是心血管疾病中十分常见的证候，其中以冠状动脉硬化性心脏病最为多见。中医治疗急症，尤其是胸痹心痛病，几千年来积累了系统的理论和丰富的临床经验。上自《黄帝内经》《伤寒杂病论》，下迄明清温病学派，代代有发展，屡见创新。近年来，中医急症工作有了较大的发展，取得了一定的成绩，为促进中医急症工作的开展，加强中医急症学术交流，在总结前人和现代经验的基础上，结合个人工作体会和实验研究概况，由苏诚炼、沈绍功牵头组织全国16个医疗科研单位、数千名专家，编写了本书。

本书以简洁的语言、科学的方法总结了历代医家对胸痹心痛的认识，同时又充分结合现代科学技术与医学临床，较全面地反映了国内中医、西医及中西医结合对胸痹心痛证治的研究进展和临床治疗。

全书共分病名病因的辨析、诊断方法的研讨、治法方药的研究、疗养与护理、实验研究的思路及附录六部分，既重历代文献的考证综述、继承整理，又列近代研究的现状进展，发扬提高，力求系统总结"胸痹心痛"的证治规律，尝试创建"胸痹心痛"的中医实验学。

本书叙述之"胸痹心痛"相当于西医学之冠心病心绞痛，且侧重于中医内科急症范畴；发病学首先确定病名内涵，然后加以文献考证，并由此归纳病因病机；诊断学突出中医四诊价值并作出病和证的鉴别；治疗学综述治法方药的古今研究动态，列出急诊处理原则，并荟萃近代部分名家临床经验，而且从情志、膳食、天时、护理诸方面探索提高疗效的途径，以上均有中西医对照评价，以便各自取长补短；实验学是一门新课题，重点探讨思路方法，以期抛砖引玉；国家中医药管理局中医急症心痛协作组试行的"心痛（冠心病心绞痛）中医急症诊疗规范"和科研成果心痛气雾剂临床应用与实验研究论文摘要皆列入附录，以供参考。

本书从病名病因到诊断方法，从提高疗效到实验研究，既循古、遵古，汲取历代精华加以继承整理，又厚今、重今，述近代进展加以发扬提高，目的是研究总结胸痹心痛的证治规律性，试图创建胸痹心痛的中医实验学，以供从事医疗、科研、教学的中医药和中西医结合人员，特别是从事中医急症工作者参考。

中国工程院院士、中医内科学专家董建华曾评价本书："该书重理论，求实效，非徒师承中医经典理论，阐发系统而完整；且于今人之临床经验及科学验证，亦多所采撷。一方面体现了'君子务本，本立而道生'之精旨，一方面也是'他山之石，可以攻玉'的科学态度的再现。因而该书不仅能很好地适应社会的需要，而且亦是继承前贤关于胸痹心痛理论及经验，客观评估当代临床实践结果的一部专著。"

《中医痛证大成》

1993 年，福建科学技术出版社出版，苏诚炼、沈绍功主编，国家中医药管理局医政司胸痹急症协作组编。

本书内容分上、下两篇：上篇为各种痛证诊治，下篇为诊治方法和实验研究。

上篇痛证条目共 31 条。每条分"概述""沿革""病因病机""鉴别诊断""辨证论治""其他治法"共六项。"概述"，用现代语言简要指出该痛证之定义、主要临床表现、特征，相当于西医的病证范围。"沿革"，描述历代对该痛证的论述、主要论点和诊治特色，并介绍该证的近代研究进展。"病因病机"，归纳几条加以阐明，每条中简要引用文献根据。"鉴别诊断"，简要地以西医作病名鉴别，以中医作证候鉴别。"辨证论治"中的分型辨证，突出主症和特殊症，以便于临诊掌握，论治时，有方有药，并写明方剂的出处和药物的剂量。"其他治法"，指治疗该证的针灸、单方、验方、推拿按摩、外治及各种非药物疗法和自我保健等。

下篇叙述近代和当代名家痛证诊治经验、痛证中医名词演变、痛证的心理疗法、食疗方案、体疗实施、养生之道、保健功法、辨证施护，以及常用镇痛中药的成分、药理研究、剂型研究、质量分析、实验研究与动物模型等。其中，痛证诊治经验荟萃系有关专家不拘一格地介绍个人对痛证的宝贵诊治经验和心得体会。

本书既重视历代文献对各类痛证的考证综述，又叙述其近代研究进展，对近代名医有关痛证治疗方面的经验也做了系统介绍，以利于读者对照与参考。

痛证是临床各科疾病中极为常见，涉及中医内、外、妇、儿、眼、耳鼻喉等多种科属、多个病种，也是患者最感痛苦而需要医生为之解除的主要症状。中医诊治痛证，无论是在基础理论还是在临床实践均积累了丰富而宝贵的经验。纵观中医学发展史，中医在诊治急症上的一次次突破，不断推动着中医学向前发展。本书遵循中医药理论体系，保持并发扬中医特色，以临床实践为基础，以发展中医学术为前提，突出并发挥中医优势，强调系统性、实用性和科学性。编写时，既继承总结古人的成就，又注意反映并发扬近代的研究进展；既保留一家之独特见解，又阐述诸家之共识；既有统一体例的条目描述，也提倡不拘一格的经验之谈。

本书可供从事医疗、科研、教学的中医和中西医结合专业人员，特别是中医急症领域的各类医务工作者参考，对中医学爱好者及患者亦有参考价值。本书具有一定的系统性、规范性、实用性和启发性，以提高中医临床疗效为出发点和归宿，对促进中医急症工作的深入开展、提高中医学术水平有重大意义。

《补心气滋心阴口服液扩大验证学术论文集》

1993年，中国医药科技出版社出版，沈绍功、李治忠主编。

本书首先介绍了补心气和滋心阴两种口服液的研制、投产、面市、开拓市场的过程，这是咸宁制药厂与全国中医急症心痛协作组紧密配合、共同团结奋战的全过程，堪称科技成果迅速转化为生产力的典范。本书还介绍了咸宁的地区优势以及为促进科技成果转化所做的努力。此外，本书还收集了来自全国不同单位的多篇学术论文，并且聘请了首都的专家组成评审委员会，对论文进行了认真的评审并评奖。

补心气、滋心阴口服液这两种新药是国家中医药管理局医政司胸痹急症协作组和咸宁制药厂共同开发研制多年的新药，经临床试验表明，是治疗冠心病的长效、稳效、高效的药物，已被列入全国中医院急诊科室必备用药。为使新药尽快与广大的心血管病患者见面，咸宁制药厂在短短的时间内，引进安装了成套设备，组织雄厚的新药生产技术力量，并迅速投产、投入市场。这两种新药自1991年底批量投放市场以来，在专家和学者的大力宣传和支持下，取得了较好的社会效益和经济效益，而且其销售量在短期内创造了同类新药的最高纪录。

为让全国各医疗单位有更多的临床经验，更好地为患者造福，同时也为这两种新药在保证质量的基础上扩大生产规模，国家中医药管理局医政司胸痹急症协作组和咸宁制药厂共同启动了《补心气滋心阴口服液扩大验证学术论文集》编撰工作，为各位专家、学者对自己在临床应用补心气和滋心阴口服液的经验进行交流提供一块广阔的园地，同时进一步论证这两种新药的疗效和扩大适应证的报道。

中医中药是中华民族的瑰宝，医药经济要发展，必须走科技兴药之路。科技成果必须与社会化大生产结合起来，才能形成现实的生产力，推动经济的发展，造福于社会。咸宁地区医药局一直为科技成果转化为生产力努力。一是牵线搭桥，为科研单位、大专院校与企业的协作牵线搭桥，凡有意到咸宁生根的科技成果，咸宁制药厂将为其寻找满意的"婆家"。二是排忧解难，为科技成果在咸宁生根、开花、结果热诚服务，急之所急，排之所忧，解之所难，进行全方位的协调服务。三是重奖有突出贡献者，凡为咸宁地区引进新技术、新项目、新产品的人员均可根据贡献大小获得奖励。

《补心气滋心阴口服液扩大验证学术论文集》一书旨在推动我国众多的科技成果都能快速转化为生产力，同时也希望更多地宣传和应用补心气、滋心阴口服液，使之造福于患者、造福于人类。

《现代中医心病学》

1997年，北京科学技术出版社出版，苏诚炼、沈绍功主编，国家中医药管理局医政司胸痹急症协作组编。

《现代中医心病学》全书共90余万字，论述有关心病学的基本概念、源流、病因病理、诊疗和预防，以及心系病证的辨证论治，展示了中医心病学术的主体特征与临床经验。此外，就现代常见心血管病之凡与中医心病可以互补者，进行阐述，探讨理论，罗列治法与方药，有很好的实际指导价值。

全书分为总论、常见中医心病辨证论治、常见心血管病辨证论治、历代中医诊治心病医案精华、当代名医心病临证医案选评等部分。其中，总论详细介绍了中医心病的基本概念、中医心病学的源流、中医心病的病因病机、中医心病的治疗特色、中医心病的预防与护理、中医心病实质现代研究的思路与方法、中医治疗心病常用方剂与中成药、中医治疗心病的常用中药。常见中医心病辨证论治讨论了心痛、心厥、心水、心脱、心悸、不寐、多寐、脏躁、健忘、昏迷、癫病、狂病、癫痫、痴呆、百合病、郁病、口糜、口疮、鹅口疮、舌岩共20种疾病，每类疾病分别从概述、病名考证、历史沿革、病因病机、诊断与鉴别诊断、辨证论治、转归与预后、预防与护理8个方面阐述。常见心血管病辨证论治详细介绍了心绞痛、心律失常、心力衰竭、心肌梗死、心源性休克、心源性晕厥、高脂血症和高蛋白血症、系统性红斑狼疮心脏病、甲状腺功能亢进性心脏病、老年退行性心脏瓣膜病、血栓闭塞性脉管炎、红斑性肢痛症等36类疾病，各个疾病依次从概述、病因病理、临床表现、理化检查、诊断与鉴别诊断、辨证论治、西医治疗和预防与护理讨论。历代中医诊治心病医案精华介绍了胸痹、心痛、厥证、惊悸和怔忡五大类疾病的有效验案，取自历代名医之著作。当代名医心病临证医案选评共选评了21个省市、93位名医的经验和奇方效药。

本书系统整理了历代中医心病的诊治经验，总结当代的研究进展，特别是从诊疗水平和学术思想上完善中医心病学。本书以临床实践为基础，以发展中医学术为目标，力求全面系统地反映古今中医诊治心病的理论、经验和临床学术成就，同时注重实用性、时代性、系统性和规范性，是一部具有一定学术和实用价值的专著。本书内容除了常见中医心系病证、现代常见心血管病的辨证论治外，还从中医"心开窍于舌"的角度，对心病延伸病种如口疮、舌疮等病证做了阐述，以供从事医疗、科研、教学工作的中医、中西医结合专业人员，特别是从事中医急症领域的医务工作者参考，对于中医学爱好者与患者亦有一定参考价值。

中医药对心病的病因病机、预防治疗等研究，历史悠久，源远流长，既有系统的理论、丰富的经验和显著的临床疗效，又有值得深入发掘研究的重大科学价值。特别是当今社会，心血管疾病成为困扰和危害人类健康的三类重大疾病之一，防治心血管疾病已成为世界各国医学界的重要研究课题。国家中医药管理局医政司胸痹急症协作组主持编写的《现代中医心病学》是一部系统继承、整理古今中医药防治心病的学术成就和临床经验，充分吸收和反映当代的中医心病研究成果和进展，具有学术性、实用性、系统性、规范性和时代特点的跨世纪专著。其思路清晰，论述严谨，内容丰富翔实，以临床实践为基础，理论联系实际，充分体现和系统阐述了中医药防治心病的特色和优势，对中医心病学术发展、学科建设及临床研究等，确有承前启后、继往开来之历史作用。本书的问世不仅向世界展示了现代中医药防治心血管疾病的特色和优势，为人类防治心血管疾病提供了现代中医新理论、新思路、新方法、新药物，也必将进一步引起世界各国对中医药学这个伟大宝库的青睐。

《中医心病诊断疗效标准与用药规范》

2002 年，北京出版社（现北京出版集团）出版，沈绍功、王承德、闫希军主编。

本书共分三章。

第一章是 48 个病种的诊断疗效标准。

1. 用现代语言简述定义、主要临床表现和中医病证范畴。

2. 诊断标准、病名诊断以国内外最新的、通用的、权威的标准为依据，条理清楚，全面有据；分类诊断讲述分型、分期、分级、分度；证类诊断参照"国标""行标"，分主症、兼症、舌脉 3 项描述，并用括号标明病证分类代码。

3. 疗效标准采用显效、有效、无效、加重 4 级评定疗效。将痊愈、近期治愈、临床治愈诸级均归入显效标准中。

4. 分证论治按证候分类，列出治法和主方，并用括号标明出处。

5. 成药应用中，商标药名、功能主治、用法用量按证候分类分别列出，以供临床参考。

第二章论述了 49 种中成药的用药规范，按证候分成 9 类。每个品种均列商标药名、批准文号以及主要组成、功能主治、用法用量、临床验证、实验研究等项以做学术推荐，最后提供生产厂家，以便医药结合，咨询交流。

第三章为心病常用方药辑要。

1. 收入心病古方 36 首，以来源、组成、功能、药理、主治和应用加以整理归纳为 9 类。

2. 收入心病常用中药 68 味，以性味归经、功效作用、药理研究和临床应用加以整理归纳为 10 类，以备临证查考。

诊疗标准与用药规范是临床医学学科不断发展和日趋完善的重要学术标志。中医心病学是研究"心主血脉""心藏神明""开窍于舌""合于小肠"等心的生理功能紊乱及与其他脏腑的病理关联所致的病理变化的规律、诊疗方案、用药特点和护理、调摄、康复、预防、保健、养生的新兴学科，是一门极具中医特色和疗效优势的学科。

本书为中医心病的诊断标准、疗效标准和中药应用指南的专著，在编写过程中力求规范化。诊疗标准的制定参考了国内外的最新、最高标准并与其衔接。所遴选的中成药均属准字号产品。本书在病种选择上，以心血管系统的疾病为主体，延及与中医心病有关的、主要的、常见的而且中医治疗确有疗效的某些神经系统、泌尿生殖系统和口腔疾病。为便于临床检索和学科间交流，均冠以西医病名，指明中医病证范畴。

本书遵循中医药理论体系，体现中医特色和优势，以提高临床诊疗水平为中心，以发展心病学术、完善心病学科建设、规范中医心病成药市场、造福广大心病患者为己任。在编著过程中，特别强调科学性、先进性、时代性、规范性和权威性，尤其是强调实用性，一切从临床实际出发，努力使本书成为一部临床操作性强的专著。

本书的付梓面世，成为从事心病临床和科研的各级各类中医和中西医结合医务人员、医学院校师生的重要参考图书，成为有助于国内外医学学科间交流的权威性、规范性专著。

《心血管病诊疗手册》
（中西医结合临床诊疗丛书）

2001 年，中医古籍出版社出版，沈绍功主编。

本手册共设六章。

第一章，主要的心血管疾病 36 种，除临床常见的心绞痛、心律失常、心力衰竭、心肌梗死、动脉硬化、高血压等疾病外，还包括系统性硬皮病性心脏病、梅毒性心血管病、红斑性肢痛症等疾病，各疾病从概述、病因病理、诊断要点、鉴别诊断、西医治疗、分证论治、其他疗法分别讨论。

第二章，其他的心血管疾病 12 种，包括无症状性心肌缺血、冠心病猝死、冠状动脉畸形、冠状动脉肌桥、甲状旁腺功能减退性心脏病、尿毒症性心脏病等疾病，除中西医配合治疗外，还添加了预防护理。

第三章，相关主要的临床综合征 6 种，合计涉及心血管疾病共 54 种，包括上腔静脉梗阻综合征、过敏性紫癜、白塞病（贝赫切特综合征）、X 综合征（微血管性心绞痛）、心肌梗死后综合征和间歇性跛行综合征。

第四章，诊断技术述要，分别从心电信息检查、心电生理检查、心血管影像学检查、心脏负荷试验、血液生化检查和其他检查六部分共 30 余种检查手段详细介绍心脏疾病的辅助检查。

第五章，治疗技术进展 8 种，包括溶栓疗法、心脏电复律与除颤术、体外反搏术、主动脉气囊反搏术、人工心脏起搏术、导管射频消融术、经皮二尖瓣球囊成形术、经皮腔内冠状动脉成形术，并附术后发挥中医药疗效优势。

第六章，心病中医辨证论治，既列四诊纲目，又述八纲规律，并归纳心病方药共 8 类，主要中药 49 味，代表方剂 26 首，常用成药 50 种，从四诊、八纲、论治方药等层面介绍心血管疾病的辨证论治规律。

《心血管病诊疗手册》一律采用中医、西医称谓，注重西医诊断，强调中医辨证，突出中西医治疗。本手册提供行之有效的中西医诊疗方法，以提高心血管病临床诊疗水准，以发展学术为己任。为便于临床检索，本手册采用西医病名。体例分部如下。

概述：西医命名、发病情况及中医病证范畴。

病因病理：西医病因病理及中医病机。

诊断要点：分列症状、体征、检查，标明要点。

鉴别诊断：系西医类似病名病种间的鉴别要点。

西医治疗：论述西医内科对该病的常规有效治疗及外科手术指征。

分证论治：中医临床常见的证候分类，分列证候、治法、方药。方有出处，药有剂量。

其他疗法：包括针灸、按摩等非药物疗法。

预防护理：指出必要的防护调摄措施。

本手册反映了 1995 年以来中西医临床诊断与治疗的最新进展、最新理论、最新观点、最新技术、最新资料、最新信息。本手册为广大医务工作者提供了一部具有科学性、实用性、先进性、规范性、时代性、中西医结合的心血管病临床参考书。

《沈绍功中医方略论》

2004年，科学出版社出版，沈绍功编著，陈秀贞、沈宁、韩学杰、路云鹏协编。

《沈绍功中医方略论》是沈教授数十年在临床中求索的心血结晶。全书60余万字，分为五篇：医理篇、临证篇、方药篇、诊籍篇和论著篇，主体为前三篇。每篇分列条目，尽力做到文题新颖，言之有物。参照国家颁布的"中医病案书写规范"，选载效验诊籍60例，以证主体三篇之理，作前后呼应，并以临床疗效为准。书中汇集沈教授主要论文和著作，加以点要，首列自传，尾附年鉴，以成方圆。

医理篇共100篇，阐释沈教授数十年来对中医、西医、中西医、科研、实验、理论等的全面总结。临证篇撰文凡61种，沈教授对心脑血管病、肿瘤、糖尿病等临床多发病以及高热、抽搐、厥、脱等急重危症悉心观察，多有发挥，经验颇丰。本书除具体论治之外，尚有临床思维方法、调摄护理等方面的新理论、新概念、新见解，具有重要参考价值。方药篇撰有类方鉴别运用，依法选择主方，还有针对主病选方遣药灵活使用的方法计60种。至于"妙药百味妙用"，记述了沈教授用药心得，其中有常用药的功能主治、宜忌、配伍的发挥，也有峻猛攻逐将军药临床治验的介绍，对证、识证、治病者均备，可谓精彩纷呈。本书还有"诊籍篇""论著篇"，内容宏富，全面收载与推广沈教授对临床医学的卓越成就。

本书重视理论指导，涉及理法方药诸门类，倡导整体综合调节，融继承与发展于一体而注重创新，又前瞻性地提出若干理论问题与同道共商而启迪后学。

中医药学有丰厚的文化底蕴、扎实的医学理论基础和广泛的疗效优势，是中国优秀传统文化中的璀璨明珠。它以人文为科学导向，以科学为人文奠基。人文与科学和而不同，互补互动。其中医药学之人文含量最为可贵，堪称学科特色与优势。古往今来，中医学者为上工者全靠悟性，即善于思辨。有着辉煌历史、不可磨灭贡献和继承发扬潜能的中医药学是独具中国特色的医学宝库、生命科学，历经两千余载而不衰，时至21世纪更闪烁着时代光芒，其原动力在于中医学独特的理论和确切的临床疗效，其取效之道在于"整体综合"和"辨证论治"两大支柱。在漫长的历史长河中，中医学的两大支柱历久弥新，永葆青春。随着时间的推移，中医学理论在继承中发扬，在临证中创新，其疗效优势越来越突显，其在医疗保健中的作用越来越被世人所瞩目。

沈教授幼承家学，曾拜四川名医叶心清为师，恩蒙程门雪、秦伯未、金寿山等参师襄诊，为首届上海中医药大学统考生。他既遵古不泥，又善汲新，学贯中西，临证以中医为主，在心病和急症方面多有建树，研制新中成药，总结、编辑诸多心病与急症论文和专著。沈教授悬壶四十余载，为无数患者解厄释难，是深得患者信赖的临床医学家。沈教授在全面继承家传基础上，大胆创新，既精研理论，又勤于临证，做到理论与实践紧密结合，学用一致。"一切为了临床疗效"是沈教授一贯的医风，也是中医赖以生存的根基。这无疑对中医学术的发展，对中医疗效的提升，对中医教学内容的丰富有较大的促进之力。

纵观全书，无论医理、医话、医案，均系理法方药贯穿一致，重视临床疗效的检验，总以证为主体，言之有理，而理必有据。其临床所获鲜活的经验最为宝贵，据此可升华为理论，亦可为新中成药研究开发奠定坚实基础。其一生视患者如亲人的可贵品德、严谨的治学态度、求是务实的工作态度以及不断探索的创新精神都在激励着后学，对中医药事业的传承发展有深远影响。

《中医心病治法大全》

2005年，中国中医药出版社出版，沈绍功、王承德、韩学杰主编。

本书分上、下两篇。上篇综述中医心病学的概念与渊源、诊断与辨证、治法与沿革、护理与康复、预防与调摄等。下篇收载中医心病39个病种，以心血管病为主，涉及中医心病学相关的、主要的、常见的神经、生殖系统等疾病。病种选择上，为便于临证检索，均冠以西医病名，指明中医病证范畴。所选病种与《中医心病诊断疗效标准与用药规范》基本一致，以便诊疗同步、诊疗一体。每一病种均按药物疗法、非药物疗法、护理、预防与保健、近代医家新说、现代研究进展等进行阐述。治法选择上，采用"三层五部法"。"三层"指3个层次，即继承古代医家的经验、发掘近代医家的新说、述评现代研究的进展；"五部"指治疗方法的5个部类，即药物治疗（含内服法、外治法）、非药物治疗（含针灸、拔罐、推拿、刺络、刮痧、食疗、体疗和意疗）、护理康复、预防调摄、保健养生。

中医心病学是一门富有中医特色和疗效优势的新兴学科。本书是《中医心病诊断疗效标准与用药规范》出版四年后的姊妹篇，重点论述了中医心病的古今治法，遵循中医药理论体系，理法方药规范，古今治法齐全。本书突出中医特色，体现中医优势，在继承基础上发扬创新，同时以提高临床诊治水准为中心，发展学术，完善学科，整理治法，归类用药，力求"大全"。

本书强调科学性、先进性、时代性、规范性、创新性和权威性，特别注重从临证实际出发，以疗效为中心环节，力戒纸上谈兵、言之无物、无的放矢，既是一部临床操作性强、实用性好，可以启发治疗思路和提高疗效的专著，又是从事心血管专业及神经、生殖系统等临床、科研、教学各级各类中医和中西医结合医务人员、在校师生的重要参考书，是一部科学、可信、实用的专著。

《心血管病名医验案集》

2008 年，台海出版社出版，沈绍功、韩学杰编著。

全书选取了心血管病领域十余位专家，包括沈绍功、韩学杰、高峰、黄永生、王阶、韩丽华、李庆海、郑梅生、陈美华、刘红旭、杨培君、包培荣、沈依功、毛静远、李楚源，每位专家从学术经验、验案介绍、个人妙药介绍等层面，讨论常见心血管普通及急症疾病的诊断与治疗，包含了多年来的临床经验。例如对于沈绍功教授，主要介绍了其组合式的辨证分类法。该法是根据临床出现的病变加以组合，作出证候分类，按轻重主次的顺序对其排列组合。这种可以客观反映临床病变的实际，比较符合错综繁杂的临床实际，相对做到辨证的准确性。

中医的精髓是"辨证论治"。中医防治疾病的核心或者模式是先辨别其证，再据证论治。中医辨证是个复杂工程，辨证要准，从理论上、临床上都是值得研究的课题。论治是辨证的归宿，治病的终端。《心血管病名医验案集》是辨证论治结合的良好范本。

本书中，沈绍功教授认为中医辨证由 3 个层次组成：最高层次是基本原则，简称"治则"，其要有 8 则，即早期治疗、治病求本、轻重缓急、扶正祛邪、因势利导、以平为期、三因治宜、配以调护；中间层次是"汗、吐、下、和、温、清、补、消" 8 个治疗大法；最近层次是具体治法，如解表发汗法、清热泻火法、补气温阳法等。虽然以证立法，以法论治是谓常规，但是为提高疗效，着眼仍应灵活，切忌刻板，论治宜活。

此外，本书在辨证论治的基础上，还强调病证结合。辨证与辨病都是以患者的临床表现为依据，区别在于一为确立证候，一为确诊疾病。辨证论治是中医的精华，但并不是完美无缺的。中医辨证是建立在四诊反映的证候上，在疾病早期或恢复期、临床缓解期，由于病理损伤程度不足以引起机体表现出使患者或医生感知的症状或体征，因而被视为无病，在临床上极为常见。病证结合是目前国内公认的临床诊断和治疗需要采取的原则和指导方法。"病"可以是中医的病，也可以是西医的病。由于辨病能够把握疾病全过程的特点与变化规律，同种疾病应当具有共同的病因、病理、病状、演变、预后等本质与特征，应有共同的治疗规律和治法方药，因而辨病论治具有疾病的共性突出、治疗的针对性强等特点。所以不仅要提同病异治、异病同治，还应补充同病同治、异病异治或异证同治、同证异治，如此则更有利于对病变的全面、深刻认识。

综上所述，《心血管病名医验案集》旨在探索适合当前心血管疾病的对证和对病临床证治法则，为病证结合治疗心血管疾病积累了经验，造福患者，是一本临床理论与实践密切结合的专著。

《上海沈氏女科全科临证方略》

2012 年，中国中医药出版社出版，沈绍功、沈依功主编，沈宁、沈劼副主编。

《上海沈氏女科全科临证方略》共 120 个条目，详细记录了沈氏家传的女科和内科方面的知识和临证经验，更重要的是对沈氏女科进行了完善和发挥，增加了中医外科、儿科、五官科、皮肤科等方面的内容，全面地整理和系统地总结了沈氏女科的学术成就和临床经验，保持了沈氏女科的完整性和实践性。

妇科部分分别从分期调治月经病、分色论治带下病、痛经不宜一味止痛、不孕不能一味种嗣、体胖不孕应投平胃散、补中益气汤提举可定胎漏、胎前产后一清一温、女子以肝为先天和调肝 8 法、12 种妇女病家传秘方和女子养生方面介绍沈氏女科治疗特色。内儿科分论冠心病、中风病、高血压病、糖尿病、癫痫、肺系病、脘腹痛、结肠炎、痢疾、肝炎、肾炎、更前期综合征、外感病、儿科病，治则大法，防护调治，层分缕析。外科则讨论骨科、肛肠病、肿瘤病、湿疹、银屑病、痤疮和手足皲裂的辨证论治方法。五官科部分则从鼻科润肺、齿科养胃、喉科清心、儿科泻肝和眼科滋肾探讨。方药部分从临床常用方药着手，例如温胆汤、逐瘀汤、地黄类方、金铃子散方、小陷胸汤、香砂六君子汤、乌贝散、交泰丸、玉屏风散、百合固金汤、酸枣仁汤、加减二仙汤、三仁汤、三参饮、桂枝汤论治临床中常见疾病。医论部分则从舌象、脉诊、五脏、六腑、抗衰、养生、意疗、艺疗、保健按摩等层面论述。从全书内容看，注重凝练沈氏家传心得，更重要的是吸收、传承了古今中医药的发展成果来丰富沈氏女科。

中医药学源远流长，绵延数千载，代有名医。上海沈氏女科的开山鼻祖沈庶于明洪武年间（1368年）开始在家乡悬壶行医。他一生诊脉临证，晚年总结毕生心血，著有《女科诀微》《内科证治》等医书。因其善治女科，且通晓内科，在当时名噪一方。明清至今，沈氏女科一脉相承，已传至第 21代。尤其是沈氏第 19 代传人沈绍功教授，毕业于上海中医药大学医疗系，临床数十载，疗效卓著。其长期从事中医医疗、科研、教学，而且撰写了大量的科研论文和中医专著。为了让沈氏女科更好地服务大众，解决患者的痛苦，决定挖掘家学，同沈依功教授领衔，会同师门及 20 代传人和弟子，结合临床体悟，经过多次反复修改、加工，历经 3 个寒暑编写完成《上海沈氏女科全科临证方略》。

《上海沈氏女科全科临证方略》非常重视临床实用性，以临床疗效为中心目标，既注重沈氏女科古今学术思想与临床经验的传承，又有作者汲取沈氏医学精华，多年临证的诊疗经验与心得体会，还收录了沈氏家族的家传秘方，一切从临床出发，力求理论与临证思维、实际操作相一致，保证了本书的实用价值。如对疾病的认识，每篇不仅有概论、临床心得，更有家传学术经验，还附有病案及按语，对临床有很好的指导作用，真正做到理论明晰、临床实用，是一部科学、真实、全面、实用的好医书，对拓宽读者的思路和视野有重要的启迪作用。全书内容丰富，阐论精深，诊治规范，可操作性强，在当前振兴中医学术正面临着如何突破的重要时刻，本书的出版及其成功的导向更具有重要的现实意义。

《叶心清》（中国百年百名中医临床家丛书·内科专家卷）

2001 年，中国中医药出版社出版，沈绍功、叶成亮、叶成鹄编著。

中医学源远流长，临床名家辈出，促进了中医学的迅猛发展。《中国百年百名中医临床家丛书》是要总结在过去的 100 年历史中，为中医药事业做出过巨大贡献、受到广大群众爱戴的中医临床工作者的丰富经验，把他们的事业发扬光大，让他们优秀的医疗经验代代相传。所选医家均系在中医临床方面取得卓越成就，在全国享有崇高威望且具有较高学术造诣的中医临床大家，包括内科、外科、妇科、儿科、骨伤科、针灸科等各科的代表人物。本书为其中之一。

本书按医家小传、专病论治、诊余漫话、年谱四部分进行编写。其中，医家小传简要介绍叶老的生平及成才之路；专病论治旨在以病统论、以论统案、以案统话，即将与某病相关的精彩医论、医案、医话加以系统整理，便于临床学习与借鉴；诊余漫话则系读书体会、札记，也包括习医心得等；年谱部分则反映了叶老一生中的重大事件或转折点。本书收录的医论、医话、医案，涉及内科、妇科、儿科、皮科及骨科等多种疑难杂症。本书比较全面系统真实地介绍了叶老从医 50 载的临床经验和学术思想，特别是独到的遣方用药佐针疗疾的整体辨治经验。

叶心清，字枝富，1908 年出生在四川大邑县。叶心清青年时拜汉口名医魏庭南为师，钻研医道，临诊达 12 年之久。叶心清白日随魏师临诊实践，夜晚攻读医典，特别研习针灸经络理论。在魏师的调教下，叶心清深得金针度人的精髓，在嗣后的行医生涯里又有颇多的发挥和创新，成为杏林中独树一帜的金针高手。学成返回重庆，由于其德高术精，故很快名震蜀中。中华人民共和国成立后，叶老由衷拥护与热爱中国共产党，决心凭借自己的医术兢兢业业地为人民、为国家工作。他摒弃门户之见，主张一切从患者出发，中西医相互取长补短，发挥各自的优势。1955 年，为筹建中国中医研究院（现中国中医科学院），原卫生部聘请叶老晋京。

叶老学验宏富，医技精湛，擅长中医内、妇、儿、针灸各科临床。其治学严谨，不拘门户，熔古今于一炉，无论经方时方皆能融会贯通。疗疾则针药并举，各臻其妙，屡起沉疴重症。叶老十分关注中医事业，积极培养后继人才，先后收受学生 7 人。叶老倾注心血，严格训导，诲人不倦，言传身教，使学生们学有所成，例如陈绍武教授、陈克彦主任医师、徐承秋研究员、张大荣主任医师、叶成亮主任医师、叶成鹄主任医师、沈绍功主任医师。

综上所述，本书不仅具有很高的临床参考价值和学术价值，同时具有丰富的启迪和实用价值，是临床医师良好的参考学习书籍。

《大国医：六百年沈氏祛病绝学》

2016 年，吉林科学技术出版社出版，沈绍功著。

沈氏女科是始于明初，历经 21 代，具有 600 余年行医经验的全科中医。本书由沈氏女科第 19 代传人沈绍功教授撰写，是对沈氏女科家传宝贵经验的全面系统整理和总结。

沈教授在撰写本书时尽可能不使用晦涩难懂的中医术语，力争使本书成为人人都能读懂，并运用于日常生活的枕边书。本书主要从以下七个方面讨论。

1. 治病不是话家常，速战速决祛疾病

大多数的患者挂了一次号，都恨不得跟"我"唠半个小时，而"我"看病时间短，摸一下脉，看下舌苔，问些问题，就能确定患者的病情。有的人说："慢工才能出细活，而快就会让人觉得你看病粗糙，也很敷衍。"那"我"就让你们看看，沈氏女科是怎么一锤定音，给你的疾病画上句号的。

2. 诊断，"我"有"我"的金标准

中医诊病讲究"望、闻、问、切"四诊合参，望诊是其中一个重要的环节，主要是从外在观察人的神色形态，以判断人体的健康状态。医生是通过哪些特征诊断病情的呢？这些神色形态特征都代表着什么呢？"我"来告诉你们这些诊断的金标准，让你们可以一眼就能看出自己有没有"毛病"。

3. 治病，从"胃"开始

"五脏者，皆禀气于胃，胃者，五脏之本也"。胃好五脏安，所以沈氏女科认为，民以食为天，病以胃为先。就是说，养生、治病首先要注意胃气，把开胃口放在首位，这样才能增强人体吸收功能，提高免疫功能。胃口好，吃嘛嘛香，才能身体倍儿棒。

4. "肝"愿为美丽付出

《黄帝内经》对肝的描述有两个方面：一是肝主谋虑，是说人体的精神活动跟肝密切相关；二是肝藏血，肝脏管理着人体气、血、水的流通。同时，肝脏还是人体的排毒工厂，吃进去的有毒物质，体内产生的毒素、废物等都必须依靠肝脏来解毒。一旦肝脏受损，身体中的各个器官都无法正常工作，疾病就会趁机而入。因此中医讲，百病之源，根在肝脏，所以预防、治病应注重养肝。

5. 肾不"调教"不行

沈氏女科在研习、传承古人经验基础上，在临床中总结出了调肾法。凡是各类免疫功能下降、不孕不育、生殖、泌尿、骨骼的病证，采用调肾法常常有效。尤其人过中年，肾亏是普遍的现象，所以调肾法在中老年人群中，无论养生保健还是治病康复，成了必不可缺的治法。

6. 养生有术，做自己的私人医生

"生"者，生活、生命也。养生者，生活美满，生命不息，即健康长寿。现在生活一天比一天好了，人们为了更好地享受生活，给人生树立了更高的目标——既要健康无病，又要延年益寿。这个要求不难达到，"我"就跟大家说说沈氏女科的养生方法，让你们都能成为自己的私人医生。

7. 附录

本部分从沈氏女科自诊绝招、沈氏女科家庭实用效方、沈氏家中常用保健中药及用法和沈氏总结家庭常用食品功效介绍沈氏女科养生之道。

本书以通俗的语言，介绍了沈教授发挥到极致的舌诊、面诊等辨证施治方法，阐述了开胃、养肝、调肾的沈氏女科祛病三部曲，系统地介绍了切实可行的身心保养之术，更用几十年行医治病、阅人无数的独特视角教给国人养心养神之道。本书对于普通群众的养生保健意义深远，同时对医学专业的从业者也有较高的参考价值。

《大国医讲了你才懂：600余年传下来的养生功》

2017年，湖南科学技术出版社出版，沈绍功著。

本书是沈教授根据自己的经验，向各位读者讲解了诸多疾病的成因及预防之道。本书共分为五章：第一章是现在的人，为何疾病缠身？介绍了当代社会疾病发生的原因和易患因素。第二章是五脏六腑的病，管不住自己你赖谁？主要介绍了心、肝、脾、胃、肾等脏腑疾病的病因和预防。第三章是家有遗传史，你还不注意吗？主要介绍了高血压、糖尿病、肿瘤的病因与预防。第四章是女人不注意的事，变成了难言的那点事。主要论述了妇科疾病的病因与预防。第五章是儿童需要格外看护，父母尽量别犯错。主要论述了儿科疾病的病因与预防。沈教授用50余年的行医智慧，心口相授的养生良方，把沈氏女科600多年来积累的一些经验和养生方法送给大家。

沈氏女科的全称是上海大场枸橘篱沈氏女科，从明朝初期至现在，世代悬壶济世，传承21代，至今已有600余年的历史。从第18代传人沈祥之先生起，沈氏女科在保持治疗女子疾病这一强项之外，扩大了治疗范围，男女均治，涵盖儿科、外科、肿瘤、皮肤、骨科、肛肠、五官等各科，已发展成为全科中医。其第19代传人沈绍功1963年毕业于上海中医药大学医疗系，后经国家统一分配到中国中医科学院工作，沈氏女科迁居京城，翻开新的篇章。

历代中医名家都讲究"防治未病"的养生之道，自沈氏女科创立以来，在看病救人之余，不遗余力地向社会大众传递这种正确的养生观念，收到了很好的反馈，建立了很好的口碑。"防治未病"大家要从两个方面来看：一方面，"防未病"的重点在于通过养生手法来调理身体，保持身体的气血畅通、阴阳平衡、五脏强健，只有保持良好的身体状态，才能有强大的抵抗力来对抗疾病的侵袭。另一方面，"治未病"的重点在于通过养生的手段来预防疾病的发生，养生保健亦有"治未病"的功效。沈氏女科是中医药文化的重要载体，其中医的文化和养生文化底蕴尤为丰厚。沈氏历代医家尊崇医德为先的教诲，追求医德双馨，深受患者信赖。养生方面提出"养生先养神"，强调"谨和五味""起居有常"，通过妙用"药食同源"，意疗与艺疗相结合，以及养生功法来达到抗衰益寿和"治未病"的目的。

本书讲解了诸多疾病的成因及预防之道，分享了沈氏女科600余年来积累的养生经验和方法，帮助大家从错误的生活方式中走出来。对于普通群众学习中医养生的原理和方法，达到祛病强身、延年益寿的目的，具有重要意义。

《今日中医内科·上卷》

1999年，人民卫生出版社出版，王永炎、沈绍功主编。

中医内科学是运用中医学理论和中医临床思维方法，防治并阐明内科疾病的病因、病机、证候、诊断、辨证论治、预后转归以及预防、康复、调摄等内容的一门临床学科。中医内科学包括了历代所称的"大方脉""杂病"等内容，它继承了历代医家的学术思想和临床经验，同时又汲取了现代中医内科在理论与实践方面的新成就、新进展、新技术。中医内科学在中医学科尤其是临床学科中占有重要的地位，是中医学的骨干学科，也是临床各科的基础学科。

《今日中医内科》是由中华中医药学会内科分会在全国范围内组织一批长期从事专科专病临床研究，具有丰富临床经验的专家、学者执笔撰稿，编写的一部今日、实用、高级的中医内科专著。全书分为上、下两卷，上卷22病，下卷18病，共40病，总计230余万言。各章节编写体例分为概述、病证诊断、病因病机、临床治疗、古训今释、现代研究六项，内容既各自独立，又相互联系，蔚成一体。概述部分要求界定中医病证概念，明确病变简要过程、主要临床表现、病因病机及治疗原则。病证诊断分为诊断标准、鉴别诊断和证候诊断，反映当时权威、公认的中医病证及相关西医疾病诊断标准。病因病机从病因和病机两部分论述，体现当时对中医病证的发生原因以及演化发展机理的认识。病因要多层面、多角度分析，一切从临床实际出发。病机部分要求写出疾病自然病程的动态发展过程。临床治疗按照分证论治、按主症辨证论治、西医治疗、其他中医疗法、急证处理、变证治疗、疗效评定标准、护理与调摄和预后与转归方面讲述，反映当时中医临床的实际防治水平和治疗效果。古训今释主要着重于病名溯源、医论撮要和医案选粹，反映历代医籍与先贤们有关该病证的理论观点与学术见解，重在今释。现代研究则从病证名称与定义、病因病机研究、证候学与辨证规律研究、治则治法研究、辨证用药研究、预防与先兆、康复、实验研究新进展及影像学与证类诊断相关性研究等层面对疾病中西医研究做一概述，体现疾病近十年来理论、临床及实验研究的成果与水平。

临床治疗部分是全书的核心和灵魂，分为辨证思路和分证论治两部分。分证论治从临床实际出发，紧密结合各位专家经验，按轻证、重证及早期、中期、晚期分写，体现了疾病发展的动态规律。临证参考结合个人经验写出特色，其内容为作者实践经验或他人成熟经验，确有参考价值。急症处理突出"急"字，处理方法得当，具有临床实用性，可以中西医结合抢救治疗。针对由患者本身缺陷、并发症加上致病因素所致病情剧变而出现的变证，或由医生误诊误治所致坏病，强调特色疗法、特色用药，包括配伍特点、特殊药量与煎服法等，给读者以启迪。疗效评定标准以最新研究成果为主，能体现出中医疗效特色。西医治疗主要汇集西医治疗总体状况，针对具体病种，具体情况可以对比分析中医治疗有无优势，优势表现的时段、环节、特点等，以及中西医结合治疗状况。

中医内科学根植于中国传统文化和中医学之中，其原创思维多是基于形象思维。正是由于形象思维的集合，才使得中医学具有了鲜明的特点，形成了其独具的理论体系。中医学强调天人相应，调心与调身并重。中医学重视自然环境与社会环境对人体的综合影响。中医学重视整体观念、天人相应、形神一体与辨证论治，要求理法方药一致。中医的诊疗过程是多维的、自上而下的、综合集成的过程，体现了生理与心理、感性与理性、科学与人文的高度融合。中医整体诊疗观念和预防保健治未病的医学模式，符合当代医学目的和维护健康服务的发展趋势，较好地顺应了当今医学模式的转变。

《今日中医内科》在全面系统地总结现代中医内科学术成就和经验、吸取历代有价值的学术思想和鲜活的临床经验的基础上，充分发挥中医内科的研究特色和优势，既保持理论的系统性、完整性，更注重实践性、创新性，尤其着力体现出中医内科学学科体系的多层次、多形式、纵横结合的动态辨证论治体系。本书在继承发扬中医药优势特色的基础上，将临床确有疗效或确有新见解，包括作者自己的工作、诠释古人有新的发现等纳入本书中，充分借鉴现代科学技术推动中医药的创新发展，对提高临床诊治水平、繁荣中医学术起到了积极的作用。

《今日中医内科·下卷（第2版）》

2011 年，人民卫生出版社出版，王永炎、张伯礼、张允岭总主编，李乾构、沈绍功、栗德林主编。

《今日中医内科·下卷》为《中医临床丛书》之一。《今日中医内科·下卷（第2版）》系统深入地论述了中医内科 18 种常见病、多发病的诊断、治疗与研究进展。全书以病为纲，每病的编写均分为概述、病证诊断、病因病机、临床治疗、古训今释、现代研究六项。其中，病证诊断部分介绍内科疾病最新的中医、西医诊断标准及鉴别诊断标准；病因病机部分从临床实际出发，对内科疾病的病因病机进行了系统总结；临床治疗部分是全书的核心和灵魂，重在体现中医辨证思维，介绍临床实用的治疗手段，并注重突出编者成熟的临床经验与方法；古训今释部分则重在体现学术传承，在研究先贤学术思想的基础上，提炼诸家之长，以利今日临床所用；现代研究部分则充分展示中医内科学科前沿进展，同时提出学科学术发展中需要研究和解决的问题，以启迪创新思维，推动学科不断进步。

本书系"十一五"国家重点图书，编写以体现与时俱进的创新性、紧密结合临床的实用性、具有学科特征的高级性为要求，凝聚了当前中医临床各科全国知名专家的集体智慧。本书体例新颖，内容丰富，突出中医特色，体现了今日、实用、高级的特点，是一部重要的临床、研究、教学必备参考书。本书可供中医、中西医结合内科临床工作者使用，对于科研与教学工作者也有重要的参考价值。

第九章 沈绍功担任副主编学术著作提要

《中医急诊医学》

1995年，福建科学技术出版社出版，陈佑邦、王永炎主编，沈绍功、晁恩祥、王灵台副主编。

本书以临床诊疗实践为基础，以发展急诊学术为目标，以突出并发挥中医药的特色和优势为重点，全面系统地反映古今中医诊治各种急症的理论、经验和学术成就，是一部具有较高学术权威性和诊疗规范性的现代中医急诊专著。

本书上篇系统地从"中医急诊医学的概念及其地位""基础理论的奠基及其发展""急救疗法的兴起及其充实""中医急诊医学的发展趋势及其研究的思路方法""中医急症辨证、论治及护理要点"等专章回顾展望了中医急诊医学发展形成的历史进程。

中篇则分别对中医内科、外科、妇科、儿科、眼科、耳鼻喉科、皮肤科、肛肠科、骨伤科、肿瘤科10个临床学科的153种急症的病因、诊断、治疗、调护等方面内容进行详尽的论述。中篇所列临床常见153种急症的诊疗处理，被精炼为"概述""病因""诊断""治疗"和"调护"5个方面。其中对"诊断"的技术规范，明确要求充分运用望、闻、问、切的临床表现特征，结合必要的现代检验项目，分别描述其确诊要点；对"急诊处理"的技术规范，则要求在突出发挥中医药多种治法措施的同时，还应列出必要的西医措施，作为应急处理的参考；对"分证论治"的技术规范，则要求对分证的辨识，应以主症及其舌诊、脉诊的特点加以区别，论治则应做到理法有据，方药分明，方有出处，药有剂量。

下篇第1章为古今急症医论医案选粹。第2～20章对高热、休克、血证、痛证、烧伤等17种专科病证及急症治则治法、制剂的研究进展进行了综述。目的在于从临床和实验、诊断和治疗多个方面对既往的研究情况做出正确评估，并为今后工作提示方向。附篇简介现代急救诊疗技术、急症常用临床检验正常参考值、中医急症疗效评定标准、必备急救医疗设备及中成药目录，以备临证参考。

本书具有以下三方面鲜明的特色。

1.遵循以中医理论为指导，保持并发扬中医特色，以临床实践为基础，以发展中医学术为目标，全面地、系统地反映古今中医诊治各科急症的理论、经验、学术成就，使之成为一部具有科学性的临床医学专著。

2.注重实用性，编写内容以提高临床疗效为中心，从临床实际出发，真正能解决中医对各科急症的诊治效应，强调"救急"处理措施的挖掘整理和拓展运用，适当吸收全国各急症协作组有关专病诊治研究的最新成就，以供临床医生参考。各科尽量保持一定的完整性与系统性，以便再版时不断充实与提高。个别科也选取了部分急症病种先编入本书，以求具有可行性，以推动本学科急症研究为目的。

3. 本书编写既总结古人的学术思想、临床经验，又吸收今人的科研成果与现代研究进展；既阐述诸家的共识，又保留与反映一家的独特见解；既要按统一规定的体例撰文，又允许确有疗效的经验之谈。

中医学是研究人类生命过程以及同疾病作斗争的一门科学，属于自然科学范畴。中医急诊医学是在中医理论指导下，研究中医各科急、重、危症的病因病机、变化规律、诊疗技术和救护措施的一门学科。中医急诊医学在中医临床医学中是占有重要地位的学科，中医急诊的临床疗效在相当深度、广度上反映着中医临床医学的学术水平。纵观古今中医学术的重大发展，往往同其急诊医学的发展密切相关。目前发展中医急诊医学，既要做发展继承、挖掘工作，又要重视引入现代科学的新方法、新技术、新成果，不断充实与完善，使之成为中医临床医学的一门新学科。

中医诊治急症历史悠久，源远流长，几千年来已形成完整的理论体系，积累了丰富的临床经验，在医疗保健工作中发挥了重要的作用。《中医急诊医学》是一部具有编撰体系新、学术观点新和诊治内容新等特点，以及系统、实用、高级等特色的现代中医急诊学专著。本书的问世，对于全面总结和整理中医急诊的医疗、科研成果具有开创性的意义，将在中医急症临床教学、研究工作实践中发挥很好的指导作用，对拓宽中医急诊研究的思维层次，启迪探索中医急诊学术发展的导向，都具有深远的示范意义。

《实用中医心病学》

2001 年，人民卫生出版社出版，焦树德、路志正主编，沈绍功、邵念方、高飞、阎小萍副主编。

本书首次系统阐述中医心病学的基础理论，全面总结中医治疗心病的临床规律和经验，介绍心病的最新研究成果。内容包括心病基础篇、心主血脉篇、心主神明篇、心与其他脏腑疾病关系篇、心病急症篇、心病现代研究进展篇和附篇，涉及中医心病或相关病证共 40 余种。

心病基础篇从心的心理学概要、心病发生学概要、心病症状学概要、心病证候学概要、心病治疗学概要和心病的预防调护六个方面介绍中医心病学这一临床学科分支。心主血脉篇介绍了胸痹心痛、心痹、心悸、怔忡、卑惵、心衰、脉痹、血痹、血虚、心病瘀血证、汗证、发病、伏梁、脉象不整十四种疾病。心主神明篇包含健忘、不寐、多寐、多梦、梦遗、梦游、脏躁、百合病、癫病、狂病、痫病、痴呆和善喜十三类疾病。心与其他脏腑疾病关系篇涵盖淋证、肝心痛、脾心痛与胃心痛、肾心痛、肺心病、眩晕、中风、郁证、疮疡、弄舌十种疾病。心病急症篇则介绍了真心痛、昏迷和厥脱三类主要急性病证。心病现代研究进展篇详细总结了近年来胸痹、心痛、心衰、心悸、脉痹和汗证六类疾病的研究进展。附篇则介绍胸痹心痛（冠心病心绞痛）、胸痹心厥（冠心病心肌梗死）、胸痹心水（冠心病心力衰竭）和胸痹心悸（冠心病心律失常）四大类疾病，并且提出了出现此类病证的急症诊疗规范。

中医学历史悠久，是中华民族优秀文化的重要组成部分，内容非常丰富。中医心病学是中医学中专门研究心系病证的临床学科。心系病证属脏腑辨证范畴，既往多包含于内科学中。《黄帝内经》《难经》《伤寒杂病论》对心病理论和诊治均有过很多重要论述，又经历代学术的丰富与发展，心病诊疗理论积累了丰富的内容。中华人民共和国成立以来，在党和政府的重视和关怀下，中医事业得到了蓬勃发展，中医心病的诊治水平得到极大提高，心病急症和常见病证的辨证论治取得了可喜疗效并逐步规范；治疗心病的中药新药层出不穷，有的已进入国际市场；理论探讨和科学研究也取得了丰硕成果。中医治疗心病独特的理论和疗效已为国内外医学界广泛接受，并日益得到全世界的瞩目。至此，中医心病学术体系已基本形成。

为了更深入地研究、发展和完善中医心病理论及其辨证论治，亟须建立中医心病学这一中医临床学科分支。中华中医药学会内科学会心病专业委员会的有识之士深刻体会到，对于中华民族优秀文化重要组成部分的中医学，必须全面认真地继承，经过 3 年的酝酿，2 年多的制订编写计划、体例要求、编写样稿、统稿、审稿、定稿等工作，于 1999 年 10 月才完成了这部《实用中医心病学》。本书既发挥了中医学在防治心病方面的优势与特色，又兼顾了心病危急重症的中西医抢救，堪称中医心病学的里程碑之作。

第十章　沈绍功担任编委学术著作提要

《糖尿病知识问答》（卫生知识丛书）

1979 年，上海科学技术出版社出版，中国医学科学院首都医院、中医研究院广安门医院糖尿病研究小组编著。

本书对糖尿病的发病机理、疾病症状和预防方法以及糖尿病所致的并发症及其处理原则，通过问答的形式一一做了介绍。对一部分糖尿病患者所关心的问题，如怎样正确对待糖尿病、日常生活中要注意些什么，也都加以说明。全书包括什么是糖尿病、糖尿病是怎样得的、怎样知道你得了糖尿病、糖尿病分哪些类型、得了糖尿病怎么办、糖尿病的饮食治疗、糖尿病的中医治疗、糖尿病的口服降糖治疗、糖尿病的胰岛素治疗、糖尿病与体育锻炼、低血糖的发生原因及处理、酮症酸中毒的发生原因及处理、糖尿病患者要学会自己化验检查、怎样预防糖尿病的病情恶化、糖尿病患者容易并发哪些其他疾病、糖尿病患者如何安排工作学习与生活 16 类，共 161 个问题。

糖尿病是一组由多病因引起的以慢性高血糖为特征的代谢性疾病，是由于胰岛素分泌和（或）利用缺陷所引起。长期碳水化合物、脂肪、蛋白质代谢紊乱，可引起多系统损害，导致眼、肾、神经、心脏、血管等组织器官出现慢性进行性病变、功能减退及衰竭。病情严重或应激时，可发生急性严重代谢紊乱，如糖尿病酮症酸中毒、高渗高血糖综合征。随着我国经济的快速发展，人民群众生活方式的改变，糖尿病发病率迅猛增长。2013 年最近一次全国普查显示：我国成人糖尿病患病率达到了11.6%，糖尿病患者接近 1.5 亿，成为世界糖尿病人数第一大国。糖尿病的发病率如此之高，可是它的知晓率、治疗率、控制率却较低，大约三分之二的糖尿病患者尚未确诊。因此，正确认识糖尿病的发生与危害对于糖尿病的预防具有重要意义。

本书具有较好的临床实用性及可读性，内容新颖全面，语言通俗易懂，是一本非常实用的糖尿病科普读物，为医护工作者、广大患者及健康人群提供了一个学习糖尿病防治知识的绝好机会，也积极地推动了我国糖尿病的科普知识教育工作。

《中医急症救护技术教材》（中英对照）

1988年，人民卫生出版社出版，叶成鹄、张涛、沈绍功、尚天裕、高立山、魏明丰编著。

本书由中国红十字会组织编写，主要从中医急症（高热）的治疗、中医急症（痛证）的治疗、针灸基本知识简介、10种痛证的针灸临床用穴、灸法在中医急症中的应用、急性腰痛证治及经验、中医手法治疗软组织损伤和中西医结合骨折疗法八个部分介绍临床常见的中西医急症救治手段，并配有英文翻译，具有较好的临床实用性。

本书为适应群众现场救护训练的需要，介绍了中西医方面最基本的急症常见伤病的救护知识。本书主要供给政府机关及企事业单位工作人员培训之用，也可供基层医护人员参考。

《中医急症研究》

1989 年，上海中医学院出版社（现上海浦江教育出版社）出版，国家中医药管理局医政司、中华全国中医学会内科学会编。

本书是 1987 年 8 月在长春市召开的全国中医急症研讨会论文集。全书包括上下两篇：上篇是高热、风温肺热、中风、胸痹心痛、急症胃痛、血证急症、厥脱的诊疗规范；下篇是大会交流的论文全文和其余应征论文的摘要，分作 8 章，分别是中医急症研究述评 1 篇、热病 25 篇、中风 6 篇、胸痹心痛 5 篇、急性胃痛腹痛 6 篇、血证 9 篇、厥脱 6 篇、其他 8 篇。本次研讨会内容之丰富，选题之广泛，提交论文的单位与个人数量之多，是同类学术交流活动中比较少见的。论文具有以下几个鲜明特点：①大多属于前瞻性研究，设计严密，结论可靠。②疗效高于西医对照组或与西医对照组相仿。③有较高的学术水平和推广使用价值，其中获部级成果奖的 4 项，获省市级成果奖的 8 项。通过学术论文交流、成果实物展示，较集中地反映了四年来全国中医急症工作所取得的成绩。

本书汇编的论文，既有设计严密的前瞻性研究，又有资料翔实的回顾性总结；既有临床报道，又有阐述机理的实验性研究；既有学术探讨，又有开展中医急症工作的思路方法研究。这些充分显示了中医急症工作已出现由点到面，不断向纵深发展的好势头。这本论文集不但是中医急症工作艰难历程的真实写照，而且也展现了光明的发展前景；不但如实地反映了目前中医急症工作的实际水准，而且有助于我们从中得到启迪，寻找改进工作的对策。这正是汇编这次会议论文，公开发行，在更大范围内进行交流的原委。

中医防治急症有几千年的历史，有一整套理论知识和丰富多彩的诊疗方法。历史上，许多中医理论的大发展，中医学术的大进步，都与中医急症防治理论和实践的突破密切相关。因此，开展中医急症工作有着重要的战略意义和现实意义。一方面，是为了提高中医抢救危急重症的水平，增强中医临床工作的应变应急能力，恢复不断萎缩的急症阵地；另一方面，是为了再现中医急症昔日作为中医带头学科的耀眼光彩，推动中医学术的发展。为此，原卫生部中医司 1983 年在重庆召开了中医急症工作座谈会，提出了《关于加强中医急症工作的意见》，在全国组织了高热、胸痹心痛、胃痛、厥脱、中风、血证、剂改协作组，有领导、有计划地全面加强了中医急症工作。几年来的实践证明，中医在急症防治方面具有自己的特色和优势，中医急症工作是大有可为的。

来自全国各地的专家、教授云集长春，论证修改了中风、厥证、高热、血证、胸痹心痛、胃痛六大急症的诊断和疗效评定标准及治疗常规，展示了四年来遍及全国的中医七个急症协作组的工作成果。同时本次研讨会还邀请西医专家对中医急症工作的诸多方面进行论证与咨询，中西医专家、学者互相尊重、互相启迪，体现了一种和谐、融洽的良好气氛。因此书中不仅总结交流了开展中医急症的具体经验和方法，制定了一些诊治急症的具体常规，而且对中医急症面临的严峻挑战提出了战略和对策，具有振兴中医事业、改革试点的重要意义。本书突出中医特色，发挥中医优势，对推动中医急症工作向纵深发展，不断提高中医急症临床疗效和抢救成功率具有深远影响。

《中医用药护理指南》

1989 年，人民卫生出版社出版，焦素英、冷方南、苏诚炼主编。

本书分总论、各论两大部分。

总论分别对中药治疗的常规护理、各种途径的给药方法与护理、给药时间与护理、服药方法与护理、中药的起效时间与护理、食物对药效的影响与护理、用药禁忌与护理、中西药联合应用与护理、中药的不良反应与护理等进行了阐述；提出了中医护理人员必须掌握的中药方剂、制剂常识，如中药配伍与处方组成、中成药的配伍应用、中药的剂型、汤剂煎法、剂型因素对药效的影响、中成药保管与调配中的注意事项等。

各论收载方剂与中成药 556 种。每个方剂或中成药均按"概述""用途""剂量""用法""护理"五项内容编写，有的方剂还加了"附录"项目。"概述"是从具体方剂情况出发，结合方义分析，概括表达方剂或成药的功能。"用途"是依据药物功能，说明该方剂之临床用途（主治何病），描述时，均写明用于某病某证候。"剂量"指某药的不同剂型每次服用的剂量，汤剂以毫升表示，丸、散剂以克表示，区别成人、儿童、老人等情况，力求写得明确。药品的规格、包装因不同生产厂家而情况有别，故不写入，以防造成混乱。"用法"指使用方法、途径，口服药剂，写明饭前、饭后、早晚、隔日服、临睡前服等；外用药，写明搽于何部位；注射剂，写明肌肉、静脉、穴位注射等。"护理"指使用某药时的具体护理要求，为本书编写重点，包括煎药的方法（文火、武火、先煎、后下、布包煎……）、饮食宜忌、用药宜忌、服药后的起居调摄、药品保存方法、服药起效时间、药后出现特殊情况的护理措施、毒副作用的解除办法、各科用药途径等。

本书切合临床实用，是从临床用药的角度提出护理必须采取的措施，对促进医护密切结合、提高中医临床疗效具有重要意义。

中医护理专业是随着中医医院的诞生、发展而不断成长壮大的，是我国医药卫生界的新专业，同中医临床关系极为密切。当代中医药有较大的发展，中医护理人员必须具备多方面的知识。因此，护理人员要做好本职工作，除必须掌握本专业知识外，还必须具备丰富的中医学和中药学的知识，也就是必须将中医的护、药、医三者紧密地结合起来。为了把中医的护、药、医的理论和实践总结成书，以利后学，同时为了适应中医临床实践的发展水平，开创中医护理工作的新局面，提高中医临床用药的护理水平，特编著本书。本书把中医的方剂学、中成药学与护理学紧密结合，在一定意义上说，它是药学与护理学的融合。

参加本书编写的医师和护师，以中国中医研究院（现中国中医科学院）为主体，聘请了上海、北京、天津、南京等单位参加，作者 71 人，其中副主任医师以上职称者 32 人、主管护师 26 人，编写工作历经 2 年时间，其间亦得到了国家中医药管理局医政司的大力支持。

作为第一本中医用药护理的专书，其编写难度是很大的，也是一项新的尝试。本书遵循中医药理论体系，保持发扬中医护理特色，以临床实践为基础，既总结前人的成就，又反映现代的经验，旨在发展中医护理事业，促进整个中医药学的发展。本书适合中医医疗、教学、科研人员和护理人员阅读，对医师、药师及患者、家庭用药亦有参考价值。

《中医内科急症诊疗规范》

1994 年，国家中医药管理局医政司编。

《中医内科急症诊疗规范第一辑（试行）》在全国各级各类中医医院试行三年多来，因其科学性、实用性强，中医特色浓厚而深受广大中医急症工作者的好评。新版《中医内科急症诊疗规范》包括两部分内容：第一部分是对原有的中风、外感高热、心痛、血证、厥脱、胃痛 6 个病证的诊疗方案作了更为合理可行的修订，分别是中风病急症诊疗规范、外感高热症急症诊疗规范、胸痹心痛（冠心病心绞痛）急症诊疗规范、血证急症诊疗规范（吐血和黑便、咯血）、厥脱证急症诊疗规范和胃痛急症诊疗规范，特别是增加了急救用药的比重，如将全国中医医院急诊科（室）首批 15 种必备中成药列入其中。第二部分介绍了头风急症诊疗规范、痫症急症诊疗规范、风温肺热病急症诊疗规范、湿热急症诊疗规范和多脏衰急症诊疗规范（喘促、心悸、关格、急黄、昏迷、出血、呕血便血、腹胀满）共 5 个急症，侧重对这几种急症在诊断和疗效判定上的规范化、标准化研究，有的在中医证候学的计量化研究方面也做了有益的尝试，暂作为试行部分一并印发。

为贯彻落实国家中医药管理局制定的《关于加强全国中医急症工作的意见》和《全国中医急症工作五年计划》的精神，进一步提高中医急症诊疗水平，国家中医药管理局医政司组织脑病、胸痹、热病、血证、厥脱、脾胃、多脏衰等 9 个中医急症协作组对 1989 年 10 月定稿、1990 年 7 月 1 日起在全国试行的《中医内科急症诊疗规范第一辑（试行）》进行了修订和补充，于 1994 年 3 月 1 日起在全国各级各类中医医院实施，并将其与医院医疗质量考评结合起来。该诊疗规范对促进中医急症学术水平的提高、推动中医事业的发展有重大意义。

第十一章　弟子整理沈绍功学术经验著作提要

《沈绍功全科临证精要》

2015 年，湖北科学技术出版社出版，沈绍功、沈宁编著。

本书内容多是沈教授近年来在各种医学讲座和培训中的讲稿精要，主要为沈氏女科、全科、中医临床与科研中的一些体会。开篇从沈氏女科的医德、医论讲起，之后为用药、论治、用方及具体的活用之效，并以养生保健的 20 则精要为殿后，毫无保留地讲述了沈绍功教授在沈氏女科、全科中医临证中的经验心得，也是沈绍功教授在耄耋之年为弘扬沈氏女科所尽的绵薄之力。分章论述如下。

第一章　大医崇德，疗效至上。医德为根，医者应当把患者当作亲人，不是亲人胜似亲人。为医者都应时时、处处、常常想一想"患者至上"的理念是否确立、是否到位、是否自觉，要坚持"对证下药"。医者一旦掉进"钱眼"里不能自拔，不但害人，而且害己。"重财轻病"的医者，不可能履行医生的天职。医者脱贫要走正道，应当"劳有所得"，"取之有道"。凭自己高尚的医德、精湛的医技，在劳动中实现价值，以疗效为本。中医学是一门有理论指导的临床医学，无论医疗、科研、教学，均是以疗效为本，离开疗效则一事无成。中医取效之本，在其原生态，也就是辨证论治，辨证要精当，论治应巧活。

第二章　90 味妙药妙功。本章的 90 味中药为沈绍功教授临床常用之品，每味药的标题点出了该药的最大功效特点，在沈绍功教授用药经验上融汇了古代本草记载和沈氏女科的用药特色。同时，沈绍功教授师古不泥古，一切从疗效出发，重视中西医配合，强调在中医辨证施药的基础上，根据病证合理运用中药药理研究成果。故每味药的内容主要分为三个层面：一是古代本草对该药的认识，二是沈绍功教授的临床运用经验，三是该药的药理作用，不仅简练，而且面广实用，供大家参考。

第三章　40 个治法活用。中医治病强调辨证立法，以法论治，方随法出，是谓常规。沈绍功教授在此基础上还强调论治宜活，切忌刻板，在中医理论指导下，开阔思路，采取间接疗法，丰富治法，行之有效。本章以治法为纲，从主症、病证、主方、主药、活用举例 5 个方面向大家简要介绍沈绍功教授临床活用 40 个治法的宝贵经验，学后切记要灵活运用，重在学习融会其"论治宜活"的思维，不可拘泥于一法一方一药。

第四章　50 首奇方奇投。方剂的起源历史悠久，早在原始社会，我们的祖先在寻找食物的过程中发现了药物。最初只是用单味药治病，经过长期的经验积累，认识到几味药配合起来，其疗效好于单味药，于是便逐渐形成了方剂。从古至今流传下来的方剂已有数万首之多。沈绍功教授潜心研究古书，并经过长期临床实践，总结出临床有效实用的方剂 50 首，作为组方特色的代表，分别加以介绍。

第五章　40 种病证巧治。本章以 40 个常见病证为纲，内容以妇科、内科为主，涉及外科、儿科、肿瘤科、肛肠科、皮科、骨科、五官科各科，每个病证从病史简介、辨证巧方、病证巧治 3 个方面综合简要地呈现了沈绍功教授的临床经验，涵盖了对该病证的病机认识、治疗思路、用药经验及增效举措，临证实用，可读性强，对临床有较好的启迪指导作用。

第六章　20 则保健精要。沈氏女科重视防病，有丰富的养生经验。沈绍功教授在凝练沈氏家传、养生心得的基础上，吸收继承古今中医药学的发展成果，并加以创新丰富，提出了本章中的 20 则保健精要，从养神、饮食、起居、导引等角度简要介绍了沈氏女科 600 余年来融汇时代发展及家传经验所积淀的养生保健理念，并分享了药疗、食疗、意疗、艺疗、体疗等具体功法，通俗易懂，简便易行，行之有效。

沈氏女科的历史源远流长，自明洪武年间（1368 年）沈庶悬壶济世以来，至今绵延传承 21 代，历经 600 多年的历史。历代沈氏女科传人以治疗女子妇科及内科、外科疾病为沿袭，自沈氏女科第 18 代传人沈宗麒开始，扩大了诊疗范围，开始男女均治，以妇科、内科为主，同时涉及儿科、外科、肿瘤科、皮肤科、骨科、肛肠科、五官科各科，行医范围涉及中医全科。沈氏女科以其丰富的临证经验及用药诸方著称于世，沈教授作为沈氏女科第 19 代传人，自 20 世纪 60 年代开始行医以来，沿袭先人经验，推陈出新，将沈氏女科的中医实践拓展到了临床和科研这两大领域。

在本书成书过程中，沈宁和韩学杰教授参与了具体整理及完善工作。他们作为沈氏女科 20 代传人，是原人事部、原卫生部、国家中医药管理局指定的第三批全国老中医药专家学术经验继承人，自行医二十余年来，刻苦钻研，好学勤奋，今以自己学有所得，走向弘扬沈氏女科的宏图大业。冀望他们谦虚包容，博采众长，传承家学，让《沈绍功全科临证精要》和沈氏女科在造福民众中走向辉煌。

《沈绍功女科临证精要》

2016 年，人民卫生出版社出版，韩学杰、沈宁主编。

本书通过"医论医话""方药心悟""验案举隅"三部分从理论、用药、临床三个方面介绍了沈绍功女科治疗疾病的经验。另外，沈氏女科倡导不孕症的治疗应当注意男女同调，男性不育现在也已经成为夫妻不孕的重要原因，故本书第四、第五部分专列男性不育医论及男性不育验案与大家探讨。

医论医话从二十五部分探讨沈氏女科理论渊源和学术思想，其中虚证、实证、虚实夹杂证的分类及治则，调肝八法、温阳八法贯穿妇科脏腑关系失调始终，月经病、痛经、崩漏、闭经、带下病、不孕症、妊娠病、产后诸病、乳腺增生、子宫肌瘤、多囊卵巢综合征、妇科良性肿瘤等疾病分门别类，综合调治，守正创新，疗效显著。

方药心悟分别介绍沈氏女科临床常用 22 首妙方和 50 味针对妇科疾病的效药。22 首妙方中，平胃散、加味温胆汤、加减二仙汤、艾附暖宫丸、桂枝龙牡汤等为调体种子基础方，完带汤、四妙丸、当归补血汤、羚角钩藤汤等为止带调经之主方，下乳汤、托痈活络汤、黄芪桂枝五物汤等为妇人产后之常用经验方。50 味效药从风、气、血、痰、瘀、郁、寒、滞、热、虚、实等层面介绍沈氏女科常用的药味、剂量、配伍组合，可谓干货满满，凝聚了沈氏女科代代延续的传承精华。

验案举隅讨论了闭经、痛经、崩漏、月经先期、月经后期、经期外感、带下、不孕症、胎动不安、胎漏、滑胎、妊娠恶阻、子晕、妊娠麻疹、产后发热、缺乳、产后痔疮出血、乳腺增生这些疾病的辨证论治。每个详细案例生动地展示给后学，按语更是点睛之笔，解析疾病治疗的具体思路。男性不育医论阐述了发展源流及沈氏诊治脉络，其提出的祛湿、祛痰、不可一味壮阳、特殊药物的选用、求嗣之法等都为传统认知提出了不同的治疗思路。男性不育验案详细介绍了不育、精液不液化、阳痿、早泄、不射精等具体案例，从实践中求真知。

沈绍功是当代的中医学家、中医临床家，为沈氏女科第 19 代传人。沈氏女科全称上海大场枸橘篱沈氏女科，自明初至今已传承 21 代，历经 600 余年之久。其名为"女科"者，即除不育外只治女性患者。传承到第 18 代沈祥之先生，沈氏女科不再局限于女性患者，发展成以妇科、内科为主，涉及外科、儿科、肿瘤科、肛肠科、皮肤科、骨科、五官科等各科，除了手法、手术之外，凡处方用药均予诊治。沈教授作为为沈氏女科第 19 代传人，自幼受家庭的熏陶，从小侍奉祖父、父亲临证抄方，并开始研读中医典籍，一生挚爱中医药事业，希望能为中医药的传承与发展贡献力量。沈教授行医50 余年，沿袭先人经验，并不断推陈出新，在继承家学的基础上，将自己临床诊疗中的一些独具特色的理论见解贯穿其中，形成自成体系的治疗规律。学生韩学杰博士为亲炙传人，跟随沈教授学习十余年，成为沈氏女科第 20 代传人，在沈教授言传身教下，通过对沈教授的治学方法、治学特点、成长道路、奋斗历程、学术思想进行系统总结与回顾，进而编纂《沈绍功女科临证精要》。

沈氏女科的学术特色，从以下层面分别论述。

一、临证指导原则

1. 坚持整体观

整体观是关于事物和现象的完整性、统一性和关联性的认识。中医诊治疾病强调整体观，包括人体内脏和体表组织、器官的统一性，以及人与四时气候、地域环境等的整体统一。沈氏女科诊治妇科病证也首重整体观，强调审查患者的整体状态以及疾病不同发展阶段的具体证类，同时因时、因地、因人制宜。如妇女外感发热，即使被检测出是同一种病菌感染，中医在诊治时也会具体分析患者个体的身体状况，依据望、闻、问、切四诊收集的资料进行辨证，证类不同则选用的方药亦异。在这个过程中，妇女是否处于经期对治疗方案和药物选择会有影响。

2. 坚持恒动观

运动是物质的存在形式及固有属性。世界上的各种现象都是物质运动的表现形式。运动是绝对的、永恒的，静止则是相对的、暂时的和局部的。简单说，人是变化的，病也是变化的。沈氏女科治疗妇科病证强调根据疾病的发展变化进行相应辨证，即使同一患者、同一疾病，也要区分疾病的发展阶段，动态进行辨证，辨别患者当下的证类而选择相应的治疗方案。如治疗妇女崩证，根据急则治标的原则，在出血不止时可以在辨证用药的基础上加大止血药的用量，血止之后，证情改变，就要根据变化的证类再给予相应治疗，而不能再一味止血。

3. 坚持开放观

世界发展进入了信息化时代，开放是学科发展的要求。沈氏女科临证坚持开放观，主要表现在两个方面：中西医配合，现代和传统连接。

（1）中西医配合　中西医诊治疾病各有特色，沈氏女科在临证时发挥中西医特长，配合诊治。如沈教授治疗不孕症，会参考患者的妇科检查结果，如果患有乳腺增生、卵巢囊肿、子宫肌瘤等，在选用中药治疗时会参照这些西医诊断结果，辨病与辨证治疗结合，以提高疗效。再如妇女有尿频、尿急、尿痛的症状，西医根据化验结果诊断为尿路感染，而中医诊断则是淋证，如用中医诊断易使患者产生歧义，会被误解为传染性疾病淋病，此时就可以采用西医诊断并选用相应中药进行治疗。另外，对于一些危重症患者，更要采取中西医配合的方法，积极采取西医的急救方案，以挽救生命。

（2）传统与现代连接　中医发展有悠久的历史，至今仍有许多名著中的名方在临床广泛应用。沈氏女科强调尊古但并不泥古，在继承的基础上加以发扬。如沈教授临证治疗妇女更年期综合征常用桂枝加龙骨牡蛎汤，该方是张仲景《金匮要略》的方子，沈教授在应用时会根据今人的体质和发病特点，去掉温补碍胃的生姜、大枣、甘草，即在扬弃的基础上运用经方。

4. 坚持综合观

坚持综合观就是运用综合手段治疗疾病。沈氏女科治疗疾病强调多种方法配合，包括汤药、针灸、外洗、丸散剂，同时重视意疗、体疗、食疗的配合，多种方法共用，促进疗效提高。

二、辨证要准

沈教授强调辨证要准，是临床取效的关键，临证进行单元组合辨证，即根据舌脉和主症分为不同辨证单元，主症的确定要遵循精简的原则，要有独特性和针对性。如自汗和盗汗，理论上有"阳虚则自汗，阴虚则盗汗"，但临床盗汗一症非但阴虚有，阳虚也可见，这样的症状就不能列为主症。沈教授临证尤其强调"舍症从舌"。舌诊重在观舌苔和舌质。舌苔观其色，黄苔属热，白苔属寒。观舌厚薄，苔厚属实，为痰湿或食阻，苔薄属正常、表证或虚证，为气、血、阴、阳之虚。观苔润燥，润者属正常，阴津不伤，燥者为伤阴亏津。舌质观其色，淡红色属正常，淡白色属气虚或阳虚，红色属阴虚或实火，绛色为热入营血，紫色为寒盛或瘀血，紫斑为瘀血。舌质观胖瘦，舌胖且伴齿痕舌或裙边舌，属阳虚证，瘦舌属阴虚证。沈氏女科在辨治妇科疾病时，舌诊往往起到"一锤定音"的指导作用。比如闭经，苔薄调肾，选用加减二仙汤；舌红养肝，选用丹栀逍遥散；苔腻祛痰，选用加减温胆汤；苔白健脾，选用香砂六君丸；舌淡补血，选用当归补血汤；舌紫化瘀，选用桃红四物汤。又如崩漏，舌淡补气，选用补中益气汤；舌绛凉血，选用犀角地黄汤；舌紫化瘀，选用少腹逐瘀汤；舌红柔肝，选用柴胡四逆散；舌胖温阳，选用温经阳和汤。

三、论治宜活

以证立法，以法论治，是谓常规，但为了提高疗效，论治应灵活，切忌刻板。比如胁痛一证，常法必疏肝理气，一证一法，无可非议。但疏肝理气投之无效，何以应对？当有灵活之举。气滞必有血瘀，理气乏效，改用活血，所谓血行气畅；治肝乏效，投以健脾，所谓扶土抑木。沈教授有许多间接治疗的方法，如气虚者，依据血为气母，在补气药中佐以养血之品，加当归、生地黄、阿胶等；血亏者，依据气为血帅，在养血药中佐以补气之品，加生黄芪、党参、仙鹤草；阴中求阳，在温阳药中佐以滋阴的枸杞子、女贞子等；阳中求阴，在滋阴药中佐以温阳的蛇床子、补骨脂、鹿角霜等；肝旺时投扶土药炒白术、茯苓、扁豆衣等，扶土以抑木；脾虚时投柔肝药当归、白芍、首乌等柔肝以健脾；便秘时投清肺药全瓜蒌、炙杷叶、葶苈子、桑白皮等，清肺以润肠；肺阴不足时投通便药决明子、桃仁、莱菔子、制大黄等通便以润肺；肝火盛时，投泻肝药生栀子、黄芩、夏枯草等泻肝以润金；脾虚时，投益火温肾药淫羊藿、肉桂、生杜仲、补骨脂等益火以生土；肺气虚时，根据土生金，投补脾的党参、白术、茯苓、扁豆等。

在中医理论指导下，采取间接疗法，能明显提高疗效，这是论治宜活。妇人虚证，调肾为要。补虚之法，历来有"健脾"与"补肾"之争，其同者，均从"本"治。健脾者抓"后天之本"，补肾者抓"先天之本"。其异者，健脾实质是调补气血，补肾者实质是调整阴阳。脾土属中焦，是脏腑生理活动的中枢，中焦运化正常，则承上启下，升清降浊，脏腑的生理活动就能平衡，正气由虚转旺，邪不可干，所以"健脾"派力主调补中焦脾土。但是补气养血之品，一者性温，易有热性炎上之虑，过量常服，致口干咽燥，甚则鼻衄躁烦；二者味腻，常有碍胃减纳之弊，过量常服，多致食纳下降，得不偿失。

《沈绍功女科临证精要》是首次对600多年沈氏女科治疗女子疾病的理、法、方、药进行全面阐述，融理论与实践于一体，希望能够更为全面系统阐明沈教授临证经验，对于发扬光大沈氏女科，惠及更多民众具有深远意义。

《沈绍功验案精选》

2006 年，学苑出版社出版，韩学杰、李成卫主编。

《沈绍功验案精选》一书内容包括心血管、脑血管、呼吸、消化、生殖泌尿、内分泌、免疫、妇科、肿瘤、儿科、皮肤科以及其他各类疾病的验案，每章分为概述和验案两部分。验案收集尽力做到抓住共性，拓展思路，言之有物，言之可信，便于掌握；病案格式参照国家中医药管理局颁布的《中医病案书写规范》，选载效验诊籍164例，以证为主体，重在突出临床疗效，再加按语分析治疗思路和用药特色。本书是《沈绍功中医方略论》的姊妹篇，由以韩学杰教授为代表的嫡传弟子编著，收集沈绍功教授近5年的验案，并有少部分弟子自己积累的案例。全部案例经认真整理，共同讨论，沈绍功教授亲自审定，荟萃而成，以达传承医道、切磋学术、提高疗效之目的。

中医药学是我们中华民族对人类的伟大贡献，是具有中国特色的生命科学，是科学与人文融合得较好的学科之一。中医医案又称诊籍、脉案，系中医理论与临床实践密切结合的范例。它凝聚着历代中医药学家继承创新正反两方面经验的心血，是他们治病救人的真实写照，是极其珍贵的临床资料，是后人学习宝贵经验的生动借鉴。中医医案是一部活教材，名副其实。中医医案始见于汉代司马迁《史记·扁鹊仓公列传》中的《仓公诊籍》，记载了淳于意的诊病验案。此后对医案的编纂整理更是形式多样，内容丰富。这些医案极大促进了中医学的发展及中医临证疗效水平的提升。

中国中医研究院（现中国中医科学院）基础理论研究所胸痹急症研究室主任、主任医师、博士研究生导师、沈氏女科第19代传人沈绍功教授，正是一位在继承和发扬传统中医药学道路上不断努力进取的开拓者。沈绍功教授幼承家学，对中医事业满怀一颗赤诚之心，重视临证，求真务实，提出"一切为了临床，疗效是硬道理"的理念；在临床实践中，对学生言传身教，毫无保守，使学生学以致用，成为出色的临床人才。《沈绍功验案精选》所举案例系中医临床家辛勤耕耘、遵古创新、诊治患者的真实写照，具有可读性、借鉴性和启迪性，并与《沈绍功中医方略论》配套成姊妹篇，对传承医家学术思想、促进中医药发展影响深远。

《沈绍功临证经验辑要》

2015 年，中国中医药出版社出版，韩学杰、沈宁、连智华主编。

《沈绍功临证经验辑要》共分为四章。

第一章为辨证精要，分别从问诊重"两口"、舌脉金标准、虚证分四类定五位、实证区分八邪、单元组合辨证分类法 5 个部分阐释。沈教授认为传统问诊中"十问"虽然重要，但上口和下口的"两个口"尤其关键。中医四诊里面能看见和摸到的是舌和脉，沈教授主张应该把舌脉作为金指标，放在首位。中医没有脉不行，沈教授总结了临床中需分清的 9 种主脉（浮脉、沉脉、滑脉、涩脉、弦脉、迟脉、数脉、细脉、结代促脉）和 17 种兼脉，认为脉学宜粗不宜细。望诊中舌诊更加客观、直观，沈教授临证中通过舌苔三观（观色泽、观厚薄、观润燥）和舌质两查（查颜色、查胖瘦），根据相关病证和临床药理，能够简化问诊，提高临床疗效。虚证是个大课题，沈教授将气血阴阳归为四类，五个脏腑各用一个症状称为五位，只有四类五位分清，才可以保证疗效。有虚即有实，沈教授称淫、痰、饮、湿、滞、瘀、食、虫为八邪，即实邪犯病应该区分的 8 种邪气。辨证很难，难在证候分类，沈教授将虚证的四类分为 4 个单元，五位分为 5 个单元，实证的八邪看成 8 个不同的单元，临床中根据实际，将患者身体反映出来的虚实不同的单元进行组合，这样就减少了辨证的模糊性和交叉性，提升了辨证的准确性。

第二章为论治精要，分别为巧配法则、补虚 36 则、泻实 45 则、95 味药的妙用、名方奇用和 38 种病的巧治。沈教授创造性地提出虚证补法六要，即健脾不如补肾，补肾实为调肾，宜用温润、慎用温燥、滋阴防腻，间治取效，补而不滞，丸药缓图；实证泻法六要，即先调中焦、给邪出路、疏通为宜、重视反佐、注意引经和中病即止。同时沈教授认为临证在巧配法则中，还应兼顾活用扶正祛邪、重视升清降浊、肝脾制化乘侮、祛风不忘和胃、心肾对立统一和论治宜活，这对于获取中医诊病的方法和思路是至关重要的。补虚 36 则中，沈教授归纳为补气十法、养血十六法、温阳十法。泻实 45 则中，沈教授归纳为解表八法、攻下七法、和解八法、温通四法、清热九法、消导九法。药有不同，选用需精，沈教授总结数十年临床经验，选取 95 味常用药物，从药物的产地、性质、功效、历代经典评析等方面，结合具体疾病，对药物的剂量、配伍及服用时间等加以总结，生动体现了一位名老中医无私奉献、传授后学的仁术仁心。

第三章为各科治要。沈教授为沈氏女科第 19 代传人，在传承沈氏女科的同时，沈教授还拓展了诊治范围，延伸至男女老幼和临床各科，成为全科中医。本章从外科精要、妇科精要、儿科精要、五官科精要、皮肤科精要、骨伤科精要、肛肠科精要和肿瘤科精要分别阐述沈教授毕生学术思想。其中，外科精要中扶正才能解毒、引经增强疗效、处置湿毒为患；妇科精要中分期调经、按色止带、不育利湿、胎前宜清、产后要温、妇科病师传效方；儿科精要中治重消导、辨便论证；五官科精要中眼科要滋水涵木、喉科滋肾利咽、儿科平肝利湿、牙科养胃清火、鼻科润肺通窍；皮肤科精要中皮肤治重肺肠；骨伤科精要中增效辅以外敷；肛肠科精要中肛肠病润便为先；肿瘤科精要中抑癌调肾等，无一不是沈教授实践经验的精华，给读者以醍醐灌顶之感。

第四章为疑难病治要。沈教授在治疗全科疾病的同时，对冠心病、中风、糖尿病、糖尿病并发症和难治外感病等疑难杂病总结出自己的思辨体会。沈教授从疾病的中医病名、中医证类、病因病机、疾病分期、疾病变证、传统正治、综合治疗等层面一一介绍，倾心传授。

中医药学是根植于中华民族优秀文化沃土之中的整体医学，是我国人民数千年来与疾病做斗争的实践经验总结。《沈绍功临证经验辑要》是对沈教授行医50余年的学术思想进行总结，是涉及中医学全科诊治的基础与临床著作，不仅有临床辨证、遣方用药的经验与技巧，更有诸多临床创新，其中沈教授强调辨证重视舌诊，创单元组合辨证分类法，深化临床诊治思维，总结临证巧治方法，诚为提高临床疗效的佳作。沈教授不吝秘术，广为传播，以韩学杰教授为代表的众弟子整理沈教授经验，编纂此书，既体现出专心致志、勤奋刻苦的治学精神，亦对发展以沈教授为代表的沈氏女科及丰富中医诊疗体系意义深远。

《辨舌论治肿瘤》

2020年，学苑出版社出版，崔叶敏、张印生主编。

《辨舌论治肿瘤》是崔叶敏副主任医师依据恩师沈绍功教授临证治疗肿瘤经验，会同师门张印生主任医师，结合自己临证时注重从舌辨证、立法、处方、用药的连续记录，编写而成的著作，是医生临证运用理法方药和患者病情演变的真实写照，也是学术交流的一种形式。内容涉及运用中医药方法治疗各种肿瘤，既有汤剂，又有散剂，根据不同病情采用不同的治疗方法。

沈绍功教授认为四诊中唯有舌诊最为客观，舌诊主要由医者直接观察，不受患者情绪心理、患者家属的论述及西医检查结果等因素的影响。舌诊的变化可以客观反映患者的身体变化，对恶性肿瘤的诊断、治疗非常重要。因此，沈绍功教授临床以舌诊为首要的辨证方法，根据舌诊指导临床治疗恶性肿瘤。

舌诊可帮助判断脏腑气血盛衰，分辨病邪性质，了解病位深浅，掌握病变范围，辨寒热、痰湿、瘀血，分析肿瘤病机所在，判断正邪消长及病势的进退，指导临床用药。沈绍功教授在临床治疗肿瘤患者时，会将患者的诊治过程完全写出来，包括患者在医院手术或放化疗的过程，以及在门诊就诊的情况，患者的舌苔图像及就诊时的检查结果都会用照相机拍摄下来。

《辨舌论治肿瘤》一书涉及的肿瘤按系统分类，分别为呼吸系统、消化系统、泌尿系统、免疫系统、内分泌系统、血液循环系统、妇科肿瘤及其他肿瘤8个章节。编写时力争以抓住共性、拓展思路、言之可信、用之有效、易于掌握为原则，重在突出治疗过程和思路。舌苔图像配合治疗方案，按语分析每例肿瘤患者的治疗思路和用药特色。

中医药学历史悠久，具有独特的理论体系和丰富的临床经验，历经三千多年的发展，为中华民族的繁荣昌盛做出了不可磨灭的贡献。现代社会的无序发展，农药、化肥的滥用，导致环境污染严重，社会竞争激烈，个人心理压力大增等，造成当今社会恶性肿瘤发病率居高不下。而目前西医治疗恶性肿瘤是苦无良策，基本治疗手段还是手术、放疗、化疗"老三样"。中医对恶性肿瘤的认识由来已久，甲骨文中就有"瘤"字的记载，散见于中医文献中的舌菌、失荣、噎膈、反胃、乳岩、肺积、翻花疮等名称，都是对现代恶性肿瘤临床表现的描述。早在《黄帝内经》时代，中医已经运用整体观念和辨证论治的原则，对恶性肿瘤的成因、治疗创立了一套完整的理论体系。沈绍功教授行医近60年，深知恶性肿瘤非常难治，但也深知恶性肿瘤绝对不是不治之症，而是难治之症。通过沈教授的治疗，让很多癌症患者看到了希望，甚至是晚期癌症同样有机会，而即便那些暂时做不到根治的癌症，通过西医、中医的综合治疗，可以让病情得到控制，延长生命，实现带瘤生存。本书既是对沈教授辨治肿瘤经验的总结，也是作者在继承沈教授经验基础上的创新发展，对肿瘤疾病的防治具有深远的意义。